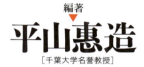

カラーイラストで学ぶ
神経症候学

編著
平山惠造
[千葉大学名誉教授]

著
小島重幸
[松戸市立病院神経内科部長・脳卒中センター長]
福武敏夫
[亀田メディカルセンター神経内科部長]
北 耕平
[北神経内科平山記念クリニック院長]

文光堂

●編　集

平山　惠造　　千葉大学名誉教授

●執筆者

平山　惠造　　千葉大学名誉教授
小島　重幸　　松戸市立病院神経内科部長・脳卒中センター長，千葉大学医学部臨床教授
福武　敏夫　　亀田メディカルセンター神経内科部長，千葉大学医学部臨床教授
北　　耕平　　北神経内科平山記念クリニック院長

まえがき

　本書はカラーイラストを多く用いて編集したものである．神経学的診察法，神経症候学を約100項目にまとめ，1項目を見開き2頁に収めて，左頁に文章解説を，右頁にカラーイラストを呈示し，左右両頁を見較べながら理解することを意図したものである．項目によっては2頁に収まらないものがあるが，それらも偶数頁にレイアウトすることにより本書全体が本来の意図に沿うようにした．筆者が本書の編著（編集と著述）を引き受けた経緯やそれに関連して原稿作成に協力してくれた諸君については「あとがき」で述べることとして，先ずは本書の骨子を以下にまとめる．

　臨床神経学の実践に即して全体を3章に分けた．Ⅰ章は問診，Ⅱ章は診察手技，Ⅲ章は病態/疾患の解説からなる．各章の重点はそれぞれ下記の3点に集約される．

　Ⅰ章（問診）では，①病歴の把握：患者の愁訴と病状の経過を聴取して，主訴と病歴を正しく把握する．②病態の想定：病歴から考えられる病態/疾患をできる限り多く想定する（気付かれなかった疾患は結局診断されず，誤診に至る）．この段階では絞り切らない．③手技の選択：それら想定される病態/疾患に対しての診察手技を頭の中で選ぶ．これがⅡ章に繋がる．

　Ⅱ章（診察手技）では，①手技と意義：神経学的診察手技のそれぞれについて，正しい手技とその意義をよく理解する．②必要な手技：目の前の患者にとって必要な診察手技を選ぶことに習熟する．③判定について：診察結果が常に白黒明白とは限らない．正常（白）とも，異常（黒）とも言えない場合（灰色）があることを認識する．強いて白か黒にこだわると，かえって判定を誤ることがある．再度診察し，納得した上で判定する．

　Ⅲ章（病態/疾患）では，①正しい理解：確実な知識を習得し，中途半端な理解を避ける．②広い検討：疑われる病態/疾患を広く検討した後に，診断を絞ることを心掛ける．診断でも前記（Ⅱ③）同様に白，黒，灰白がある．③誤診の回避：誤診は治療の齟齬（くいちがい）をもたらすことを十分に認識し，極力避けるように努める．

　以上を身に着けるには，それなりの体験を必要とする．そのため臨床の現場で，実践的な指導を受けることが望まれる．指導する立場では具体的な呈示と説明を要する．諸施設，各現場で態勢は異なるが，向かうべき方向は同じである．

　本書は神経疾患（患者）の「診かた」を示したものである．これにより臨床診断が（疑いを含めて）絞られる．この段階で多かれ少なかれ検査がなされる．検査法そのものについて本書で扱わないが，目的により3つのカテゴリーに分けられる．（1）確認検査：臨床診断が絞られて，それを確認する目的でなされる．（2）鑑別検査：臨床診断が絞り切れず，疑われる幾つかの病態/疾患を鑑別する目的でなされる．（3）除外検査：臨床診断された病態/疾患以外のものを確実に除外する目的で，念のためになされる．以上，これから行おうとしている検査の目的がいずれであるかが明確でないと，検査結果の評価・判断を誤ることがある．その結果，誤診を招き，さらには治療の選択を誤りかねない．これを避け，検査を有意義なものとするためにも，Ⅰ，Ⅱ，Ⅲ章をよく理解することが望まれる．

　神経疾患の治療はこの四半世紀の間に長足の進歩・発展を遂げた．適切な治療を選択し，実施するためには正しく臨床診断することが前提となる．このような観点から本書がそれに寄与することを願うものである．

平成26年12月　　　　　　　　　　　　　　　　　　　　　　　　　　　　　　　　　平山惠造

I章 診察を始める―問診と観察

1. 神経系の診察にあたって — 2
2. 病歴聴取(問診)の方法 — 4
3. 外来時診察と入院時診察 — 8
4. 精神状態の診かた — 10
5. 簡単な高次脳機能チェック — 12

II章 症候を捉える―診察の手技と解説

＜脳神経系の診かた＞

6. 脳神経［予備知識］ — 16
7. 嗅覚障害の診かた — 18
8. 視力・視野障害の診かた — 20
9. 瞳孔異常の診かた — 24
10. 眼底異常の診かた — 28
11. 眼球運動麻痺(外眼筋麻痺)の診かた — 30
12. 複視の診かた — 34
13. 眼振と異常眼球運動の診かた — 36
14. 眼瞼異常の診かた — 38
15. 顔面運動障害の診かた — 40
16. 顔面感覚障害の診かた — 46
17. 聴覚障害の診かた — 48
18. 前庭障害の診かた — 50
19. 味覚障害の診かた — 52
20. 舌異常の診かた — 54
21. 軟口蓋・咽頭・喉頭障害の診かた — 58
22. 構音障害の診かた(付：嗄声) — 60
23. 咀嚼・嚥下障害の診かた — 62

＜運動系の診かた＞

24. 運動麻痺と大脳運動皮質の体性機能局在［予備知識］————— 64
25. 脊髄髄節・神経根と支配筋［解剖予備知識］————— 66
26. 神経叢・末梢神経と支配筋［解剖予備知識］————— 68
27. 筋脱力（筋力低下）の診かた ————— 72
28. 運動麻痺（筋力低下）の診かた（分布様式から）————— 74
29. 筋緊張異常の診かた ————— 76
30. 筋緊張亢進の診かた：痙縮と強剛（付：固縮，拘縮）————— 78
31. 筋緊張減退の診かた ————— 80
32. 筋萎縮の診かた ————— 82
33. 錐体路（上位運動ニューロン）徴候（まとめ）————— 84
34. 軽微な錐体路徴候 ————— 86
35. 下位運動ニューロン徴候の診かた ————— 88
36. 筋無力症（易疲労性）の診かた ————— 90
37. 運動失調の診かた ————— 92
38. 脊髄後索症候の診かた ————— 94
39. 小脳症候の診かた ————— 98
40. 不随意運動（異常運動）の診かた ————— 102
41. 異常姿勢の診かた ————— 108
42. 起立障害の診かた ————— 112
43. 歩行障害の診かた ————— 114
44. ヒステリー性運動麻痺の鑑別 ————— 118

＜感覚系の診かた＞

45. 体性感覚（総論）————— 120
46. 感覚障害（総論）と感覚検査時の全般的注意 ————— 122
47. しびれの診かた ————— 124
48. 疼痛（痛み）の診かた ————— 126
49. 痛覚/温度覚障害の診かた ————— 130
50. 触覚と振動覚の診かた ————— 132
51. 運動・姿勢・定位の感覚障害の診かた ————— 134
52. 識別感覚の診かた ————— 138
53. 感覚障害と体性機能局在（ホムンクルス）————— 140

54.	脊髄髄節・神経根と感覚支配領域（皮膚分節）	144
55.	神経叢・末梢神経の感覚支配領域とその障害	146
56.	感覚障害の分布様式と病変局在を誤りやすい分布	152
57.	乖離性感覚障害	156
58.	Romberg試験（徴候）の診かた	160
59.	ヒステリー性感覚障害の診かた	162

＜反射の診かた＞

60.	反射と反射弓—その機序［予備知識］	164
61.	腱反射の診かた（1）総論	166
62.	腱反射の診かた（2）各論〔A〕—頭頸部・上肢の腱反射—	168
63.	腱反射の診かた（3）各論〔B〕—胸腹部・下肢の腱反射— 付）逆転反射	170
64.	皮膚・粘膜反射の診かた	172
65.	足底皮膚反射とBabinski徴候の診かた	174

＜意識障害と高次脳機能障害の診かた＞

66.	意識障害の診かた（総論）	176
67.	失神（付，欠神）の診かた	180
68.	せん妄の診かた	182
69.	意識をめぐる特殊な病態の診かた	184
70.	睡眠障害の診かた	186
71.	脳死の診かた	188
72.	知能障害・記憶障害の診かた	190
73.	痴呆の診かた	194
74.	失語症の診かた	200
75.	認知障害の診かた	204
76.	無視症候群の診かた	206
77.	失行の診かた	208

＜自律神経系の診かた＞

78.	自律神経系［予備知識］	212
79.	心血管系機能異常の診かた	216
80.	発汗異常の診かた	218
81.	膀胱・尿道機能障害の診かた	222

III章 症候を手がかりに―病態/疾患を考える

- 82. 頭痛の診かた（付：顔面痛） —— 228
- 83. めまい（感）の診かた —— 232
- 84. 脳卒中の診かた —— 234
- 85. 脳血管障害の診かた —— 236
- 86. 片麻痺の診かた —— 240
- 87. 四肢麻痺と対麻痺の診かた —— 242
- 88. 頭蓋内圧（脳脊髄液圧）亢進の診かた —— 246
- 89. 髄膜（刺激）徴候の診かた —— 248
- 90. 髄膜炎・脳炎の診かた —— 250
- 91. 前頭葉症候の診かた —— 252
- 92. Parkinson 病と Parkinson 症候群 —— 254
- 93. 脳幹症候群（1）：中脳 —— 260
- 94. 脳幹症候群（2）：橋 —— 262
- 95. 脳幹症候群（3）：延髄 —— 264
- 96. 脳幹症候群（4）：脳幹広域 —— 266
- 97. 大後頭孔症候群 —— 268
- 98. 変形性頸椎症 —— 270
- 99. 前脊髄動脈症候群 —— 272
- 100. Brown-Séquard 症候群と脊髄横断症候群 —— 274
- 101. 脊髄円錐症候群と馬尾症候群 —— 276
- 102. 多発神経炎，多発神経根炎，多発性単神経炎 —— 278
- 103. 手根管症候群，Guyon 管（尺骨神経管）症候群，肘管症候群 —— 282
- 104. 神経に関連する皮膚症状 —— 284
- 105. 多発性硬化症 —— 288
- 106. 多系統萎縮症 —— 290
- 107. 筋萎縮症とミオパチー —— 294

索引 —— 301

本書中の図表タイトルにある出典表記「平山2006より」および「平山2010より」は，それぞれ「平山惠造．神経症候学，改訂第2版，第Ⅰ巻．文光堂，東京，2006.」および「平山惠造．神経症候学，改訂第2版，第Ⅱ巻．文光堂，東京，2010.」を示す．

I章　診察を始める
──問診と観察

1. 神経系の診察にあたって

神経疾患の診断にあたって2つの大切なものがある．問診（病歴聴取）と診察手技である．昔から神経学的診断の80〜90％は問診で可能で，残り10〜20％が診察と検査によると言われる．神経系の診察は問診と診察手技からなるが，画像検査などが飛躍的に進歩を遂げた今日でもその意義は変わらない．それだけでなく，臨床‐検査対応の積み重ねから局在診断，病態診断における診察法の重要性は一層増している．しかし，神経診察は難しい，複雑だという声がある．これを克服するには，基本的な原理と正当な思考過程を身に着ける．本項では神経診察を始める前に確認しておくことについて述べる．

1．神経診察を始める前に

神経診察を始める前に以下のようなことを確認しておくべきである．

❶ 患者に敬意を持ち全人的に接す

病院（殊に神経内科）を訪れる患者は，身体が不自由であるか，身体に痛みなどの不快感があるか，悪性疾患への不安を感じているかなどにより，日常生活に何らかの困難や愁訴を持っている．医師は患者に対面するにあたって，まずその困難や愁訴を理解し，優しく接するように努力する．しかし，保護者のような態度で接すべきでなく，人と人として対等の立場に立ち，その患者なりの人生経験を尊敬しつつ，問診すべきである．言葉遣いも成人には大人としての言葉を用い，子供扱いの言葉を避ける．不必要な敬語も赤ちゃんに接するときのような言葉も適当でない．一方これとは別に，不適切な生活習慣や治療態度には毅然とした忠告や指示が必要である．

神経系は全身に分布しているので，局所の症状にとらわれず，全身的に捉えるよう努力し，また精神状態とも深く関係しているので，相手を人間として把握する必要がある．

❷ 病態の背景を理解する

患者の基本的背景（年齢，性，職業，他科疾患など）に応じて罹りやすい疾患があることを理解する．例えば，片頭痛は若い女性に多く，群発頭痛は30歳代男性に多く，側頭動脈炎は60歳以上の高齢者にみられる．疾患と年齢の関係についてその一部を表に示す（表1）．

❸ 神経系全分野にわたる知識向上

神経系の診察は神経系のどこが，どのように障害されているかを解明するものである．診察以前にまず，代表的な疾患の特徴を理解しておく．例えば，片頭痛，良性発作性頭位性めまい，手根管症候群，失神，典型的脳血管障害，一過性全健忘，肝性脳症や薬物などの代謝性脳症，髄膜炎などである．神経系の専門医やそれを目指す者はそれだけでなく，診断の背景をなす神経系の解剖学，生理学に精通する必要があり，神経・筋病理学，神経薬理学，神経心理学，精神医学などの知識も高める努力が求められる．さらに，神経画像，電気生理学，免疫学，感染症学，疫学，遺伝学の素養も求められる．知識をどのように活かしていくかは経験によるところが大きいが，知識が多ければそれだけ診断に有利である．

❹ 神経学的診察の流れを理解する

通常の神経学的診察の流れを簡単に下に示す．緊急の場面や患者と意思疎通がとれない場合などはこれにあてはまらない．

診察は主訴の把握から始める．主訴を把握しないと，診察のゴール設定ができない．主訴の軽視はトラブルの原因になる．患者本人が何らかの理由で訴えられない場合は，家人や周囲の人々の説明などを参考にする．次に，主訴を基に病歴をとり，診察し，症状と徴候を整理する．症状とは病気の経過中に患者が気付いている自覚的な訴えであり（例：頭痛，めまい，しびれ，足の冷感），徴候とは診察（手技）で他覚的に明らかにした所見である（例：側頭部圧痛，眼振，痛覚鈍麻，足背動脈触知不能）．

神経学的診察の流れ

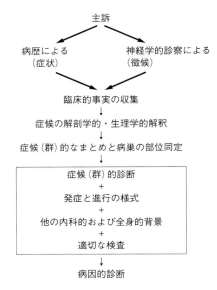

症状と徴候が整理できたら，それらを基に解剖学的・部位診断を試みる．すなわち，病変部位は脳か，脊髄か，末梢神経か，筋か，はたまた精神的なものか全身の他臓器によるものかを検討する．症状と徴候を併せた「症候」を基に，既知のものとの類似性があるかを検討する〔症候（群）的診断〕．このとき，個々の症候から出発して検討する方法と，既知の疾患/症候群の症候から出発して検討する方法がある．これら全てをコンピュータのように網羅的に調べるのではなく，能率的に検討するのが医師の能力であり，仕事である．

症候（群）的診断が得られたら，発症や進行の様式や既往歴・家族歴，全身所見などと併せて検討し，病理学的・病因的診断へと向かう（表2）．個々の

1. 神経系の診察にあたって

表1　病態の種類と好発年齢（例示）

病　態	10〜20歳	20〜40歳	40〜60歳	60歳〜
頭痛	片頭痛	片頭痛，副鼻腔炎による頭痛	緊張型頭痛	緊張型頭痛，側頭動脈炎
めまい	起立性調節障害	片頭痛性めまい	良性発作性頭位性めまい	椎骨脳底動脈循環不全
手のしびれ		頸椎椎間板ヘルニア	手根管症候群	変形性頸椎症
痙攣	周産期異常，熱性痙攣，小発作	ミオクローヌス発作，大発作	二次性痙攣（腫瘍，血管性，外傷，脳炎後）	二次性痙攣（血管性，腫瘍，外傷，変性）
脳血管障害	もやもや病	凝固能異常	動脈解離，抗リン脂質症候群	アテローム性／心原性脳梗塞
対麻痺	脊髄損傷	多発性硬化症，頸椎椎間板ヘルニア	視神経脊髄炎，後縦靱帯骨化症（OPLL）	頸椎症性脊髄症，脊髄動静脈瘻
化膿性髄膜炎	（発生が少ない）	肺炎球菌	肺炎球菌，グラム陰性桿菌	肺炎球菌，リステリア
代謝性疾患	先天性疾患		肝・腎疾患に伴う	薬物性
神経変性疾患	Wilson病	遺伝性脊髄小脳萎縮症	筋萎縮性側索硬化症	Parkinson病
脳腫瘍（下垂体腺腫，神経鞘腫を除く）	胚細胞腫，星細胞腫	星細胞腫，髄膜腫，膠芽腫	髄膜腫，膠芽腫，星細胞腫	髄膜腫，膠芽腫，anaplastic，悪性リンパ腫
筋疾患	Duchenne型筋ジストロフィー	肢帯型筋ジストロフィー，多発筋炎	重症筋無力症，封入体筋炎	リウマチ性多発筋痛症，Lambert-Eaton症候群

表2　神経疾患の主な病理学的・病因的カテゴリー（VITAMINS）と代表的疾患

VITAMINSは語呂として用いたもので，ビタミンとは関係ない．

病理学的・病因的カテゴリー	脳	脊　髄	末梢神経	筋　肉
Vascular（血管性）	脳梗塞	脊髄梗塞	結節性動脈周囲炎	筋内血腫
Inflammatory/Infectious（炎症性／感染性）				
Inflammatory	神経Behçet病	サルコイドーシス	Bell麻痺	多発筋炎
Infectious	脳炎／髄膜炎	ウイルス性脊髄炎	帯状疱疹	細菌性筋膿瘍
Traumatic/Toxic（外傷性／中毒性）				
Traumatic	慢性硬膜下血腫	頸椎症	神経切断	筋挫傷
Toxic	メチル水銀中毒	アルコール性脊髄症	鉛中毒	アルコール性ミオパチー
Autoimmune（自己免疫性）	多発性硬化症	視神経脊髄炎	Guillain-Barré症候群	重症筋無力症
Metabolic（代謝性）				
Inherited	Wilson病	副腎脊髄ニューロパチー	糖原病	
Acquired	Wernicke脳症	亜急性連合変性症	糖尿病性ニューロパチー	甲状腺機能異常
Idiopathic/Iatrogenic（本態性／医原性）				
Idiopathic/Degenerative	Parkinson病	痙性対麻痺	Charcot-Marie-Tooth病	筋ジストロフィー
Iatrogenic	抗癌薬性白質脳症	SMON	抗癌薬性ニューロパチー	スタチン系副作用
Neoplastic（新生物性）	悪性リンパ腫	海綿状血管腫	POEMS症候群	Lambert-Eaton症候群
Structural（構造性）	異所性皮質	脊髄繋留症候群	HNPP	先天性ミオパチー

SMON：亜急性脊髄・視神経ニューロパチー subacute myelo-optico-neuropathy，POEMS：polyneuropathy, organomegaly, endocrinopathy, M-protein, skin changes，HNPP：遺伝性圧脆弱性多発ニューロパチー hereditary neuropathy with liability to pressure palsies.

所見にこだわらず，総合的に重要な所見を検討する．そのためには障害の程度を考慮することも重要である．

❺ 問診（病歴聴取）にも技術がある

　日頃から問診（病歴聴取）の技術向上に努める必要がある．共通の方法論は次項にて（→2項），各論はそれ以降の各項で説明する．

❻ 診察手技の基本精神を理解し，正しい手技を身に着ける

　診察手技には発明・発見された経緯とそこに込められた基本精神がある．手技を学ぶ際には，形だけを真似るのではなく，その精神を理解して，正しい手技を身に着ける必要がある．誤った手技・理解による誤った判断からは正しい診断は得られない．

（福武敏夫）

2. 病歴聴取(問診)の方法

神経学における病歴は神経学的診察における最も重要な要素であり，患者の病態の部位診断，病因同定のための最も有用な情報である．多くの場合，患者が何をどのように表現するかが極めて大切で，「はい」「いいえ」を求める質問よりも多くの情報が得られるように問診する．熟達した問診を行えば診断の可能性が相当に絞られる．逆に，診断の誤りは病歴の軽視か不完全によることが多い．しかし，よい病歴をとることは容易ではなく，診察手技の熟達と並んで知識や経験，推理力，そして努力を要する一つの技術(art)である．

1. 患者と対面する前に

❶ 最初の情報

手書きのカルテであれ，電子カルテであれ，最初にそこから年齢，性別，住所や扶養関係，保険の情報が得られる．職業もわかる場合がある．電子カルテや院内で統一されたカルテからは他科疾患やその治療薬の情報が得られる．紹介状を持参していれば，病歴や問題点の大半がわかるが，その精度は様々である．待合室における様子についての看護師からの情報も貴重である．

❷ 問診票

患者が訴える異常を一般に愁訴と言うが，その中の主要なものを主訴と言う．ただし，主訴は1つとは限らない．忙しい医療現場では，主訴や来院動機の把握にとって問診票は有用である．待ち時間を有効に使う点でも推奨される．看護師を介すると，医師の前では出せない本音が引き出されることもある．主訴以外の症状については，問診票から知ることができる．○が付けられた項目がむやみに多い場合は心気症的傾向があると言ってよい．本人が記入した場合は，その字の大きさ，乱れ，誤字・脱字を判別し，心理傾向，教養程度，時には小脳や錐体外路の症状まで推測できる(表1)．既往歴や服薬状況，生活歴や家族歴も概観できる．ただし，既往歴，家族歴については，患者は現在の自分の症状と関係ないと思い込み(時には隠して)，記入しないことがあるので，問診の中で補充する．問診し忘れやすいが重要な項目，特に，神経学的には利き手(右，左)は重要である．さらに体重や身長などの欄も設けておくとよい．

❸ 患者の入室まで

近年では個人情報の保護のために待合室と診察室の間の防音が図られるようになってきたが，もし患者の足音が聞こえる場合にはそこから診察が始まる．すなわち待合室の椅子から立ち上がって入室するまでの時間のかかり方に留意する．排尿のために待合室を離れていた場合は頻尿の可能性を考える．入室時には，ドアの開け方(運動機能や礼儀など)，歩き方，挨拶の仕方(言語，知能など)，服装(生活程度や趣味，寒暑の判断力など)，匂い・臭い(タバコ，アルコール，口臭，尿臭，衛生保持など)，表情や雰囲気，椅子の坐り方(筋力，姿勢障害，失行など)，不随意運動などについて一目で判断できることがある．同伴者がある場合は，本人との関係や同伴動機について聞き，状況によってはいったん退室してもらう．

以上の観察により医師は問題点を整理しておくとよいが，それらはあくまでも参考所見である．

2. 患者と対面してから

❶ 現病歴の聴取

最も大切なことは注意してよく耳を傾けることである．できるだけ制限しないで語らせ，誘導するような質問は避ける．話の腰を折らないようにすべきであるが，内容が明らかに関係ない方向に進むような場合には話の流れを修正する必要がある．質問の仕方は患者の年齢や教育程度，文化的背景，精神状態によって異なる．方言や語彙を理解し(特に痛みやしびれの表現)，見下すような話し方は避ける．病歴は診断そのものに役立つだけでなく，患者を一人の個人として理解したり，患者が周囲の人々とどのような関係にあるかや疾患をどう受け止めているかもわかる．もちろん，患者の知的レベルや観察力，注意力や記憶力も判断できる．神経疾患はしばしば知的・精神的機能も障害するので，脳病変を持っているかもしれない患者では，病歴を聴取してもそれが本当に役立つようなものに表現できているかどうかを判断しなくてはならない．もし注意や記憶，思考の一貫性に問題があれば，病歴を家族や親戚，友人や同僚，目撃者から聴取する必要がある．

まず挨拶を交わす．医師はリラックスした雰囲気を作り，患者に急がせたり，話をはしょらせてはいけない．常に共感的に接する．

次に受診理由(愁訴)を聞き出す．「どうされましたか」「どういう症状でみえました」などの開かれた質問が望ましいが，問診票に記載がある場合には「頭痛のことで受診されたのですね」のように確認するのでもよい．その中の主要なもの(主訴)が何かを把握する．これらを確認しないと，診察が始められないし，診察の目標設定ができない．頭痛のために来院したといっても実は健康診断的に画像検査を希望しているだけのことがある．主訴が手のしびれであっても明らかに認知レベルの低下が窺われる場合もある．医師としての考えや見通しも捨てるべきではないが，主訴を特定し，それに応えることは無用なトラブルを避けるみちで

2. 病歴聴取(問診)の方法

表1　神経内科問診票

神経内科問診票

身長　　　cm　　体重　　　kg

今日，神経内科を受診された理由(症状など)を，簡単に書いてください。

上の症状は，いつ頃から始まりましたか？

次の様な症状がありましたら，○をつけてください。
1. 頭痛
2. 発熱
3. 肩こり
4. 吐き気
5. 嘔吐
6. フラフラしためまい
7. くるくる回るめまい
8. 意識がおかしくなった
9. 変なことをしゃべる
10. けいれん
11. 筋肉がピクピクする
12. 手・足がふるえる
13. 痛み(どこに？　　　)
14. しびれ(どこに？　　　)
15. 手足がやせた
16. 手足の力が弱った
17. 筋肉痛
18. 歩くのが不自由
19. 起居・動作が遅くなった
20. 物がよく見えない
21. 物が二重に見える
22. まぶたが下がった
23. 耳が聞こえにくい
24. 耳鳴り
25. 匂いが分からない
26. 味が分からない
27. 水・食物を飲み込みにくい
28. ろれつが回りにくい
29. 尿が出ない
30. 尿をもらす
31. 便秘である
32. 便をもらす
33. 性行為ができなくなった
34. 幻覚症状がある
35. 物忘れがひどくなった
36. 性格が変わった
37. 変な行動をする
38. ゆううつである
39. おっくうである
40. 眠れない
41. 眠り過ぎる
42. 体重が減った(　　kg？)
43. 食欲が無くなった
44. 最近，風邪の症状があった

裏面もご記入ください

薬のアレルギーがあれば書いてください。

次の様な習慣・習癖がありましたら，○をつけてください。
1. アルコール(種類？　　　量？　　　)
2. タバコ(一日何本？　　　)
3. 麻薬・覚醒剤
4. エイズ感染の可能性

過去に次の病気をしたことがありましたら，○をつけてください。
1. 高血圧
2. 糖尿病
3. コレステロール・中性脂肪が多い
4. 心臓の病気
5. 肝臓の病気
6. 腎臓の病気
7. 癌・悪性の病気
8. 脳梗塞(いつ？　　　)
9. 脳出血(いつ？　　　)
10. 頭の外傷(いつ？　　　)
11. 脊椎の外傷
12. 手術(　　　)
13. 輸血

次の検査を受けたことがあれば，○をつけてください。
1. 頭のCT検査
2. 頭のMRI検査
3. 頸，腰などのMRI検査
4. その他，脳神経の検査

血縁の家族に，次のような病気があれば，○をつけてください。
(兄弟，姉妹，両親，子供，叔父・叔母，祖父・祖母など)
1. 痴呆(ぼけ)
2. てんかん
3. 脳卒中(脳梗塞・脳出血)
4. 片頭痛
5. パーキンソン病
6. その他の難病(　　　)
7. 両親がいとこ結婚である

現在，薬を飲んでいれば書いてください。

神経内科での診察の参考にしますので，○をつけてください。
　右利きですか？　　　　　　はい・いいえ
　これを記載しているのは？　本人・付き添い

ご協力ありがとうございました

医療法人鉄焦会亀田クリニック　K 2007-06423.12　3,000

図1　神経疾患別の症状推移の模式図 (平山2006 より)

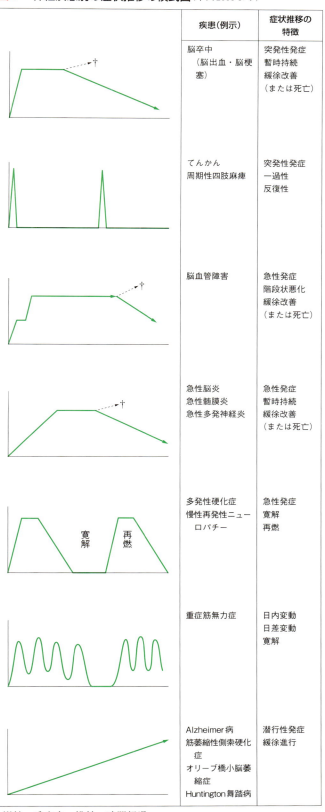

縦軸：重症度，横軸：時間経過．

ある．不要な心配をしている場合には，簡単な説明だけで納得することもある．なお主訴や受診理由は患者自身の言葉で記載しておくとよい．

主訴が特定されたら，その内容をさらに掘り下げる．神経学的診察では，信頼できる病歴をとるために患者（時に家族や目撃者）との共同作業が他の分野以上に必要となる．特に痛みやめまい感などの感覚性の自覚症状は患者の説明に頼らざるをえない上に，「めまい」とか「しびれ」などの言葉は極めて多義的で，患者ごとに異なった内容を指しているからである．例えば「めまい」では回転感を伴っているのか，フワフワと浮動感のものなのか，失神しそうな感じなのか，足元がふらつく感じのことなのかなど表現の例を挙げて尋ねる．しびれの性状も聞き出せれば極めて有用であるが，患者が言葉にして言うのは難しい点も理解すべきである（「しびれ」をビリビリした異常な感じを指す人もいれば，動かし難くなる麻痺した印象を指す人も，両方を含める人もいる）．訴えが痛みや脱力の場合は，具体的に部位を確認する．頭痛でも全体的なのか部分的なのか，前頭部なのか後頭部なのかで異なる疾患が想定される．さらに強いのか弱いのかに関する患者自身の印象も聞き出す．

病歴で最も大切なのは時間的経過を明らかにすることである．それには発症様式，進行様式（経過），直前の状態，発作的な症状の場合には発作の持続時間や頻度，軽快因子や増悪因子などが含まれる．これらのデータだけで疾患の性質が明らかになることがある（図1）．発症様式は殊に重要で，突発性（秒単位）か急性（分〜日単位）か亜急性（週単位）か潜在的・慢性かを明らかにする．例えば，くも膜下出血の頭痛は突発性であるので，「もし時計をたまたま眺めていたとしたら，何時何分何秒に始まったと言えるほどですか」と尋ねる．経過では，悪化，改善，動揺などの傾向があるか，間歇的ないし発作的か，1日の中で（日内）変動があるかや日による（日差）変動があるかを明らかにする．時間的経過の情報が本人や家族から得られない場合，どの時点で何ができなくなったか（どれほど歩けていたか，いつ階段を利用できなくなったか，いつまでどんな作業ができていたか）を明らかにすることで代用する．あるいは何回かの診察を進めた上で判断する．

最後に，全体の流れを整理し，明瞭にして簡潔に記載する．最も重要なことに焦点を当て（病歴の幹），関連の低いこと（枝葉）は小さく扱う．的確な情報を選択し強調することにより，複雑な症例でも正しい結論に到達することができる．何々があったという陽性事項だけでなく，何々がなかったという陰性事項も重要である．

3. 既往歴，生活歴，家族歴

現病歴をとる中で，考えられる（疑われる）病態から，患者が過去に罹った疾患や，生活歴，時には家族に類似の病態を持った人がいるか否か，確かめる必要が生ずる．漠然と「以前，何か病気を患ったことがありますか」という問診は焦点がぼけて有用でない．医師が疑う疾患について尋ねる．

既往歴はもちろん本人からも聴取するが，他科のカルテなど重要な情報源がある．患者の言う病名はしばしば誤っているが，その原因はほとんど前医の説明にある（例：Ménière病の多くは良性発作性頭位性めまいであり，自律神経失調症の大半は不安・心気・抑うつ神経症である）．常用薬については薬剤名，用量，最近追加されたものなどを明らかにする．それらの副作用による神経症候も多いので，繁用されている他科処方薬の主な副作用について予め知っておく必要がある（表2）．神経学領域では高血圧や脂質異常，糖尿病などの血管危険因子について聞き出す必要がある．生活歴では喫煙，飲酒，職業，生活スタイル（運動不足）などについて聞く．職業では職業名よりも就業時の姿勢や職場環境について聞く．家族歴では主訴から想定される疾患について特に聞く必要があるが，一般に血管危険因子，悪性疾患が重要である．遺伝性疾患が疑われる場合には家系図を書くが，患者の気持ちへの配慮が必要であり，一度で明らかにならないことが多い．

4. ドアノブ症候群

患者はしばしば大事なことを隠していることがある．内容が恥ずかしいというだけでなく，医師なら言わずともわかるだろうという考えからのこともある．このため，診察が終わって出て行こうとするときになって初めて大事なことを述べたりする（ドアノブ症候群）．

（福武敏夫）

【文献】
1) 平山惠造（監）：臨床神経内科学．南山堂，東京，2006

表2 繁用されている薬物とその神経副作用

		代表的薬物	脳症(広義)	異常運動・運動障害	末梢神経・筋障害	その他
消化器用薬	H₂ブロッカー	シメチジン, ファモチジン	錯乱状態, 幻覚, うつ状態	舞踏様運動, ミオクロヌス		
	H₁ブロッカー	クロルフェニラミン	錯乱状態, 幻覚	舞踏様運動, ミオクロヌス		
	D₂ブロッカー	スルピリド, メトクロプラミド		ジストニー, アカシジア, 口舌ジスキネジー, Parkinson症状		
降圧薬	一般					起立性低血圧, 失神
	Caブロッカー			Parkinson症状		
睡眠薬	ベンゾジアゼピン系	ジアゼパム, ロラゼパム	傾眠, 見当識障害, 記憶障害	ミオクロヌス(離脱時)		
	バルビツレート系	アモバルビタール	傾眠, 見当識障害	運動失調		
	ブロムワレリル尿素	ブロムワレリル尿素	傾眠, せん妄, 幻覚	振戦	末梢神経障害	
消炎鎮痛薬	アスピリン	アスピリン	薬物乱用性頭痛, 嘔気・嘔吐, 耳鳴			過換気, 出血傾向
	その他		薬物乱用性頭痛, 無菌性髄膜炎			
抗菌薬・抗ウイルス薬	ペニシリン系	ベンジルペニシリン	痙攣			
	アミノグリコシド系	アミカシン			聴神経障害, 神経筋接合部障害	
	テトラサイクリン系	ミノサイクリン				SLE様症状
	ニューキノロン系	ノルフロキサシン			腱障害, 横紋筋融解症	
	抗結核薬	イソニアジド	イライラ感, 攻撃性, 幻覚		末梢神経障害	SLE様症状
	抗ウイルス薬	アシクロビル	意識障害			
気管支喘息薬	β刺激薬	イソプロテレノール, プロカテロール	神経過敏, 頭痛, めまい感	振戦, 筋痙攣		動悸
向精神薬	ドパミン遮断薬	クロルプロマジン, ハロペリドール		アカシジア, ジストニー, 遅発性ジスキネジー		悪性症候群
	非定型薬物	リスペリドン, オランザピン, クエチアピン		錐体外路症状		悪性症候群
	三環系抗うつ薬	アミトリプチリン, アモキサピン	せん妄, 幻覚	振戦, ミオクロヌス, 運動失調		
	SSRI		錯乱, 焦燥	振戦, ミオクロヌス, 運動失調		発汗
抗痙攣薬	バルプロ酸	バルプロ酸		運動失調		高アンモニア血症
	カルバマゼピン	カルバマゼピン	眠気	運動失調		
	フェニトイン	フェニトイン	眼振, 複視	運動失調		
抗癌薬		メトトレキセート, 5-FU, 5-FC	白質脳症			
		ビンクリスチン, シスプラチン			末梢神経障害	
脂質改善薬	スタチン系	プラバスタチン, シンバスタチン			横紋筋融解症	
免疫抑制薬・抗リウマチ薬	副腎皮質ステロイド	プレドニゾロン	躁状態, 幻覚, 頭蓋内圧亢進		ステロイドミオパチー	
	免疫抑制薬	サイクロスポリン, タクロリムス	可逆性白質脳症候群		しびれ感	
	ペニシラミン	ペニシラミン			重症筋無力症, 末梢神経障害	
	インターフェロン		うつ状態			

SSRI:選択的セロトニン再取り込み阻害薬 selective serotonin reuptake inhibitor, 5-FU:フルオロウラシル 5-fluorouracil, 5-FC:フルシトシン flucytosine.

3. 外来時診察と入院時診察

はじめに

神経内科の診察様式は外来と入院とで相当に異なる．その主な理由は，入院では必要に応じて診察にかなりの時間をかけられるが，外来ではある限られた時間の中で診察して結論(診断)を導き出さなくてはならないからである．

診察は「問診」と「(診察)手技」とからなる．問診の重要性については外来と入院とを問わず，神経内科では特に重視されることは別項で述べた(→2項)．いずれにおいても問診結果が診察手技を選ぶ手がかりになるので，外来と入院とで本質的に相違はない．

他方，神経学的診察手技は多彩，かつ多岐にわたる．ルーチン(基本的，定形的)に用いられるもの，やや高い水準のもの，さらに特殊な場合に有用な手技など，多種多様なものがある．これらは，外来診察と入院診察とでどのように用いられるかを総合的に説明する．

1. 外来時診察の特色──手技の選択

❶ 限られた診察時間

神経疾患は多種多様である．新患外来には，疾患の種類を問わず，また発病早期例か経過例かの区別なく，さらに軽症や重症など，様々な疾患，病態，病状の患者が来院する．それら全ての場合について，ある程度限られた時間内に対処しなくてはならない．これは後述する入院の場合と大きく異なる点である．

外来といえども，問診(病歴聴取)にはそれなりの時間を要する．外来ではある限られた時間の範囲で診察しなくてはならないので，問診を終えた残された時間の中で「現症」を把握する必要がある．そのためには，問診で得られた情報を基に，疑うべき疾患・病態についてどの「手技」が有用か，あるいは他の疾患・病態を鑑別する上で必要とする「手技」は何か，等々，適当な手技を，数多くある診察手技の中から，選び出さなくてはならない．

❷ 診察手技の選択

このような事情から，外来診療を行うにあたって，(診察)手技そのものといずれの手技を用いるかの選択について，ある程度以上の訓練と修練とを経ておかなくては外来診療をこなすのは困難である．それを修得するのに適うのが入院診療であり，入院診察である．それを体験し，経験を重ねることにより，外来診察に対応することが可能になる．

このような訓練・修練を経たのを前提とした外来初診時のチェック事項を別表にまとめた(表1)．これは神経学的診察手技の諸項目の中から代表的な事項を列挙したものである．実践上はもっと柔軟に手技(事項)を選ぶ必要がある．外来では問診の結果から疑われる疾患・病態についてそれを確かめる肯定的な手技，念のために用いる手法，他のものを否定するための診察法などを限られた時間の中で駆使することが求められる．その点，この別表項目は一つの目安にすぎない．

外来の再来診療では，新来の際に認めた診察所見の再確認や，不足していたものの補充，あるいは病状の推移に伴う症候の変化を確認する診察手技の追加・変更など臨機応変な対応が診察手技に求められることがある．そのいずれであれ，これらは入院時診察体験で培われた技能の応用である．

2. 入院時診察──手技の習熟・体得

❶ 様々な体験

入院新患患者の診察は，外来と異なり，診察時間に多少の余裕がある．時には繰り返し診て補うこともできる．上級者からの指導も受けられる．入院患者個々については入院目的が異なり，診断の確定，特殊検査の実施，入院を要する治療など様々で，これらいろいろな情況におけるそれ相応の診察が求められる．したがって多様な手技の中から適当，適切なものを選ぶ必要が生じ，確実な手技，正しい判定など多くの経験を積むことができる．

診察手技については，初めに正確な手技と判定を体得することが肝要である．先入観や憶測をもって自己流に解釈したものであってはならない．初めに誤って理解し，身に着けたものは，修正，是正するのに長い年月を要するからである．

❷ いかに体得するか

以上に述べたことから理解されるように，神経内科を学ぶ途上の初心医師や研修医あるいは学生にとって，神経内科的診察手技を実践的に学び，習熟するには，(外来よりも)入院での診察が好適である．

修得すべき診察手技は数多い．それらを一挙に実施し，修得することは困難である．逐次経験して体得する．その基本となる項目を別表にまとめた(表2)．これら全てを1回の診察の中で実施するとは限らない(実際に，それは患者の負担となり，疲労させるからである)．問診結果を参考に，その患者の病態を捉えるのに関係の深そうな事項(手技)から診察するのがよい．これは外来診療において実際に用いられる手法でもあるからである．試行錯誤を繰り返す中に身に着くようにな

3. 外来時診察と入院時診察

表1 外来診察手技，チェック事項

A. 入室時動作，姿勢(自然状態での観察)：1. 上肢使用，2. 歩行姿勢，3. 足運び，4. 方向変換，5. 着座動作

B. 問診の結果から，異常を疑うべき事項(肯定的手技)と，異常がないことを確認する事項(否定的手技)を，下記項目から抽出する
1. 会話(問診)：言語，表情
2. 眼：瞳孔，眼球運動
3. 顔面：顔貌，顔筋麻痺
4. 口部：舌運動，咽頭反射，発声異常，嚥下障害
5. 頸部：姿勢，筋力，筋緊張
6. 上肢：肢位，筋萎縮(肥大)，筋緊張，筋力
7. 上肢動作：指鼻試験，反復拮抗運動，腕偏倚試験
8. 下肢：肢位，筋萎縮(肥大)，筋緊張，筋力
9. 下肢動作：踵膝試験，両足起立，Romberg試験，歩行
10. 異常運動(不随意運動)
11. 感覚障害(顔，頸，体幹，四肢) 痛覚，触覚，他
12. 腱反射：5主要反射
13. Babinski徴候
14. 皮膚：色素異常，母斑
15. 自律神経：発汗，排尿，血圧

表2 入院診察手技，チェック事項

(一般身体所見)
　栄養状態，胸・腹部，皮膚・粘膜，脈拍，体温，呼吸，血圧，睡眠

(高次脳機能)
　一般知能，意識，言語(発語・理解)，見当識，判断，記憶・記銘，計算，読字，書字，失行，失認，病識，他

(頭部，顔面，項部)
　頭痛，顔面痛，項部硬直，筋強剛

(脳神経系領域)
　Ⅰ．嗅覚
　Ⅱ．視力，視野，眼底
　Ⅲ．Ⅳ．Ⅵ．瞳孔，対光反射，眼球運動，複視，眼瞼下垂，眼振
　Ⅴ．顔面感覚，角膜反射，咀嚼筋
　Ⅶ．顔面筋(上半・下半)，味覚
　Ⅷ．聴力，耳鳴(眼振，平衡)
　Ⅸ．Ⅹ．軟口蓋(運動・反射)，咽頭(感覚・反射)，構音，嚥下，発声(嗄声)
　Ⅺ．胸鎖乳突筋，僧帽筋(筋力，萎縮)
　Ⅻ．舌筋(運動，萎縮，粘膜)

(上肢・体幹・下肢の筋運動系)
　肢位，筋力，筋緊張，筋萎縮，線維束性収縮，異常運動
　〈上肢主要筋〉小手筋群，手関節屈，伸筋，上腕二頭筋・三頭筋，三角筋
　〈体幹主要筋〉大胸筋，腹直筋
　〈下肢主要筋〉腸腰筋，大腿四頭筋，大腿二頭筋，前脛骨筋，下腿三頭筋

(上肢・下肢の協調運動・平衡)
　指鼻試験，反射拮抗運動，腕偏倚試験，踵膝試験，両足起立，Romberg試験，閉眼足踏試験，歩行各種

(四肢・項部・体幹の感覚)
　痛覚，温覚，冷覚，触覚，振動覚，関節運動覚，識別覚，書字覚，母指(趾)さがし試験，異常感覚

(腱反射)
　5主要反射：上腕二頭筋，上腕三頭筋，腕橈骨筋，大腿四頭筋(膝蓋腱)，下腿三頭筋(アキレス腱)

(皮膚・粘膜反射)
　角膜，軟口蓋，咽頭，腹皮，肛門，Babinski徴候

(姿勢異常)
　臥位，坐位，立位

(骨，関節)
　頭部，頸部，脊柱，四肢

(皮膚)
　発疹，母斑，潰瘍，色素(異常)，血管・血行(異常)

(自律神経系)
　腺分泌(涙，唾液)，心血管・血圧，呼吸，発汗，皮膚温，排尿

(日常生活動作)

❸ 入院診察から外来診察へ

　入院患者(新患)の診察にあたっては，複数の患者の病室でない個室(診察室)が好ましい．病歴を聞く問診の際のプライバシーを考慮してのことである．その他に患者がドアを開閉し，歩いて着席するまでの間の患者の(意識しない)自然な動作を観察するのに最適である．意識すると動作は不自然になるか，あるいは是正されて異常がみえにくくなる．入室時の手や上肢の使用，歩行姿勢，足の運び，体の方向変換，着座動作など多くの神経学的情報が，このわずかな間に観察される．これらは外来診察にもそのままあてはまる(この重要な時機に，机上の機器に見入るのは機会を失うことになる)．

　このように，入院時診察で診察のあり方，すなわち問診(病歴聴取)の要領，手技の正しい知識と技法，それを選択する理由などを修得することにより，外来時の診察が，円滑，正当，能率的に行える素地を得ることができる．

(福武敏夫，平山惠造)

4. 精神状態の診かた

1. 神経疾患と精神疾患

　神経学的診察に際し，しばしば精神科的側面に注意を払う必要が出てくる．すなわち神経疾患と精神疾患との間には以下のような関連がある．

- 神経疾患の存在自体が二次的に不安や抑うつなどの精神症状を引き起こす．
- 神経疾患の病理病態により精神科的合併症が生じうる（例：Huntington病による自殺企図，びまん性Lewy小体病による幻視）．
- 精神科的病態が神経症状の形で現れうる（例：うつ状態が仮性痴呆の形をとる，いわゆるヒステリーにより様々な神経症状が現れる）．
- 精神疾患に対する薬物治療が神経症状を引き起こしうるし（例：向精神薬による錐体外路症状），逆に神経疾患への治療が精神症状をきたしうる（例：抗Parkinson病薬による幻覚・妄想）．
- 精神的要素が神経症状の引き金になることがある（例：痙攣や頭痛）．

　通常の内科的場面において精神状態を診るのに特別の精神科的技法や試験は要しない．患者の入室状況の観察，対面，挨拶，2-3の会話でおよその精神状態を推測することができる．しかし，程度によっては，観察のポイントと評価項目をある程度構造化しておくことが望ましい（表1）．関連項目→「5. 簡単な高次脳機能チェック」，「66. 意識障害の診かた」，「68. せん妄の診かた」，「72. 知能障害・記憶障害の診かた」，「73. 痴呆の診かた」．

2. 神経疾患に伴う精神症状

　神経疾患に伴う精神症状の多くは，神経疾患があることに対する反応性のものである．時に神経疾患自体が精神症状を呈することがある．代表的病態に，脳卒中や脳腫瘍などによる前頭葉ないし側頭葉の局所病変，代謝性脳症などの広汎な疾患，Alzheimer病などの変性疾患などがある．また，内科的疾患が神経症候と共に精神症状を呈することがある（表2）．

❶不安

　不安は神経内科の外来で遭遇する最も頻度の高い精神症状であり，1/4〜1/3の患者にみられる．頭痛やめまい感が増強する大きな理由でもある．甲状腺機能亢進症などの代謝的要因に伴うことがある．重症筋無力症や多発性硬化症の初期に症状が非定型的・主観的なことがあり，単なる不安〜心気神経症と誤られることがある．

❷抑うつ

　抑うつもしばしばみられる．頭痛などの慢性化が抑うつを起こし，抑うつ気分が頭痛などを悪化させていることが多い．抑うつが様々な身体症状を現すこともよく知られている．Parkinson病は抑うつ状態をきたす代表的疾患とされているが，真性のうつ病と言えるような例はほとんどなく，悲哀感や悲観的言動が目立つだけのことが多く，あまり抗うつ薬を要しない．脳卒中後に抑うつ状態に陥ることがあり，中でも左半球の前頭前野-皮質下ループ（尾状核，淡蒼球，内包膝部）の関与が注目されている．Huntington病で抑うつ状態から自殺に至ることがよく知られている．抑うつ状態を示唆するものとして色々な症状がある（表3）．

❸強迫性

　強迫性や強迫的行動はParkinson病やGilles de la Tourette病などに伴うことがある．

❹多幸性

　多幸性は多発性硬化症でよく言及されてきたが，数％でみられるにすぎない．感情失禁は多発性脳梗塞による偽性球麻痺に伴ってみられるほかに，筋萎縮性側索硬化症でみられることがある．

❺脱抑制・無為→「91. 前頭葉症候の診かた」

❻妄想

　妄想とは合理的な説明によっても変化しない硬い信念のことを言う（社会や地域全体の文化の中の信念（宗教や風習）などは含まれない）．妄想は病歴の中で示されることが多く，直接の問診場面でみられるとは限らない．各種の脳症による急性せん妄状態，痴呆性疾患，Parkinson病などでみられる．

❼幻覚

　幻覚とは外界からの刺激がないのに，ある対象を認知してしまうことであり，真の認知と区別しにくい．光や音などの要素的なものと顔や人，声や音楽などの複雑なものに分けられる．幻覚は，感覚ごとに分けられ，幻視，幻臭，幻味，幻聴，幻触などと呼ばれる．前3者は器質的病変によることが多く，後2者は精神病的なことが多い．よくみられるのは，大酒家における小動物，Parkinson病における人影，びまん性Lewy小体病における生き生きした幻視などである．中脳付近の病変でみられる幻覚も生き生きとして色彩を伴うことが多く，中脳性幻覚（peduncular hallucination）と呼ばれる．側頭葉てんかんではしばしば幻臭がみられる．

3. 薬物服用に伴う精神症状

　薬物の副作用として様々な精神症状が出現しうる．因果関係を確認するには，①服薬開始時期ないし十分な血中濃度に達したと思われる時期との関連，②従来知られているパターンとの合致，③中止による改善，④再投薬による再現などを参考にする．高齢，腎不全などの薬物代謝動態に影響する因子についても注意する．

（福武敏夫）

4. 精神状態の診かた

表1　精神状態の観察のポイントと評価項目

外見	過呼吸の有無，服装や頭髪の清潔・不潔・乱れ，奇妙な・風変わりな服装，不自然な重ね着，強制把握
表情	柔和・硬い，不安・焦燥，抑制されている，涙もろい
態度	協力的・反抗的，意志疎通性，視線の回避・追従性など，型にはまった身振り・動作
作法	上品，不作法
言葉遣い	速度（速い，遅い，努力性），声量（大きい，低い，単調，演技的），性質（流暢さ，造語性，言葉のサラダ／ジャーゴン）
行動	精神運動の興奮または減退
思考過程	まとまりなさ，非論理的，連合の弛緩，逸脱しやすさ，冗長さ，観念の奔放，保続，無関心
思考内容	うわの空，強迫性，妄想，思考の吹き込み，自殺念慮
認識	妄想，錯覚，幻覚

表2　精神症状を呈しうる内科的原因

薬物・物質中毒	アルコール，麻薬・覚醒剤（モルヒネ，コカイン，LSDなど），麻酔薬（フェンサイクリジンなど）
薬物・物質離脱（drug withdrawal）	アルコール，ベンゾジアゼピン系，三環系抗うつ薬，抗Parkinson病薬（悪性症候群）
処方薬（特に高齢者）	抗不整脈薬，抗菌薬，抗ウイルス薬，抗コリン薬，抗Parkinson病薬（表4参照），胃潰瘍治療薬（H₂ブロッカー，PPIなど），インスリン・血糖降下薬，向精神病薬（悪性症候群），セロトニン再取り込み抑制薬（セロトニン症候群），ステロイド，交感神経刺激薬（テオフィリンなど）
感染	脳炎（単純ヘルペス，抗NMDA受容体関連），髄膜炎，神経梅毒（進行麻痺），敗血症
痙攣	痙攣後せん妄，側頭葉てんかん
脳腫瘍	
脳血管障害	右半球病変，後大脳動脈領域病変，左側頭葉病変（Wernicke失語），脳血管炎
中枢神経疾患	痴呆性疾患，前頭側頭葉痴呆，Creutzfeldt-Jakob病，Parkinson病，Lewy小体病，REM睡眠行動異常，多発性硬化症，全身性エリテマトーデス（SLE）
内分泌疾患	副腎不全，Cushing病，甲状腺機能亢進症，甲状腺中毒性脳症，甲状腺機能低下症，橋本脳症・抗TPO関連脳症，副甲状腺機能亢進症
その他	栄養障害，睡眠時無呼吸症候群

下線は特に多いか注意すべきもの．
PPI：proton pump inhibitor, NMDA：N-methyl-D-aspartate, TPO：thyroid peroxidase.

表3　抑うつ状態を示唆する症状

抑うつ気分，悲哀感	罪悪感，無価値感
説明できない体重増加または減少	自殺念慮・自殺企図
食欲亢進または減退	精神運動興奮ないし減退
睡眠障害	性機能障害
活力減退，疲れやすさ	集中力・決断力低下
活動への興味喪失	記憶力減退

表4　Parkinson病治療薬による精神症状

レボドパ合剤	幻視，抑うつ，軽躁，睡眠障害，異夢，認知障害，精神異常，興奮，せん妄
ドパミン刺激薬	鎮静，精神運動興奮，不安，アカシジア，睡眠障害，幻覚，精神異常，認知障害，せん妄
アマンタジン	集中力低下，睡眠障害，幻視，気分変化（焦燥，不安，抑うつ），疲労，多幸，精神異常，せん妄
MAO-B阻害薬	睡眠障害，興奮，精神異常
COMT阻害薬	睡眠障害，幻覚，せん妄
抗コリン薬	精神異常，幻覚，せん妄

MAO-B：monoamine oxidase B, COMT：catechol-O-methyltransferase.

表5　抗痙攣薬による精神症状

フェノバルビタル	抑うつ，鎮静，睡眠障害，精神異常，認知障害，奇異性興奮，せん妄
フェニトイン	興奮，不眠，せん妄
プリミドン	鎮静，気分不安定，精神異常，せん妄
ベンゾジアゼピン系	興奮，鎮静，幻覚，精神異常，認知障害，せん妄，退薬症候群
エトスクシミド	気分変化，いらいら感，睡眠障害，精神異常，せん妄
バルプロ酸	鎮静，幻覚，抑うつ，せん妄
カルバマゼピン	抑うつ，興奮，鎮静，精神異常，認知障害，せん妄
トピラマート	精神異常（比較的多い），抑うつ，情動失禁，認知障害
ガバペンチン	鎮静，興奮，疲労
ラモトリギン	鎮静，抑うつ，興奮，精神異常（少ない）
レベチラセタム	いらいら感，鎮静，精神異常

5. 簡単な高次脳機能チェック

1. 高次脳機能の診察の前提

高次脳機能の診察には，患者の協力が必要である．そのためには，その意識状態，注意力，情動の状態，疲労の程度などを把握しておく必要がある．

2. 高次脳機能の要素

以下のものが含まれる．
- 見当識（時間，場所，人物）
- 注意力（集中力）
- 記憶力（即時記憶，短期記憶，長期記憶）（→72項）
- 計算力
- 抽象的思考
- 内省・判断力
- 前頭葉機能（執行機能，ワーキングメモリーなど）（→91項）
- 視空間認知（→76項）
- 構成力
- 行為（身振り動作，道具使用）（→77項）
- 言語機能（→74項）
- 認知機能（視覚，触覚，聴覚）
- 左右認知
- 指の認知

この中で脳血管障害の急性期には皮質機能障害の有無が皮質を巻き込む型（非ラクナ梗塞）か否かの判定に大切である．左半球機能としては失語（言語機能）に，右半球機能としては片側（半側）空間無視（認知機能）に注目する．

本書では立ち入らないが，これらについて各種の簡便なチェック法が考案されている．本邦で用いられている代表的スクリーニング検査を以下に述べる．

3. 改訂長谷川式簡易知能スケール（HDS-R）（表1）

65歳以上の高齢者の知的レベルの評価スケールとして，日本で最も広く使用されている．このHDS-Rは，被検者に口頭で質問し，見当識（問1〜3），即時記憶（問4），計算と記憶保持（問5），逆唱（記憶保持）（問6），3単語遅延再生（近時記憶）（問7），5物品再生（即時記憶）（問8），単語流暢性（長期記憶，記憶再生）（問9）を比較的容易に点数化し評価できる．質問者の熟練度にあまり影響されずに一定の結果が得られ，評価に要する時間も10分前後と短い．年齢や教育年数にも影響を受けにくいとされる．評価結果は，合計点数30点満点中，年齢にもよるがおよそ27点以上が正常ないし生理的健忘，26〜21点が軽度認知障害 mild cognitive impairment（MCI），20点以下が「痴呆症疑い」と判定される．このテストは記憶に関する項目が多いので，記憶力低下を主体とする軽度認知障害（amnesic MCI）の評価に適しているが，下記のMMSEに比して構成障害などの評価が欠如している．しかし，HDS-RとMMSEには強い相関が認められている．医師が施行する場合には単に点数だけでなく，答える様子（言い訳，保続）にも着眼する．

4. Mini-Mental State Examination（MMSE）（表2）

国際的に最も広く用いられており，本格的な知能検査であるWechsler知能検査 Wechsler adult intelligence scale（WAIS）との相関も高い．見当識，記銘（即時記憶），注意と計算，再生（近時記憶），言語（呼称，復唱，理解，書字），構成（図形）の項目が含まれている．20点以下では痴呆症，せん妄，精神病的感情障害の可能性が高い．

5. 主な高次脳機能のスクリーニング

❶ 言語のスクリーニング

ベッドサイドで挨拶や氏名の確認で，失語症がありそうかある程度検討が付く．その上で幾つか質問して，口頭言語で，自発話（流暢性），聴覚的理解，物品呼称（喚語困難），復唱を評価すれば，失語症であるか，病型は何かがある程度判断できる．文字言語の読み書きもチェックしておく．MMSEには自発語を除く5つの要素が入っているので，スクリーニングとして利用できる．質問の例を示す．主要な失語型は表3に従い判断できる．

【質問1】 すらすらと普通にしゃべれますか？

【質問2】 私の話が理解できますか？

【質問3】 私の言うことを繰り返してください．例「豚が空を飛ぶ」．（単語レベルから始め，できれば文章レベルに進み，できなければ音レベル戻る．復唱と聴覚的理解がわかる）

【質問4】 これは何ですか？（時計，ボールペンなどを示して）

❷ 行為のスクリーニング（→77項）
① 観念運動性失行：
- 口頭指示で，敬礼，さよなら，おいでおいでなどの（象徴的）動作をしてもらう．
- 上記につき検者の模倣をしてもらう．
- 口頭指示で，櫛で髪の毛をとかす，歯磨きする，のこぎりを引くなどのパントマイムをしてもらう．
- 上記の模倣をしてもらう．

② 観念性失行／道具使用失行：
- 実際に，櫛，金槌，鋏，扇子などの道具を使用してもらう．

③ 肢節運動失行：
- ポケットに手を入れる，ビーカーの中のパチンコ玉をつまんでもらう．

❸ 方向性注意のスクリーニング
片側（半側）空間無視（→76項）

まず自然な状態で，注視の方向，頭部の回旋，手足の動かし方，声かけへの反応，食事の様子などを観察する．聴診器のゴムの部分を水平にして，患

5. 簡単な高次脳機能チェック

表1 改訂長谷川式簡易知能評価スケール(Hasegawa dementia scale-revised)(HDS-R)(大塚ら1991より)

(検査日：　年　月　日)　　　(検査者：　　　)

氏名：		生年月日：年月日	年齢：歳
性別：男/女	教育年数(年数で記入)：　年		検査場所
DIAG：	(備考)		

1	お歳はいくつですか？（2年までの誤差は正解）		0 1
2	今日は何年の何月何日ですか？何曜日ですか？ （年月日、曜日が正解でそれぞれ1点ずつ）	年	0 1
		月	0 1
		日	0 1
		曜日	0 1
3	私たちがいまいるところはどこですか？ （自発的にでれば2点、5秒おいて家ですか？病院ですか？施設ですか？のなかから正しい選択をすれば1点）		0 1 2
4	これから言う3つの言葉を言ってみてください。あとでまた聞きますのでよく覚えておいてください。 （以下の系列のいずれか1つで、採用した系列に〇印をつけておく） 1：a)桜　b)猫　c)電車　2：a)梅　b)犬　c)自転車		0 1 0 1 0 1
5	100から7を順番に引いてください。（100－7は？それからまた7を引くと？と質問する。最初の答えが不正解の場合、打ち切る）	(93) (86)	0 1 0 1
6	私がこれから言う数字を逆から言ってください。（6-8-2、3-5-2-9を逆に言ってもらう、3桁逆唱に失敗したら、打ち切る）	2-8-6 9-2-5-3	0 1 0 1
7	先ほど覚えてもらった言葉をもう一度言ってみてください。 （自発的に回答があれば各2点、もし回答がない場合以下のヒントを与え正解であれば1点） a)植物　b)動物　c)乗り物		a：0 1 2 b：0 1 2 c：0 1 2
8	これから5つの品物を見せます。それを隠しますので何があったか言ってください。 （時計、鍵、タバコ、ペン、硬貨など必ず相互に無関係なもの）		0 1 2 3 4 5
9	知っている野菜の名前をできるだけ多く言ってください。（答えた野菜の名前を右欄に記入する。途中で詰まり、約10秒間待ってもでない場合にはそこで打ち切る） 0～5＝0点、6＝1点、7＝2点、8＝3点、9＝4点、10＝5点		0 1 2 3 4 5
		合計得点	

表2 Mini-Mental State Examination (MMSE)日本語版
(森悦朗ら1985より)

1　時の見当識(5点)　各1点
　「今年は何年ですか」
　「今の季節は何ですか」
　「今月は何月ですか」
　「今日は何日ですか」
　「今は何時ですか」
2　場所の見当識(5点)　各1点
　「ここは何県ですか」
　「ここは何市ですか」
　「ここは何病院ですか」
　「ここは何階ですか」
　「ここは何号室(何科)ですか」
3　記銘(3点)
　相互に無関係な3つの語（例．犬、桜、電車）を、検者が1秒間に1語ずつ言う．3つ言った後で何であったかを尋ねる．正答1個につき1点を与える．3個すべて言えるまで繰り返し、繰り返し回数を記録する（この回数は点数に反映されない）．
4　注意(5点)
　100から順に7をひいた答えを言ってもらう（65まで）．正答1つにつき1点．途中の式は与えない（例．93ひく7は、とは尋ねないこと）．
5　再生(3点)
　記銘から5分後に、先に繰り返した3つの語を尋ねる．正答1つにつき1点．
6　呼称(2点)　各1点
　「（時計をみせながら）これは何ですか」
　「（鉛筆をみせながら）これは何ですか」
7　復唱(1点)
　次の文を言い、繰り返して言ってもらう．
　「ちりもつもればやまとなる」
8　3段階の命令(3点)
　机上に大小2枚の紙を置き、次の文を言い、そのとおりやってもらう．必ず全文を一度に言うこと．
　「小さい方の紙を取り、半分に折って、大きい紙の下に入れる」
　「小さい方の紙を取る」で1点、「半分に折る」で1点、「大きい紙の下に入れる」で1点．
9　読んで従う(1点)
　「次の文を読んで、その指示に従ってください」と言って下の文を紙に書く．
　『眼を閉じてください』
10　文を書く(1点)
　「なにか文を書いてください」
11　図形の模写(1点)
　立方体透視図を紙に書き、模写してもらう．

表3 主な失語型の特徴

	流暢性	聴覚的理解	復唱
Broca（運動性）	↓	↘	↓
超皮質性運動性	↓	↘	→
Wernicke（感覚性）	→	↓	↓
超皮質性感覚性	→	↓	→
伝導	→	↘	↓

者の眼前に示し、その中央を指でささせる（つままさせる）．

（福武敏夫）

【文献】
1) 大塚俊男、本間　昭(監)．高齢者のための知的機能検査の手引き．ワールドプランニング、東京、1991

II章　症候を捉える
―診察の手技と解説

6. 脳神経 ［予備知識］

　脳神経は左右12対からなり，主に脳幹と頭頸部の末梢構造との間を結ぶ遠心性（運動）神経線維と求心性（感覚）神経線維を含む．脳神経は脳底部から出て，脳硬膜，頭蓋（孔）を貫通して頭蓋腔から頭蓋の外へ出る．脳神経にはそれぞれ固有の名称が付いているが，脳底部から見て前方から後方へ順番にⅠ～Ⅻのローマ数字の番号が付けられている（表1，図1）．

1．機能解剖

　嗅神経（Ⅰ）と視神経（Ⅱ）は前脳に直接つながるが，他の脳神経（Ⅲ～Ⅻ脳神経）は，脳幹に存在する脳神経核と連絡している．脳神経核には，脳神経の求心性神経線維が入る終止核（感覚性脳神経核）と支配筋へ遠心性神経線維を送る起始核（運動性脳神経核）とがある．脳神経核は脳幹の背側部または外側部に位置し，脳幹腹側から（滑車神経のみ背側から）出た脳神経は頭蓋底の各孔を通り，頭蓋の外へ出る．第Ⅰ脳神経は篩板を通り前頭蓋窩から，Ⅱ～Ⅵ脳神経は中頭蓋窩から，Ⅶ～Ⅻ脳神経は後頭蓋窩から外に出る．

　脳神経は主な作用から以下のように分類できる[1,2]．

❶感覚性（求心性）線維

　(1)体性求心性線維：体性感覚（痛覚，温度覚，触覚，圧覚および固有感覚など）を皮膚や粘膜，あるいは関節や腱から伝える線維（Ⅴ，Ⅶ，Ⅸ，Ⅹ）．

　(2)内臓性求心性線維：咽頭・喉頭，胸部・腹部などの内臓からの情報を運ぶ内臓知覚性線維（Ⅸ，Ⅹ）．

　(3)特殊感覚を伝える線維：視覚，聴覚，平衡感覚を伝える線維（Ⅱ，Ⅷ），および嗅覚・味覚を伝える線維（Ⅰ，Ⅶ，Ⅸ）．

❷運動性（遠心性）線維

　(1)一般体性遠心性線維：骨格筋（横紋筋）を支配する（Ⅲ，Ⅳ，Ⅵ，Ⅺ，Ⅻ）．

　(2)特殊鰓弓性遠心性線維：鰓弓由来の横紋筋を支配する（Ⅴ，Ⅶ，Ⅸ，Ⅹ）．

　(3)内臓性遠心性線維：平滑筋，心筋，腺を支配する．自律神経系の副交感神経成分である内臓運動性線維を含む（Ⅲ，Ⅶ，Ⅸ，Ⅹ）．

　以上をまとめると，①Ⅰ，Ⅱ，Ⅷの3脳神経は特殊感覚線維のみで，運動神経線維はない．②Ⅲ，Ⅶ，Ⅸ，Ⅹの4脳神経は平滑筋および腺に分布する副交感神経線維を含んでいる．③Ⅴ，Ⅶ，Ⅸ，Ⅹの4脳神経は運動と感覚の両成分の混合性神経であり，それぞれ異なった鰓弓由来の部位を支配する（表1）．

2．症候との関連

　脳神経障害は部位（局在）診断上，重要であり（特殊な核上性病変によるものもあるが），①脳幹内（髄内）の核・核下性（髄内神経根）病変によるものか，②髄外の末梢神経病変によるものかを考える必要がある．

　①脳幹内の核・核下性病変の場合には，脳神経障害と共に脳幹を上行・下行する，長経路（錐体路，脊髄視床路など）が障害されて，錐体路症候，感覚障害，小脳性運動失調などを伴うことがあり，特有な脳幹症候群を呈する．その代表的なものに，脳幹で脳神経と錐体路（皮質脊髄路）とが同時に障害された場合の交叉性片麻痺があり，病変側の脳神経症候と反対側の錐体路症候（片麻痺）を呈する．

　②髄外の脳神経障害の場合には，時に，隣接して走行する幾つかの脳神経が同時に障害されることがあり，特有な脳神経症候群を呈する[3]．特に，脳幹から出る脳神経の位置関係，頭蓋底の孔とその孔を通る脳神経・血管の位置関係（図2）を知ることが臨床的に重要である．頭蓋底病変（頭蓋底症候群）では，脳神経障害の組み合わせから診断が可能になる（→93，94，95項）．

（小島重幸）

【文献】

1) 野村　嶬，水野　昇（訳）．神経解剖カラーテキスト．医学書院，東京，2008
2) 佐藤達夫，坂井建雄（監訳）．臨床のための解剖学．メディカル・サイエンス・インターナショナル，東京，2008
3) Keane JR. Multiple cranial nerve palsies. Analysis of 979 cases. Arch Neurol 62：1714-1717, 2005

表1　脳神経の番号と名称，その支配機能の概略

番号と名称		特殊感覚	感覚部位	運動筋	副交感神経
Ⅰ	嗅神経	嗅覚			
Ⅱ	視神経	視覚			
Ⅲ	動眼神経			外眼筋	瞳孔括約筋，毛様体筋
Ⅳ	滑車神経			外眼筋	
Ⅴ	三叉神経		顔面，鼻腔，口腔，角膜，脳硬膜	咀嚼筋	
Ⅵ	外転神経			外眼筋	
Ⅶ	顔面神経	味覚；舌の前2/3	（外耳道，鼓膜）	表情筋	涙腺，顎下腺
Ⅷ	内耳神経	平衡覚，聴覚			
Ⅸ	舌咽神経	味覚；舌の後1/3	咽頭，（鼓膜）	咽頭筋，茎突咽頭筋	唾液分泌，耳下腺
Ⅹ	迷走神経	味覚；喉頭蓋	咽頭，喉頭	咽頭筋，喉頭筋	胸・腹部臓器
Ⅺ	副神経			胸鎖乳突筋，僧帽筋	
Ⅻ	舌下神経			舌筋	

6. 脳神経［予備知識］

図1　脳底からみた脳神経

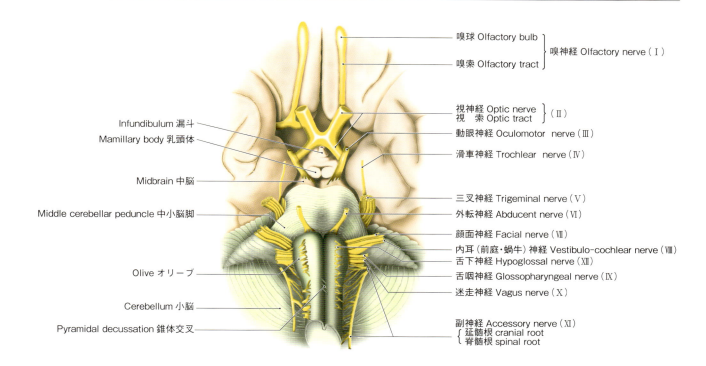

図2　頭蓋底(内面)の各孔と出入りする脳神経

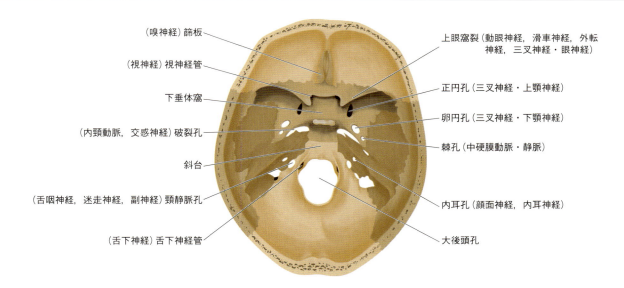

7. 嗅覚障害の診かた

1. 嗅覚障害とは

嗅覚障害には，嗅覚鈍麻や嗅覚脱失，嗅覚過敏，本来の臭いとは異なる臭いとして感知する嗅覚錯誤，実際には臭いが存在しないのに臭いを感じる幻嗅がある．

2. 機能解剖

嗅覚の受容器である嗅細胞は嗅粘膜にある．嗅覚の伝導経路は嗅細胞（感覚細胞）から始まり，嗅糸（嗅神経）を経て，篩骨の篩板の小孔群を通り頭蓋腔に入り，嗅球に達する．嗅球から嗅索を形成し，前頭葉下面を走行して嗅皮質（前梨状皮質，扁桃体など）に終止する[1]（図1）．この嗅覚の伝導経路が障害されると，その側の鼻孔で嗅覚鈍麻・脱失などの嗅覚障害が生じる．

3. 嗅覚障害の診かた

嗅覚障害の有無は，日常診療においては問診によることが多い．問診では，嗅覚障害のほかに味覚障害についても聴取する．嗅覚鈍麻は，香りがわからないことによる味覚鈍麻，風味の障害を生じる原因にもなる．

実際の嗅覚の診察は，閉眼させた患者の一方の鼻孔を指で押さえて，反対側の鼻孔に匂いのする物質を近付け，何の匂いがするかを当てさせる．香水，整髪料，調味料（ゴマ油，醤油，こしょう），チョコレート，果物など日常の手近なものから用意する．アルコール，酢酸，アンモニアなどの刺激臭の強いものは鼻粘膜の三叉神経終末を刺激するので，嗅覚の検査に適さない．タバコは刺激臭ではないが，診察に用いるには適当でない．

医療保険の適用が認められている嗅覚検査法として，Ｔ＆Ｔオルファクトメーターやアリナミン注射液（プロスルチアミン）を用いた静脈性嗅覚検査があるが，神経内科の日常診療では使用されることは少ない．

4. 嗅覚障害の種類・病因

❶ 嗅覚鈍麻・脱失

一側性の場合には，患者は嗅覚鈍麻・脱失に気付いていないことがあるが，疑われた場合には嗅覚検査を慎重に行う必要がある．両側性の場合は，患者は嗅覚が鈍い，臭いがわからないと訴える．時には味がよくわからないと訴える．

嗅覚鈍麻・脱失を強く訴える患者では酢酸またはアンモニアでの嗅覚検査が必要である．これも感知しない場合は嗅神経と三叉神経が同時に障害されていることを意味する（前記参照）．実際にはヒステリー，詐病など非器質性障害による．

嗅覚鈍麻・脱失の病因として以下のものが挙げられる．

（1）耳鼻科的感染・炎症性疾患：嗅覚障害の原因として圧倒的に多い．慢性副鼻腔炎，アレルギー性鼻炎，感冒罹患後などの鼻粘膜（嗅粘膜）の障害による．

（2）頭部外傷：頭部外傷では篩板の骨折のほか，後頭部外傷による対側衝撃 contrecoup ＜Ｆ＞により，前頭葉底部が障害されて一側または両側の嗅糸が障害されて生じる．

（3）脳腫瘍，その他の圧迫性病変：前頭葉底部の脳腫瘍，特に嗅溝髄膜腫 olfactory groove meningioma[2]（図2）や蝶形骨の髄膜腫では一側の嗅覚障害を呈する[3]．同部位の脳腫瘍では患側の嗅覚脱失と共に患側の視神経萎縮，反対側のうっ血乳頭を呈する Foster Kennedy 症候群を呈することがある．前交通動脈や前大脳動脈の動脈瘤でも同様に患側の嗅神経が障害され，嗅覚障害がみられることがある．

（4）髄膜脳炎など：単純ヘルペス脳炎（図3），辺縁系脳炎，細菌性髄膜炎，髄膜癌腫症などで嗅覚鈍麻がみられることがある．

（5）中枢神経変性疾患：Alzheimer病，Parkinson病では，患者自身は嗅覚鈍麻に気付いていないことが多いが，検査を行うと高頻度で嗅覚鈍麻・脱失が認められている[4,5]．Parkinson病の類縁疾患である Lewy 小体型痴呆症でも高頻度に嗅覚障害が認められ，Parkinson病の嗅覚障害は Lewy 小体との関連が示唆されている[6]．

❷ 嗅覚過敏
❸ 嗅覚錯誤

共に嗅覚鈍麻・脱失からの回復に際して生じることが多い．

❹ 幻嗅

（1）鉤回発作 uncinate seizure, uncinate fit：側頭葉てんかんでみられる前兆の嗅覚発作であり，焦げたような臭い，ガス漏れのような臭い，甘酸っぱい匂いなど不快な臭いのみならず，様々なにおいがする．てんかんの嗅覚発作は側頭葉の扁桃核・鉤回に焦点を有する部分発作の一型と考えられている[7]．原因としては，同部位の脳腫瘍（特にグリオーマ），海馬硬化が多い．

（2）統合失調症：統合失調症などの精神疾患では種々の嗅覚刺激を不快に感じ，あるいは幻嗅を生じる．

（小島重幸）

【文献】

1) Rubin M, Safdieh JE. Netter's concise neuroanatomy. Saunders, Philadelphia, 217-218, 2007
2) 半田 肇（監訳），花北順哉（訳）．神経局在診断―その解剖，生理，臨床―．文光堂，東京，359，1995
3) Welge-Luessen A, Temmel A, Quint C, Moll B, Wolf S, Hummel T. Olfactory function in patients with olfactory groove meningioma. J Neurol Neurosurg Psychiatry 70：218-221, 2001
4) Mesholam RI, Moberg PJ, Mahr RN, Doty RL. Olfaction in neurodegenerative

7. 嗅覚障害の診かた

図1　嗅覚系の伝導路（Rubin・Safdieh 2007 より改変）

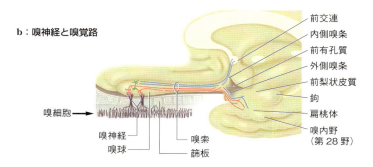

a：鼻中隔と嗅神経

b：嗅神経と嗅覚路

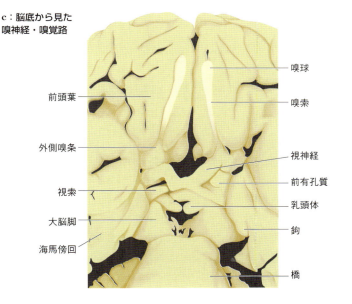

c：脳底から見た嗅神経・嗅覚路

図2　嗅溝髄膜腫の模式図（半田ら1995 より改変）

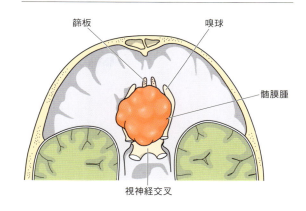

図3　単純ヘルペスの頭部MRI，FLAIR

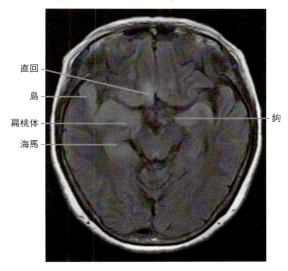

---

disease. A meta-analysis of olfactory functioning in Alzheimer's and Parkinson's diseases. Arch Neurol 55：84-90, 1998

5) Benarroch EE. Olfactory system. Functional organization and involvement in neuro-degenerative disease. Neurology 75：1104-1109, 2010

6) McShane RH, Nagy Z, Esiri MM, King E, Joachim C, Sullivan N, Smith AD. Anosmia in dementia is associated with Lewy bodies rather than Alzheimer's pathology. J Neurol Neurosurg Psychiatry 70：739-743, 2001

7) Acharya V, Acharya J, Luders H. Olfactory epileptic auras. Neurology 51：56-61, 1998

8. 視力・視野障害の診かた

A 視力障害

1. 視力障害とは

視力障害は2つに大別される．①屈折異常：近視，遠視，乱視などレンズで矯正可能なものである．本項では省略する．②視力低下，失明：矯正不能なもの，明暗がわからないもので本項の主題である．

2. 機能解剖

視覚とは光刺激を感受する感覚を言い，視力と視野からなる．視覚には眼球（前眼部，網膜）ならびに視神経から大脳皮質（視覚野）に至る機構（視覚路）が関与するが，視力はその中心的機構（網膜黄斑部，視神経黄斑線維）に大きく依存する．視覚路は長い走行のため，部位により動脈支配が異なっており[1]（図1），網膜と脈絡膜は眼動脈の分枝である網膜中心動脈，毛様体動脈を介して，視神経は眼動脈を介して供給されている．

3. 視力障害の診かた

視力に関しては，正確には眼科で視力表による検査をする必要があるが，ベッドサイドの診察でもおよそのことは問診で把握しておく必要がある．高度な視力の低下がある場合には，その程度を確認しておく．具体的には，眼前で検者が提示する手指の数を正確に数えることができるか確認をする．例えば，眼前30cmで指の数がわかる場合はn.d.30などと表す（n.d.＝numerus digitorum 指数弁）．手指の数がわからない場合は，眼前で手を動かして，それがわかるか否かを確認し，わかる場合はm.m.30などと表す（m.m.＝motus manus 手動弁）．手の動きがわからない場合は，ライトの光がわかるか否かを確認し，光がわかる場合はs.l.30などと表す（s.l.＝sensus luminis 光覚弁）．光もわからない場合はno p.l.(no perception of light 全盲)と表す．

4. 視力障害の種類・病因

❶ 視力低下，失明

(1) 前眼部病変

①角膜病変（角膜炎，角膜潰瘍）：神経麻痺性角膜炎，兎眼性角膜炎など．

②水晶体病変（白内障）：糖尿病性白内障，老年性白内障，筋強直性ジストロフィー，Marinesco-Sjögren症候群など．

③瞳孔散大（虹彩異常）：点眼薬性散瞳，緑内障など．

(2) 網膜・脈絡膜病変，視神経病変：網膜，脈絡膜，視神経交叉部より前方の視神経の病変では病変側の眼の視力低下をきたす．病因は炎症性疾患（ぶどう膜または網膜の炎症：Behçet病，原田病，サルコイドーシス[2]，トキソプラズマ症など），脱髄疾患（多発性硬化症などによる視神経炎），虚血性疾患（網膜中心動脈閉塞，網膜中心静脈閉塞など），側頭動脈炎，肥厚性硬膜炎[3]，腫瘍（視神経膠腫，傍下垂体腫瘍など），中毒・代謝性疾患（エタンブトール，イソニアジド，アルコール，タバコなど）などがある．

(3) 大脳病変：両側の後頭葉病変で視覚野，特に黄斑部視野皮質が両側性に広範に障害されると失明状態になり，皮質盲と言う[4]．両側の視放線が広範に障害されても同様の状態が生じ，視覚野を含まない皮質下病変による失明を皮質下盲と言う．両者は症状的には区別できないため，大脳盲と総称する．病因は脳梗塞が多く，その他に可逆性後頭葉白質脳症[5]，白質ジストロフィーなどがある．

❷ 一過性黒内障 amaurosis fugax

片眼の一過性の視力消失であり，一過性単眼失明 transient monocular blindness とも呼ばれる．視力消失は数秒で完成し，数分以内に自然に回復することが多い．通常，視力（視野）障害は上方から黒いカーテンが下りるような形で出現する．原因は内頸動脈から分岐する眼動脈領域の虚血であり，一過性脳虚血発作 transient ischemic attack（TIA）と考えられている[6,7]．血管造影では，患側の内頸動脈サイフォン部（眼動脈分岐部）近傍の狭窄などが認められることが多い．

❸ 眼前暗黒，視野白濁

両眼の視力消失で，脳および視神経・網膜レベルの一過性の循環障害により，一時的に眼前が真っ暗になり，時に失神することがある．起立性低血圧では眼前暗黒に前駆して視野全体が白濁することがある．起立性低血圧症の原因としては，特発性のもののほかに，糖尿病やアミロイドーシスなどによる自律神経障害性ニューロパチー，変性疾患のShy-Drager症候群などがある．

B 視野障害

1. 視野障害とは

視野の半分が見えない場合を半盲 hemianopsia，四分の一が見えない場合を四分盲 quadrantanopsia と言い，両眼共に同じ側が見えない場合はそれぞれ同名性半盲 homonymous hemianopsia，同名性四分盲 homonymous quadrantanopsia と呼ぶ．

両眼の半盲の一方が左半盲，他方が右半盲のように左右の名が異なるものは異名性半盲と言い，両耳側半盲，両鼻側半盲とがある．

2. 機能解剖

視野とは眼球を動かさないで見える範囲を言う．網膜の中央にある黄斑で見る視野を中心視野と言い，中心視野

8. 視力・視野障害の診かた

図1　視覚系の動脈支配（下方から見る）（平山2006より）

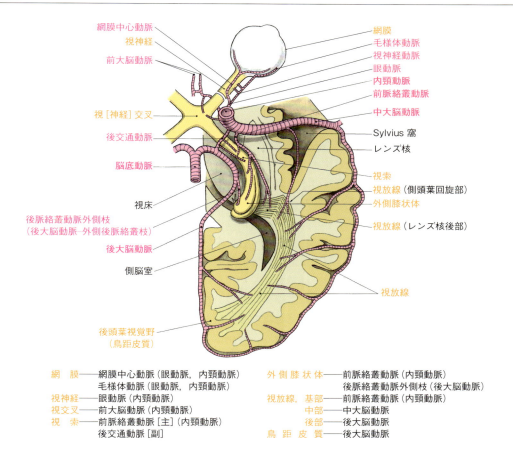

網　膜	網膜中心動脈（眼動脈，内頸動脈）
	毛様体動脈（眼動脈，内頸動脈）
視神経	眼動脈（内頸動脈）
視交叉	前大脳動脈（内頸動脈）
視　索	前脈絡叢動脈［主］（内頸動脈）
	後交通動脈［副］

外側膝状体	前脈絡叢動脈（内頸動脈）
	後脈絡叢動脈外側枝（後大脳動脈）
視放線，基部	前脈絡叢動脈（内頸動脈）
中部	中大脳動脈
後部	後大脳動脈
鳥距皮質	後大脳動脈

図2　視野と網膜との関係

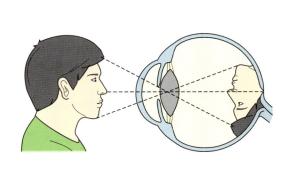
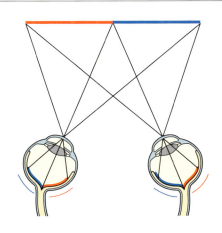

は上下，左右とも視角が10°足らずの狭い範囲である．この部の視力が最も鋭敏である．中心視野の周囲を周辺視野と言う．中心視野が視力低下に強く関係するのに対し，周辺視野は視野狭窄と深く関係する．

周辺視野の中でも，特にその耳側辺縁部（辺縁視野）は，両眼視の利かない，単眼でしか見えない部分であり，ここを耳側三日月状単眼視野と言う．

カメラのフィルム像と同様に，眼球ではレンズを介して，外界の像は左右上下それぞれ逆転して網膜上に像を結ぶ．視野の左半分は左眼では網膜の右半分（鼻側）に対応し，右眼では網膜の

右半分（耳側）に対応する（図2）．網膜からの視覚情報は，視神経，視交叉，視索，外側膝状体，視放線を通り，後頭葉にある一次視覚野（17野）から二次視覚野（18，19野）へ伝達される．網膜〜皮質視覚野までの視覚路では，視野は体性局在性に配列されており，視覚路の病変により特徴的な視野障害（視野欠損）（図3）を示す．

3．視野障害の診かた

正確には眼科で視野計による検査をする必要があるが，ベッドサイドでは対座法（図4）でおよその確認を行う．検者は患者と対面し，患者には一方の手で一方の眼を覆わせ，患者には見える方の眼で検者の反対側の眼を見るように指示する（患者の右眼を検査するときには検者の左眼を見るように指示する）．半盲を検査するには，両者の眼のほぼ中間の位置で，検者は指標を視野の外側から，真横から水平に視野中心部へゆっくりと移動し，患者には指標が見えたら合図をするように指示しておく．検者に十分に見えている指標が患者に見えていない場合は，その部分で視野が欠損していることになる．対座法では左右それぞれの眼を，視野の耳側，鼻側，そしてそれぞれの上下を調べる．この検査では，患者の眼球が固定していることを確認することが重要である．なお，指標には検者の示指を用いることが多いが，径10〜20mm大の小さな白い球（綿球など）の付いた棒を用いるとよい．

四分盲を検査するには，半盲と同様の要領で，指標を出す位置を真横からでなく，斜め上または下から視野中心部へ向かって指標を移動する．

中心暗点の有無を確認するには，片眼ずつ検者の顔を注視させ，中心暗点がある場合は，検者の顔の輪郭は見えるが，目や鼻など顔の中心部分がよく見えないと訴えることがある．中心暗点は多発性硬化症などによる球後視神経炎に特徴的な所見である．

同名性半盲や同名性四分盲は視神経交叉部より後方の病変で出現し，何らかの視野障害が疑われた場合には，眼科での視野計を用いた正確な検査が必要である．

軽度の意識障害がある患者では，患者が開眼している状態のときに，視野周辺から眼に向けて検者の手指を急に近付けて，防御的に目を閉じるか否かを確認する．例えば，患者の右側からの刺激では閉眼するが，左側からの刺激では閉眼しない場合は，左同名半盲が疑われる（視覚性脅し反射との鑑別を要するが省略）．

4．視野障害の種類・病因

❶ 半盲・四分盲

（1）異名性半盲：視交叉の内側半に交叉線維が，外側半に非交叉線維が存在している．視交叉の正中部の病変では，左右の視神経の交叉線維，すなわち両眼の鼻側網膜の線維が障害されるため，両耳側半盲 bitemporal hemianopsia を呈する．原因疾患としては，下垂体腫瘍（図5），下垂体近傍の頭蓋咽頭腫，鞍結節の髄膜腫などが知られている．視交叉が側方から圧迫される病変，例えば，内頸動脈動脈瘤などでは病変側の眼の鼻側半盲をきたす．また，一側の内頸動脈動脈瘤により偏倚した視交叉の外側が反対側の内頸動脈により圧迫されると，左右の視神経の非交叉線維，すなわち両眼の耳側網膜の線維が障害されるため，両鼻側半盲 binasal hemianopsia が生じるが，稀である．

（2）同名性半盲：視交叉後の病変では，同名性半盲または同名性四分盲を呈する[5]．視放線は側頭葉から頭頂葉にかけて上下視野の線維が開散し，側頭葉病変では視放線の下部が障害されて反対側の上同名性四分盲を，頭頂葉病変では視放線の上部が障害され反対側の下同名性四分盲を呈する[8]．なお，視野計を用いた検査によると，より正確な視野障害がわかり，視放線の障害，特に後頭葉の視覚中枢の障害（図6）では，黄斑部の中心視野が半円形に残存した黄斑回避を伴う同名性半盲を呈する．

（小島重幸）

【文献】

1) 平山惠造．神経症候学，改訂第2版，第Ⅰ巻．文光堂，東京，434，2006
2) Joseph FG, Scolding NJ. Neurosarcoidosis : a study of 30 new cases. J Neurol Neurosurg Psychiatry 80 : 297-304, 2009
3) 植田晃広，上田真努香，三原貴照，伊藤信二，朝倉邦彦，武藤多津郎．肥厚性硬膜炎の臨床像とステロイド治療法に関する1考察：自験3症例と文献例66症例からの検討．臨床神経 51 : 243-247, 2011
4) Aldrich MS, Alessi AG, Beck RW, Gilman S. Cortical blindness : etiology, diagnosis, and prognosis. Ann Neurol 21 : 149-158, 1987
5) Roth C, Ferbert A. Posterior reversible encephalopathy syndrome : long-term follow-up. J Neurol Neurosurg Psychiatry 81 : 773-777, 2010
6) The Amaurosis Fugax Study Group. Current management of amaurosis fugax. Stroke 21 : 201-208, 1990
7) Lavallée PC, Cabrejo L, Labreuche J, Mazighi H, Mesequer E, Guidoux C, Abboud H, Laperque B, Klein IF, Olivot JM, Sirimorco G, Gonzales-Varcarcel J, Touboul PJ, Amarenco P. Spectrum of transient visual symptoms in a transient ischemic attack cohort. Stroke 44 : 3312-3317, 2013
8) Zhang X, Kedar S, Lynn MJ, Newman NJ, Biousse V. Homonymous hemianopias. Clinical-anatomic correlations in 904 cases. Neurology 66 : 906-910, 2006

8. 視力・視野障害の診かた

図3 視覚路の障害部位と視野欠損との関係（模式図）

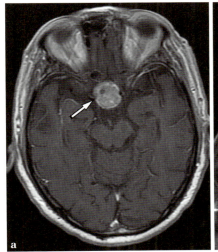

図4 対座法

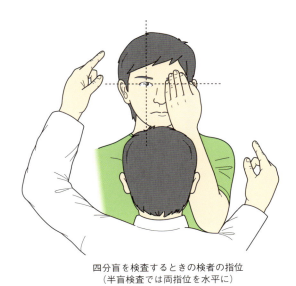

四分盲を検査するときの検者の指位
（半盲検査では両指位を水平に）

図5 下垂体腫瘍のMRI

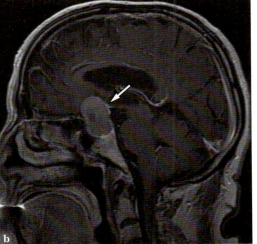

a：T1造影水平断像，b：T1造影正中矢状断像．

図6 左後大脳動脈梗塞のMRI

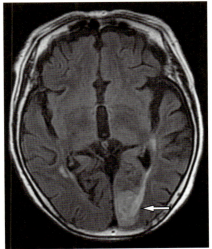

FLAIR（水平断像）

9. 瞳孔異常の診かた

1. 瞳孔異常とは

瞳孔は光の強弱や近見視，遠方視に伴って大きさが変動する（動的瞳孔）．これらを一定にすれば瞳孔は静止する（静的瞳孔）．これらいずれかに異常がみられるのが瞳孔異常である．通常，静的な状態で観察し，次いで動的な状態（瞳孔反射）を観察する．

2. 機能解剖

❶ 眼交感神経系（瞳孔散大）の機能解剖[1]（図1）

眼の交感神経は瞳孔を散大し，眼瞼裂を拡大する機能を有し，三次のニューロンからなる．

（1）中枢性線維（一次ニューロン）

視床下部の中枢に始まり，脳幹および頸髄を下行し，下部頸髄～上部胸髄の側角にある毛様体脊髄中枢に終わる．

（2）末梢性節前線維（二次ニューロン）

毛様体脊髄中枢から交感神経幹を経て上頸神経節に終わるまでが末梢性節前線維（二次ニューロン）である．

（3）末梢性節後線維（三次ニューロン）

上頸神経節から出た末梢性節後線維（三次ニューロン）は，内頸動脈に沿って内頸動脈神経叢を形成し，頸動脈管を通り頭蓋に入る．ここから，瞳孔散大筋，瞼板筋などへ分枝する．

この交感神経は同時に眼球血管，額部などの汗腺や血管に分布する．

❷ 眼副交感神経（対光反射）の機能解剖[1]（図2）

瞳孔内に光を射入したとき，瞳孔が縮小する反射を対光反射と言う．

（1）一次ニューロン

対光反射の求心路（一次ニューロン）は網膜から中脳の視蓋前域に終わる．

（2）二次ニューロン

中脳視蓋前域の諸核に投射した線維は Edinger-Westphal 核（瞳孔括約筋核）に投射する．

（3）三次ニューロン

この核から出た神経線維，遠心路は，副交感神経として動眼神経と共に中脳を出て，眼窩内で動眼神経から分岐し毛様体神経節へ終わる．

3. 瞳孔異常の診かた

静的瞳孔として，変形の有無，位置の異常，大きさ，左右差の有無を診る．大きさを診る場合は必要に応じて瞳孔計を用いて瞳孔の直径を測定する．瞳孔の大きさや形が見えにくい場合には，眼底に直接光が当たらないように，眼球の下方や側方からペンライトを当てて観察をする．

対光反射は薄暗い部屋で観察をする．患者に遠方正面を見るように指示し，ペンライトで素早く瞳孔に光を当てる．ペンライトの光はやや耳側または下側から射入し，中心へ寄せる．対光反射は光を当てた側の瞳孔と，反対側の瞳孔とについてそれぞれ観察をする．前者を直接性対光反射，後者を共感性対光反射と呼び，正常では両眼同時に縮瞳が素早く認められる．

近見反射とは，両眼で遠方を見ている状況から，近くの物に視点を移して注視（近見）すると，両眼に縮瞳が起こる反射を言う．対光反射による縮瞳を除外するため，部屋は明るくない方がよいが，暗すぎると瞳孔が観察しづらい．対光反射が起こらないほどの光を，眼の側方から当てて瞳孔を観察するとよい．遠方視の要領は対光反射のときと同様に，患者に遠方正面を見るように指示する．近見の指示は，検者が示指を患者の眼前正面50 cm以上の所に出し，その指先を見させる．検者は指を，それが明視できる範囲で，鼻先へ接近させる．近見反射を診るには，検者の指を前方水平方向よりやや下から接近させるとよい．

4. 瞳孔の静的異常

❶ 瞳孔の変形

（1）不正円形瞳孔

瞳孔の辺縁が凹凸をなし，滑らかではない．原因としては，虹彩炎，虹彩毛様体炎による．神経梅毒でのArgyll Robertson瞳孔はその一つである．

（2）楕円瞳孔

楕円形を呈する．原因としては，中脳の脳血管障害（動眼神経またはその核の部分的な障害のために生ずる瞳孔括約筋の部分的な麻痺による），神経梅毒，歯状核赤核淡蒼球Luys体萎縮症．

❷ 瞳孔の位置異常

瞳孔偏倚と言われる．瞳孔が虹彩の中心から病的に偏倚した状態を言う（瞳孔中心が虹彩中心から0.5 mm以上ずれる）[1]（図3）．楕円瞳孔のときに，瞳孔中心のずれが正常範囲でも瞳孔が一見偏倚してみえることがあるので注意を要する．原因は，中脳背側病変（中脳血管障害，第三脳室・脳幹腫瘍，多発性硬化症，脊髄小脳変性症など[2]）．

❸ 瞳孔の大きさの異常

瞳孔径は健常者では2.0～5.0 mm大で，5 mm以上の場合は絶対的散瞳，2 mm以下の場合は絶対的縮瞳と言い，片眼，両眼にかかわらず異常（病的）である．瞳孔径が4～5 mmのものや，2～3 mmのものは相対的散瞳・縮瞳と言われ，正常の場合もあるので，必ずしも病的とは言えない．左右の比較，他の所見を参考にして判断する．

（1）散瞳（瞳孔散大）

多くは眼副交感神経麻痺によるものであり，動眼神経麻痺を合併している[3]．原因としては，一側性の場合は動眼神経を圧迫する動脈瘤，海綿静脈

9. 瞳孔異常の診かた

図1　眼交感神経の経路（模式図）（平山2006より改変）

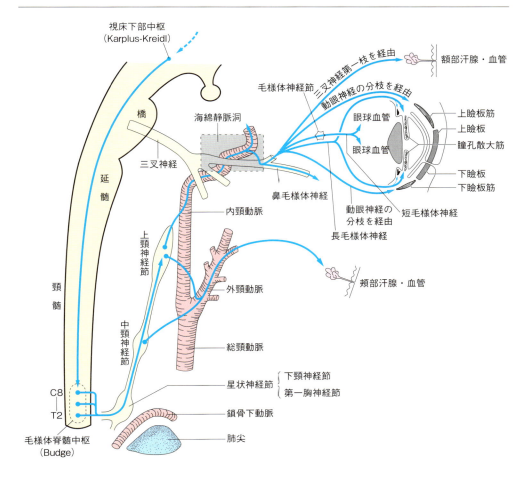

図2　対光反射の経路（平山2006より改変）

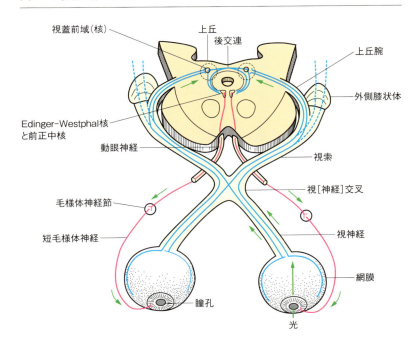

洞病変，糖尿病性の動眼神経麻痺など，両側性の場合は Miller Fisher 症候群，自律神経ニューロパチーなどがある．稀に眼交感神経の刺激（瞳孔散大筋の過緊張）による場合がある．

　（2）縮瞳（瞳孔縮小）

　2つの場合がある．第一は眼交感神経麻痺によるもので，その走行する脳幹，脊髄，末梢神経の病変（損傷）による．その代表は Horner 症候群である（後述）．第二は眼副交感神経の刺激によるもので強直性（緊張性）瞳孔がこれに相当する（後述）．

　（3）Horner 症候群[4,5]

　Horner 症候群は病変側の縮瞳，瞼裂の狭小化，眼球陥凹の三主徴を言う[1]（図4）．そのほかに，病変側額部の発汗減少などが認められることがある．縮瞳は三主徴の中では最も頻度が高く，重視されるが，その程度は一般に中等度である．原因としては，一次ニューロンの障害では視床下部近傍の脳血管障害，脳幹の血管障害（特に Wallenberg 症候群）[6]，脊髄空洞症などである．二次ニューロンの障害では Shy-Drager 症候群，肺尖部癌の Pancoast 腫瘍，などがある．三次ニューロンの障害では頸静脈孔に近接した領域の病変で生じる Villaret 症候群（Ⅸ，Ⅹ，Ⅺ，Ⅻ脳神経障害と Horner 症候群）などがある．

　左右の眼に Horner 症候群が交互に現れる場合があり，交代性 Horner 症候群と呼ばれる[1]（図5）．交代する周期は1～2日あるいは数日であり，頸髄損傷，Shy-Drager 症候群などで認められる[7]．

　頻度は低いが，眼副交感神経の刺激で生じる縮瞳である．

　（4）瞳孔左右不同

　瞳孔径が左右で異なる場合を言い，絶対的散瞳あるいは絶対的縮瞳の場合はその瞳孔が異常である．瞳孔径が2.0～5.0mm大の場合は，他の所見を参考にして異常の側を判断する．

5. 瞳孔の動的異常（瞳孔反射異常）

　対光反射の反射弓は中脳以下であるのに対し，近見反射の反射弓は大脳が深く関わる．従って，対光反射は意識消失下でも評価できるが，近見反射は意識が清明であることが必要である．

❶ 対光反射と近見反射の乖離性障害

　（1）Argyll Robertson 瞳孔[8,9]

　縮瞳し，対光反射が消失し，近見反射が保たれている瞳孔を言う．通常は両側性である．それに対し対光反射は消失し，近見反射が保たれているが，縮瞳が十分でないか，逆に散瞳したり，瞳孔が不正円形を呈しているような瞳孔を偽性 Argyll Robertson 瞳孔あるいは不全型 Argyll Robertson 瞳孔と呼ぶ．原因は，Argyll Robertson 瞳孔は神経梅毒にみられ，偽性あるいは不全型 Argyll Robertson 瞳孔は神経梅毒のほかに，頭部外傷，脳腫瘍，中脳病変（血管障害，炎症など）などで認められる．

　（2）逆 Argyll Robertson 瞳孔

　近見反射が消失し，対光反射が保たれているものを言う．原因病態は明らかでないが，中脳付近の病変が疑われる．

❷ 強直性瞳孔（緊張性瞳孔）

　瞳孔が強直性の態度をとるとき，これを強直性瞳孔と言う．強直性瞳孔とは，瞳孔反射の欠如ではなく，近見反射および対光反射において反応が極めて緩徐なものである．強直性瞳孔に腱反射の消失を伴った場合を Adie 症候群と呼び，無汗症を伴った場合を Ross 症候群と呼ぶ．

（小島重幸）

【文献】

1) 平山惠造．神経症候学，改訂第2版，第Ⅰ巻．文光堂，東京，481-510，2006
2) 新井公人，平山惠造．変性性神経疾患における瞳孔偏倚(corectopia)の研究．自律神経 31：649-654，1994
3) Bruce BB, Biousse V, Newman NJ. Third nerve palsies. Semin Neurol 27：257-268, 2007
4) Cross SA. Evaluation of pupillary and lacrimal function. In：Low PA, editor. Clinical autonomic disorders, 2nd ed. Lippincott-Raven, Philadelphia, 259-268, 1997
5) Walton KA, Buono LM. Horner syndrome. Curr Opin Ophthalmol 14：357-363, 2003
6) 斉藤　博．脳幹病変と瞳孔異常．神経内科 29：241-248，1988
7) Furukawa T, Toyokura Y. Alternating Horner syndrome. Arch Neurol 30：311-313, 1974
8) 高橋　昭．Argyll Robertson 瞳孔．神経進歩 29：850-856，1985
9) Thompson HS, Kardon RH. The Argyll Robertson pupil. J Neuroophthalmol 26：134-138, 2006

図3　楕円瞳孔と瞳孔偏倚の模式図（平山2006より）

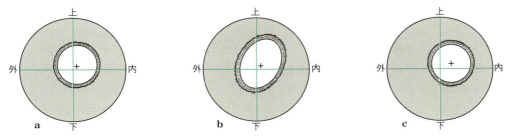

a：正常位の正円瞳孔．虹彩中心（+）と瞳孔中心（+）とは必ずしも一致しないが，片寄りは瞳孔直径の1/6（約0.5mm）以内．b：正常位の楕円瞳孔．直径/短径比が1.10以上．虹彩中心と瞳孔中心は上記正常範囲内にあるが，見かけ上，瞳孔偏倚と誤られることがある．c：偏倚のある正円瞳孔．虹彩中心と瞳孔中心との距離が瞳孔直径の1/6（約0.5mm）以上．これに楕円瞳孔が加わると，さらに偏倚してみえる．

図4　Horner症候群における瞼裂狭小（平山2006より改変）

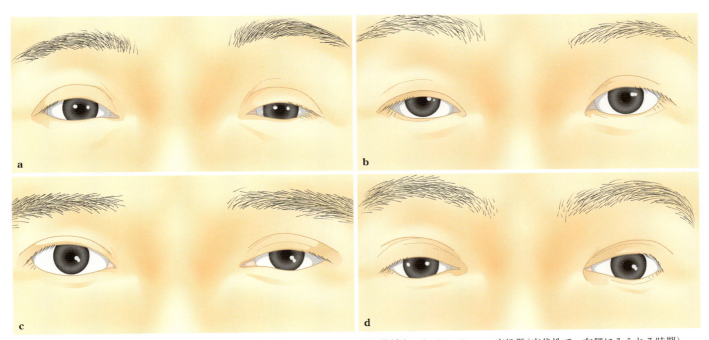

a：Wallenberg症候群（左）．b：脊髄空洞症（右，頸髄下部）．c：Pancoast症候群（左）．d：Shy-Drager症候群（交代性で，右側にみられる時期）．

図5　Shy-Drager症候群における交代性Horner症候群（平山2006より改変）

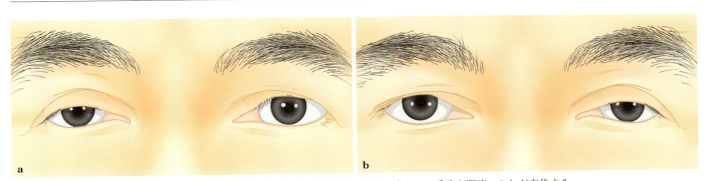

a：右眼．b：左眼．瞳孔不同（縮瞳），瞼裂狭小（眼瞼下垂）が1～2日で交代する．患側で二重瞼が明瞭．これが交代する．

10. 眼底異常の診かた

1. 眼底異常とは

神経内科医にとって重要な眼底異常は，特に視神経乳頭の異常である．頭蓋内圧亢進に伴い視神経乳頭が浮腫状に腫脹した状態を乳頭浮腫と言い，うっ血乳頭とも呼ぶ．網膜病変や視神経病変などの結果，視神経乳頭が退色した状態を視神経萎縮と呼ぶ．

2. 機能解剖

視神経は視神経鞘で囲まれており，視神経と視神経鞘との間は頭蓋内のくも膜下腔と連絡している．このため，脳脊髄液の圧はこの間隙を介して視神経の前端（乳頭の後方）に直接加わる[1]．

3. 眼底異常の診かた

眼底は検眼鏡を用いて診るが，直像鏡が簡便で有用である．散瞳薬を点眼し散瞳させてから検眼鏡で眼底を診ると容易に診ることができる．しかし，散瞳下での眼底検査は他の神経眼科的な診察，特に瞳孔や瞳孔反射の診察を終えてから行う．一方，瞳孔径の経過を追ってみなければならない意識障害の患者や，頭蓋内圧亢進が疑われる場合，あるいは眼圧上昇が疑われる場合には散瞳薬の点眼をしてはならない．このため，普段から散瞳薬を用いずに眼底を診る訓練をしておく必要がある．

眼底検査では患者に坐位をとらせ，両眼を大きく開けて遠方正面を見つめているように指示する．患者の右眼の眼底を診るときには，検者は患者の右前方に立ち，右手で検眼鏡の柄を持ち，右示指を回転レンズ盤の縁にかけて，右眼を検眼鏡ののぞき孔に当て，患者の右眼の耳側から瞳孔をのぞき込むように光を当てる．眼前約1 cmまで近付き，眼底がぼけて見えてきたら回転レンズ盤を回して焦点を合わせ，まず視神経乳頭を観察する（図1）．患者の左眼の眼底を診るときは，検者，患者とも全て左右を逆転する．

眼底所見としては，特に乳頭の色，形，大きさなどに注意する．健常者の視神経乳頭の色調は橙赤色を呈しており，大きさは約1.6×1.5 mmの縦長の楕円形で，境界は鮮明である[2]（図2）．乳頭周辺の網膜中心静脈などの血管病変（拡張や拍動の有無）にも注意する．

4. 眼底異常の種類・病因

❶ 乳頭浮腫[2]（図3）

乳頭浮腫の初期には，乳頭が発赤・充血し，腫脹する．乳頭の境界が部分的にさらには全体的に不鮮明になる．網膜中心静脈が拡張し，静脈拍動が消失し，乳頭周囲で線状出血を起こす．乳頭浮腫が強くなると，乳頭の発赤・充血，腫脹はさらに増強し，網膜中心静脈の拡張，蛇行が著明になり，出血斑が出現し，乳頭陥凹は消失する．慢性期になると，出血斑などは吸収され，次第に乳頭は退色し，静脈の怒張も消失する．乳頭の退色が高度になると，乳頭全体が蒼白あるいは陶器様の灰白色を呈し，視神経萎縮を呈する[3]．急性期では視野や視力は正常であるが，慢性期になると視野や視力の障害が認められる．

一般に，乳頭浮腫は両側性に認められるが，頭蓋内（前頭蓋窩）病変により患側に視神経萎縮を，反対側に乳頭浮腫を認める場合がある（脳腫瘍を示唆する）．これをFoster Kennedy症候群と呼ぶ[4]．

乳頭浮腫の病因は，大部分が脳腫瘍，頭蓋内出血（外傷性の急性硬膜下血腫，急性硬膜外血腫，高血圧性あるいは動脈瘤破裂による脳内出血など）などの頭蓋内占拠性病変である．しかし，非占拠性病変においても脳脊髄液の循環不全などから頭蓋内圧亢進をきたし，乳頭浮腫を呈することがある（表1）．

❷ 視神経炎（乳頭炎）

急性期の視神経炎では，視力の低下と共に眼球運動に際し眼痛・眼の圧迫感を伴う．乳頭は充血，発赤し，境界が不明瞭になる．乳頭部の浮腫が強い場合は乳頭浮腫との鑑別は困難になるが，乳頭浮腫では視力低下がみられない．病因は視神経脊髄炎 neuromyelitis optica，多発性硬化症，Vogt-小柳-原田病などである．

❸ 視神経萎縮[2]（図4）

網膜病変や視神経病変により，視神経線維が変性すると，乳頭は退色し，境界が鮮明で蒼白あるいは陶器様の灰白色になる．多発性硬化症などの脱髄疾患，虚血性視神経障害，視神経の中毒・代謝性障害，外傷，原因不明の球後視神経炎などによる．乳頭黄斑線維が選択的に障害されると，視神経乳頭の耳側のみが退色し，その他の乳頭は正常または正常に近い色を呈し，耳側蒼白 temporal pallor と呼ばれ，多発性硬化症の視神経炎に比較的特異的な所見と言われている．

乳頭炎や乳頭浮腫後の視神経萎縮では，乳頭は灰白色を呈するが，膠様に混濁して境界が不鮮明で，炎症性視神経萎縮と呼ばれる．緑内障，網膜色素変性症などの網脈絡膜疾患でもそれぞれ特有な視神経萎縮を呈する[3]．

（小島重幸）

【文献】

1) Wald SL. Disorders of cerebrospinal fluid circulation and brain edema. In : Bradley WG, Daroff RB, Fenichel GM, Marsden CD, editors. Neurology in clinical practice, vol 2, 2nd ed. Butterworth-Heinemann, Boston, 1431-1458, 1996
2) 安達惠美子. 視神経乳頭アトラス. 文光堂, 東京, 1997
3) 田口 朗, 柏井 聡. 神経乳頭のみかた. 眼科 48 : 1147-1155, 2006
4) Watnick RL, Trobe JD. Bilateral optic nerve compression as a mechanism for

図1　眼底検査の方法

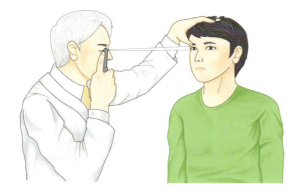

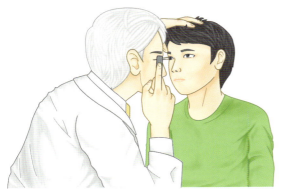

図2　正常な眼底所見(安達1997より)

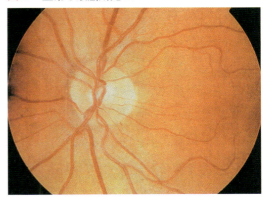

図3　うっ血乳頭(脳腫瘍による)(安達1997より)

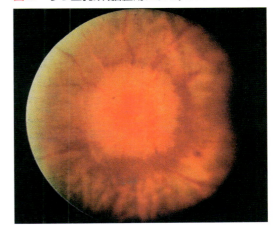

図4　乳頭萎縮(安達1997より)

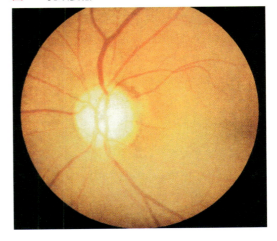

表1　うっ血乳頭を呈する非占拠性病変

1. <u>静脈洞血栓症(脳静脈血栓症)</u>[5)]
2. 血液疾患：鉄欠乏性貧血，真性赤血球増加症など
3. 凝固系の異常：抗リン脂質抗体症候群，悪性腫瘍，妊娠・出産など
4. 膠原病(血管炎)：全身性エリテマトーデス(SLE)，<u>Behçet病</u>など
5. 内分泌疾患：Addison病，Cushing病，甲状腺機能低下症
6. 代謝性疾患：ビタミンA過剰・欠乏症，ビタミンD欠乏症など
7. 髄膜疾患：髄膜炎，髄膜癌腫症，<u>サルコイドーシス</u>，白血病の髄膜浸潤など
8. <u>脊髄腫瘍</u>
9. 多発ニューロパチー：<u>POEMS症候群</u>(polyneuropathy, organomegaly, endocrinopathy, M-component, skin change syndrome)，Guillain-Barré症候群など
10. 薬物：フェニトイン，クロルプロマジン，テトラサイクリンなど

重要な疾患を下線で示す．

11. 眼球運動麻痺（外眼筋麻痺）の診かた

1. 眼球運動麻痺とは

眼球運動麻痺とは眼球が正常（健常）な範囲を動かないことを言う．外眼筋が関与するため，外眼筋麻痺とも呼ぶ．

2. 機能解剖

眼球運動を支配する神経機構には，(1)随意運動系：意思による衝動性の眼球運動，(2)視覚反射系：視覚誘導性の反射性追従性の眼球運動，(3)頭位眼反射系：頭頸部運動に随伴する反射性の眼球運動，がある[1]（図1）．

❶ 外眼筋機構

眼球運動は左右の眼球それぞれ6つの外眼筋の働きによる．水平運動は内直筋と外直筋により，垂直運動は上直筋，下直筋，上斜筋，下斜筋の働きによる．外転位での上方視，下方視にはそれぞれ上直筋，下直筋が働き，内転位での上方視，下方視にはそれぞれ下斜筋，上斜筋が働く．眼球運動に関する外眼筋とそれぞれの支配神経，働きを図2に示す[1]．

❷ 外眼筋の支配神経（核・核下機構）

外眼筋は動眼神経，滑車神経，外転神経で支配されている[1]（図2a）．①動眼神経は内直筋，上直筋，下直筋，下斜筋，上眼瞼挙筋を支配している．中脳の中心灰白質の前側にある動眼神経核から出て前方に走り，赤核の内側に沿って大脳脚の内側に達し，髄外へ出て，眼窩に後方から入る．②滑車神経は上斜筋を支配している．中脳下部の中心灰白質の前側にある滑車神経核から出た髄内根は後方へ向かい，中脳水道背側で左右交叉した後，髄外へ出て脳幹を取り巻くように前方へ走り，海綿静脈洞に後方から入る．③外転神経は外直筋を支配している．橋下部の第四脳室底部にある外転神経核から出た髄内神経根は前外方に走り，橋・延髄の境で髄外に出て，頭蓋底の斜台の上を走行し，蝶形骨斜台外側で屈曲し硬膜を貫き，海綿静脈洞に後方から入る．
外転神経と滑車神経は頭蓋内の走行が長いため，頭部や眼窩の鈍的外傷で単独に障害されやすい．

❸ 核間機構

眼球運動の核は複数からなり，核・核下機構と核上機構との間に，内側縦束 medial longitudinal fasciculus（MLF）を介する特異な核間機構がある[1]（図1参照：②④③）．これにより，一側の眼球内転（内直筋：動眼神経支配）と他側の眼球外転（外直筋：外転神経支配）とが共同する．核下機構と核上機構との間にあるので核間機構と言われる[1]（図3）．

❹ 核上機構

左右両眼が共同して運動するのは核上機構による．これに2系統がある．1つは（目的の）ものを見ようと迅速に眼をそれに向ける随意性，衝動性の運動機構である．他の1つは（眼前の）動くものを追って見る眼の動きで，反射性，追従性の機構である．この両機構は眼の水平運動と垂直運動で system が異なり，以下の4つに分けられる．

(1) 水平性衝動性機構：随意性機構の起始は前頭葉（前頭眼野）にある．水平運動系はそこから下行して内包，大脳脚を通り，中脳下部で左右交叉して反対側の橋被蓋にある傍正中網様体 paramedian pontine reticular formation（PPRF）に達する．ここから同側（前頭眼野の反対側）の外転神経核と，反対側（前頭眼野の同側）のMLFを介して動眼（内転）神経核とに達し，両眼共同して前頭眼野の反対方向を向く[1]（図4）．

(2) 垂直性衝動性機構：随意性機構の垂直運動系は別経路で中脳の内側縦束吻側介在核 rostral interstitial nucleus of MLF（riMLF）へ両側性に達し，そこからさらに両側性に動眼神経核（上・下直筋核）へ達する．これにより両眼共同性に上・下方視する[1]（図5）．

(3) 水平性追従性機構，(4) 垂直性追従性機構：この両機構はさらに複雑で省略するが，(1)(2)と異なるのは前庭神経・小脳系（前庭神経核，小脳虫部ほか）を経由し，眼振（→13項）に関わる．

❺ 核求心機構

頭頸部運動に随伴する反射性の眼球運動で前庭神経系が関与する眼球運動機構である（→18項）．

3. 眼球運動麻痺の診かた

❶ 眼球偏倚

正面視での両眼の眼位を診る．①片眼の偏倚では複視を伴い，核以下末梢性病変で生じる．②両眼の共同性偏倚では複視は伴わず，核上性病変で生じる．③両眼の輻輳位は両外転神経麻痺，開散麻痺または輻輳攣縮による．④両眼の斜偏倚（一眼が下内方，他眼が上外方に偏倚）（図6）は脳幹病変による[2]．

❷ 眼球運動制限

片眼性か両眼性か，両眼性の場合は共同性か非共同性かを確認する．①片眼性の眼球運動制限では複視を伴い，核以下末梢性障害（図2b），時に核間性障害で認められる．②両眼の共同性運動制限では複視を伴わず，核上性障害で認められる．③輻輳制限は輻輳麻痺（核上性麻痺）または両側内直筋麻痺（核以下末梢性障害）で生じる．

❸ 視覚誘導性眼球運動

(1) 追従性運動障害：検者の示指を指標として，患者の眼前30～40cmで水平方向に移動し，追視させる．速さは健常者（検者）が追視できる程度で行う．眼球が円滑に動けば正常である．障害のあるときは眼球が引っかかるように動く．垂直方向も同様に診る．

(2) 衝動性運動障害：患者の眼前30～40cmの左右に検者の両示指を指標として提示する．合図と共に，患者に

11. 眼球運動麻痺（外眼筋麻痺）の診かた

図1　眼運動系機構の模式図（平山2006 より）

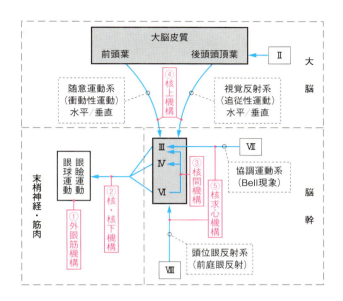

図2a　眼球運動支配の動眼神経（Ⅲ），滑車神経（Ⅳ），外転神経（Ⅵ）の核，髄内根，髄外根と外眼筋（右眼）走行（側面像）（平山2006 より）

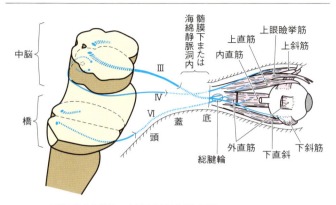

図2b　外眼筋（右眼）の神経支配と診察法（平山2006 より改変）

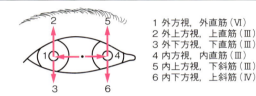

1 外方視，外直筋（Ⅵ）
2 外上方視，上直筋（Ⅲ）
3 外下方視，下直筋（Ⅲ）
4 内方視，内直筋（Ⅲ）
5 内上方視，下斜筋（Ⅲ）
6 内下方視，上斜筋（Ⅳ）

この手順で診ると初めの1（Ⅵ）と最後の6（Ⅳ）以外の2〜5はⅢ支配でわかりやすい．

図3　眼球運動の核間機構（水平性両眼注視）と周辺の模式図（平山2006 より）

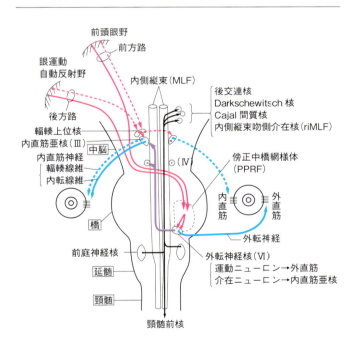

水平同方向性運動（version：側方注視）には内側縦束線維（核間介在ニューロン）すなわち核間機構が関与する．水平逆方向性運動（vergence：輻輳注視）には核間機構は関与せず，輻輳上位核から両側性に内直筋亜核へ直接の連絡がある．外転神経核，内直筋亜核には，それぞれ機能の異なる2種のニューロンがあり，上記機構に対応する．赤：核上機構，紫：核間機構，青：核・核下機構．

図4　水平性衝動性眼球運動（随意性）模式図（平山2006 より改変）

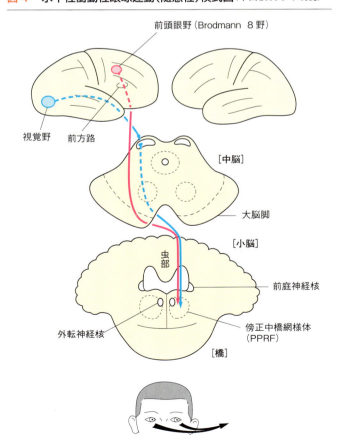

31

一方の指標から他方の指標へ視線を速やかに注視させる．正常の場合は眼球が速やかに動くが，衝動性運動障害のときは眼球が速やかに動かない．垂直方向も同様に診る．

4. 眼球運動麻痺の種類・病因

❶ 筋原性眼球運動麻痺

外眼筋自体あるいは神経筋接合部の病変による．甲状腺中毒性眼筋麻痺では眼球突出，眼球運動麻痺をきたす．筋強直性ジストロフィー，進行性外眼筋麻痺（眼筋ミオパチー），あるいは重症筋無力症では眼球運動麻痺と共に眼瞼下垂，顔面筋力の低下を呈する．

❷ 核・核下性眼球運動麻痺[3]

（1）動眼神経麻痺：外眼筋では上直筋，下直筋，内直筋，下斜筋と上眼瞼挙筋が障害され，内眼筋（副交感神経）も同時に障害されるため，完全な麻痺では患側の眼瞼下垂と共に外（下）斜視の眼位を呈し，瞳孔は散大し，対光反射は消失する．眼球は外転と内旋（内下転）以外にはほとんど動かない（図7）．

動眼神経麻痺の主な原因には，糖尿病性ニューロパチーや内頸動脈・後交通動脈分岐部の動脈瘤（圧迫性動眼神経麻痺）などがある．両者の鑑別は14-A項「眼瞼下垂」を参照．

（2）滑車神経麻痺：上斜筋の麻痺により，患側眼は内下方への運動が障害され，正面視で内上方を向く（確認するのが困難なことがある）．患者は内下方を見ると複視が明らかになるため，階段を下りる際の不安を訴える．これを代償するために，頭を麻痺側の反対側（健側）へ傾斜させ，顎を引いた頭位をとる（麻痺側の眼を上外転させた眼位）．この代償性頭位を確認するには，Bielschowskyの頭部傾斜試験が有用である（図8）．

滑車神経麻痺が単独に出現することは稀であり，頭部外傷などによる．

（3）外転神経麻痺：患側眼は外転ができず，正面視で内方を向く（内斜視）

（図9）．患側への側方視時に複視が最大になる．その程度が軽い場合には，患者は無意識のうちに患側へ代償性に頭位を向けている．

外転神経麻痺の原因には，糖尿病性ニューロパチー，外傷，腫瘍（脳幹膠腫では顔面神経麻痺と共に初発症状），脳底の動脈瘤などがある．脳底・頭蓋底を長く走行するので頭蓋内圧亢進に際して，一側または両側の外転神経麻痺が認められることがある．

（4）多発脳神経麻痺による眼筋麻痺：Miller Fisher症候群やGuillain-Barré症候群では両側性の外眼筋麻痺あるいは内眼筋麻痺を伴う全眼筋麻痺を呈する[4]．その他，上眼窩裂症候群，海綿静脈洞症候群，Tolosa-Hunt症候群，内頸動脈・海綿静脈洞瘻，眼窩内腫瘍など眼窩内から上眼窩裂，海綿静脈洞にかけての病変では，病変側で一側性に上記3つの外眼筋支配神経と共に三叉神経第一枝などが障害される．

❸ 核間性眼筋麻痺（内側縦束症候群）

動眼神経核と外転神経核との間で内側縦束が障害されたときに，①患側眼の内転制限，②健側眼の外転時の単眼性眼振，③輻輳は正常，の三徴を呈する（図10）．脳血管障害（特に梗塞）[5]，多発性硬化症[6]，脳腫瘍などによる．

❹ 核上性眼球運動麻痺

（1）水平性共同偏倚：中大脳動脈領域の脳梗塞などで意識障害と共に，反対側への側方注視の核上線維が障害されて，結果として患者の両眼は病変側に偏倚することがある（共同偏倚conjugate deviation）．この共同偏倚は意識障害下で一過性に生じ，永続するものではない．次の水平性注視麻痺（意識清明下）と混同されるので留意する．

（2）水平性（側方性）注視麻痺：前頭眼野からの遠心路が，交叉後にPPRFに達するまでの病変で病変側へ向かう側方注視麻痺をきたす（別名Foville症候群と呼ばれる）．意識が清明で眼球の随意運動が可能であることが（1）と本質的に異なる．病変の高さにより，病変側の末梢性顔面神経麻痺，反対側の不全片麻痺を伴う[7]．原因は血管病変，多発性硬化症，腫瘍などがある．

（3）垂直性注視麻痺：垂直方向の両眼共同運動の障害であり，Parinaud症候群とも呼ばれる．上方注視麻痺と下方注視麻痺とがあるが，前者が多い．時に，輻輳麻痺，瞳孔異常を伴うことがある．原因は松果体腫瘍等の腫瘍，血管病変などがある．

（4）one-and-a-half症候群[8]：一側の橋被蓋病変により（図11），内側縦束とPPRFが同時に障害され，病変側の核間性麻痺に水平性注視麻痺が合併したものである（意識清明）．患側眼の内転・外転，健側眼の内転が制限され，健側眼の外転のみが可能で外転時に単眼性眼振を伴う．病変側の一眼は動かず，他眼は半分動くのでone-and-a-half（一眼半）の麻痺と称した．これには幾つかのvariationがある（省略）．病因は核間性麻痺と同様である．

（小島重幸）

【文献】

1) 平山惠造．神経症候学．改訂第2版，第Ⅰ巻．文光堂，東京，2006
2) Sharpe JA, Kumar S, Sundaram AN. Ocular torsion and vertical misalignment. Curr Opin Neurol 24：18-24, 2011
3) Evliyaoglu F, Karadag R, Burakgazi AZ. Ocular neuropathy in peripheral neuropathies. Muscle Nerve 46：681-686, 2012
4) Keane JR. Bilateral ocular paralysis. Analysis 31 inpatients. Arch Neurol 64：178-180, 2007
5) Kim JS. Internuclear ophthalmoplegia as an isolated or predominant symptom of brainstem infarction. Neurology 62：1491-1496, 2004
6) 鴨川賢二，戸井孝行，岡本憲省，奥田文悟．WEBINO症候群を呈した多発性硬化症の1例．臨床神経 49：354-357, 2009
7) Silverman IE, Liu GT, Volpe NJ, Galetta SL. The crossed paralyses. The original brainstem syndromes of Millard-Gubler, Foville, Weber, and Raymond-Cestan. Arch Neurol 52：635-638, 1995
8) Wall M, Wray SH. The one-and-a-half syndrome-a unilateral disorder of the pontine tegmentum：A study of 20 cases and review of the literature. Neurology 33：971-980, 1983

11. 眼球運動麻痺（外眼筋麻痺）の診かた

図5　垂直性衝動性眼球運動（随意性）模式図（平山2006より改変）

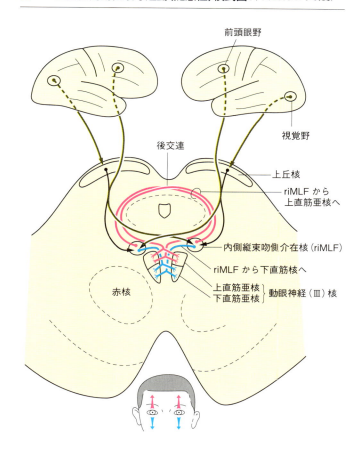

図7　動眼神経麻痺（左）

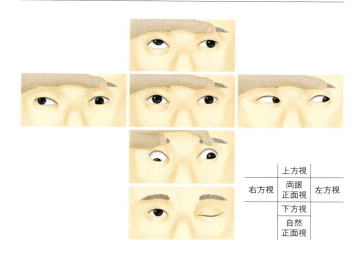

	上方視	
右方視	両眼正面視	左方視
	下方視	
	自然正面視	

図6　斜偏倚

図9　外転神経麻痺（右）

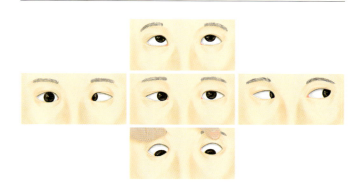

図8　Bielschowsky頭部傾斜試験（左滑車神経麻痺）

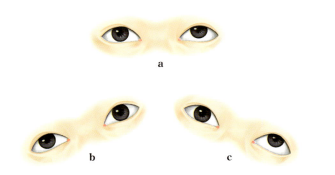

（a）正中視：左眼は軽度上斜位，（b）頭を右傾斜：眼位異常消失．（c）頭を左傾斜：左眼の上斜位増強．

図10　核間性眼筋麻痺（MLF症候群）（左）

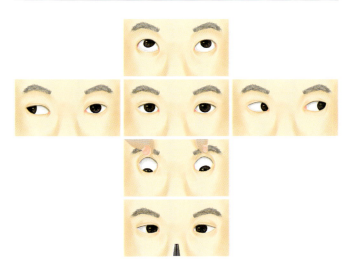

33

12. 複視の診かた

1. 複視とは

　物が二重に見える状態を複視と言う．一般的には両眼で見たときに生じる両眼性複視を指し，外界の像が左右の眼の網膜の対応点に一致せず，ずれているために，物が二重に見える状態を言う．一方，単眼視で生じる複視を単眼性複視と言う．

2. 機能解剖

　両眼性複視の場合，2つの像のうち，眼位ずれがみられない側（健側眼）の像を真像，眼位ずれがみられる側（患側眼）の像を仮像と呼ぶ．

　複視が現れる機序は以下のごとくである．右側方を見たときに複視が生じた場合，左眼の内直筋または右眼の外直筋の麻痺による．左眼の内直筋麻痺では，左眼の網膜上の物体像は黄斑に結ばず，その外側に寄り，真の対象（右眼の真像）より内側（右寄り）に仮像が現れる．このような患側眼と反対方向に仮像がある複視を交叉性複視と呼び，外斜視がある場合にみられる[1]（図1a）．逆に右眼の外直筋麻痺では，右眼の網膜上の物体像は黄斑の内側に寄り，真の対象（左眼の真像）より外側（右寄り）に仮像が現れる．このような患側眼と同じ方向に仮像がある複視を同側性複視と呼び，内斜視がある場合にみられる[1]（図1b）．

3. 複視の診かた

　複視が認められた場合，まず，単眼性複視か両眼性複視かを確認する．

❶ 単眼性複視

　単眼視で生ずる複視を言う．片眼にのみある場合と，両眼それぞれにある場合とがある．片眼にのみある場合は健側眼を遮蔽し患側眼のみで見るときに複視を訴えるが，患側眼を遮蔽すると複視は消失する．両眼それぞれに単眼性複視がある場合には，左右それぞれを遮蔽してもいずれも複視を訴える．これを両眼性複視と呼称するのは誤りである（次の両眼性複視と混同してはならない）．単眼性複視は乱視などの屈折異常，角膜異常，水晶体異常，網膜異常などの眼疾患が原因である．

❷ 両眼性複視

　両眼性複視はどちらの眼を遮蔽しても複視は消失する．問診でどの方向を見たときに複視が出現し，強くなるかを聴取する．検者の示指あるいは白いボールペンなどを指標として，上下左右およびその中間の斜め方向と，正面とを合わせた9方向の眼位で（図2），複視が生じる方向を確認する．同時に眼球運動制限の有無も確認する．複視が軽減する代償性の頭位の有無に気を付ける．

❸ 複視が生じる方向

　(1) 水平側方視で複視が現れる場合：一方の眼の内直筋か，他眼の外直筋の麻痺である．

　(2) 上方視で複視が目立つ場合：いずれかの眼の，上直筋または下斜筋の麻痺を示している．指標を横水平にしたとき，真像は水平であり，仮像は傾斜する．眼を遮蔽して傾斜した像の消える方が患側眼である．上方視のまま内転し，傾斜が増強する場合は，下斜筋の機能が勝り，上直筋の麻痺を示している．上方視のまま外転し，真像との距離が増すときは，上直筋の機能が勝り，下斜筋の麻痺を示している．

　(3) 下方視で複視が目立つ場合：いずれかの眼の，下直筋または上斜筋の麻痺であり，患側眼，麻痺筋は(2)に準じて決められる．

　(4) 全方向性複視：上下左右いずれの方向にも複視が生じるもので，一，二の外眼筋麻痺では生じにくい．片眼のほぼ全外眼筋の麻痺（Tolosa-Hunt症候群など），両眼の諸外眼筋の麻痺（Miller Fisher症候群，重症筋無力症など）によることが考えられる．

❹ 代償性頭位[2]

　複視がみられる場合，患者は両眼視で複視が生じないような頭位を無意識のうちにとる．

　(1) 頭の水平回転：内直筋または外直筋の麻痺で，麻痺筋の働くべき方向，すなわち複視の現れている方向へ頭を回転する．内直筋は動眼神経支配であるので，同時に他の眼筋の麻痺を伴い，頭の回転は水平方向とは限らない．頭の水平方向の回転は外直筋麻痺（外転神経麻痺）のことが多い[1]（図3）．

　(2) 頭の前傾，後傾：眼球の上転筋群（上直筋，下斜筋）または下転筋群（下直筋，上斜筋）の麻痺で生ずる．真像と仮像とは上下方向にずれている．上転筋群麻痺では上方視で複視は強く，これを代償するため，頭を後傾させている．下転筋群麻痺ではこの逆で，頭を前傾させている．上直筋，下直筋，下斜筋は内直筋と共に動眼神経支配であり，これらが単独に麻痺するのは稀であり，頭位も様々である．しかし，上斜筋は滑車神経支配であり，単独に滑車神経が障害されやすく，頭を軽く前傾させ，顎を引き，健側へ傾け，軽く水平方向にも回転させている．同時に(3)の左傾，右傾を伴うことがある[1]（図4）．

　(3) 頭の左傾，右傾：眼球の上転筋群，下転筋群は眼球回旋機能をも有するので，麻痺に際してはこの回旋も麻痺し，仮像が傾斜する．これを代償すべく頭を傾斜させる．上直筋と上斜筋は眼球を内回旋させる機能を有し，これが麻痺すると，頭を反対側（健側）へ傾斜する．下直筋と下斜筋の麻痺ではこの逆になる．

4. 複視の病因

　複視は核間性病変，核・核下性病変，

12. 複視の診かた

図1　複視の真像と仮像の発現説明図（平山2006より）

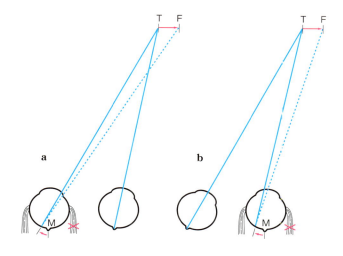

a：左内直筋麻痺．左眼では、黄斑（M）より外側にずれて（←）、対象の像を結ぶ．その分、真像（T）より内側（右寄り）に仮像（F）が生じる．両視線（点線と右の実線）は交叉する．

b：右外直筋麻痺．右眼では、黄斑（M）より内側にずれて（←）、対象の像を結ぶ．その分、真像（T）より外側（右寄り）に仮像（F）が生じる．両視線（点線と左の実線）は交叉しない．

複視像のみからではいずれの麻痺かを判定できない．片眼を遮蔽して真像と仮像の位置関係から交叉性か非交叉性かを知ることにより麻痺側を判定する．

図3　右外転神経麻痺における代償性頭位（平山2006より）

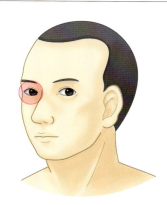

正面視では患側（右）眼の外直筋（外転）麻痺により内転位をとる．複視を防ぐために健側（左）眼が代償性に外転位をとり、頭が右を向く．（左内直筋麻痺でも同じ頭位）

図2　9方向の向き眼位

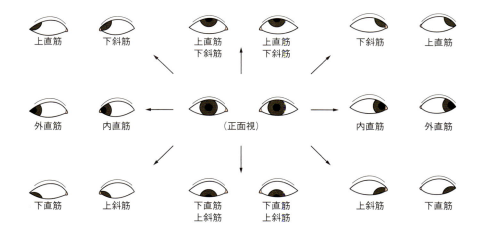

図4　右滑車神経麻痺における代償性頭位（平山2006より）

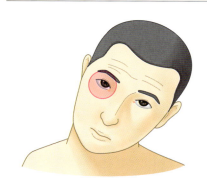

正面視では患側（右）眼の上斜筋（下内転）麻痺により上内転位をとる．複視を防ぐために健側（左）眼が代償性に上〔外〕転位をとり、頭が下〔右〕を向く．

神経・筋接合部病変、筋（外眼筋）病変で生じる[3,4]．それぞれの種類・病因は**11項**「眼球運動麻痺（外眼筋麻痺）の診かた」で述べる．

（小島重幸）

【文献】

1) 平山惠造．神経症候学．改訂第2版．第Ⅰ巻．文光堂、東京、2006
2) 三村　治．複視．眼科 47：859-867、2005
3) 向井栄一郎、小林　麗、河田稔一、奥田　聡．複視を主訴とする症例の検討．神経内科 62：262-268、2005
4) Rucker JC. Oculomotor disorders. Semin Neurol 27：244-256, 2007

13. 眼振と異常眼球運動の診かた

1. 眼振とは

眼振とは，規則的に繰り返す不随意的，律動的な往復眼球運動を言う．往復の速度が等しいものを振子様眼振と言う．往復の速度が異なるものを律動性眼振と言い，速度の速い相を急速相，遅い相を緩徐相と呼び，急速相の方向を眼振の方向と定義する．

2. 機能解剖

眼振は前庭神経系の障害が眼球運動機構（→11項）に影響を及ぼして生ずるものである（眼球運動麻痺があれば発現しない）．この発現には，①末梢性前庭機構：前庭三半規管，前庭神経，前庭神経核，②中枢性前庭機構：上位前庭路の障害が関与する[1]（図1）．

眼振は注視の障害であり，眼球が一方向へ偏倚する緩徐相とそれを打ち消す（戻す）急速相とからなる．緩徐相は眼球の随意運動系の障害で起こるが，急速相はそれを是正する反射運動による復帰運動と考えられ，緩徐相が病態を反映している．

3. 眼振の診かた

❶ 自発性眼振

自然正面視で特定の対象に焦点を合わせずに発現する眼振．患者に「ぼんやり前方を見ているように」と指示する．Frenzel眼鏡をかければ確実である．意識障害患者で認められやすい．

❷ 誘発性眼振

（1）固視眼振：正面の固定対象を見つめる固定視（凝視）時に発現する．

（2）注視眼振：上下左右のある一定方向を注視するときに発現する．注視性眼振を診るには，患者の眼前40〜50 cmに検者の示指を示し，両眼で注視するように指示する．上下左右約30°の方向で眼振の出現の有無と方向，頻度，振幅を確認する[2]（図2）．30°以上でみられる眼振は終末位眼振と呼ばれ，生理的なものである．

（3）頭位（固定，変換）眼振：頭位により誘発される眼振（後述4.で述べる）．

4. 眼振の種類・病因

❶ 自発性眼振

（1）振子様眼振：急速相と緩徐相がない，速度が同等な眼球の往復運動である．先天性眼振の場合が多い．後天性眼振の場合は眼振の方向が水平性のみならず，垂直，斜め，回旋性がある．振幅が両眼で異なり，単眼性のことがある．病変は橋などの脳幹にあり，病因は多発性硬化症が多い[3]．

（2）自発性水平性眼振：回旋性要素が加わる場合がある．多くは末梢性前庭神経障害であるが，橋病変でも生じうる．

（3）自発性垂直性眼振：中脳または延髄病変で認められる．注視性垂直性眼振と混同されやすい．

（4）シーソー眼振：一眼は上方へ，他眼は下方へと左右の眼球が上下方向に乖離して動く．回旋性の要素を有し，速期・緩期のない眼振である．傍下垂体腫瘍が多く，脳幹上部の血管障害，多発性硬化症，外傷で認められる．

❷ 注視性眼振[4]

（1）水平・回旋混合性の定方向性眼振（図2a）：末梢性前庭性障害による場合が多い．

（2）側方注視眼振（図2b）：側方視で，注視方向への眼振を呈するもので，脳幹・小脳の中枢性病変を示唆する．特に，一方向で振幅が大きく遅く，反対側で振幅が小さく速い眼振をBruns眼振と呼び，小脳橋角部腫瘍で認められる．病変は振幅が大きく遅い側である．核間性麻痺でみられる外転眼のみの単眼性側方注視眼振では単眼性眼振と反対側の内側縦束に病変がある．

（3）純回旋性眼振（図2c）：特に正面視で出現する場合は，下位脳幹，延髄（前庭神経核）病変を示唆する．Wallenberg症候群，延髄空洞症で出現する．病変側は時計回りの場合は左側，反時計回りの場合は右側である．

（4）垂直性・斜行性眼振（図2d）：上下方向への注視時に注視方向性に生じる．側方注視時には斜め下方または斜め上方に向かうことがある（斜行性眼振）．下眼瞼向き眼振[5]と上眼瞼向き眼振の2種類がある（後者は稀）．いずれも延髄下部病変が示唆される．Arnold-Chiari奇形や頭蓋底陥入などの頭蓋頸椎移行部奇形，脊髄小脳変性症で認められる．

❸ 頭位性眼振

正面頭位での非注視下自発眼振を診るにはFrenzel眼鏡を装着し，懸垂頭位から坐位，坐位から懸垂頭位へ急速に頭位を変換させる（Stenger法）（図3）．懸垂頭位で下眼瞼向き眼振が出現したら，脳幹・小脳病変が示唆される．ただし，頸椎損傷や頭蓋内圧亢進が疑われる場合は禁忌である．

5. 鑑別すべき異常眼球運動

（1）眼球ミオクローヌス ocular myoclonus：2-3 Hzの律動的な垂直，水平，回旋性の不随意運動であり，眼振と異なり，急速相や緩徐相の区別はなく，振り子様である．軟口蓋と共にあるいは単独で認められる（→96項）．単独での出現は橋出血（中心被蓋束病変）の場合が多い．

（2）眼球クローヌス・ミオクローヌス症候群 opsoclonus-myoclonus syndrome：眼球クローヌスは眼球ミオクローヌスと異なり，不規則で多方向性（上下左右あらゆる方向）の素早い両眼共同性の不随意運動である．注視点を変えたとき，閉眼から開眼したときなどに出現しやすい．睡眠中も消失しない．全身のミオクローヌス，小脳性運

13. 眼振と異常眼球運動の診かた

図1　眼振に関与する前庭神経機構（内耳は拡大し，かつ側頭骨錐体の外に描いてある）（平山2006より改変）

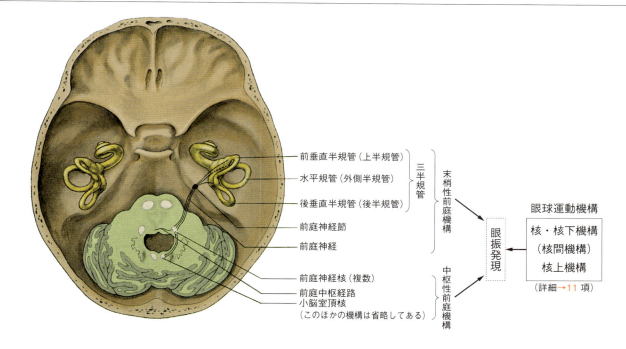

図2　眼振の記載法と主な注視性眼振（井田2000より改変）

図3　頭位変換眼振（Stenger法）の診かた

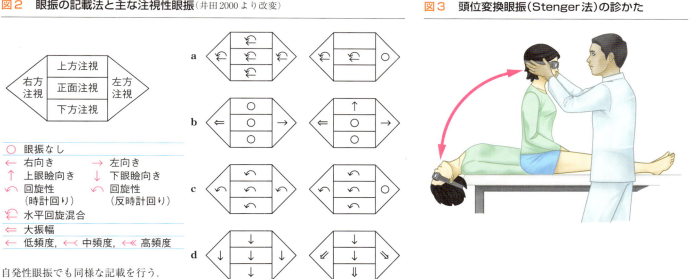

自発性眼振でも同様な記載を行う．

動失調と共にみられ，脳炎，傍腫瘍性症候群（小児の神経芽腫，成人の肺癌，卵巣癌など）でみられる[6]．

（小島重幸）

【文献】
1) 平山惠造．神経症候学．改訂第2版，第I巻．文光堂，東京，2006
2) 井田雅祥．眼振とその臨床的意義．Clin Neurosci 18：587-589，2000
3) Tilikete C, Jasse L, Pelisson D, Vukusic S, Durand-Dubief F, Urquizar C, Vighetto A. Acquired pendular nystagmus in multiple sclerosis and oculopalatal tremor. Neurology 76：1650-1657, 2011
4) Rucker JC. An update on acquired nystagmus. Semin Ophthalmol 23：91-97, 2008
5) Wagner JN, Glaser M, Brandt T, Strupp M. Downbeat nystagmus：aetiology and comorbidity in 117 patients. J Neurol Neurosurg Psychiatry 79：672-677, 2008
6) Klaas JR, Ahlskog JE, Pittock SJ, Matsumoto JY, Aksamit AJ, Bartelson JD, Kumar R, McEvoy KF, Mckeon A. Adult-onset opsoclonus-myoclonus syndrome. Arch Neurol 69：1598-1607, 2012

14. 眼瞼異常の診かた

A 眼瞼下垂

1. 眼瞼下垂とは

正常な上眼瞼は角膜の上縁をわずかに覆い，虹彩の上1/3〜1/4が隠れるが，瞳孔の上縁を覆うことはない．上眼瞼が下垂した状態を眼瞼下垂と言う．

2. 機能解剖

開眼に関与する筋肉は上眼瞼挙筋と上・下瞼板筋（Müller筋）である[1]（図1）．前者は動眼神経支配であり，後者は眼交感神経支配であり（→9項図1），眼裂の幅を自動的に調節している．上眼瞼挙筋と上瞼板筋が協働的に収縮すると，上眼瞼は最も開大するが，前者による動きの方が大きく，後者の方が小さい．このため，一般に眼瞼下垂は動眼神経麻痺で目立ち，眼交感神経麻痺では目立たない．

3. 眼瞼下垂の診かた

①高度の眼瞼下垂では，上眼瞼が眼前に垂れ下がり，瞳孔を完全に覆い，物を見ることができない．代償性の前頭筋収縮は認められない[1]（図2）．②中等度の眼瞼下垂では，上眼瞼が瞳孔をある程度覆い，上方視野が欠損する．これを代償しようとして，不随意的に病変側の前頭筋を収縮させ眉毛が挙上している．両側性の場合には，頸を軽く後屈して眼球を下転した状態で前方視する[1]（図3）．③軽度の眼瞼下垂は左右を比較してわかる．眉毛の代償性挙上があればわかりやすい．

4. 眼瞼下垂の種類・病因

❶ 筋肉病変

筋原性の場合は両側性の眼瞼下垂を呈することが多く，同時に外眼筋の麻痺を認めるが，各筋の障害のされ方が一様でない場合が多い．原因には，重症筋無力症，筋強直性ジストロフィー，眼・咽頭・遠位型ミオパチー，ミトコンドリア脳筋症などがある．重症筋無力症では病初期には一側性の眼瞼下垂が多く，両側性でも左右差が認められ非対称性が多い．重要なことは易疲労性（読書，テレビなどで注視し続けると悪化）や日内変動（朝は良好，夕方に悪化）がみられることである．テンシロン試験[1]（図2）やアイスパック試験[2]により改善が認められる．筋強直性ジストロフィーでは眼瞼下垂が目立ち，しばしば代償性に前頭筋収縮と頭部後屈がみられる[1]（図3）．

❷ 動眼神経麻痺

一側性の眼瞼下垂を呈する場合が多く，同時に外眼筋の麻痺がみられ，完全麻痺では眼球は外転し，外斜視を呈する．時に，眼瞼下垂のみのこともある．原因には，内頸動脈-後交通動脈動脈瘤（IC-PC aneurysm），眼窩内腫瘍，糖尿病性動眼神経麻痺などがある．IC-PC aneurysmでは，内眼筋支配の副交感神経も同時に障害され，瞳孔散大と対光反射の消失が認められることがある．糖尿病性動眼神経麻痺では外眼筋麻痺が高度でも，瞳孔の異常はみられないことが多い．

❸ 眼交感神経麻痺

上・下瞼板筋（Müller筋）の麻痺によるもので，Horner症候群の部分症候である（→9項図4）．上眼瞼挙筋の麻痺に比べ，眼瞼下垂の程度は軽度で眉毛の代償性挙上はない．下眼瞼が軽度に挙上する．

B 眼瞼攣縮

1. 眼瞼攣縮とは

眼瞼攣縮とは，眼輪筋の攣縮spasmを言う．攣縮は一時的に生じ（長短いろいろ），その間は開眼が十分にできない．眼輪筋のみのこともあり，顔面攣縮の部分症候の場合もある（→15項）．

2. 機能解剖

眼輪筋は眼窩部と眼瞼部とに区別される（→15項図3）．前者は眼瞼を強く閉じ，瞬目にはほとんど関与しない．一方，後者（図1）は眼瞼を軽く閉じ，瞬目に関与する．共に顔面神経支配である．

3. 眼瞼攣縮の診かた

❶ 一側性眼瞼攣縮

通常は一側の下眼瞼の筋収縮から始まり，上眼瞼にも広がる．攣縮が眼瞼部に留まっている場合は瞼裂の狭小化は軽いが，眼窩部に及ぶと目立つようになる．攣縮が他の顔面筋（頬骨筋，口角筋など）へ広がる場合がある．

❷ 両側性眼瞼攣縮

軽度の場合は瞬目が多く，患者はまぶしい，目を開けているのがつらい，目が乾く，目がうっとうしい，などと訴える．眼疾患（ドライアイなど）や眼瞼下垂と誤られることがある．

重度になると開眼が不能になり，上下の眼瞼を強く閉じて，検者が眼瞼を開けようとすると，かえって眼輪筋が強く攣縮し，ますます開眼が困難になる．鼻根筋，皺眉筋の収縮により，眉根，眉間に皺が生じる[1]（図4）．

4. 眼瞼攣縮の種類・病因

❶ 一側性眼瞼攣縮

（1）顔面神経麻痺（Bell麻痺）後：治癒後に生じ，顔面攣縮の一部をなす．顔面の他の部位に麻痺が残っていることがある．顔面神経線維の再生により生ずると考えられている．

（2）圧迫性片側顔面攣縮の部分症状：発病初期に下眼瞼に限局して攣縮が認められる．顔面神経の髄外根が硬化動脈の延長・蛇行により，稀に動脈瘤や腫瘍により圧迫されて生じる．

14. 眼瞼異常の診かた

図1 眼瞼に関する筋肉解剖図（平山2006より）

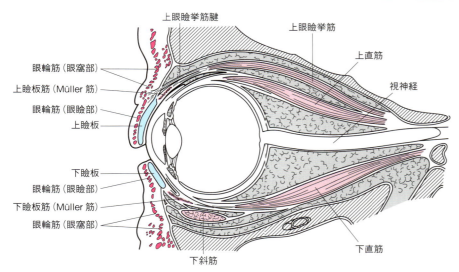

上瞼板筋（交感神経支配）は上眼瞼挙筋（動眼神経支配）の腱と瞼板とをつなぎ，両筋の収縮により上眼瞼縁が挙上する．上眼瞼挙筋の収縮で上眼瞼の基部が上昇し，さらに上瞼板筋の収縮で上眼瞼縁が挙上する．下眼瞼についても同様である（下瞼板筋は下直筋腱に付着する）．

図2 重症筋無力症における眼瞼下垂（a）とワゴスチグミン注射の効果（b）（平山2006より）

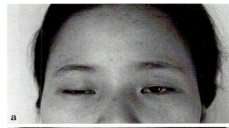
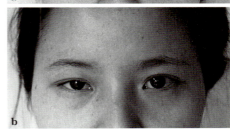

図3 筋強直性ジストロフィーにおける眼瞼下垂（平山2006より）

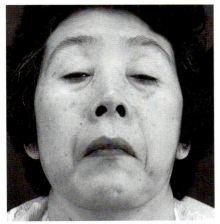

代償性の前頭筋収縮（眉毛挙上）と頭部後屈がみられる．

図4 Meige症候群（平山2006より）

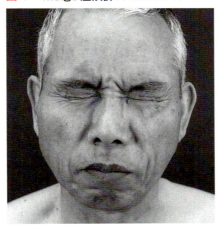

図5 いわゆる開眼失行（平山2006より）

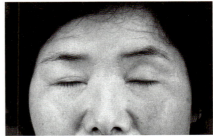

開眼しようとするが開眼できない．眼は閉じた状態であるが皺眉筋や眼輪筋の収縮はみられない点が眼瞼攣縮と異なる（図4と比較参照）．むしろ逆に前頭筋が収縮し，額に皺がみられる．

❷ 両側性眼瞼攣縮

（1）テタニー：他の部位と共に眼輪筋に攣縮がみられる場合がある．

（2）正中顔面攣縮（Meige症候群）[1]（図4）：両眼瞼から眉間に及ぶ顔面中央部の強い眼瞼攣縮を主体とする．悪化（進行）すると顔面下半にも及ぶ．局所性ジストニーの一種と考えられる[3]．

❸ 鑑別疾患―いわゆる開眼失行

開眼をしようとして前頭筋は強く収縮し，眉毛が挙上するが，なかなか開眼できない[1]（図5）．繰り返し，時間をかければ開眼する．この間に眼輪筋の収縮はみられない．一方，反射的な開閉眼である瞬きはスムースにできる．眼瞼攣縮と異なり，患者自身が自分の手で眼瞼を挙げる，眼の周りを擦ると，開眼しやすくなる．原因不詳のほかに進行性核上性麻痺などのParkinson症候群で認められる[4]．

（小島重幸）

【文献】

1) 平山惠造．神経症候学，改訂第2版，第I巻．文光堂，東京，2006
2) Sethi KD, Rivner MH, Swift TR. Ice pack test for myasthenia gravis. Neurology 37：1383-1385, 1987
3) Hallett M, Evinger C, Jankovic J, Stacy M. Update on blepharospasm. Report from the BEBRF International Workshop. Neurology 71：1275-1282, 2008
4) Zadikoff C, Lang AE. Apraxia in movement disorders. Brain 128：1480-1497, 2005

15. 顔面運動障害の診かた

A 顔面運動麻痺

1. 顔面運動麻痺とは

皮質橋延髄路に含まれる顔面神経の上位運動ニューロンの病変によるものと，顔面神経核および顔面神経（第Ⅶ脳神経）の下位運動ニューロンの病変によるものとがある．前者の場合は核上性麻痺あるいは中枢性顔面神経麻痺と呼び，後者の場合は核・核下性麻痺あるいは末梢性顔面神経麻痺と呼ぶ．核上性の顔面運動麻痺には随意性運動麻痺と情動性（自動性）運動麻痺との乖離がみられる．

2. 機能解剖

顔面随意運動に対応する顔面運動皮質（顔面運動野）は中心前回下部にあるが，顔面の自動運動に深く関与するのは前頭葉内側面の皮質（補足運動野）である．顔面運動皮質から顔面神経核に至る経路（核上性線維）は，半卵円中心／放線冠→内包（膝部ないし後脚）を経て脳幹を通るが，脳幹での経路は確定していない．顔面の上半に対応する核上性線維は半交叉性で，同側および反対側の顔面神経核を支配するとされている（顔面麻痺の形から理解される）．顔面の下半に対する核上性線維は左右交叉性で反対側の顔面神経核を支配する（図1）．この線維の走向にも諸説があり，いったん延髄下部まで下行するという説もある．

顔面神経核は橋と延髄の境にあり，被蓋の前外側部に位置する．核内の神経細胞は背側群と腹側群とからなり，背側群は顔面上半を支配し，大脳運動皮質からは両側性の支配を受ける（前述）．腹側群は顔面下半を支配し，大脳皮質からは反対側のみの支配を受ける，とされている（前述）．

顔面神経核から出る髄内神経根は橋の背内側にある外転神経核の内側，背側を回り腹側へ向かい，橋と延髄の境で中間神経と共に脳幹から出る．その後の走行は図2に示す[1]．

顔面神経は顔面の表情筋[1]（図3）を支配する運動神経である．これと並走する中間神経は副交感神経（涙腺，唾液腺の分泌），味覚神経（舌前方2/3の味覚を支配），体性感覚神経（外耳道のRamsay Hunt領域，鼓膜の外側面などを支配）からなる．顔面神経と内耳神経との間にあるので中間神経と呼ばれる．顔面神経障害でしばしば同時に障害され症状（味覚障害など）を合併するので，顔面神経の一部と誤解されるが，髄内の起源（核）は全く別である（図2参照）．

顔面諸筋の運動機能については図3の中で付記した[1]．

3. 顔面運動麻痺の診かた

一側の病変による末梢性（核・核下性）顔面神経麻痺では顔面の片側が全体に（上半も下半も）麻痺する．これに対し，大脳病変による半身麻痺などでみられる中枢性（核上性）顔面神経麻痺では片側顔面の下半のみが麻痺する（上半は両側性支配のため）．このことから実際の病変部位とは別に，片側顔面全体の麻痺を末梢型，下半優位の麻痺を中枢型と称することがある．

❶片側性顔面麻痺

（1）中枢性麻痺（核上性麻痺）：顔面麻痺は下半に強く，末梢性麻痺に比較すると軽度のことが多い[1]（図4）．一般に大脳の血管性障害などの半身麻痺（片麻痺 hemiplegia）に伴って生ずる．この中枢性麻痺を呈さない片麻痺は橋より下方の病変が疑われるので，顔面麻痺の分布について注意深く観察する．

急性期には一過性に顔面上半の麻痺を伴い，末梢性麻痺にみえることがある．眼輪筋の収縮が弱く，眼を強く閉じると，患側の睫毛が眼瞼内に十分に隠れない（睫毛徴候）[1]（図5）．

軽度の末梢性麻痺では眼を片方ずつ閉眼できるが，中枢性麻痺では患側の眼のみを閉じることができない．随伴症状として，四肢の軽微な錐体路徴候を合併し，片側の咀嚼筋・舌筋麻痺を伴うことがある．

（2）末梢性麻痺（核・核下性麻痺）[2,3]：顔面筋を収縮しない，静止状態で口輪筋の収縮不全により患側の口角に締まりがない．口角を挙上する筋群の脱力と筋緊張減退により口唇裂は患側でやや下がり，鼻唇溝は健側に比べて浅くなる．前頭筋の脱力と筋緊張減退により患側の前額部の皺は消失し，眉毛は下がる．このため，瞼裂が狭くなり，眼瞼下垂と誤られることがある．注意すべきことは急性期を過ぎて後遺症としての麻痺が残った場合に一見，健側と患側とを誤ることがある（図6）．

随意的に顔面筋を収縮させると，顔面運動麻痺は増強する．口周囲については，「イーッ」と言うような歯を見せる動作をさせると健側しか歯がでない．口を尖らせると，健側の唇のみが出て片寄る．口を大きく開けると，健側では十分に開くのに，患側では開きが不十分で，かつ健側へ引かれるので，口は斜め卵円形になる[1]（図7）．これは三叉神経麻痺による下顎偏倚による斜め卵円口とは健側と患側とが逆である[1]（図8）．強い閉眼で睫毛徴候がみられる[1]（図5参照）．会話では口内に粥を頬張ったまま話すようであり，特に口唇音の構音が変化し，パ行がバ行ないしマ行のようになる．食べ物は頬と歯肉との間にたまり，口角から水物が漏れやすくなる．

随伴症候として以下のものがあるが，顔面神経自体の障害によるものと，それに随伴する中間神経の障害によるものとがある．その区別は図2を参照

15. 顔面運動障害の診かた

図1　顔面神経の上位ニューロンの機能解剖模式図

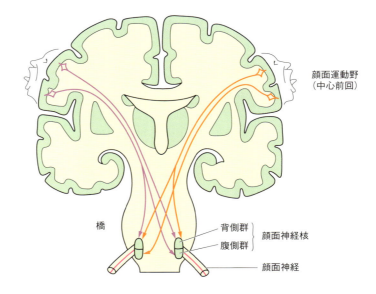

中心前回下部の顔面運動野からの投射線維（核上線維）は，顔面神経核の背側群（顔面の上半に対応）には半交叉性，両側性に，腹側群（顔面の下半に対応）には交叉性，一側性に投射するとされている．

図2　顔面神経の解剖模式図（平山2006より）

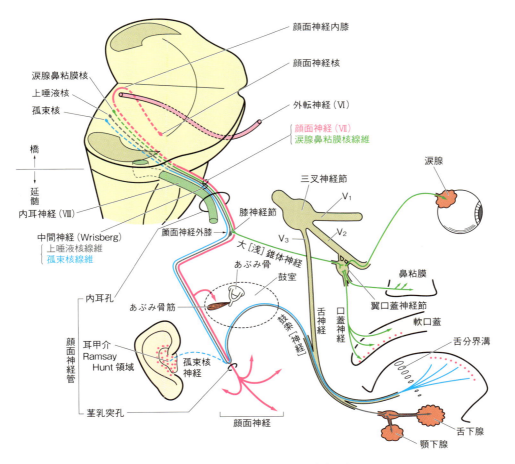

赤の点々は膝神経節帯状疱疹出現部．

されたい．①耳介後部痛，②Bell現象[1]（図9）：閉眼と同時に眼球が上転する健常な現象であるが，通常，閉眼で眼球が隠れて，この現象をみることはないが，眼輪筋の麻痺で患側の上眼瞼が閉じないために，Bell現象が認められる．中枢性麻痺では眼輪筋の麻痺を伴わないが，あっても軽度であり，気付かれるほどでないことが多い．③感覚障害と味覚障害：麻痺側の舌の前2/3の味覚障害，ヘルペス性末梢性顔面麻痺では外耳道周辺の耳介で感覚鈍麻が認められる．合併する中間神経障害による．④聴覚過敏：患者に聴診器を装着してもらい，膜面を叩くと患側で大きく聞こえることがある．あぶみ骨筋の麻痺による．⑤涙あるいは唾液分泌減少．⑥ワニの涙症候群：食事を始めると麻痺側の眼から流涙が起こり，食事が終わると止む．麻痺から数週ないし数ヵ月遅れてみられる現象で，損傷した神経の再生過程で唾液腺を支配する神経が涙腺を支配する神経へ迷行したためと考えられている．特発性顔面神経麻痺（Bell麻痺）で稀で，膝神経節帯状疱疹（Ramsay Hunt症候群）にみられるとされている．病変部位との関係が窺われる（図2参照）．

❷ 両側性顔面麻痺

(1) 中枢性麻痺（核上性麻痺）：大脳性両側麻痺では顔面の上半も下半も障害される．通常は口舌咽頭部の麻痺を伴い，偽性球麻痺を呈する．

(2) 末梢性麻痺（核・核下性麻痺）：顔面の左右差がないため，軽度の場合は見逃されやすく，瞬目の遅さ，睫毛徴候で麻痺に気付かれる．重度の場合はほとんど無表情になる．

(3) 筋原性：筋病変による場合は，顔面の上半，下半共に侵され，特有な顔貌を呈する．筋ジストロフィーでは下半の方が目立ち，重症筋無力症では顔面下半より上半が侵されやすく，眼瞼下垂や閉眼不全をきたす．

4．病因（急性発症*）

❶ 片側性顔面麻痺

(1) 中枢性麻痺：①脳血管障害*，②脳腫瘍

(2) 末梢性麻痺：①特発性顔面神経麻痺（Bell麻痺）*，②膝神経節帯状疱疹（Ramsay Hunt症候群）*[4]，③その他（中耳炎*，糖尿病*など）

❷ 両側性顔面麻痺

(1) 中枢性麻痺：①脳血管障害（両側性片麻痺），②筋萎縮性側索硬化症（末梢性麻痺の場合もあり，その場合には筋萎縮，線維束性収縮を伴う）

(2) 末梢性麻痺[5]：①感染性（ボンリア（Lyme病）[6]，HIV感染症）*，②アレルギー性炎症性（Guillain-Barré症候群，Miller Fisher症候群）*，③肉芽腫性（サルコイドーシス）[7]，④免疫介在性神経・筋接合部疾患（重症筋無力症），⑤変性（筋萎縮性側索硬化症，球脊髄性筋萎縮症など），⑥筋疾患（顔面肩甲上腕型ジストロフィー，筋強直性ジストロフィーなど）

B 顔面の不随意運動

顔面の不随意運動の多くは，全身性の不随意運動の部分症候であるが，顔面をほとんど選択的に侵すものもある．本項では後者について述べる．

1．片側顔面攣縮

末梢性顔面神経麻痺後のものと圧迫性のものとがあるが，後者の方が多い．

❶ 麻痺後片側顔面攣縮

特発性麻痺（Bell麻痺）や，帯状疱疹性麻痺（Ramsay Hunt症候群）などの後遺症として生ずる．

❷ 圧迫性片側顔面攣縮

攣縮は潜行性に，かつ発作様に眼瞼部（特に下眼瞼）から始まる．次第に前頭筋，皺眉筋，眼輪筋，頬筋等へと発現部位が拡大する．発作のないときは平常の顔である[1]（図10）．病態機序は，脳血管（前下小脳動脈など）による顔面神経根基部（硬化性蛇行，動脈瘤，ほか）の圧迫による[8]．

2．正中顔面攣縮（Meige症候群）

両側眼瞼から眉間を中心にみられる持続性の強い筋攣縮であり，そのために閉眼状態になる（→14項図4）．筋攣縮は顔面正中付近に集中するが，顔面下半から広頸筋に拡大することがある．局所性ジストニーの一種と考えられる．

3．顔面チック

一側あるいは両側の顔面に起こる急速な突然の筋収縮である．平常の表情やある種の顔のしぐさ（瞬き，鼻先で匂いを嗅ぐ，口尖らし，しかめ顔など）と似ている．Gilles de la Tourette病は，小児期に始まるチックと精神症状を呈する疾患である．

4．顔面ミオキミー

筋収縮が眼輪筋を中心に顔面筋にあたかもさざ波が伝わっていくように，ゆっくりと皮下を移動していくようにみえる不随意運動で，数十秒，数分にわたり，連続的に出現する．多発性硬化症，脳幹腫瘍で認められ，顔面神経核近傍の核上性病変が考えられている．

5．口舌顔面ジスキネジー（図11）

口唇を歯列の間にすぼめたり，左右に寄せたり，口を開いたり，絶えず口唇が動く．舌は口の中で左右へ動きまわる．特発性（高齢者に多い）では口舌部に限局することが多いが，薬物性（抗精神病薬，抗Parkinson病薬）では四肢にも類似の異常運動がみられる．

C 顔貌の異常

顔貌，容貌とは顔つき，顔だち，時には表情を含む顔の持つ外観上の特色を指す．顔貌を作り出す顔の表情には

15. 顔面運動障害の診かた

図3　顔面神経各枝①〜⑤と顔面諸筋の機能解剖図（平山2006より）

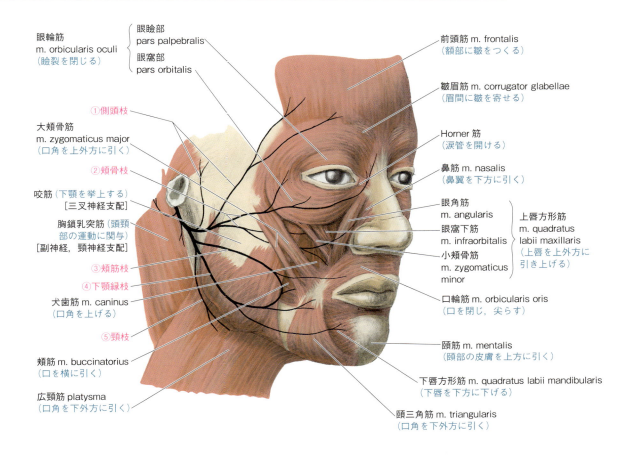

図4　中枢性（核上性）片側顔面麻痺（左）
（平山2006より）

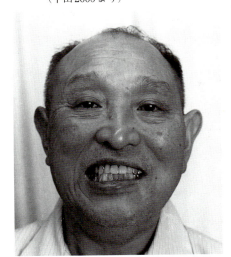

中枢性の顔面麻痺は一般に軽いので，普通の表情では左右非対称が目立たないが，口を横に開くと，健側のみが引かれ，患側（左）の鼻唇溝は浅い．顔面上半には麻痺がみられない．

図5　睫毛徴候（左）
（平山2006より）

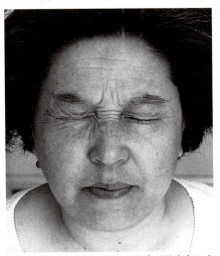

眼を強く閉じると，患側の睫毛が眼瞼内に十分隠れずに残るのがみられる（左）．麻痺が軽い場合に麻痺を確認するのに有用である．末梢性および中枢性の顔面麻痺のいずれでもみうる．この症例は脳卒中後の中枢性顔面麻痺（左）である．

図6　末梢性片側顔面麻痺（左）
（平山2006より）

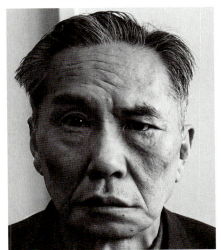

左の額の皺が浅くなり，口は右に引かれ，人中が右に寄り，左鼻唇溝が浅くなっている．（軽症では患側の眼が大きく開くが）麻痺が強いこの症例では前頭筋の麻痺のために上眼瞼が下がって患側の眼の方がむしろ小さい．患側を間違えることがある．

43

顔面筋(表情筋)による表情と，目による表情とがあり，顔貌に異常をもたらす要因は顔面筋と眼筋の両者にある．

1. ミオパチー様顔貌[1]（図12）

顔面筋の弛緩性脱力による．顔面，特に顔面下半に目立つ筋萎縮・脱力により口が変形し，唇は少し厚くみえ，下唇は下がり，上唇は突き出し，口は半開きになる．眼輪筋も侵されれば閉眼が不十分になる．筋萎縮が全表情筋に広がれば無表情になる．顔面肩甲上腕型筋ジストロフィー，筋強直性ジストロフィー，眼筋ミオパチーなどでみられる．

2. 筋無力症性顔貌

眼瞼下垂と共に，多くは外眼筋の麻痺を伴い，眼球の動きが乏しく，また輻輳が不十分なために，心持ち外斜位をとるので，遠方を見ているようにみえる．症状は必ずしも左右対称的とは限らない．重症筋無力症でみられる（→14項図2）．

3. 両側性顔面神経麻痺

両側顔面筋の脱力と筋緊張減退により，顔面筋による表情を失い，瞬目が少なく，あるいは消失し，眼裂は開大し，閉眼しにくい．病因は上述A4.❷参照．

4. 偽性球麻痺顔貌

延髄運動神経核の上位運動ニューロンが両側性に障害され，表情の動きが少なく，周囲に無関心にみえる．感情を伴わずに泣き・笑いの表情がみられるものを強制泣き・笑いと言う．軽度の情動刺激により泣き・笑いの表情が抑制されないものを情動失禁と言う．

5. 仮面様顔貌[1]（図13）

顔面の動きが乏しく(無動)，筋緊張が亢進して顔面が硬張ってみえる．仮面のように表情筋の動きが乏しい．鼻唇溝は筋緊張亢進のために深くなり，悲しそうな，抑うつ的な表情になる．眼球運動や瞬目が乏しい．Parkinson病，各種Parkinson症候群でみられる．

（小島重幸）

【文献】

1) 平山惠造．神経症候学．改訂第2版．第Ⅰ巻．文光堂，東京，2006
2) Gilden DH：Bell's palsy. N Engl J Med 351：1323-1331, 2004
3) Gilchrist JM. Seventh cranial neuropathy. Semin Neurol 29：5-13, 2009
4) Sweeney CJ, Gilden DH. Ramsay Hunt syndrome. J Neurol Neurosurg Psychiatry 71：149-154, 2001
5) Keane JR. Bilateral seventh nerve palsy：analysis of 43 cases and review of the literature. Neurology 44：1198-1202, 1994
6) 長谷川康博，上野智司，武上俊彦，岡本進．血清Borrelia burgdorferi抗体陽性，髄液リンパ球増多を認め，顔面神経対麻痺を主徴とした多発性脳神経障害．臨床神経 30：787-789, 1990
7) Joseph FG, Scolding NJ. Neurosarcoidosis：a study of 30 new cases. J Neurol Neurosurg Psychiatry 80：297-304, 2009
8) Campos-Benitez M, Kaufmann AM. Neurovascular compression findings in hemi-facial spasm. J Neurosurg 109：416-420, 2008

15. 顔面運動障害の診かた

図7 末梢性（左）片側顔面麻痺における斜め卵円口（平山 2006 より）

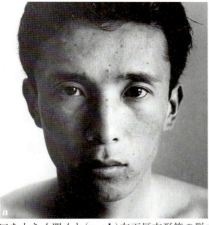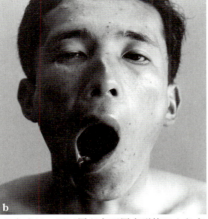

口を大きく開くと（**a→b**）左下唇方形筋の脱力のために，下口唇が右下唇方形筋により右下に引かれ，口は全体として斜めの卵円形を呈する．三叉神経麻痺の場合と患側が逆である（図8参照）．

図8 三叉神経麻痺（左）における下顎偏倚の説明図（平山 2006 より）

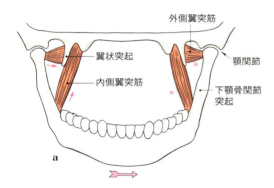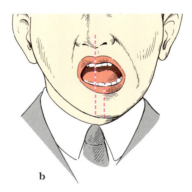

開口時に病側（左）の翼突筋麻痺のために反対側（右）の翼突筋の働きで（**a**），下顎が麻痺側（左）へ寄る（**b**）．そのため口が斜め卵円形を呈するが，顔面神経麻痺の場合と異なり下唇方形筋の関与（脱力）はない（図7）．

図9 Bell現象（左）（平山 2006 より）

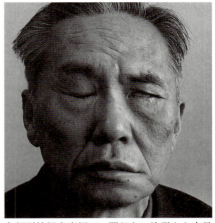

左顔面神経麻痺側で，閉じない瞼裂から白目がみえる．即ち眼球が上転し，上眼瞼の下に黒目が隠れたことを示している．

図10 本態性片側顔面麻痺（攣縮時）（平山 2006 より）

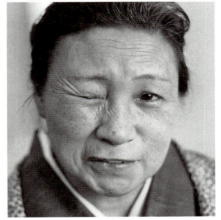

攣縮の起こらないときの表情は健常者と変わらない．

図11 口舌ジスキネジー（平山 2006 より）

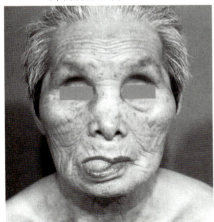

2年前から口中で舌が動く．最近は舌が口から外へ出る．MRIで脳のびまん性萎縮．84歳，女性．

図12 筋強直性ジストロフィーの顔貌（平山 2006 より）

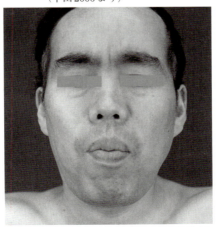

顔面下半と咬筋の萎縮のために頬が削げてみえる．口は努力性に閉じ，心持ち突き出している．胸鎖乳突筋も萎縮し，本症特有の禿頭がみられる．45歳，男性．

図13 Parkinson病における仮面様顔貌（無治療）（平山 2006 より）

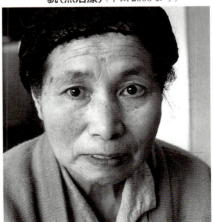

表情は固化し，目を見開き，一点を凝視し，瞬目が少ない．頬筋の緊張亢進のため鼻唇溝が深く，口周囲の筋緊張亢進のため口が十分閉じない．

16. 顔面感覚障害の診かた

1. 顔面感覚障害とは

「しびれ感」「感覚鈍麻」などの感覚障害一般のほかに，顔面の痛み（顔面痛）がある．顔面痛には，①三叉神経が関与する疼痛が主体の三叉神経痛と，②自律神経系が深く関与する顔面紅潮などが疼痛と共に生ずるもの（群発頭痛など）とがある．

2. 機能解剖

❶ 顔面の感覚（末梢神経系）

顔面の感覚は頭部有毛部の前半を含み三叉神経の支配領域である[1]（図1）．下顎角の部分は頸神経叢（C3）の大耳介神経に支配されている．三叉神経の末梢神経系は下記の3枝からなる．これらは脊髄神経節と相同の半月神経節から分かれる[1]（図2）．

①眼神経（V₁）：頭部有毛部前半，前額部～上眼瞼部と鼻背部の皮膚感覚のほか，角膜・結膜，前頭洞・蝶形骨洞・篩骨洞の粘膜，鼻前庭部，涙腺，前頭・後頭部の硬膜・天幕を支配する．②上顎神経（V₂）：頰骨部前半，下眼瞼，鼻翼，上口唇に至る範囲の皮膚のほか，口腔粘膜上半，上顎洞粘膜，上顎歯，中頭蓋窩の硬膜を支配する．③下顎神経（V₃）：頰骨部後半，耳介前上部，下顎部～下口唇までの皮膚のほか，舌前2/3の粘膜，下顎歯，後頭蓋窩の硬膜を支配する．

❷ 顔面の感覚（中枢神経系）

三叉神経の感覚神経線維（末梢神経系）は半月神経節を経て橋中部背側に入り，上下に並ぶ3つの亜核，すなわち三叉神経脊髄路核，主感覚核，中脳路核に至る[1]（図3）．感覚の種類により亜核およびその後の経路が異なる．

①温痛覚，原始触覚：延髄から上部頸髄にある三叉神経脊髄路を下行し，同脊髄路核から二次経路（三叉神経視床路）となり，交叉して反対側の中脳被蓋を上行し，視床に至る．三叉神経脊髄路核には顔面中心部から外側に同心円状の体性機能局在がある[1]（図4）．②触覚，圧覚等の識別感覚：橋にある三叉神経主感覚核で二次ニューロンとなり，直ちに交叉し，内側毛帯の背側を上行し，最終的に内側毛帯と合流し，視床に至る．③運動感覚：咬筋群の筋紡錘等からの求心性インパルスを受け，三叉神経中脳路を経て，同中脳路核へ伝える．ここからの二次ニューロンは三叉神経運動核に達する．

視床では後腹側核（VP）のうちの内側部分（VPM）が頭部顔面に対応している．視床VPMからの三次ニューロンは大脳中心後回（皮質感覚野の顔面領域）に達する．

3. 顔面感覚障害の診かた

❶ 末梢性

（1）帯状疱疹痛：帯状疱疹の痛みの領域に相当して，疱疹を生じ，皮膚表面の感覚鈍麻，脱失を認める．三叉神経第一枝（眼神経）に好発する（→104項）．

（2）三叉神経第二，第三枝症候

頰/頤しびれ症候群 numb cheek/chin syndrome：頰部あるいは頤部に限局するしびれ感や鈍痛，感覚鈍麻をきたす．病因は①それぞれ上顎洞近傍あるいは下顎骨の悪性腫瘍の浸潤が多く，その他，外傷，炎症など．②傍腫瘍性ニューロパチー，膠原病（Sjögren症候群，混合性結合組織病）[2,3]，単クローン性グロブリン異常など．

（3）Tolosa-Hunt症候群（painful ophthalmoplegia）：海綿静脈洞の肉芽腫性炎症により，眼窩部・前頭部の痛みと眼筋麻痺を呈する（→82項）．類縁の症候群に上眼窩裂症候群，眼窩尖端症候群，錐体骨尖端症候群がある．

（4）Raeder症候群：三叉（半月）神経節の近傍の病変により，眼交感神経が巻き込まれて，三叉神経痛とHorner症候群が生じる．

（5）副鼻腔炎：前頭洞炎で前頭部に，上顎洞炎で頰部に痛みが現れる．前屈頭位で増強する（→82項）．

❷ 中枢性

（1）交叉性温痛覚障害：病変側の顔面と反対側の頸部以下の温痛覚障害を認める．脳幹病変（Wallenberg症候群，→95項）などで認められる．

（2）玉ねぎ型（同心円状）の感覚鈍麻：三叉神経脊髄路核には体性機能局在（温痛覚，原始触覚）があるため，顔面の感覚鈍麻は玉ねぎ型の特有な分布を呈する[1]（図4）．顔面外周は高位頸髄に，顔面中央部は橋被蓋に対応する．

（3）手口感覚症候群：片側の手と口周囲に同時に感覚障害が認められる．病変は①視床梗塞が多く[1]（図5），②大脳感覚皮質（中心後回下部）病変がこれに次ぐ，③脳幹，大脳白質病変．

4. 顔面痛の診かた

❶ 末梢神経性顔面痛（三叉神経痛）

（1）発作性間歇性三叉神経痛：古くは本態性または特発性三叉神経痛と言われた．発作性，間歇的に短時間（多くは数秒，十数秒）の神経痛が三叉神経分枝領域に生じる．第二枝が最も多く，第三枝がこれに次ぎ，第一枝単独は少ない．原因の多くは，前下小脳動脈などの脳血管による三叉神経の圧迫による．感覚鈍麻を伴わない．

（2）非発作性持続性三叉神経痛：痛みは発作性に増悪することがあるが，完全に消えることはなく，弱い痛みが持続する．三叉神経領域に欠落徴候を認め，角膜の感覚鈍麻・脱失により，角膜反射が減弱・消失する．原因病変は様々である．

❷ 中枢神経性顔面痛

三叉神経髄内根（脊髄路）と脊髄路核，あるいはその核上性病変により生じる顔面痛で，持続性または発作性間

16. 顔面感覚障害の診かた

図1 三叉神経（第V脳神経）の顔面支配域（平山2006より）

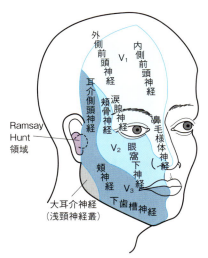

V_1：第一枝，V_2：第二枝，V_3：第三枝．

図2 三叉神経の走行模式図（平山2006より）

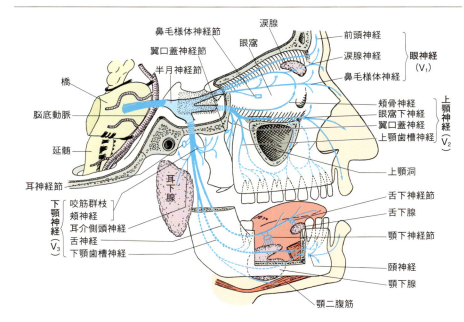

図3 三叉神経の根，核（亜核），路の模式図（平山2006より）

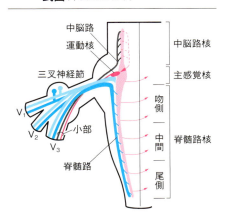

歇性である[4,5]．病因は脳梗塞（Wallenberg症候群など），多発性硬化症などである．

❸ 群発頭痛 cluster headache

cephalalgia（headache）は頭痛と訳されるが，本来，頭痛と顔面痛の両者を包含している．本症のheadacheは頭痛より顔面痛が主体であるが，頭痛との鑑別から82項に記す．

（小島重幸）

【文献】
1) 平山惠造．神経症候学，改訂第2版，第I巻．文光堂，東京，2006

図4 三叉神経核の脊髄路核（亜核）と体性機能局在（平山2006より）

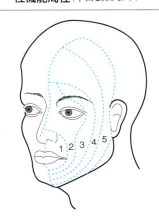

2) Hagen NA, Stevens JC, Michet CJ. Trigeminal sensory neuropathy associated with connective tissue diseases. Neurology 40：891-896, 1990
3) Mori K, Iijima M, Koike H, Hattori N, Tanaka F, Watanabe H, Katsuno M, Fujita A, Aiba I, Ogata A, Saito T, Asakura K, Yoshida M, Hirayama M, Sobue G. The wide spectrum of clinical manifestations in Sjögren's syndrome-associated neuropathy. Brain 128：2518-2534, 2005
4) Fukutake T, Hattori T, Chikama M, Kojima S, Hirayama K. Facial pain due to brain-stem encephalitis. Eur Neurol 32：118-120, 1992
5) Nakashima I, Fujihara K, Kimpara T, Okita N, Takase S, Itoyama Y. Linear pontine trigeminal root lesions in multiple sclerosis. Arch Neurol 58：101-104, 2001

図5 手口感覚症候群（平山2010より）

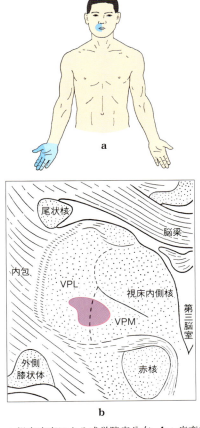

a：視床病変による感覚障害分布．b：病変部位．視床の後外側腹側核（VPL）の下内方部と後内側腹側核（VPM）の外方部とにまたがる軟化病変で前者により手の，後者により口部の感覚障害をきたす．

17. 聴覚障害の診かた

1. 聴覚障害とは

聴覚障害には，①音が正常より強く聞こえる聴覚過敏 hyperacusis，②音が正常より弱く聞こえるあるいは聞こえない聴力低下（難聴）hearing loss（deafness），③音源はないが，ジージー，キーン，など無意味な音として聞こえる耳鳴（耳鳴り）tinnitus，④音源はないが，言葉，会話，音楽などが聞こえる幻聴，⑤聴覚の総括的認知障害（皮質聾）がある．

2. 機能解剖

聴覚系は外耳（外耳道，鼓膜），中耳（鼓室，耳小骨）の伝音系と内耳以降の感音系に分けられる．

伝音系の伝導は気導と骨導の2種からなる．気導は外界音を収斂して鼓膜に伝える．骨導は頭蓋を介して鼓膜に伝える．鼓膜の振動は耳小骨を経て内耳に伝えられる．

感音系は簡明に4段階に分けられる[1]（図1）．①蝸牛内のCorti器官から蝸牛神経核に至る蝸牛（聴覚）神経（一次ニューロン），②蝸牛神経核から左右交叉して外側毛帯を通って反対側の下丘に至る線維（二次ニューロン），③下丘から内側膝状体に至る線維，④内側膝状体から聴放線を経て聴皮質（上側頭回，Brodmann 41, 42野）に至る線維である．

各部の機能は内側膝状体以下で音の周波数，高低，強弱，音源の位置などが分析される．聴皮質であらゆる音の認知がなされる．左半球では聴皮質はすぐ外側のWernicke野（Brodmann 22野）に投射し，言語音の聴覚的理解がなされる．島回や海馬への投射も知られている．

3. 聴覚障害の診かた

問診で聴覚障害（聴覚過敏，聴力低下，耳鳴など）の有無を確認する．

（1）聴力低下（難聴）：聞き返しが多い，応答が妙にずれている，一方の耳をそばだてるときは聴力低下・難聴を疑う．

聴覚の診察（検査）にあたって外耳道が耳垢や異物で閉塞していないか確認する．聴覚（聴力）の検査は片耳ごとに行う．反対側の耳を患者ないし検者の手で覆い，音叉，指同士のこすり音を近付けていき，左右差や検者自身の程度と比較する．音叉は振動覚用のもの（128Hz）を低音用に使い，高音用には1,024Hz（512〜2,860Hz）のものを使う．診察で片側の障害があると疑われるとき次の試験を行う[2]（図2）．

① Weber試験：音叉を頭頂の正中線上に当てて，音がどちらの耳に偏倚して聞こえるかを調べる．難聴側に偏倚するときは伝音性難聴が疑われ，健常側に偏倚するときは感音性難聴が疑われる．

② Rinne試験：音叉を乳様突起に当てて，聞こえなくなったら直ちに同側の外耳孔の傍で気導として聞かせる．聞こえる場合は陽性で，感音性難聴を意味する．聞こえない場合は伝音性難聴を示唆する．

（2）聴覚過敏：聴診器を患者に着けてもらい，膜面を叩く．一方で特に大きく聞こえる場合は聴覚過敏が疑われる（聴診器試験）．

（3）耳鳴：患者自身にしか聞こえない自覚的耳鳴と，他人にも聞こえる他覚的耳鳴とがある．前者では音源の多くが聴覚系の病変にあるのに対し，他覚的耳鳴の音源は聴覚系外にある．難聴と合併する自覚的耳鳴は，一般に，内耳以降，すなわち末梢神経性（聴神経）または中枢神経性（脳幹以上）の病変による．

4. 病因

❶ 耳鳴

（1）自覚的耳鳴：耳管狭窄，中耳炎・内耳炎，Ménière病，薬物中毒（アミノグリコシド系抗菌薬など）内耳神経腫瘍（聴神経腫瘍）など．

（2）他覚的耳鳴：内頸動脈狭窄や解離性動脈瘤，頭蓋動静脈吻合，軟口蓋ミオクローヌスなど．

❷ 聴覚過敏

片側性のものには顔面神経麻痺，中耳炎，迷路病変，心因性など．両側性のものには片頭痛にみられる音過敏．

❸ 聴力低下・難聴

（1）伝音性：多くは耳鼻科的疾患であり，神経学的に問題になるのはPaget病，頸静脈グロムス腫瘍．

（2）感音性

① 内耳（迷路）性難聴，聴神経性難聴：内耳炎（迷路炎），突発性難聴，Ménière病，薬物中毒（アミノグリコシド系抗菌薬），聴神経鞘腫，小脳橋角部腫瘍（髄膜腫など），各種髄膜炎[2]，肥厚性硬膜炎，ミトコンドリア脳筋症[3] など．

② 聴覚路性（脳幹性）難聴：聴覚路は脳幹内で何回か左右交叉するので，機能の偏在性がない．頻度は少ないが，脳血管障害（特に前下小脳動脈系の脳梗塞）での報告[4]がある．

❹ 大脳性聴覚障害

両側の聴皮質が障害されると両耳の著しい聴力低下をきたし，環境音，音楽，言語音が認知できず，皮質聾，聴覚性失認などと呼ばれる．音楽が選択的に認知できない場合を音楽認知障害，言語音のみが認知できない場合を純粋語聾と言う．

（小島重幸）

【文献】
1）平山惠造．神経症候学，改訂第2版，第

17. 聴覚障害の診かた

図1 感音系の機能解剖（平山2006より）

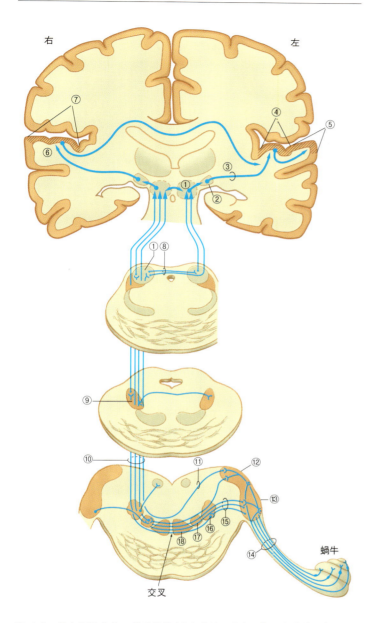

①下丘，②内側膝状体，③聴放線（内包後脚下部），④一次聴覚野（41，42野）および横側頭回（Heschl横回），⑤二次聴覚野（22野，Wernicke野），⑥上側頭回，⑦側頭葉弁蓋部，⑧下丘交連，⑨外側毛帯背側核，⑩外側毛帯，⑪背側聴条，⑫蝸牛神経背側核，⑬蝸牛神経腹側核，⑭蝸牛神経，⑮台形体，⑯台形体背側核，⑰上オリーブ内側核，⑱台形体腹側核．

図2 音叉試験（平山2006より）

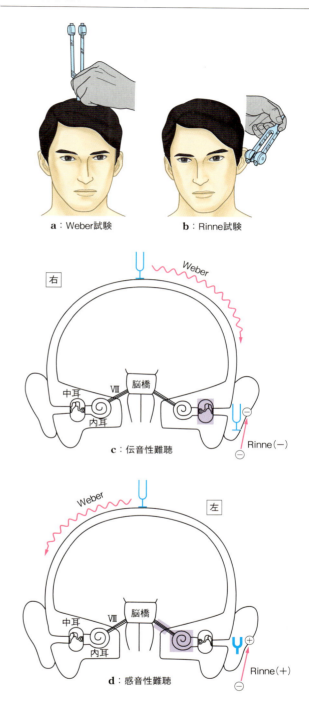

a：Weber試験　　b：Rinne試験

c：伝音性難聴

d：感音性難聴

Ⅰ巻．文光堂，東京，2006
2) van de Beek D, de Gans J, Tunkel AR, Wijdicks EFM. Community-acquired bacterial meningitis in adults. N Engl J Med 354：44-53, 2006
3) Kornblum C, Broicher R, Walther E, Herberhold S, Klockgether T, Herberhold C, Schröder R. Sensorineural hearing loss in patients with chronic progressive external ophthalmoplegia or Kearns-Sayre syndrome. J Neurol 252：1101-1107, 2005
4) Lee H, Sohn SI, Jung DK, Cho YW, Lim JG, Yi SD, Lee SR, Sohn CH, Baloh RB. Sudden deafness and anterior inferior cerebellar artery infarction. Stroke 33：2807-2812, 2002

18. 前庭障害の診かた

1. 前庭障害とは

前庭系は平衡に大きく関与する．平衡を天秤に例えるなら，天秤の両皿に載せた物の重さが等しく（衡），竿が水平に保たれた状態（平）である．

平衡障害は前庭障害に限らず，いわゆる深部感覚障害でも，筋脱力（筋力低下）でも生じ，歩行障害をもたらす．また，めまいを伴うことがある．めまいもまた前庭障害に限らず，他の病態で生じうる．これらについては他項の中でまとめ〔歩行障害→43項，めまい→83項〕，本項では前庭障害固有の診かたを述べる．

2. 機能解剖[1]（図1）

前庭神経系は頭部の角加速度と直線加速度を監視している．これらは内耳の卵形嚢，球形嚢および三半規管の有毛細胞で感知され，前庭神経に伝えられる．前庭神経は聴覚の蝸牛神経と平行して内耳道を走り，蝸牛神経より前方で延髄に入り，大部分は前庭神経核に終わり，一部は直接的に小脳（前庭小脳）に達する．

前庭神経核からの遠心路には以下のものがある．①同側の内側縦束 medial longitudinal fasciculus（MLF）に入り，頭側に上がって動眼系神経核に終わるもの（前庭眼反射や共同眼球運動に関与），②反対側の MLF に入るもの，③MLF に入り，下行して延髄運動ニューロンに達するもの（頭頸部運動および同運動と眼球運動との関連に関与），④同側の脳幹から（外側）前庭脊髄路として脊髄へ下り，脊髄前角の運動細胞に投射するもの（筋緊張の維持に関与），⑤前庭小脳や虫部に投射するもの（小脳からの線維と共に前庭機能の制御や眼球運動，平衡機能に関与）などがある．

前庭神経核と大脳皮質との直接的連絡路は明確になっていないが，大脳前庭皮質として上側頭回後部や頭頂間溝が想定されている．

3. 前庭障害の診かた

前述のごとく，歩行障害，めまいについては別項で扱うのでそれらを参照されたい〔歩行障害→43項，めまい→83項〕．

（1）眼振：自発性眼振，注視性眼振がみられる．一般に，末梢性病変では水平性眼振が，中枢性病変では水平性，垂直性，回転性眼振が認められる（→13項）．

（2）腕偏倚試験[1]（図2）：患者は椅子に坐った姿勢で，両上肢を前方水平に肩幅で挙上し，示指を伸ばす．検者は自分の両示指を患者のそれに向かい合わせ固定し，元の位置の指標とする．その後，患者を閉眼させ（約20秒），示指の偏倚を観察する．前庭系障害では上肢筋の筋緊張の平衡障害から水平方向に偏倚する．一般に，末梢性障害では両示指は平行して一方（病変側）へ偏倚することが多い．中枢性障害では一側優位，非平行性に偏倚する．

（3）Romberg 徴候[2]：一般に，末梢性障害では眼振の緩徐相（病変側）に体が動揺するが，中枢性障害では体が動揺する方向に特異性はない（→58項）．

（4）閉眼足踏み試験：患者は直立し，閉眼して，その場所で普通の歩調で膝を高く上げて足踏みをする．40ないし50歩で45度以上回旋するのを異常とする．一般に，末梢性病変では病変側に回旋するが，中枢性病変では病変側との関係は一定しない．

（5）温度眼振試験（Caloric 試験）：外耳道や鼓膜に異常がないことを確認した上で，患者は仰臥位で頭を30度上げる（外側半規管が垂直になる）．片側外耳道に冷水（33℃）あるいは温水（44℃）を注入する．正常では冷水刺激でそれから遠ざかるような眼振が出現し，温水刺激でそれに近付くような眼振が出現する．眼振反応の消失（半規管麻痺 canal paresis）が，末梢性病変でみられる．

（6）頭部強制回旋試験 head thrust test／head impulse test[3,4]：前庭眼反射を診る試験の一つであり，患者を坐らせ，正面視（検者の鼻を注視）させたまま急速に頭部を約15度，一側に回旋する．正常では遅滞なく元の視線の位置に残る．片側末梢性病変では回旋方向に少し移動し，正面に戻るのに遅れがみられる．

4. 病因

❶ 末梢性障害

①中耳炎，内耳炎，髄膜脳炎，②良性発作性頭位性めまい，③Ménière病，④前庭神経炎，⑤耳帯状疱疹，⑥アミノグリコシド系抗菌薬副作用など．

❷ 中枢性障害

①脳血管障害（脳幹・小脳の梗塞，出血）[5]，②多発性硬化症，③脳腫瘍（内耳神経腫瘍，小脳橋角部腫瘍），④延髄空洞症，⑤頭部外傷など．

（小島重幸）

【文献】

1) 平山惠造．神経症候学，改訂第2版，第Ⅰ巻．文光堂，東京，2006
2) Pearce JMS. Romberg and his sign. Eur Neurol 53：210-213, 2005
3) Halmagyi GM, Curthoys IS. A clinical sign of canal paresis. Arch Neurol 45：737-739, 1988
4) Brandt T, Strupp M. General vestibular testing. Clin Neurophysiol 116：406-426, 2005
5) Edlow JA, Newman-Toker DE, Savitz SI. Diagnosis and initial management of cerebellar infarction. Lancet Neurol 7：951-964, 2008

18. 前庭障害の診かた

図1　前庭装置，前庭神経・節・核と核上性線維連絡（平山2006より）

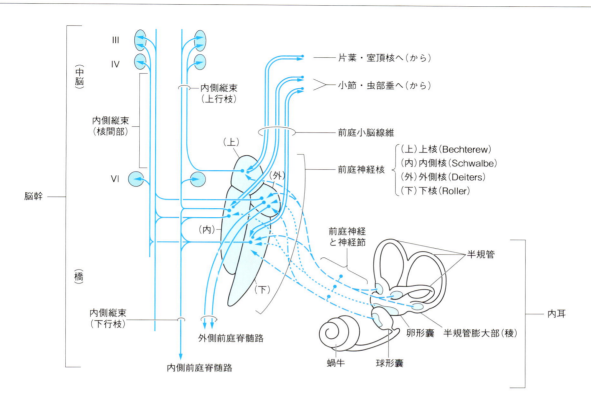

図2　腕偏倚試験における水平腕偏倚（平山2006より）

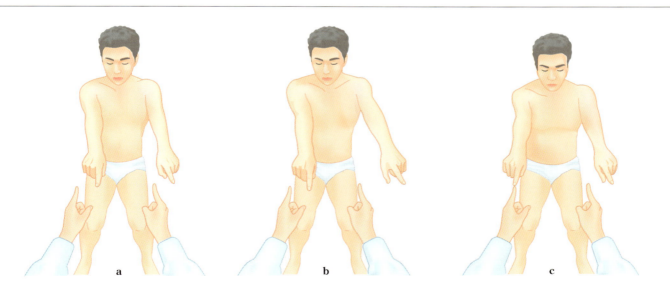

頭と腕の位置関係に注目する．**a**：末梢性前庭迷路障害：左右の腕偏倚が同方向，同程度．時に腕が偏倚せず，頭が逆方向に回旋することがある．内耳，前庭神経の病変を示唆．**b**：中枢性前庭迷路障害(1)：両腕の偏倚は同方向で，程度が異なる．通常，外転側の偏倚が大きい．頭の回旋（反対方向）にも注意．前庭小脳を含め，脳幹，小脳の病変を示唆．**c**：中枢性前庭迷路障害(2)：片側（外転側）の腕のみが偏倚する（**b**と同義）．

19. 味覚障害の診かた

1. 味覚障害とは

味覚には基本的な4つの味（甘味，塩味，酸味，苦味）があり，味覚障害の主なものはそれらの味覚が鈍麻・脱失する味覚鈍麻（脱失）hypogeusia（ageusia）である．その他に，本来の味と異なる味覚に感じる味覚変容，基本的な味覚のうち特定の1，2の味覚のみが障害される乖離性味覚障害などがある．

味覚は嗅覚と密接な関係を持ち，嗅覚が落ちると味覚も落ち，風味がわからなくなる，あるいは美味しさを感じなくなる．従って，患者が味覚障害を訴えたときには，味覚と共に嗅覚の障害の有無にも留意する（→7項）．

2. 機能解剖

味覚の受容器は味蕾であり，その多くは舌乳頭にあるが，舌のほかに口蓋，頬，舌咽頭の粘膜にも存在する．舌乳頭は4種類あり，舌背一面に分布する糸状乳頭は触覚に関与し，他の3種の乳頭（茸状乳頭，葉状乳頭，有郭乳頭）が味覚に関与する．

味覚は主に次の部位で感知する．舌縁で酸味，塩味を，舌尖で甘味を，舌背後部で苦味を感知する[1]（図1）．

味覚（味蕾）の神経支配は舌神経（三叉神経），舌咽神経，迷走神経による．舌の前方2/3の味覚線維（舌神経）は茸状乳頭に分布し，この求心性線維は末梢部では三叉神経の第三枝（下顎神経/舌神経）を通り，鼓索神経を経て，近位部では中間神経（顔面神経と内耳神経の間に挟まれる）として橋延髄の境で髄内に入り，孤束核の一部をなす味覚核に達する（→15項図2）．舌の後方1/3の味覚線維（舌咽神経），咽頭周囲に分布する味覚線維（迷走神経）もそれぞれ味覚核へ入る[1]（図2）．

延髄孤束核（味覚核）からの二次ニューロンは内側毛帯を経て，視床の後内側腹側核（VPM）に達し，三次ニューロンとして頭頂葉弁蓋部・島回にある味覚中枢へ伝達される[1]（図3）．

3. 味覚障害の診かた

通常，患者からの訴えがある．味覚異常の内容，味の種類，風味の影響など，味に関する問診と共に，感冒など味覚や風味に影響をもたらす疾患や，偏食の有無を尋ねる．その他，食物刺激がないのに苦く感じるなどの自発性異常味覚や特定の味だけわからないという乖離性味覚障害の有無も注意する．

視診では，糸状乳頭以外の舌乳頭を観察する．舌尖と舌縁前方に分布する茸状乳頭が観察しやすく，正常では血流が豊富なため赤い点が鎖状にみられる．酸味，塩味を感知する．苦味を感知する有郭乳頭は舌背面後部で横に連らなる大きめの乳頭である．

味覚機能検査には濾紙ディスク法や電気味覚検査があるが，簡易法として，閉眼下でブドウ糖液，食塩水，酢，キニーネ液をそれぞれの味覚の感知部に塗布する．1回ごとに水で口の中をすすぐ．

4. 種類と病因[2]

❶ 片側前方2/3の味覚鈍麻

舌神経，顔面神経の中間神経の病変によるもので，甘味，塩味，酸味が障害される．

（1）舌神経障害：外科手術によるものが多い．舌前方2/3の味覚鈍麻と共に表在感覚鈍麻がみられる．

（2）鼓索神経障害：中耳の病変や乳様突起の手術により，味覚鈍麻と共に顎下腺，舌下腺の唾液分泌障害を伴う．

（3）顔面神経障害：中間神経が伴走する範囲の病変である．Bell麻痺，Ramsay Hunt症候群，錐体骨骨折（→15項）．

（4）頭蓋底病変，脳幹病変：小脳橋角部腫瘍，脳幹部腫瘍，脳梗塞[3]，多発性硬化症[4]など．

（5）その他，視床病変，頭頂葉病変．

❷ 片側後方1/3の味覚鈍麻

舌咽神経病変によるもので，苦味の障害をきたす．同側舌と同側咽頭壁の感覚（触，温，痛覚）鈍麻を伴う．急性期には嚥下障害がみられる．同側の軟口蓋は降下し，咽頭後壁でのカーテン徴候がみられる．同側の咽頭反射が消失する．

（1）末梢性病変：感冒，ジフテリア，梅毒，悪性腫瘍，外傷など．

（2）延髄病変：血管障害，腫瘍，延髄空洞症．

❸ 両側舌全体の味覚鈍麻

（1）流行性感冒：一時的な味覚鈍麻，風味の消失をきたす．

（2）変性性神経疾患：一部の遺伝性脊髄小脳変性症[5]．

（3）自律神経障害：Sjögren症候群，急性汎自律神経異常症．

（4）薬物：利尿薬，血管拡張薬，向精神薬，抗菌薬，抗癌薬，インターフェロンなど．機序の一つとしてキレート作用による亜鉛不足が想定されている．

（5）その他：全般的栄養障害，亜鉛不足，口腔内・唾液腺疾患，全身性疾患（腎障害，肝障害，糖尿病など）．

（6）精神障害：抑うつ状態，ヒステリー（転換性障害）で味覚の低下．さらには全くの喪失を訴える．

（小島重幸）

【文献】

1) 平山惠造．神経症候学．改訂第2版，第Ⅰ巻．文光堂，東京，2006
2) Heckmann JG, Heckmann SM, Lang CJG, Hummel T. Neurological aspects of taste disorders. Arch Neurol 60：667-671, 2003

19. 味覚障害の診かた

図1 味覚の局在（平山2006より）

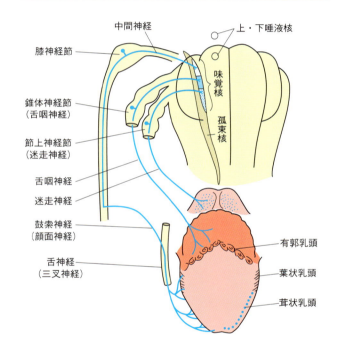

図2 末梢の味覚線維（平山2006より）

図3 中枢神経内の味覚路（平山2006より）

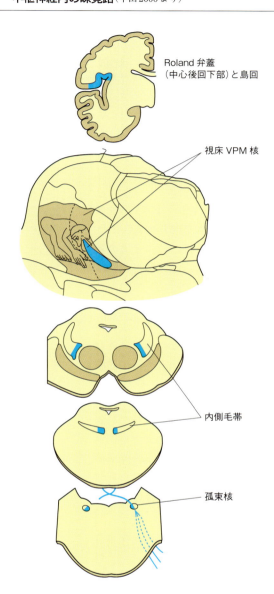

3) Landis BN, Leuchter I, Ruiz DSM, Lacroix J-S, Landis T. Transient hemiageusia in cerebrovascular lateral pontine lesions. J Neurol Neurosurg Psychiatry 77：680-683, 2006
4) Combarros O, Sanchez-Juan P, Berciano J. Hemiageusia from an ipsilateral multiple sclerosis plaque at the midpontine tegmentum. J Neurol Neurosurg Psychiatry 68：795-802, 2000
5) Fukutake T, Kita K, Sakakibara R, Takagi K, Tokumaru Y, Kojima S, Hattori T, Hirayama K. Late-onset hereditary ataxia with global thermoanalgesia and absence of fungiform papillae on the tongue in a Japanese family. Brain 119：1011-1021, 1996

II章 症候を捉える—診察の手技と解説 ＜脳神経系の診かた＞

20. 舌異常の診かた

1. 舌異常とは

舌は小さな器官であるが，神経疾患に関連する色々な情報をもたらす．すなわち，①粘膜の異常，②萎縮，肥大，③運動麻痺，④運動異常（運動失調，不随意運動），⑤感覚異常，である．

2. 機能解剖

舌の前方2/3を舌体，後方1/3を舌根と称する．分界溝が両者の境をなす．

(1) 舌粘膜：舌背粘膜には多数の乳頭があり，部位により種類が異なり，性質が異なる（→19項，専門書）．舌背粘膜の結合織に舌内筋の先端が達する．

(2) 舌筋：舌筋は舌骨や茎状突起などから起こる舌外筋と舌そのものの中にある舌内筋とに分けられる[1]（図1）．舌外筋は主に舌の前後，左右などの移動に関与し，舌内筋は主に舌体の形態に関与する．従って両者の障害は区別され，舌外筋の障害は舌の運動麻痺や運動異常（運動失調や不随意運動）を呈し，舌内筋の異常は舌の筋萎縮や肥大として現れる．

(3) 神経支配[2]：舌内筋，舌外筋とも舌下神経に支配されている．舌下神経は純粋運動神経であり，舌下神経核は第四脳室菱形窩の高さで傍正中部にある．髄内根は腹側に向かって進み，錐体とオリーブの間の溝から髄外へ出る．その後，後頭骨結節の中の舌下神経管を通り，下顎角を回るように内頸動脈近傍の頸部を下降し，舌筋に至る[1]（図2）．

舌下神経の核上性支配については古くから一側性支配と両側性支配との2説があるが，舌外筋である頤舌筋は主に交叉性一側性支配を受け，その他の筋群は反対側優位の両側性支配であると考えられる．その起源はSylvius裂内の中心前回下部にあり，内包膝部ないし内包後脚を通り，中脳以下では錐体路から分かれて錐体路迷行線維（束）を通って核に至るが，経路は未だ不明な点が多い．

3. 舌粘膜異常の診かた

舌背を占める乳頭が萎縮し，消失するため滑らかになる．疼痛，発赤を伴う．ビタミンB_{12}欠乏性亜急性脊髄連合変性症でみられる[3]（図3）．アミロイドニューロパチーでは乳頭萎縮と共に舌肥大をきたす[3]（図4）．ペラグラで多発性ニューロパチーと共に舌の発赤腫張，疼痛，舌苔を呈する[3]（図5）．膝神経節帯状疱疹では同側の舌縁に有痛性の発赤（疱疹）を生ずる[3]（図6）．神経Behçet病ではアフタ性潰瘍を生ずる．

4. 舌の筋萎縮・肥大の診かた

❶ 舌萎縮

舌下神経の核・核下性病変により筋萎縮が生じるが，核上性病変では筋萎縮はみられない．片側性舌萎縮では挺舌すると舌は萎縮側へ偏倚する[3]（図7，11）．両側性舌萎縮では舌の運動機能が著しく障害される．挺舌は不十分であるが，舌の偏倚はない[3]（図8）．筋萎縮が明瞭であるのに，舌運動（挺舌）に支障をきたさない場合がある（舌内筋が侵され，舌外筋は正常に保たれる）．球脊髄性筋萎縮症（Kennedy-Alter-Sung）でみられる[3]（図9）．

神経筋接合部疾患では一般に筋萎縮をきたさないが，時に筋萎縮がみられる．重症筋無力症に特徴的であり，舌背の縦に3本の溝が生じ，正中部と，両脇中間部が溝状になることがある[3]（図10）．

❷ 舌肥大

内分泌代謝異常により神経障害と共に舌肥大をきたすものがある．甲状腺機能低下症（粘液水腫）では精神不活発，動作緩慢，腱反射遅延，浮腫様顔貌と共に舌の肥大をきたす．肢端巨大症では頭痛，視神経症候と共に肢端，鼻，口唇の肥大に伴って舌肥大をきたす．アミロイドニューロパチーでは舌肥大をきたすが舌乳頭は萎縮する（図4）．

5. 舌運動麻痺の診かた

(1) 片側性舌麻痺：主として舌外筋の運動不全により患側の挺舌が障害され，健側の挺舌が保たれるため，舌は患側へ偏倚する．舌の後退時には健側に偏倚する[3]（図11，7）．健側による代償のため，構音・嚥下障害はあまり現れない．核・核下性病変の場合は麻痺側の舌半に筋萎縮が生じ，線維束性収縮を伴う．

(2) 両側性舌麻痺：挺舌が不十分または不能である．通常，舌は偏倚しない．舌の後退も不十分または不能である．構音が不明瞭に障害され，特に舌音のタ行，ラ行の発音が障害され，ダ行に近い発音になる．著しいときにはほとんど発音不能である．嚥下障害も強く現れる．3つのレベルが問題になる．

①核上性麻痺の場合は，舌周囲の口唇，頬，軟口蓋の両側性麻痺を伴っている（偽性球麻痺）．しかし，舌の筋萎縮はみられない．

②核・核下性麻痺の場合は舌の筋萎縮が認められる．核性舌両麻痺では舌の筋萎縮に線維束性収縮を伴う[3]（図8）．核下性麻痺（末梢神経病変）では核性麻痺に比べると，舌の筋萎縮は軽度で，線維束性収縮は目立たないことがある．

③神経筋接合部性麻痺（筋無力症）の場合は反復運動による筋脱力なので会話中に徐々に筋力が減少し，音声が不明瞭になるが，休めば回復する．これと並行して挺舌も障害される．同時に顔面筋にも脱力（易疲労性）がみられ

図1 舌内筋と舌外筋の神経支配説明図（越智1992より改変）

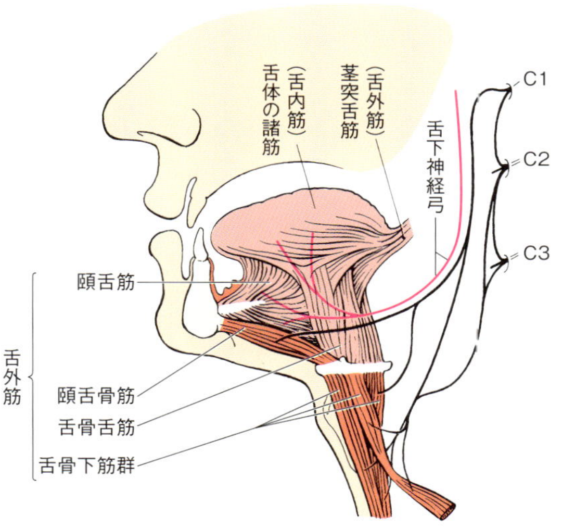

図2 舌下神経（越智1992より改変）

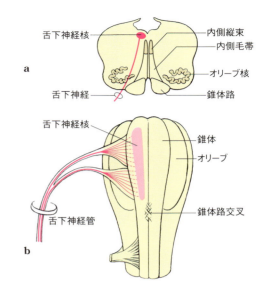

a：核と髄内根，b：髄外根（図1へ続く）

図3 舌乳頭萎縮（平山2006より）

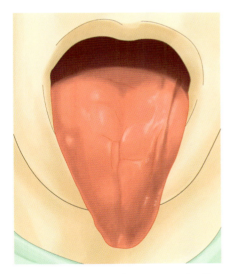

亜急性脊髄連合変性症（ビタミン B_{12} 欠乏）における広汎な舌乳頭萎縮のため舌背は平滑になり，痛みを伴う（Hunter舌炎）．両下肢運動感覚障害合併．

図4 舌乳頭萎縮と舌肥大（平山2006より）

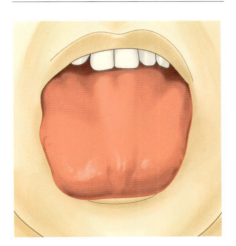

原発性アミロイドニューロパチーにみられる舌変化．両下肢神経症状合併．

図5 舌の発赤腫脹と表面白色化
（平山2006より）

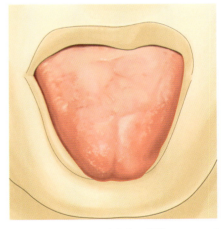

ペラグラでみられる舌変化．多発ニューロパチーと脳症合併．

る．通常，筋萎縮はみられないが，認められるときは特有な3本溝状を呈する[3]（上記4-❶）（図10）．

（3）病因[2,4]：舌運動麻痺をきたす病因をここにまとめる．

①片側性舌麻痺：ⓐ核上性片麻痺（半身麻痺）：血管障害[5]，腫瘍性病変など．ⓑ核・核下性片麻痺：延髄病変（血管障害[6]，腫瘍，延髄空洞症など），頭蓋外内頸動脈病変[7]，各種片側性末梢性病変．

②両側性舌麻痺：ⓐ核上性両側性麻痺：血管障害，腫瘍性病変など．ⓑ核・核下性両側性麻痺：延髄病変（血管障害[6]，腫瘍，筋萎縮性側索硬化症，延髄空洞症など），Guillain-Barré症候群など．ⓒ筋脱力としては重症筋無力症，筋強直性ジストロフィーなど．

6．舌の運動失調

舌の運動失調のために運動が精巧に行えない場合で，小脳性運動失調（→39項）と感覚性運動失調（→38項）がある．

（1）小脳性運動失調：舌の出し入れや左右へ振る交互動作を行うと，動きが遅く不規則である．構音障害を伴い，音が歪み，不明瞭で，各音の強弱や間隔が不規則になり，抑揚が過度になる．小脳萎縮症（変性症），橋・小脳の血管障害・腫瘍などによる．

（2）感覚性運動失調：舌の位置がわからないために舌尖の運動の方向がずれ，頬の上に置いた検者の指を頬の内側から舌で当てることがうまくできない．下部脳神経を巻き込むニューロパチーでみられる．

7．舌の不随意運動

全身的な不随意運動の部分症候として舌にみられるものと，不随意運動が舌とその周辺に限られるものがある．舞踏運動，アテトーゼ，口舌ジスキネジー（→15項）がある．神経有棘赤血球症でみられる口部ジスキネジーは激しく，舌，口唇に咬傷がみられる[8]．

8．舌の感覚異常

❶感覚鈍麻
三叉神経第三枝（下顎枝）の損傷による．

❷痛み（舌痛）
灼熱感をもった痛みを訴える．原因にペラグラ（ニコチン酸欠乏），悪性貧血（ビタミンB_{12}欠乏）による神経症状と共に生ずる．膝状神経節帯状疱疹で舌縁に有痛性疱疹を生ずる．

（小島重幸）

【文献】
1) 越智淳三．分冊解剖学アトラスⅢ．文光堂，東京，1992
2) Lin HC, Barkhaus PE. Cranial nerve Ⅻ: The hypoglossal nerve. Semin Neurol 29：45-52, 2009
3) 平山惠造．神経症候学，改訂第2版，第Ⅰ巻．文光堂，東京，2006
4) Keane JR. Twelfth-nerve palsy. Analysis of 100 cases. Arch Neurol 53：561-566, 1996
5) Yoon S-S, Park K-C. Glossoplegia in a small cortical infarction. J Neurol Neurosurg Psychiatry 78：1372, 2007
6) Bassetti C, Bogousslavsky J, Mattle H, Bernasconi A. Medial medullary stroke: Report of seven patients and review of the literature. Neurology 48：882-890, 1997
7) Mokri B, Silbert PL, Schievink WI, Piepgras DG. Cranial nerve palsy in spontaneous dissection of the extracranial internal carotid artery. Neurology 46：356-359, 1996
8) 市場美緒，中村雅之，佐野 輝．神経有棘赤血球症．Brain Nerve 60：635-641, 2008

20. 舌異常の診かた

図6　舌縁の帯状疱疹（平山2006より）

膝神経節帯状疱疹による．同側（左）の外耳道孔部疱疹と顔面神経麻痺を合併．有痛性，発赤を伴う．

図7　舌の核下性麻痺（平山2006より）

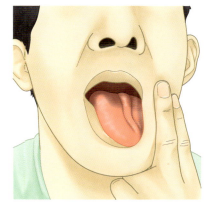

挺舌に際して舌が患側（左）に偏倚．舌萎縮を認める．同時に（左）顔面神経麻痺による開口不全のため，頬を外方へ指で寄せないと挺舌できない．頭蓋底腫瘍による両神経の麻痺．一見，核上性の麻痺を思わせるが，舌筋の萎縮が核・核下性障害を示唆する．

図8　球麻痺での舌萎縮［Ⅰ］（平山2006より）

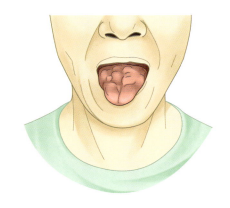

舌背，舌縁全体に凹凸がみられ，線維束性収縮を伴う．舌の動きは悪く，しばしば舌苔がみられる．筋萎縮性側索硬化症，進行性球麻痺による．

図9　球麻痺での舌萎縮［Ⅱ］（平山2006より）

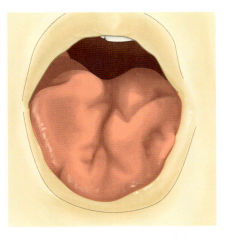

舌の広汎な凹凸を認め，線維束性収縮を伴う．しかし，舌の動きは良く，発病から長期間を経ても舌構音，飲食に軽い障害がみられるのみ．舌内筋の障害が主体で，舌外筋は相対的によく保たれるため．球脊髄性筋萎縮症（Kennedy-Alter-Sung）でみられる．

図10　三本溝状の舌萎縮（平山2006より）

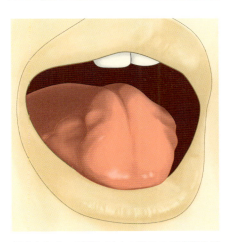

縦中央とその両脇に三本の溝状の筋萎縮を呈する．重症筋無力症でみる．

図11　片側舌萎縮における舌の出し入れ（平山2006より）

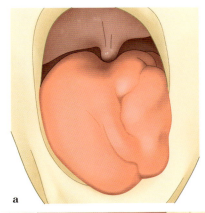

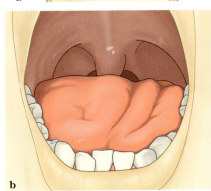

萎縮側は筋脱力のため，舌の出し入れの際にほとんど動かず，挺舌のときは舌が患側に引かれ，後退時には逆に健側に引かれてみえる．

21. 軟口蓋・咽頭・喉頭障害の診かた

1. 軟口蓋・咽頭・喉頭障害とは

咽頭の前上方鼻咽頭部を介して鼻腔に，前方は軟口蓋を境に口腔につながる．下方は輪状軟骨の高さで食道へ移行する．咽頭の下部の前方に円形の喉頭口が開く．口腔・咽頭・喉頭の機能には連続性があり，各部が協調的に働くという特徴がある．その機能の主体は発語(構音，発声)と咀嚼・嚥下であり，運動系，感覚系，反射系が複雑に絡む．本項では軟口蓋，咽頭，喉頭の基本的な症候を述べ，構音障害は22項で，咀嚼，嚥下障害は23項で述べる．

2. 機能解剖

❶ 運動系

(1) 軟口蓋(口蓋帆)：口蓋垂筋，口蓋帆挙筋，口蓋帆張筋などで構成され，これらの筋収縮により口蓋垂や軟口蓋(咽頭口蓋弓)が挙上する[1](図1)．口蓋帆張筋は三叉神経(運動枝)，口蓋帆挙筋は顔面神経，その他の筋肉は咽頭神経叢(Ⅸ・Ⅹ脳神経，Ⅺ脳神経延髄根，上頸交感神経節)で支配される．

(2) 咽頭：咽頭後壁は咽頭口蓋筋と咽頭収縮筋とからなり，左右の筋肉が中央の咽頭縫線で結合している[1](図2)．上咽頭収縮筋は主にⅨ脳神経，中・下咽頭収縮筋は主にⅩ脳神経(＋Ⅺ脳神経延髄根)で支配される．

(3) 喉頭：発声筋群[2](図3)と嚥下筋とで構成される．発声時には左右の声帯間の空隙(声門裂)が狭まり，呼気流が周辺諸筋によって調節されて音声となる．構音はその上方の喉頭・咽頭・口腔でなされる．喉頭筋は全てⅩ脳神経支配で，嚥下時には嚥下筋の働きにより喉頭口が閉鎖される(→23項)．

❷ 感覚系

軟口蓋はⅩ脳神経，舌根部はⅨ脳神経，これより後方の後口蓋弓(咽頭口蓋弓)や咽頭部はⅨ＋Ⅹ脳神経，喉頭部はⅩ脳神経で支配されている[2](図4)．

❸ 舌咽・迷走・副神経とその核

核：孤束核はⅨ・Ⅹ脳神経の感覚終止核であり，その上部には味覚核がある．一方，迷走神経背側核と疑核はそれぞれ平滑筋，横紋筋の運動起始核に相当する[2](図5)．

神経(根)：Ⅸ・Ⅹ脳神経の髄外神経根はそれぞれ複数あり，延髄外側部でオリーブの後ろに頭尾方向に一列に並んでいる．その後，両神経とも頸静脈孔を通り，内臓に分布する．Ⅸ脳神経が舌・咽・喉と上方に分布するのに対し，Ⅹ脳神経は咽・喉・胸と下方に分布する．咽喉部では両者(Ⅸ，Ⅹ)が広く重なり，一連の構造とみなされる．Ⅺ脳神経は機能解剖学的に延髄根と頸髄根に分けられ，延髄根はⅨ・Ⅹ脳神経と一体となる．延髄根に対応する核は疑核下部である．頸静脈孔部では副神経内側枝となり，Ⅹ脳神経に合流し，その末梢はⅩ脳神経と同様に軟口蓋や咽頭の横紋筋を支配している．

3. 軟口蓋・咽頭・喉頭障害の診かた

❶ 軟口蓋・咽頭障害

開口し，軟口蓋，咽頭が静止した状態で，軟口蓋の不随意運動の有無，口蓋弓の非対称の有無などを診る．次いで，「ア」と発声したときの口蓋弓の運動(挙上)を診る．感覚は舌圧子で触覚を診る．その他，軟口蓋反射・咽頭反射を診る(→64項)．

(1) 軟口蓋の運動麻痺：片側性麻痺では通常，機能障害はないか，あっても急性期に軽微で，速やかに消失する．視診では口蓋弓の非対称がみられる．「アー」と長く発声させ，筋肉に疲労を起こさせると麻痺が明らかになりやすい．両側性麻痺では音声は低く，鼻声になる．嚥下の際に液体が鼻腔に逆流しやすい．

(2) 咽頭の運動麻痺：片側性麻痺では，軟口蓋の片側麻痺と同様に機能面での障害はないか極めて軽いが，カーテン徴候を呈する(詳細省略)．両側性麻痺では，①「ア」の発声で咽頭後壁の挙上がみられない，②咽頭反射が消失する，③食物が鼻へ逆流する，④音声が変化し，母音が不明瞭になり，鼻腔に響く(偽性嗄声)．

(3) 病因：軟口蓋，咽頭の麻痺は舌咽喉の片側麻痺や，球麻痺，偽性球麻痺の部分症候をなすので，病因は当該項参照[3,4]．

❷ 喉頭障害

声帯の視診は耳鼻咽喉科に依頼する．反回神経(Ⅹ脳神経)の末梢の下喉頭神経は発声に大きく関与し(→22項，図2)，その一側の麻痺で嗄声をきたす．高度の場合はほとんど失声になる．

両側性麻痺には以下のものがある．①筋原性麻痺：音色や響きが鈍くなる(変声)，②両側性反回神経麻痺：失声，③後輪状披裂筋麻痺(後筋麻痺，声帯外転筋麻痺)[5]：呼吸困難をきたし，気管内挿管が必要になることがある．

付1) 軟口蓋ミオクローヌス(→96項)

軟口蓋に代表される規則的律動性ミオクローヌスであり，咽頭・喉頭筋等にも広がることがある．生理学的には振戦と考えられている．

付2) 舌咽神経痛

間歇的発作性の激痛が，片側の舌根部，扁桃部，咽頭の奥に起こる．嚥下，あくび，咳等で誘発される．末梢神経炎症性病変，頭蓋内(髄外)，脳幹の圧迫性病変(腫瘍，動脈瘤)による．

(小島重幸)

【文献】

1) 越智淳三．分冊解剖学アトラスⅡ．文光堂，東京，1992
2) 平山惠造．神経症候学．改訂第2版，第Ⅰ巻．文光堂，東京，2006

21. 軟口蓋・咽頭・喉頭障害の診かた

図1 軟口蓋（口蓋帆）とその構成筋（越智1992より）

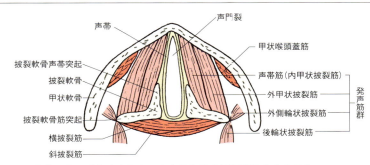

a：口腔を前方から見る．b：咽頭口蓋弓を後方から見る（左半：咽頭口蓋弓，右半：その内部）．

図2 咽頭の構成筋（越智1992より）

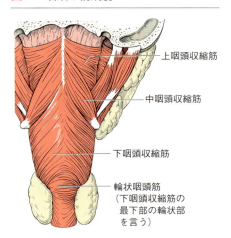

図3 声門と発声筋の模式図（平山2006より）

声門とは，声帯や声門裂を中心とする声を作り出す周辺構造全体を言う．声帯，声門裂，声門はそれぞれの部位を言う．混用，誤用を避ける．

図4 口腔咽頭の感覚神経支配（平山2006より）

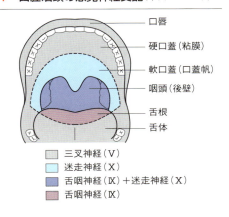

図5 口腔咽頭を支配する神経諸核の模式図（平山2006より）

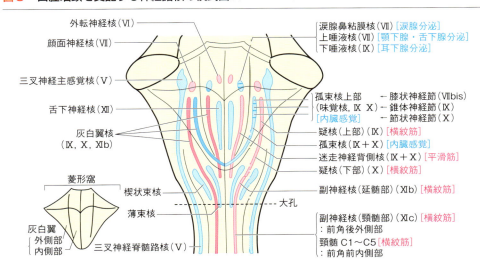

脳神経を（記号）で示す．b：bulbar（延髄部），c：cervical（頸髄部）を指す．支配機能を［ ］内に示す．赤：運動系，青：感覚・分泌系．右半に支配神経核を示す．疑核上部（Ⅸ）と下部（Ⅹ）の境は明らかでない．疑核下部（Ⅹ）と副神経核（延髄部）（Ⅺb）とは連続するとされている．従って横紋筋支配核はⅨ＋Ⅹ＋Ⅺbとひとつながりである．味覚と内臓感覚の孤束核は連続のものである．副神経核（頸髄部）（Ⅺc）は前角後外側部にあり，頸髄C1～C5の前角前内側部と共に頸筋（胸鎖乳突筋，僧帽筋）を支配し，ⅪbとⅪcとは形態上も機能上も分離している．

3) Ropper AH. Unusual clinical variants and signs in Guillain-Barré syndrome. Arch Neurol 43：1150-1152, 1986
4) 谷口 洋, 久富 護, 関根 威, 松井和隆, 長友真理子, 井上聖啓．耳介擦過液のPCR法が診断に有効であったzoster sine herpeteによる舌咽迷走神経麻痺の1例．臨床神経 46：668-670, 2006
5) van der Graaff MM, Grolman W, Westermann EJ, Boogaardt HC, Koelman H, van der Kooi AJ, Tijssen MA, de Visser M. Vocal cord dysfunction in amyotrophic lateral sclerosis. Four cases and a review of the literature. Arch Neurol 66：1329-1333, 2009

22. 構音障害の診かた（付：嗄声）

1. 構音障害とは

　言葉を発するには，口腔咽喉の諸器官を活用して，適切な語音を構成する．この「語音の構成」の略語が構音または構語である．構音障害とは，言語を口から発するときに，本来の正確な発音が障害されることを言い，構音障害が高度になると，ほとんど発語できない状態（構音不能）になることがある．

2. 機能解剖

　言語は内言語と外言語とに分けられる．内言語（頭の内で思考する言語）に深く関わる言語脳は通常左大脳半球にあり，その領域で外言語（話し言葉）化される．言語脳で話し言葉になる最終段階がBroca野で，その出力部が左中心前回下部に相当する．この部位は構音の皮質中枢とみることができ，この病変で失構音（構音障害とは区別される）が生じる（→74項）．

　これより下方に続く構音の神経機構は，左大脳半卵円中心を通り，3つの機構に分かれる．一つは錐体路系（皮質-橋延髄路）として下位脳神経運動核へ向かう．他の一つは錐体外路系（線条体ほか），残りの一つは小脳系へ向かう．この間，内包では前脚ないし膝部を通る．左中心前回下部からの投射線維が，脳梁を経て反対側の中心前回下部に至り，下降する可能性もある．いずれにせよ，構音に関与する下位脳神経諸核は左中心前回下部から両側性に支配されており，錐体外路系，小脳系の制御も受けている[1,2]（図1）．

3. 構音障害の診かた

　構音障害があるとき，発音が不明瞭になるが，言語機能は保たれている．構音障害があっても，呼称すること，読むこと，言語を理解することはできる．病歴を聴取する間の自然な会話（自発語）の中で構音の異常を捉える．

　その上で患者に検者をまねるように指示し，負荷試験を行う．①「パパパ…」「タタタ…」「カカカ…」などの単音の繰り返し，②「パタカ，パタカ，…」の三音節の繰り返し，③新聞などの音読がある．構音障害の種類により，それぞれの特性がある．

❶ 麻痺性構音障害

　口唇，舌，軟口蓋，咽頭，喉頭などの運動麻痺による構音障害であり，上位・下位運動ニューロン，筋肉の障害による．発音の不明瞭さが前景に出る．軽度の場合，抑揚が低下し，歯音（サ行）が不明瞭になり，口蓋音（ガ行）が鼻にかかる．障害が強くなると，発音が不明瞭で遅くなり，パ行→バ行（口唇麻痺），ラ行→ダ行（舌麻痺），ガ(ga)行→鼻声のカ°(ŋa)行（軟口蓋麻痺）のように変化する．単音の繰り返しで，障害されている構音筋を捉え，障害機構を知ることができる[1,2]（表1）．

❷ 協調運動障害性構音障害

　言葉の正常な調子が失われ，韻律の障害が目立つ．注意してゆっくりと話しをすれば，構音の障害はある程度まで矯正される．小脳系障害と錐体外路系障害によるものがある．

　（1）運動失調性構音障害（→39項）：音の強弱が不規則で，絶えず音の強さが動揺する．音が突然強く発せられ（爆発性発語），さらに構音障害が強くなり，音の強さの変化が際立ってくると，連続的な発音に際して，発音が刻まれるように聞こえる（断綴性発語）．

　（2）錐体外路性構音障害：錐体外路系障害は筋緊張亢進-運動減退型と筋緊張減退-運動亢進型とに大別され，音声もそれに準じる．前者の代表的疾患であるParkinson病（Parkinson症候群）では，小声で，抑揚がなく単調になり，発語の開始が困難になり（すくみ），どもるような発語速迫がみられることもある．後者に属する舞踏病，アテトーゼでは口唇音，舌音が障害され，抑揚が目立ち，あるいは断綴するなど，病状により，多彩である．

4. 病因

　（1）麻痺性構音障害：①筋肉病変；重症筋無力症，筋強直性ジストロフィー[3]など．②下位脳神経障害；Guillain-Barré症候群，Villaret症候群など．③橋・延髄病変；血管障害，進行性球麻痺，延髄空洞症など．④大脳病変；偽性球麻痺など．

　（2）協調運動障害性構音障害：①小脳病変；血管障害[4]，脊髄小脳変性症，腫瘍など．②感覚性ニューロパチー，③錐体外路系病変：Parkinson病[5]，Parkinson症候群，Wilson病，両側アテトーゼなど．

付）嗄声

　嗄声（させい）とは嗄（しわが）れ声のことである．声帯自体の病変，一側性反回神経病変[2]（図2），延髄（核性・核下性）病変（Wallenberg症候群など）のほか，頸部，胸郭内病変による．

　偽性球麻痺では咽頭・喉頭筋の麻痺のため澄んだ音声が出ない．真の嗄声でないので偽性嗄声と言う．

（小島重幸）

【文献】

1) 平山惠造．構音障害と失構音-神経学的視点から-．脳神経 46：611-620，1994
2) 平山惠造．神経症候学，改訂第2版，第Ⅰ巻．文光堂，東京，2006
3) de Swart BJ, van Engelen BG, van de Kerkhof JP, Maassen B. Myotonia and flaccid dysarthria in patients with adult onset myotonic distrophy. J Neurol Neurosurg Psychiatry 75：1480-1482, 2004
4) 桑原 聡，平山惠造，小島重幸，河村 満．上小脳動脈領域梗塞の臨床的特徴．脳卒中 14：159-165，1992
5) Jankovic J. Parkinson's disease：clinical features and diagnosis. J Neurol Neurosurg Psychiatry 79：368-376, 2008

22. 構音障害の診かた（付：嗄声）

表1　構音の末梢神経・筋機構（平山2006より）

構音点	構音筋	支配脳神経	構音（障害音）
両口唇	口輪筋	顔面神経	**パ**行，バ行，［マ行］，ワ，フ
上歯	舌筋	舌下神経	サ行，ザ行，チ，ツ
歯頸	舌筋	舌下神経	**タ**テト，ダデド，［ナ行］，**ラ**行
硬口蓋	舌筋	舌下神経	ヤ行，ヒ
軟口蓋	舌筋／口蓋筋	舌咽神経／迷走神経	**カ**行，ガ行，［カ゜行］
咽頭	咽頭筋	迷走神経	
喉頭	喉頭筋	迷走神経	ハ，ヘ，ホ
発声点（声門）	頰筋／下顎筋	三叉神経	ア行（母音）

［註］
1. 赤文字は構音試験の標準として繁用される．［　］は鼻音．カ゜は［ŋa］.
2. パ行（口唇音）は口輪筋，顔面神経の機能を診る標準音．麻痺によりバ行に近付く．
3. タテト，ラ行（舌尖音）は舌筋，舌下神経の機能を診る標準音．麻痺によりダデド，ナ行に近付く．
4. カ行（軟口蓋音）は軟口蓋・咽頭，舌咽・迷走神経の機能を診る標準音．麻痺によりカ゜行に近付く．
5. ［マ行］，［ナ行］は鼻音のため，軟口蓋麻痺でも影響を受けない．
6. 「パタカ，パタカ，…」の3音節繰り返しが失構音では著明に障害される．

図1　構音（語音構成）の機能解剖様式と症候（平山2006より改変）

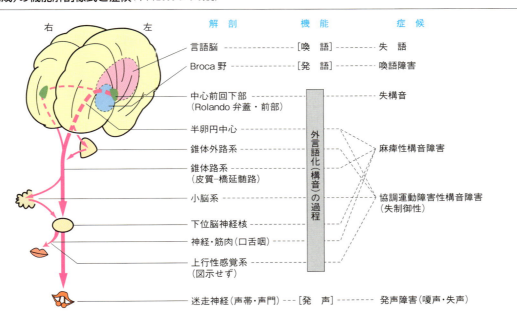

図2　声門［裂］の開閉時模式図．諸筋への神経支配（平山2006より）

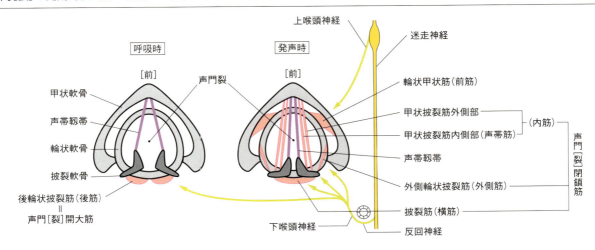

23. 咀嚼・嚥下障害の診かた

1. 咀嚼・嚥下障害とは

咀嚼・嚥下は3相に分けられる．第一相（口腔期）は飲食物（流動物，固形物）が口腔内にあり，固形物を咀嚼し，半流動化して，咽頭へ送り込む前段階．第二相（咽頭期）は口腔からの飲食物が咽頭に達し，さらに食道へ送り込まれる意思・反射期，第三相（食道期）は食道の蠕動運動で飲食物が胃へ送られる反射期である．咀嚼障害は日常生活の質に影響し，嚥下障害は結果として誤嚥性肺炎を繰り返し，生命予後を大きく左右する．

2. 機能解剖

（1）口腔期：口輪筋，口頬筋（Ⅶ支配），咀嚼筋（Ⅴ運動枝支配），舌外筋，舌内筋（Ⅻ，上位頸神経支配）が関与し，咀嚼，食塊形成をなす．これら諸筋の麻痺などにより咀嚼機能が障害される．

（2）咽頭期：①嚥下反射惹起；軟口蓋前面，舌根部，咽頭壁，喉頭蓋上面で囲まれる領域（Wassilieff領域）に飲食物が入ると嚥下反射が誘発される．②鼻咽腔閉鎖；軟口蓋挙上，鼻咽腔閉鎖，③喉頭腔遮断；喉頭蓋，声帯の閉鎖，④食塊移送；舌根部挙上，⑤食道入口部開大；輪状咽頭筋弛緩，舌骨-喉頭の挙上からなる．これらにはⅤ，Ⅸ，Ⅹ神経が関与する[1,2]（図1〜3）．

（3）食道期：食道壁筋の反射性蠕動運動からなる．食道の上1/3は横紋筋（体性神経），下1/3は平滑筋（副交感神経）で，中1/3は両者の混在である．いずれも迷走神経支配である．

3. 咀嚼・嚥下障害の診かた

（1）問診：「よく噛めない」「飲み込みにくい」「むせやすい」「口腔内に唾液がたまる」などの症状があるとき，肺炎を繰り返すとき，原因不明の体重減少があるとき，咀嚼・嚥下障害を疑い，急性発症（脳幹・大脳の血管障害など）か慢性・進行性（筋萎縮性側索硬化症，偽性球麻痺など）かを明らかにする．さらに，飲み込みにくいのが固形物か（球麻痺），流動物か（偽性球麻痺），嚥下痛の有無（局所の炎症，舌咽神経痛），易疲労性の有無（重症筋無力症）を尋ねる．

（2）診察：①会話時の流涎（りゅうぜん）の有無を観察する．次に咀嚼・嚥下運動に直接関わる咀嚼筋，顔面筋，軟口蓋，咽頭，舌について観察する（→15，20，21，22項）．②唾液や少量の水の空嚥下で嚥下の様子を観察する．このとき，甲状軟骨（いわゆる喉仏）に指を当て，その上下運動を確認する．健常者では甲状軟骨が一挙に挙上し，1回で飲み終わるが，嚥下運動の咽頭期に異常があるときは2回，3回と挙上運動を繰り返す．③鼻をつまむと飲みやすくなるのは鼻咽頭閉鎖不全である．［正確な嚥下障害の把握には，X線装置と造影剤を用いるvideo-fluoroscopy（VF）があるが，誤嚥の危険性に配慮して施行する．］

4. 病因

❶ 咀嚼障害

（1）口頬筋脱力：Bell麻痺に代表される片側性顔面神経麻痺．両側性のものに筋強直性ジストロフィー，重症筋無力症，球麻痺など．

（2）舌の運動障害：両側性麻痺（球麻痺，偽性球麻痺ほか），運動失調（小脳性，いわゆる深部感覚性）が強いもの，不随意運動（激しい舞踏運動，アテトーゼ）など，口唇，舌の運動異常が著しいもの．

❷ 嚥下障害

（1）脳血管障害

①偽性球麻痺：両側の皮質延髄路が障害されて，嚥下障害を呈する．2回（左右）の血管障害の直後に急性に発現する場合と緩徐に出現する場合がある．嚥下反射は両側性に消失し，嚥下障害は流動物でみられることが多い．

②Wallenberg症候群（延髄外側症候群）[3]（→95項）：病変が延髄吻側・内側（疑核，孤束核，延髄網様体）へ広がると強い嚥下障害がみられる．嗄声を伴うことが多い．麻痺側を下にした側臥位で嚥下しやすいことがある．

③その他：一側の島回を含む脳梗塞で誤嚥性肺炎を呈することがある[4]．

（2）筋萎縮性側索硬化症：球症状による第一相（口腔期）の障害，次いで第二相（咽頭期）の障害が現れる．嚥下反射が障害されるにもかかわらず，軟口蓋反射は後期まで保たれる．

（3）Parkinson病[5]：嚥下回数の減少，不十分な唾液嚥下により流涎が多くみられる．舌の反復運動や嚥下反射の遅延，咽頭筋の運動減退などがみられる．

（4）重症筋無力症[6]：咀嚼の易疲労性で始まり，次第に困難になり，次いで鼻声と共に鼻腔に逆流しやすくなる．さらに進むと，飲み込みが困難になり，誤嚥をきたす．

（5）その他：多系統萎縮症，多発性硬化症，Guillain-Barré症候群，筋強直性ジストロフィー，破傷風など．

付）不顕性誤嚥─不顕性肺炎

咳嗽反射が誘発されないと気道に飲食物が誤入してもむせがみられない．その結果，誤嚥に気付かれず，誤嚥性肺炎をもたらす．このような病態では発熱も目立たないので，注意が払われ難い．生命予後を左右する．

①昏睡患者：唾液の嚥下が気道に誤入するがむせることなく，気付かれない．経管栄養補給で誤った挿管でも気付かれない．また胃液が食道に逆流した際に誤嚥されることがある．

23. 咀嚼・嚥下障害の診かた

図1　嚥下の生理機構（手塚2000より）

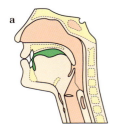
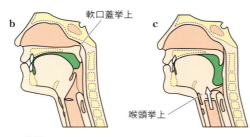
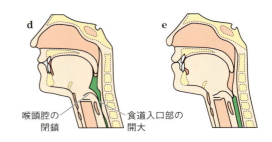

a：口腔期．
b：嚥下反射の惹起．軟口蓋が挙上し鼻咽腔閉鎖が起こる．
c：喉頭が挙上し始めると同時に舌根部が後上方に挙上し，咽頭後壁に圧迫を加える．
d：喉頭は最大の上前方位にあり喉頭腔の閉鎖が完了し，食道入口部の開大も最大となる．
e：食塊は咽頭を通過し終わり，食道入口部を通過していく．

図2　嚥下の神経機構図（平山2006より）

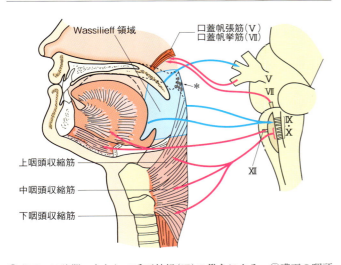

①嚥下の口腔期：主として舌下神経（Ⅻ）の働きによる．②嚥下の咽頭期：食物がWassilieff領域に達すると，刺激が三叉神経（Ⅴ），舌咽・迷走神経（Ⅸ・Ⅹ）を介して脳幹に達する．遠心性には舌咽・迷走神経（Ⅸ・Ⅹ）を介して咽頭収縮筋に達し，反射性に収縮が起こる．嚥下の口腔期と咽頭期の境で軟口蓋反射が働き，Passavant隆起（＊）が起こり，鼻咽頭と口峡が閉鎖される．③咽頭反射により食物が食道へ送られる．

図3　咽頭反射（嚥下反射）の延髄内機構模式図（平山2006より）

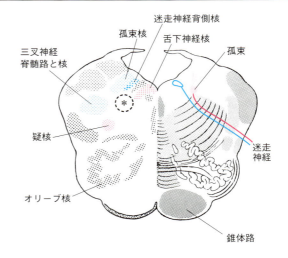

延髄網様体背側部（＊）の領域に，感覚求心系と運動遠心系との間の介在ニューロン（小細胞網様体核）があり，嚥下運動の機動中枢 central pattern generator という説がある．［資料：越智1992b，Martinoら2001］

②脳血管障害患者：咳嗽反射不全・欠如のために生ずる不顕性誤嚥により肺炎をきたす（大脳基底核障害で高率とされる）．

③高齢健常者：一見健常でも，咳嗽反射不全のため，むせず，不顕性誤嚥→肺炎に至ることがある．

（小島重幸）

【文献】
1) 手塚克彦．嚥下のしくみとその障害．Clin Neurosci 18：660-661，2000
2) 平山惠造．神経症候学，改訂第2版，第Ⅰ巻．文光堂，東京，2006
3) 巨島文子．延髄外側梗塞（Wallenberg症候群）による嚥下障害．臨床神経 51：1069-1071，2011
4) Steinhagen V, Grossmann A, Benecke R, Walter U. Swallowing disturbance pattern relates to brain lesion location in acute stroke patients. Stroke 40：1903-1906, 2009
5) Miller N, Allcock L, Hildreth AJ, Jones D, Noble E, Burn DJ. Swallowing problems in Parkinson disease：frequency and clinical correlates. J Neurol Neurosurg Psychiatry 80：1047-1049, 2009
6) Llabrés M, Molina-Martinez FJ, Miralles F. Dysphagia as the sole manifestation of myasthenia gravis. J Neurol Neurosurg Psychiatry 76：1297-1300, 2005

24. 運動麻痺と大脳運動皮質の体性機能局在［予備知識］

1. 概要

骨格筋の随意運動を発動する運動細胞が分布する大脳運動皮質（運動野）はBrodmann 4野と呼ばれ，中心前回のほぼ後半と中心傍小葉の前半を占めている．各身体部位に対応する体性機能局在somatotopyがある．運動野を代表するBetz細胞（巨大錐体細胞）はこの4野の第5層にある．

大脳運動皮質の体性機能局在については Dejerine（1901）の臨床病理所見に基づき記述された[1]（図1a）．Penfieldら（1952）は，脳手術中に局所麻酔下で大脳皮質の体性運動野（中心前回；第4野）を電気刺激し，反対側の身体に生じる運動・痙攣の局在を詳細に検討し，体性機能局在を小人間像homunculus[1,2]（図1b）として作成した．

2. 機能解剖

大脳運動皮質（中心前回）では，大脳裂（Sylvius裂）に接する弁蓋部から円蓋部を経て頂上に達し，さらに内側矢状面（中心傍小葉）に至るまで，口部，顔面，上肢，体幹，下肢の順に体性機能局在が存在し，身体の逆立ち状に配列されている[3]．すなわち，①下肢はRolando野皮質の上方にあり，円蓋部の中心前回の最上部から大脳半球内側面（矢状面）の中心傍小葉にかけて位置している，②下肢に続く体幹部は相対的に狭い，③下肢・体幹に比べて手，特に母指が大きく，円蓋部中央を占めている，④母指に続いて示指，中指，薬指，小指，そして手の順で上方へ並んでいる．各々の指の体性機能局在は独立しているようであるが，互いに重なり合い存在しているとの説もある．⑤顔面も大きな部位を占めている．

3. 症候との関連

❶ 単麻痺

上肢，下肢の中の一肢の運動麻痺を単麻痺monoplegiaと言う．単麻痺は末梢神経系の病変でしばしばみられる（神経叢病変，末梢神経病変）．その一方，大脳運動皮質病変でも単麻痺を呈することがある．その分布形式が，一見末梢神経麻痺の分布に似ることから偽性末梢神経型麻痺と呼ばれる．このような現象がみられるのは運動皮質に前述の体性機能局在があるためである．

❷ 上肢の運動麻痺

大脳運動野の体性機能局在の中で手・手指が占める範囲は大きいので，限局性の大脳運動皮質病変で，上肢の単麻痺，あるいは尺骨神経麻痺，橈骨神経麻痺，正中神経麻痺など末梢神経病変による麻痺を思わせることがある．そのような皮質性運動麻痺の中で，末梢神経障害と類似の型を呈するものは偽性末梢神経型皮質性運動麻痺と呼んでいる[1]（図2）．この皮質性運動麻痺では，①麻痺の目立たない指でも，1本1本の分離運動がうまくできず連合運動が生じ，微細な運動がしにくい，②通常，麻痺筋に筋萎縮はみられない，という特徴を有している．

❸ 指の運動麻痺

限局性の大脳運動皮質小病変により，手あるいは手指のみに限局した運動麻痺に対して，最近では，isolated hand palsyなどと呼び，様々な運動麻痺（第1指のみの麻痺，第2指のみの麻痺，手・手指全体の麻痺など）が報告されている[4]．

大脳運動皮質の体性局在のうち，手に相当する皮質部位の同定が頭部MRIで可能であるとの報告があり，臨床的に活用されている．機能的MRI（functional MRI）を用いてaxial sliceで手の運動領域を検討した結果，中心前回外側で中心溝に接する部位が手の運動野motor hand areaであることが明らかにされた．この手の運動野の部位は，その形状が逆Ω（オメガ）型ないしε（イプシロン）型を呈し，knob（ドアの握り）様の形態をしていることからprecentral knobと呼ばれ[5]，手の運動野の同定に利用されている（図3）．偽性末梢神経型の手・手指の運動麻痺を疑った場合には，頭部MRIでprecentral knobとその近傍の小病変の有無の検索が必要である．

❹ 下肢の運動麻痺

大脳運動野の体性機能局在の中で下肢が占める範囲は相対的に小さいが，大脳半球内側面の中心傍小葉の限局性大脳運動皮質病変で，総腓骨神経麻痺を思わせる偽性末梢神経型麻痺を呈したり，下肢単麻痺，下肢遠位部優位の麻痺を呈することがある[6]．さらには病変が両側の半球に及んで，両下肢の麻痺（対麻痺）をきたすことがある．

❺ 特異な運動麻痺分布

運動皮質を侵す病変の多くは動脈の梗塞性病変や腫瘍性病変で，その麻痺分布は，上肢でも下肢でも，近位部より遠位部が強く侵される．これに反し，脳静脈血栓症（Roland静脈閉塞）による運動麻痺分布は遠位部より近位部が強く侵される（Merwarth症候群）．

（小島重幸）

【文献】

1) 平山惠造．神経症候学，改訂第2版，第Ⅱ巻．文光堂，東京，2010
2) Penfield W, Rasmussen T. The cerebral cortex of man-A clinical study of localization of function. Macmillan, New York, 1952
3) Schott GD. Penfield's homunculus : a note on cerebral cartography. J Neurol Neurosurg Psychiatry 56 : 329-333, 1993
4) Terao Y, Hayashi H, Kanda T, Tanabe H. Discrete cortical infarction with prominent impairment of thumb flexion. Stroke 24 : 2118-2120, 1993
5) Yousry TA, Schmid UD, Alkadhi H,

24. 運動麻痺と大脳運動皮質の体性機能局在［予備知識］

図1　大脳中心前回の身体部位局在と大脳運動野の体性機能局在（平山2010より）

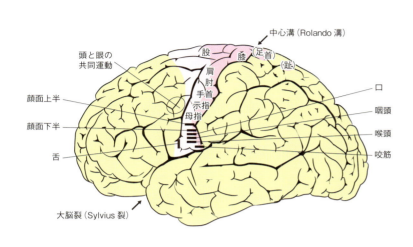
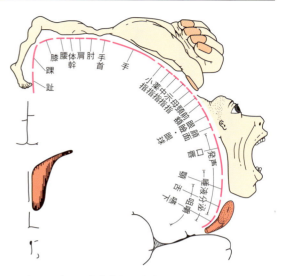

a：大脳中心前回の身体部位局在（Dejerineより改変）．（　）内は正中面の中心前回にある．■：Brodmann 4野，　：Brodmann 6野．

b：大脳運動野の体性機能局在（Penfield・Rasmussenより）．その後の諸家の研究で小さな変更が指摘されているが，大網は変わらないので元のまま呈示する．

図2　偽性末梢神経型（皮質性運動）麻痺（平山2010より）

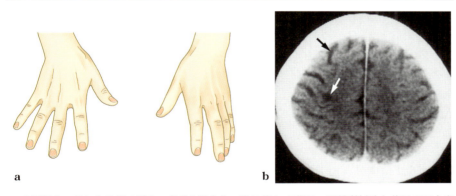

図3　precentral knobのMRI

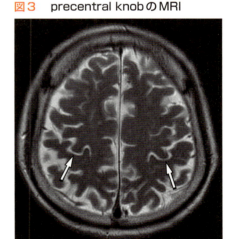

a：3週間前，急に左手指の脱力．左手5指全体，特に第4・5指に，開排（外転）と伸展の不全麻痺がみられる．手首の屈伸力低下はなく，麻痺は手指に限局する．**b**：CTで中心前回の手の領域に小吸収域（白矢印）が認められる．ここは上前頭溝（黒矢印）を後方へ延長した所で，Yoursyら（1997）のknob円丘部に相当する．

Schmid D, Peraud A, Buettner A, Winkler P. Localization of the motor hand area to a knob on the precentral gyrus - A new landmark. Brain 120：141-157, 1997

6) 大越教夫．Pure motor monoparesis of lower limb. 神経内科 62：216-222, 2005

25. 脊髄髄節・神経根と支配筋 ［解剖予備知識］

1. 概要

脊髄は，各々の神経根の出る高さに応じて31の髄節に分けられる．内訳は第1～8頸髄(C1～C8)，第1～12胸髄(T1～T12)，第1～5腰髄(L1～L5)，第1～5仙髄(S1～S5)および尾髄(Co)である．各々の髄節は一定の部位の筋肉群を支配しており，髄節(前角)から神経根(前根)が出て，椎間孔から脊柱管の外へ出て前枝と後枝に分かれる．椎間孔を出るまでが神経根であり，そこから出て分岐する前枝と後枝は末梢神経に属する．

2. 機能・解剖

❶ 概観

脊髄は脊柱管の中にあり，上方は延髄の錐体交叉の下端から始まり，下方は脊髄円錐になり，第1～2腰椎レベルの高さで終わる．脊髄，脊椎(柱)，神経根は発生学的に分節構造をなし，神経根はそれに相当する脊髄髄節から出て，上下の脊椎の間(椎間孔)を通って脊柱管の外へ出る．しかし，頸髄節と頸椎とは同数でないため，第1～7頸神経根はそれぞれに対応する脊椎の上の椎間孔から出るが，第8頸神経根は第7頸椎と第1胸椎の間の椎間孔から出る[1]．それ以下の神経根はそれぞれに対応する脊椎の下の椎間孔から出る[2] (図1)．

脊椎と脊髄の発育の不均衡の結果として，相対的に脊髄は脊椎より短く(脊髄最下端は脊椎L1の高さ)，各髄節と椎体の高さにずれが生じる．このことはX線画像やMRIでの椎体の高さから髄節の高さを決定する上で重要で，その対比を別表に示す(表1)．

一方，神経根は脊髄の下部に行くにつれて次第に走行が斜めになり，腰椎・仙骨レベルでは脊柱管内をほとんど垂直に下行する．この腰仙髄神経根の集まりをその外観から馬尾と呼ぶ．

脊髄の太さは一様ではなく，2ヵ所の膨大部，頸髄膨大と腰髄膨大がある．前者はC4～T1髄節(C3/4～C7/T1椎体)に相当し，後者はL1～S3髄節(T11～L1椎体)に相当．それぞれ上肢と下肢を支配するところで，この高さの神経根も太く，前角も大きい．

各髄節は一定の部位の筋肉群を支配しており，これを筋節 myotome と言う．多くの筋肉は上下に連なる複数の髄節，神経根(前根)の支配を受けている(多髄節性支配)．その主要な髄節・神経根を知ることにより，障害された筋肉の分布から髄節・神経根病変の局在を推定することができる(表2)．

❷ 頸髄節・神経根と支配筋

頸部を中心とした筋肉は主にC1～C4髄節に支配されている．代表的な筋肉は胸鎖乳突筋(C2，C3)，僧帽筋(C3，C4)，他の深頸筋(C1，C2)であり，特異的なものとして横隔膜(C3，C4；特にC4)がある．なお，胸鎖乳突筋と僧帽筋は副神経にも支配されているので，上位頸髄あるいは延髄のいずれの病変でも障害されうる．

肩甲・上腕部の筋肉は主にC5，C6髄節に支配されている．代表的な筋肉は三角筋(C5，C6)，棘下筋(C5，C6)，上腕二頭筋(C5，C6)，腕橈骨筋(C5，C6，C7)，上腕三頭筋(C7，C8，T1)などである．

前腕部の筋肉は主にC6，C7，C8髄節に支配されている．代表的な筋肉は円回内筋(C6，C7)，橈側および尺側手根屈筋(C6，C7)，橈側および尺側手根伸筋(C7，C8)，総指伸筋および長・短母指伸筋(C7，C8)，長母指外転筋(C7，C8)などである．

手の筋肉は主にC8，T1髄節に支配されている．代表的な筋肉は短母子外転筋(C8，T1)，虫様筋(C7，C8，T1)，掌側骨間筋(C8，T1)，母指対立筋(C7，C8)，母指内転筋(C8，T1)，背側骨間筋(C8，T1)，小指外転筋(C8，T1)などである．

❸ 胸髄節・神経根と支配筋

胸部・腹部・背部の筋肉はT1～T12(L1)髄節で支配されている．

❹ 腰仙髄節・神経根と支配筋

下肢帯および下肢筋は腰髄節および仙髄節に支配されている．

腰髄節支配の代表的な筋肉は，腸骨筋と大腰筋(腸腰筋)(L2，L3)，大腿四頭筋(L2，L3，L4)，縫工筋(L2，L3，L4)，大腿内転筋群(L3，L4)などである．

腰・仙髄節支配の代表的な筋肉は，大殿筋(L5，S1，S2)，中殿筋および小殿筋(L4，L5，S1)，大腿二頭筋などの膝屈筋群(L4，L5，S1，S2)，前脛骨筋および足・足趾の背屈筋群(L4，L5，S1)，長・短母趾屈筋などの足趾の屈筋群(L5，S1，S2，S3)である．

仙髄節支配の代表的な筋肉は腓腹筋およびヒラメ筋(下腿三頭筋)(S1，S2)である．

(小島重幸)

【文献】

1) 後藤 昇，鈴木雅隆．頸椎/頸髄/神経根の解剖．神経進歩 37：178-187，1993
2) 越智淳三(訳)．分冊解剖学アトラスⅢ．文光堂，東京，1992

表1 脊髄と脊椎の高さのずれ

髄節―椎体	髄節―椎体
C1―C1/2	T6―T5
C2―C2	T7―T6
C3―C2/3	T8―T7
C4―C3/4	T9―T8
C5―C4	T10―T9
C6―C4/5	T11―T10
C7―C5/6	T12―T10/11
C8―C6/7	L1―T11
T1―C7/T1	L2―T11/12
T2―T1	L3―T12
T3―T2	L4,5―T12/L1
T4―T3	S1～3―L1
T5―T4	S4～Co―L2

25. 脊髄髄節・神経根と支配筋［解剖予備知識］

図1　脊椎, 脊髄髄節, 神経根の関係を示す（越智1992より）

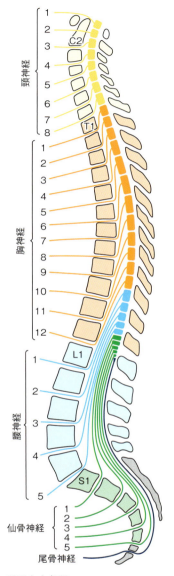

説明本文参照.

表2　脊髄髄節・神経根と支配筋

脊髄髄節（神経根）									支配筋	主な運動機能
C1	C2	C3	C4	C5	C6	C7	C8	T1		
■	■	■							深部頸部筋	首後屈, 首傾斜など
	■	■							胸鎖乳突筋	首前屈, 首回旋（反対側）
		■	■						僧帽筋	肩の挙上, 肩甲骨の内転
		■	■						横隔膜	吸気運動
				■	■				三角筋	上腕前方挙上, 横から挙上
				■	■				棘上筋	上腕を横から挙上
				■	■				棘下筋	上腕の回旋
			■	■					肩甲挙筋, 菱形筋	肩の挙上
				■	■	■			前鋸筋	肩を前方へ出す
				■	■	■			大胸筋	上腕の内転
				■	■				上腕二頭筋	肘の屈曲
						■	■		上腕三頭筋	肘の伸展
				■	■				腕橈骨筋	前腕の回外
				■	■				回外筋	前腕の回外
					■	■			円回内筋	前腕の回内
						■	■		方形回内筋	前腕の回内
						■	■		橈側・尺側手根伸筋	手の背屈
						■	■		橈側・尺側手根屈筋	手の掌屈
							■	■	長母指外転筋	母指の外転
							■	■	短母指外転筋	母指の外転
							■	■	母指内転筋	母指の内転
							■	■	母指対立筋	母指の対立
							■	■	長母指伸筋	母指末節での伸展
							■	■	短母指伸筋	母指基節での伸展
							■	■	長母指屈筋	母指末節での屈曲
							■	■	短母指屈筋	母指基節での屈曲
							■	■	虫様筋	第2〜5指基節での屈曲
							■	■	骨間筋	第2〜5指の外転・内転

L2	L3	L4	L5	S1	S2	S3	S4	S5	支配筋	主な運動機能
■	■								腸腰筋（大腰筋・腸骨筋）	股関節の屈曲
■	■	■							縫工筋	下腿の屈曲・内旋
■	■	■							大腿四頭筋	膝の伸展
■	■	■							大腿内転筋群（恥骨筋, 長・短・大内転筋, 大腿薄筋）	大腿の内転
		■	■	■					大殿筋	大腿の後方伸展
		■	■	■					中・小殿筋	大腿の外転・内旋
		■	■	■	■				膝屈筋群（大腿二頭筋, 半腱様筋, 半膜様筋）	膝の屈曲
		■	■						前脛骨筋	足の背屈
			■	■					後脛骨筋	足の回外・底屈
			■	■					腓骨筋	足趾の挙上・回内
				■	■				下腿三頭筋（腓腹筋, ヒラメ筋）	足の底屈
			■	■					長趾伸筋	足趾と足の背屈
			■	■	■				長趾屈筋	足趾と足の底屈
			■	■					長・短母趾伸筋	母趾の背屈
			■	■	■				長・短母趾屈筋	母趾の底屈
					■	■	■		会陰筋, 括約筋	骨盤内臓器の収縮

（註）T2〜T12, L1支配筋は胸部・腹部・背部の体幹筋で, 多髄節支配であり, 省記してある.

26. 神経叢・末梢神経と支配筋［解剖予備知識］

1. 概要

25項と同様に運動系について述べる．脊髄の前角細胞から出た運動神経線維からなる前根は，感覚神経線維からなる後根と合流して脊髄神経根を形成する．脊髄神経根は椎間孔から脊柱管の外へ出て前枝と後枝に分枝する．

<u>前枝</u>は，頸部，腰部，仙部の高さでは上下のものが吻合して神経叢を形成する（胸腹部では神経叢を形成しない）．その後は，レベルにより神経幹，神経束に区分され，その先は末梢神経となり，四肢の筋群，体幹の前壁・側壁の筋群に運動神経線維として支配する．一方，<u>後枝</u>は神経叢を作らずに，それぞれの高さの体軸筋（傍脊柱筋など体幹後壁筋群）に運動神経を送る．

2. 機能・解剖

四肢を支配する脊髄神経の<u>前枝</u>は上下のものが吻合して，頸神経叢（C1～C4），腕神経叢（C5～T1），腰神経叢（L1～L4），仙骨神経叢（L4～S4）を形成する[1]．

❶ 頸神経叢（C1～C4）

上肢に関与する神経はなく，頸部の筋群を支配している．筋枝は副神経と共に胸鎖乳突筋，僧帽筋に分布しており，その他，横隔膜，前頸部の深部の筋肉を支配している．

❷ 腕神経叢（C5～T1）[2,3]

C5～T1の神経根で構成され，上（C5，C6）・中（C7）・下（C8，T1）の3本の神経幹として始まり，それぞれの神経幹は前後に分枝し，それらが吻合して3本の神経束を形成する．腋窩動脈との位置関係からそれぞれ後側（C6～C8）・外側（C6～T1）・内側（C8，T1）神経束と呼ばれる．後神経束は腋窩神経を分枝した後に橈骨神経に，外側神経束は筋皮神経を分枝した後に内側神経束の成分と合流し正中神経に，内側神経束の残りは尺骨神経になる[4]（図1）．

(1) 橈骨神経：腕神経叢の最大の分枝であり，上腕三頭筋へ分枝を出した後，上腕骨の中央部で背側を回り前面に出る．橈骨神経溝を通過して肘窩外側で浅枝と深枝に分かれ，上腕の伸筋（上腕三頭筋），前腕の全ての伸筋群を支配する[4]（図2，表1）．

(2) 正中神経：外側神経束に一部内側神経束が合流し，上腕動脈に沿って下行する．肘窩に達した後，前腕掌側中央を下行し，手根管を通って手掌に達する．尺側手根屈筋を除く前腕の全ての屈筋を支配し，固有手筋では母指の動きに関連した筋群を支配する[4]（図3，表1）．

(3) 尺骨神経：内側神経束の終枝で，上腕二頭筋の内側を下行し，徐々に上腕の後面に回り，上腕骨の肘関節部分で尺側上顆後面の尺骨神経溝を通る．前腕の掌面に出て，尺側手根屈筋に沿って下行し，手根部でGuyon管を通って手掌に達する．前腕では尺側手根屈筋，深指屈筋を支配し，母指球筋では母指内転筋を，小指球筋では全ての筋を支配する[4]（図4，表1）．

❸ 腰神経叢（L1～L4）

L1～L4神経で形成され，大腰筋と腰方形筋に囲まれ，下腹腔と大骨盤腔の後部を占める．神経叢の主要部分は下行し，陰部大腿神経，大腿神経，閉鎖神経として鼠径靱帯の下方へ向かい，大腿部へ達する[5]（図5）．

(1) 大腿神経：腰神経叢の最大の分枝である．L2～L4神経が吻合して形成され，大腰筋と腸骨筋の間の溝を下行し，鼠径靱帯の中央をくぐり大腿前面に出る．分岐して運動枝は大腿前面の諸筋（大腿四頭筋，縫工筋，恥骨筋）を支配する[4]（図6，表1）．

(2) 閉鎖神経：閉鎖孔を通り骨盤の外へ出て大腿の内側に至り，大腿内転筋群を支配する．

❹ 仙骨神経叢（L4～Co）

仙骨神経叢は坐骨神経叢と陰部神経叢とからなる[5]（図5）．坐骨神経叢は下部腰神経（L4，L5）と仙骨神経（S1～S3）が形成し，下肢帯と下肢を支配する．陰部神経叢は仙骨神経の下部を主体（S4～Co）とし，骨格筋以外の骨盤内臓器と生殖器を支配する．

(1) 坐骨神経：坐骨神経叢から出る最大の神経である．大坐骨孔の下半の梨状筋下孔を通り，骨盤の後方に出て，大腿後面の諸筋を支配する．大腿後面を下行し大腿の下1/3の高さで，脛骨神経（内側枝）と総腓骨神経（外側枝）に分岐する[4]（図7）．

(2) 脛骨神経：膝窩中央を下行し，腓腹筋の前面を下り，長母趾屈筋と長趾屈筋との間を下行し，腓腹筋をはじめとする足の底屈筋群を支配する[4]（図7）．

(3) 総腓骨神経：大腿二頭筋に沿って下行し，浅，深の二枝に分かれる．浅腓骨神経は腓骨筋の運動を支配し，深腓骨神経は前脛骨筋以下の足の背屈筋群を支配する[4]（図8）．

（小島重幸）

【文献】

1) 平沢 興, 岡本道雄. 解剖学2 脈管学・神経系, 第11版. 金原出版, 東京, 1982
2) 千葉正司, 那須久代, 三國裕子. 腕神経叢の解剖. 神経内科 70：515-528, 2009
3) Ferrante MA. Brachial plexopathies：classification, causes, and consequences. Muscle Nerve 30：547-568, 2004
4) 越智淳三（訳）. 分冊解剖学アトラスⅢ. 文光堂, 東京, 1992
5) 平山惠造. 神経症候学, 改訂第2版, 第Ⅱ巻. 文光堂, 東京, 2010

26. 神経叢・末梢神経と支配筋［解剖予備知識］

表1　神経叢・末梢神経と支配筋

神経叢	神経	支配筋	主な運動機能
頸神経叢（C1～C4）	頸神経（C1～C4）	深部頸部筋（胸鎖乳突筋，僧帽筋を含む）	首の前・後屈，回旋，側方屈曲
	横隔膜神経（C3，C4）	横隔膜	吸気運動
鎖骨上神経群［図1参照］ ［腕神経叢が完成する前に鎖骨上で分枝する神経群］	肩甲背神経（C4，C5）	肩甲挙筋，菱形筋	肩の挙上
	肩甲上神経（C5，C6）	棘上筋，棘下筋	腕の挙上・外旋
	肩甲下神経（C5，C6）	大円筋，広背筋	肩関節での内旋
	外側胸筋神経（C5，C6）	大胸筋	上腕の内転
	長胸神経（C5～C7）	前鋸筋	肩を前方へ出す
腕神経叢（C5～T1）［図1参照］	腋窩神経（C5，C6）	三角筋	上腕前方挙上，横から挙上
	筋皮神経（C5～C7）	上腕二頭筋	肘の屈曲
	橈骨神経（C5）C6～C8，（T1）	上腕三頭筋	肘の伸展
		腕橈骨筋	前腕の回外
		橈側・尺側手根伸筋	手の背屈（伸展）
		長母指外転筋	母指の外転
		長母指伸筋	母指末節での伸展
		短母指伸筋	母指基節での伸展
		総指伸筋	第2～5指基節での伸展
	正中神経（C6～T1）	円回内筋	前腕の回内
		橈側手根屈筋	手の掌屈（屈曲）
		長母指屈筋	母指末節での屈曲
		浅指屈筋	第2～4指中節での屈曲
		短母指外転筋	母指の外転
		短母指屈筋	母指基節での屈曲
		母指対立筋	母指の対立
	尺骨神経（C7）C8，T1	尺側手根屈筋	手の掌屈（屈曲）
		深指屈筋	第4，5指基節での屈曲
		母指内転筋	母指の内転
		小指外転筋	小指の外転
		小指対立筋	小指の対立運動
		骨間筋	第2～5指の外転・内転
腰神経叢（L1～L4）［図5参照］	大腿神経（L2～L4）	腸腰筋（大腰筋，腸骨筋）	股関節の屈曲
		縫工筋	下腿の屈曲・内旋
		大腿四頭筋	膝の伸展
	閉鎖神経（L2～L4）	大腿内転筋群（恥骨筋，長・短・大内転筋，大腿薄筋）	大腿の内転
仙骨神経叢（L4～Co）［図5参照］ ［坐骨神経叢（L4～S3）と陰部神経叢（S4～Co）とからなる］	上殿神経（L4，L5（S1））	中・小殿筋	大腿の外転・内旋
	下殿神経（L4～S2）	大殿筋	大腿の後方伸展
		大腿方形筋	大腿の外旋
	坐骨神経（L4～S3）	膝屈筋群（大腿二頭筋，半腱様筋，半膜様筋）	下腿（膝）の屈曲
	総腓骨神経（L4～S1）	前脛骨筋	足の背屈
		長趾伸筋	足趾と足の背屈
		短趾伸筋	第2～5趾の背屈（伸展）
		長・短母趾伸筋	母趾の背屈（伸展）
		腓骨筋	足趾の挙上・回内
	脛骨神経（L4～S3）	下腿三頭筋（腓腹筋，ヒラメ筋）	足の底屈
		後脛骨筋	足の回外・底屈
		長指屈筋	足趾と足の底屈
		短趾伸筋	第2～5趾の底屈（屈曲）
		長・短母趾屈筋	母趾の底屈（屈曲）
		足底筋群（骨間筋，虫様筋）	足趾を開散，閉じる運動
	陰部神経（S2～S4）	会陰筋，括約筋	骨盤内臓器の収縮

図1　腕神経叢の解剖模式図（越智1992より改変）

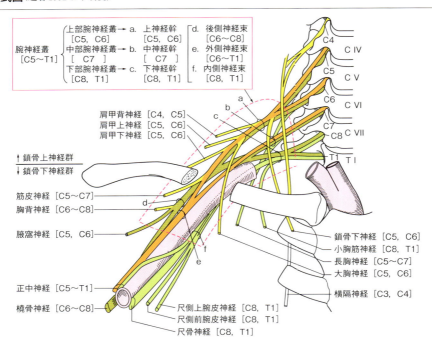

図2　橈骨神経の神経支配（越智1992より改変）

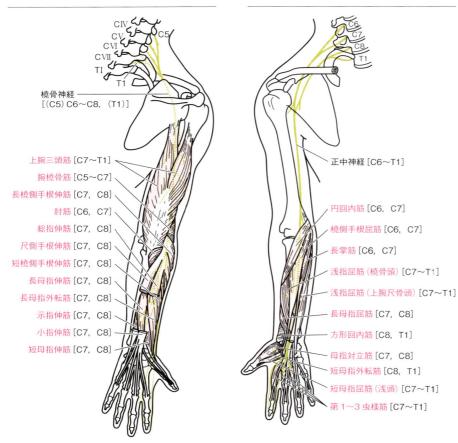

図3　正中神経の神経支配（越智1992より改変）

図4　尺骨神経の神経支配（越智1992より改変）

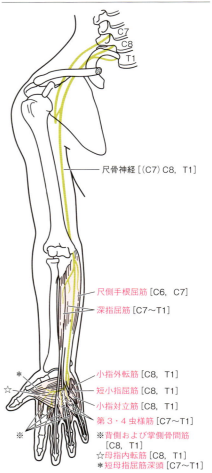

26. 神経叢・末梢神経と支配筋［解剖予備知識］

図5 腰神経叢，坐骨神経叢，仙骨神経叢，陰部神経叢の解剖模式図（平山2010より改変）

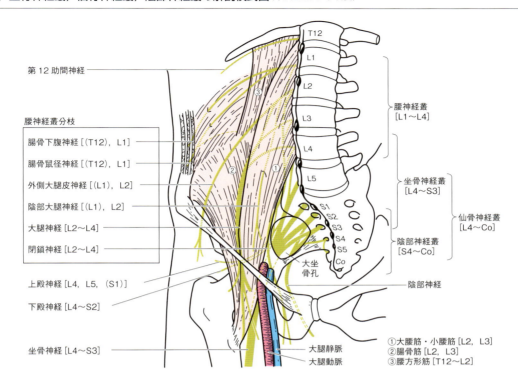

図6 大腿神経の神経支配（越智1992より改変）

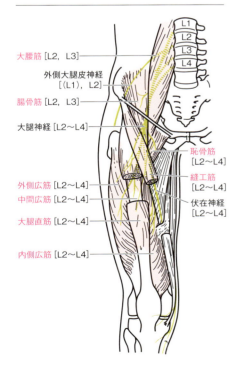

図7 坐骨神経，脛骨神経の神経支配（越智1992より改変）

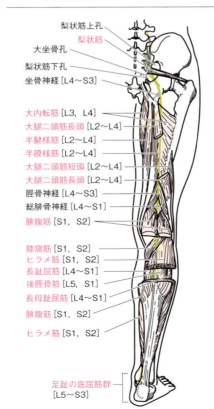

図8 総腓骨神経の神経支配（越智1992より改変）

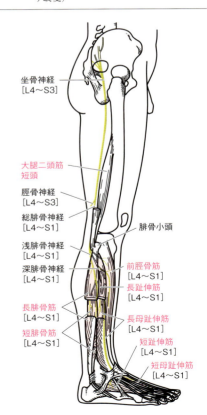

27. 筋脱力（筋力低下）の診かた

1. 筋脱力（筋力低下）とは

　筋脱力 muscle (muscular) weakness とは，筋力の減退，喪失そのもの（筋力低下）を意味している．原因となる病態が錐体路系運動神経（上位および下位運動ニューロン）であれ，あるいは筋肉病変に伴うものであれ，筋力低下をきたしたものを全て筋脱力と称する．

2. 機能解剖

　→ 28項参照．

3. 筋脱力（筋力低下）の診かた

❶ 分布様式

　筋脱力／運動麻痺を診る際に，神経学的診察で最も重要なのは，筋脱力／運動麻痺の分布様式と程度を知ることである．分布様式により病変部位を推測し，程度により重症度を知る．個々の筋肉の筋力を詳しく評価することも時に必要になるが，身体の上方から下方へ順序立てて，個々の筋力を調べるには時間がかかるし，その必要はない．問診でおよその筋脱力／運動麻痺の分布がわかるので，それに準じて身体の主要な筋肉を選択して，筋脱力の有無を調べればよい．具体的には，筋脱力の分布を念頭に置き，顔面（眼輪部，口輪部），上肢（遠位部，近位部），下肢（遠位部，近位部）の筋力を左右対比して評価する．

❷ 筋脱力の評価

　神経学的診察では正常のほかに，軽度，中等度，重度の筋脱力の有無・程度がわかればよい．筋脱力の評価に徒手筋力検査法 manual muscle testing（MMT）が用いられることがあるが，MMT は元来，機能回復訓練の効果を評価するために考案された抗重力検査法，採点法であり，筋脱力の程度を記録に留めるためのものである．MMT 自体が診断につながるものではなく，筋緊張異常や連合運動などを伴う中枢神経疾患での筋力の評価には限界がある．

　〔参考〕　MMT は6段階に分けられる．5；重力および最大抵抗に抗して関節が動く，4；重力および若干の抵抗に抗して関節が動く，3；重力に抗して関節が動く，2；重力を除外すれば関節は動く，1；筋収縮はみられるが，関節は動かない，0；筋収縮がない．筋力正常は5，筋脱力は軽度が4，中等度が3，重度が2，1，0と対応するとされる．

❸ 部位別診察法

　身体各部位の代表的な筋肉の機能と診察（検査）法について述べる[1,2]．多くの場合，患者にそれぞれの運動を指示し，検者はその運動に抵抗を加えてその抵抗を診る．

［顔面・頸部］

（1）前頭筋：眉を挙上し，額に横の皺を入れる．

（2）眼輪筋：眼瞼を強く閉じる．

（3）口輪筋：口をとがらせる．

（4）咬筋：奥歯を強く噛みしめる．

（5）胸鎖乳突筋（図1）：頭を反対側に回し，顎を少し上げる．両側を併せて診るときには，頭を前屈する．軽度の筋力低下を診るには仰臥位で前屈するとよい．

（6）僧帽筋と肩甲挙筋（図2）：肩（肩甲骨）を挙上させる．

［上肢］

（1）三角筋（図3）：上腕をほぼ水平位に外転挙上し，そのまま保持させる（三角筋中部）．上腕を前方へ挙上し，そのまま保持させる（三角筋前部）．

（2）上腕二頭筋（図4）：前腕を回外位にして肘関節を屈曲させる．

（3）上腕三頭筋：上肢を内転位にして，90度屈曲した肘関節を伸展させる．

（4）腕橈骨筋：前腕をやや回内位にして母指を鼻の方向へ引き付けるように力を入れる．

（5）橈側手根屈筋と尺側手根屈筋：手根関節を掌側に屈曲させる．

（6）長・短橈側手根伸筋と尺側手根伸筋（図5）：手根関節を伸展（背屈）させる．

（7）母指対立筋，小指対立筋：母指と小指を対立させる．ただし，母指内転筋も協働する．

［下肢］

（1）腸骨筋と大腰筋（腸腰筋）（図6）：台（ベッド）に下腿を垂れて坐り，大腿を挙上する．または，背臥位になり，大腿を股関節で屈曲させる．

（2）大腿四頭筋（図7）：台に下腿を垂れて坐り，膝関節を伸展する．または，背臥位になり，膝関節を曲げた肢位から伸展させる（大殿筋も働く）．

（3）大腿二頭筋（膝屈筋群）：腹臥位または背臥位で膝を屈曲する．

（4）大殿筋：腹臥位になり膝を曲げた姿勢で，大腿を後方に挙上する．

（5）中殿筋：背臥位で股関節を伸ばしたまま，大腿を外転する．

（6）下腿三頭筋（腓腹筋，ヒラメ筋）：背臥位で膝を伸ばしたまま足を底屈する．

（7）前脛骨筋（図8）：台に下腿を垂れて坐り，または背臥位になり，足を内反しつつ背屈する．

（小島重幸）

【文献】

1）Daniels L, Worthingham C（津山直一，東野修治 訳）．徒手筋力検査法，5版．共同医書，東京，1988

2）Kendall FP, McCreary EK. Muscles testing and function, 3rd ed. Williams & Wilkins, Baltimore/London, 1983

27. 筋脱力（筋力低下）の診かた

図1　胸鎖乳突筋（左側）

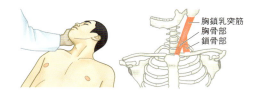

頭を反対側に回し，顎を少し上げる．

図2　僧帽筋と肩甲挙筋

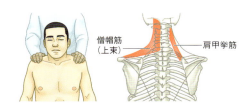

肩を挙上する．

図3　三角筋

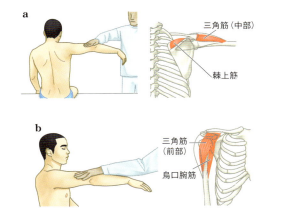

a：三角筋（中部）．上腕を外方に挙上する（外転）．b：三角筋（前部）．上腕を前方に挙上する．

図4　上腕二頭筋

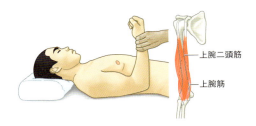

肘を曲げる．

図5　長・短橈側手根伸筋と尺側手根伸筋

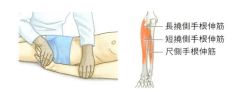

手を伸展（背屈）する．

図6　腸骨筋と大腰筋（＝腸腰筋）

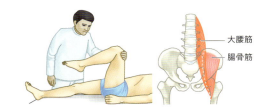

大腿を股関節で屈曲する．坐位では大腿を挙上する．

図7　大腿四頭筋

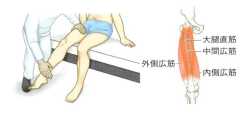

股関節を伸展する．

図8　前脛骨筋

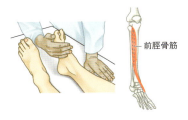

足を内反しつつ背屈する．

II章 症候を捉える—診察の手技と解説 <運動系の診かた>

28. 運動麻痺(筋力低下)の診かた(分布様式から)

1. 運動麻痺とは

運動麻痺 motor paralysis とは，その運動活動を行う筋肉自体は健全であるのに，それを支配する錐体路系運動神経(上位・下位運動ニューロン)が障害され，運動の迅速性と筋力が減退，喪失した状態を言う．筋肉疾患では筋萎縮に伴って筋力低下がみられるが，通常，これを運動麻痺とは言わず，筋脱力 muscle weakness と言う．

2. 機能解剖

❶ 上位運動ニューロン

大脳皮質運動野の錐体細胞から脊髄前角へ向かう皮質脊髄路は内包後脚，中脳の大脳脚，橋底部を経て，延髄錐体を通る．延髄下部で多くの線維は左右交叉(錐体交叉)し，反対側の脊髄側索(外側皮質脊髄路)を下り，それぞれ相応する高さで脊髄前角細胞に終わる．

延髄錐体を通る神経線維群を錐体路と称する．上記の皮質脊髄路はこの中に含まれるが，錐体(路)にはそれ以外の線維が多く含まれ，皮質脊髄路の線維は錐体路線維の3%と言われている．

運動野(運動皮質)から橋・延髄の運動性脳神経核に終わる皮質核路は錐体を通らないが，皮質脊髄路と共に論じられるときは，便宜上，錐体路の一部として取り扱われることがある．

❷ 下位運動ニューロン

下位運動ニューロンは運動性脳神経核または脊髄前角細胞と，それから出る神経線維とからなる．その軸索突起は末梢へ走り，それぞれ脳神経または脊髄神経を形成し，支配筋に達する．

3. 運動麻痺の診かた

運動麻痺の分布様式から，病変部位やその病因を推定することができる．運動麻痺の分布様式は以下のように分けられる．

❶ 限局性麻痺[1](図1)

狭い範囲の麻痺で，末梢神経またはその分枝の障害による．複数合併するときは末梢神経病変(多発性単神経炎)を示唆する．時に，大脳皮質運動野(中心前回)の限局性病変でこの形をとることがある(偽性末梢神経型麻痺)．

❷ 単麻痺 monoplegia

四肢の中の単肢の麻痺である．多くの場合，その肢を支配する脊髄前角，あるいはそれから出る神経根，神経叢，末梢神経の核・核下性病変によるが，大脳皮質運動野(中心前回)の限局性病変で上肢単麻痺や下肢単麻痺を生じることがある[2]．

(1) 上肢単麻痺(図2a)：大脳病変による場合，その分布様式は末梢神経病変の分布に似ているので，偽性末梢神経型(運動)麻痺と呼ばれる．病因は血管障害(小梗塞)，腫瘍，肉芽腫などがある．

脊髄病変では頸髄膨大部の前角病変による．病因は急性脊髄前角炎，脊髄梗塞・脊髄内出血，平山病(若年性一側上肢筋萎縮症)，頸椎症・椎間板ヘルニア，筋萎縮性側索硬化症の初期，頸髄腫瘍，脊髄空洞症がある．平山病では，筋萎縮が小手筋群と前腕の遠位と尺側に限局し，境界が斜めの斜め型筋萎縮を呈する．頸椎症(性筋萎縮)では，髄節・根型の症候(運動麻痺，感覚障害)を呈するが，感覚障害はないか，あっても軽微である．脊髄空洞症では宙吊り型の乖離性感覚障害(温痛覚鈍麻，深部感覚保全)を認める．

腕神経叢，末梢神経病変では神経根あるいは末梢神経に由来する運動麻痺，感覚障害を呈する．

(2) 下肢単麻痺(図2b)：大脳病変による場合，総腓骨神経麻痺様の麻痺(偽性末梢神経型麻痺)を呈することがある．上矢状静脈洞血栓症では皮質静脈の血栓により反対側の下肢単麻痺をきたす(Merwarth症候群)．進行して片麻痺に至ることがある．

脊髄病変では，腰髄膨大部の片側性病変で下肢の単麻痺を呈する．病因としては急性脊髄前角炎，脊髄梗塞，脊髄血管奇形，脊髄腫瘍，筋萎縮性側索硬化症，多発性硬化症が挙げられる．

神経叢(腰神経叢，坐骨神経叢)，末梢神経病変では神経根あるいは末梢神経に由来する運動麻痺を呈する．

❸ 片麻痺 hemiplegia (図3a, b)

左または右半身の麻痺である．錐体路の障害による．顔面を含む場合は大脳病変，顔面を含まない場合は顔面神経核が存在する下部橋レベルより下の延髄・頸髄病変，上肢を含まない場合は胸髄以下の病変を考える．ただし，延髄病変で中心性顔面神経麻痺を呈することがある[3]．片麻痺が左右両側に生じた場合を両側性片麻痺 bilateral hemiplegia と言い，四肢麻痺とは言わない．

❹ 対麻痺 paraplegia (図4)

両下肢の麻痺を言う(両上肢には用いない)．上位または下位運動ニューロンの障害による．胸腰髄病変または下肢の神経根，神経叢，末梢神経病変による．稀に頸髄病変や脳病変によることがある．筋肉病変によるものは対麻痺と言わず，両下肢筋脱力と言う．

❺ 四肢麻痺 quadriplegia (図5)

左右上下肢の麻痺(脱力)である．脳，脊髄，末梢神経，さらに筋肉病変で生じる．

❻ 両麻痺 diplegia (図6)

同じ部位(高さ)の両側性の麻痺である．顔面両麻痺，両上肢麻痺(上肢両麻痺)[4]などである．両下肢の麻痺は，通常，対麻痺と言い，両麻痺を用いない．下位運動ニューロンが同じ高さで両側性に障害されて生じる．

(小島重幸)

28. 運動麻痺(筋力低下)の診かた(分布様式から)

図1　限局性麻痺(平山2010より，以下同)

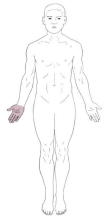

図2　単麻痺

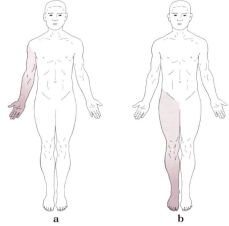

a：上肢単麻痺．b：下肢単麻痺．

図4　対麻痺

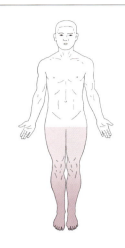

図3　片麻痺

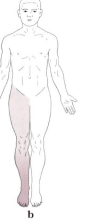

a：顔面を含む．b：顔面を含まず．

図5　四肢麻痺

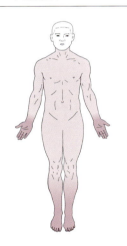

図6　両麻痺(上肢両麻痺)

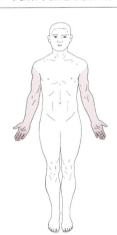

【文献】
1) 平山惠造．神経症候学，改訂第2版，第Ⅱ巻．文光堂，東京，2010
2) Maeder-Ingvar M, van Melle G, Bogousslavsky J. Pure monoparesis. A particular stroke subgroup? Arch Neurol 62：1221-1224, 2005
3) Kim JS, Kim HG, Chung CS. Medial medullary syndrome. Report of 18 new patients and a review of the literature. Stroke 26：1548-1552, 1995
4) Katz JS, Wolfe GI, Anderson PB, Saperstein DS, Elliott JL, Nations SP, Bryan WW, Barohn RJ. Brachial amyotrophic diplegia. A slowly progressive motor neuron disorder. Neurology 53：1071-1076, 1999

29. 筋緊張異常の診かた

1. 筋緊張とは，その異常とは

　筋肉は随意的に収縮していないときでも，一定の張力を持っており，これを筋緊張 muscle tonus と言う．筋緊張が正常な状態から逸脱したものを筋緊張異常と言い，筋緊張が高まっている筋緊張亢進 hypertonus と，筋緊張が減退している筋緊張減退 hypotonus とに大別される．

2. 機能解剖

　筋緊張は複雑な上下の2つの機構からなる．すなわち，末梢神経と脊髄前角の運動ニューロンを含む下位の機構（末梢神経機構）と，これに対して皮質脊髄路などを含むさらに複雑な機構（脊髄機構）が関与して，筋緊張が形成される（註：かつては下位の機構が腱反射の機構で説明されたが，両機構は異なる）．

❶ 末梢神経機構[1]（図1）

　①脊髄前角の大型運動ニューロン（α運動ニューロン）からの神経線維（α線維）は，筋線維（錘外筋線維）を支配して，その収縮を司る．②α運動ニューロンの近傍にある小型運動ニューロン（γ運動ニューロン）からの神経線維（γ線維）は，筋紡錘（錘内筋線維）の2種類の線維を支配し，筋紡錘を収縮する．③筋紡錘の中央部から発する神経線維（Group Ia 線維）は脊髄後根を通り，α運動ニューロンへ戻る．この①〜③の経路をγ環（γloop）と称する．④このほかに主に錘内筋線維の散形終末から発する Group II 線維と，Golgi 腱器官から発する Group Ib 線維があり，いずれも脊髄後根を通り，介在ニューロンを介してα運動ニューロンへ達する．

❷ 脊髄機構[2]（図2）

　筋緊張は上記末梢神経機構のみならず，複雑な脊髄機構により制御されている．α運動ニューロンには幾つもの介在ニューロンが存在し，複雑な機構の総合としてα運動ニューロンはその支配筋の筋緊張を制御している．

3. 筋緊張異常の診かた

　筋緊張を診るには，①静止状態における筋肉の緊張，②ある姿勢・体位をとったときの筋肉の緊張，③運動時の筋肉の緊張について観察する．

❶ 静止時の筋緊張

　患者を臥位にし，十分に四肢・体幹を弛緩させた状態で，筋肉の形態，筋肉の硬さ，被動性，（伸展性）について観察する．

　(1) 筋肉の形態：①筋緊張が減退している場合，筋肉はそれ自体の重さのために平べったくなる（平坦化）．下肢で筋緊張が減退している場合，仰臥位では大腿前面は平坦化し，筋肉の重みのために筋肉は後方へ沈下し，大腿四頭筋は一見，萎縮してみえる（偽性萎縮）．大腿後面の筋肉を持ち上げると，この偽性萎縮は消失する．また，大腿の平坦化と共に，足が外旋位をとり，大腿が健側より太くみえることがある（太股）．②筋緊張が亢進している場合，筋や腱のレリーフが明瞭になり，盛り上がってみえることがある．また，筋緊張の亢進により四肢の変形がみられる．(i)痙縮（痙性）がある場合は，上肢は回内屈曲位を呈し，下肢は伸展位を呈する（Wernicke-Mann 肢位）．アキレス腱も浮き彫りになる．(ii)筋強剛がある場合は，手首は軽く屈曲し，中手指節関節で屈曲し，指は伸展する（剣状手）．

　(2) 筋肉の硬さ：①筋緊張が減退している場合，筋肉を触知すると軟らかく感じる．②筋緊張が亢進している場合は，痙縮（痙性），筋強剛のいずれにおいても，筋肉を触知すると硬さの増大を感じる．

　(3) 被動性：筋緊張を診る最も基本的な診察法である．被動性は肢節を関節で受動的にある程度の速さで動かし（伸展・屈曲，回内・回外など），そのときに検者の手に感じる筋肉の抵抗の強弱から判断する．

　①上肢では，手関節における屈曲・伸展あるいは回内・回外を，肘関節における屈曲・伸展（図3）を，肩関節における外転・内転を行う．②下肢では仰臥位にある患者の足首を一方の手で持ち，他方の手を大腿後面に当て，股関節と膝関節を急速に屈曲し，次いで伸展する（図4）．③足首では，股関節，膝関節を軽く曲げた状態で，一方の手で下腿を保持し，他方の手で足を持ち，足関節を屈曲・伸展する．④頸部では，仰臥位にある患者の枕をはずし，患者の枕元に立ち，両手で頭を持ち上げて，屈曲・伸展（図5），左右への回旋を行う．

　(4) 伸展性：伸展性とは，筋肉を受動的にゆっくりと伸展させたときの最大限度の伸展の度合いを診るものであるが，特殊であるので省略する．

❷ 姿勢・体位性の筋緊張

　坐位や立位をとると，それに対応して体軸筋（頸筋，体幹筋）や下肢筋の緊張は高まる．それが病的な場合（筋緊張亢進）には異常姿勢が生じる（ジストニーなど）（→41項）．

❸ 運動時の筋緊張

　ある動作の過程で，異常に筋緊張が変動すると異常運動を呈する（アテトーゼなど）（→40項）．

（小島重幸）

【文献】
1) 平山惠造．神経症候学，改訂第2版，第II巻．文光堂，東京，2010
2) Maertens de Noordhout A, Delvaux V, Delwaide PJ. Le tonus musculaire et ses troubles. Encycl Méd Chir (Paris), Neurologie 17-007-A-20, 1998

図1 骨格筋と脊髄運動ニューロン（α，γ）との線維連絡（平山2010より）

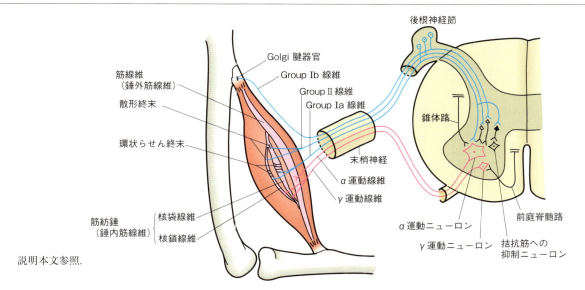

説明本文参照．

図2 筋緊張に関与する脊髄機構：正常（Maertens de Noordhout ら 1998より）

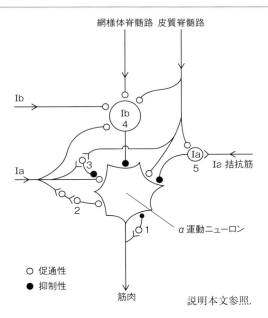

説明本文参照．

図3 筋緊張（被動性）の診察法—肘関節での屈伸

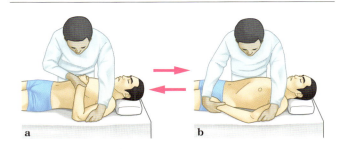

a→b：前腕屈筋群の被動性を診る．a←b：前腕伸筋群の被動性を診る．

図4 筋緊張（被動性）の診察法—股・膝関節での屈伸

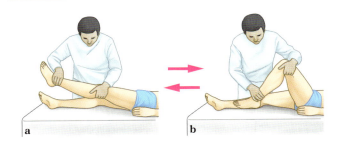

a→b：主に大腿四頭筋の被動性を診る．a←b：主に大腿後面筋群の被動性を診る．

図5 筋緊張（被動性）の診察法—頸の前後屈

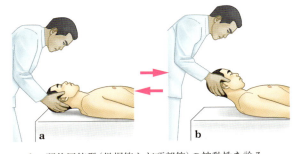

a→b：頭後屈筋群（僧帽筋など項部筋）の被動性を診る．
a←b：前頸筋群（胸鎖乳突筋のほか深部筋）の被動性を診る．

30. 筋緊張亢進の診かた：痙縮と強剛（付：固縮，拘縮）

1. 筋緊張亢進とは

　静止時の筋緊張亢進には，錐体路障害による痙縮 spasticity と錐体外路障害による強剛 rigidity がある．いずれも筋肉が受動的に伸張されたときに明らかにみられる．痙縮はしばしば筋伸張反射亢進による腱反射の亢進を伴う．痙縮と似た用語に攣縮 spasm があるが，攣縮は病的な筋活動による自発的に生ずる持続性の異常な筋収縮状態を指す（筋緊張亢進によるものではない）．

2. 機能解剖

　痙縮は一般に錐体路障害で生じるとされているが，痙縮を引き起こす病変は必ずしも明確でない．痙縮は単一な変化ではなく，複数の障害の結果とみられている．図1に従い説明する[1]．①Ib線維介在ニューロン（4）の機能が低下し，α運動ニューロンへの抑制が低下する．②α運動ニューロンのシナプス前介在ニューロン（3）の機能が低下し，α運動ニューロンへの抑制が低下する．③拮抗筋のIaからの抑制性介在ニューロン（5）の機能が低下し，α運動ニューロンへの抑制が低下する．

　強剛は錐体外路系の障害で生じるが，病態機序は十分に解明されていない．図2に示すが，脊髄前角のIb介在ニューロン（4）へ投射している淡蒼球-中脳橋-被蓋核-網様体脊髄路からの非相反性抑制が欠如して，Ib介在ニューロンの活動が低下し，α運動ニューロンに対する抑制が取れ，筋緊張亢進（強剛）が生じると考えられている[1]．

3. 筋緊張亢進の診かた

　診察手技は29項3❶(3)を参照．
❶痙縮
　筋肉を受動的にある程度の速さで伸張するときに認められる抵抗で，伸張の始めに強い（最大の）抵抗を示し，途中から抵抗が急速に減弱する（折りたたみナイフ現象 clasp knife phenomenon）[2]（図3）．痙縮は錐体路障害で認められるが，全ての筋肉に認められるものではなく，上肢では屈筋群に，下肢では伸筋群にみられる[3]．すなわち，上肢では上腕の外転，肘での伸展，手首あるいは指の伸展に際して，下肢では股関節・膝関節での屈曲，足首での背屈に際してみられる．痙縮と共に次の強剛が重畳（合併）する場合は強剛痙縮 rigido-spasticity と呼ぶ．

❷強剛（筋強剛）
　四肢の筋肉を受動的に伸張するときに，受動運動の始めから終わりまで抵抗を示す[2]（図4）．この強剛における抵抗は，鉛の管を曲げるように一様の抵抗を示すので鉛管様強剛 lead pipe rigidity とも表現される．受動運動に伴いガクガクした歯車様の抵抗（歯車現象 cogwheel phenomenon）を呈するものがあり，これは振戦を伴うParkinson病に特徴的であり，それを伴わない鉛管様強剛は様々な病態でみられる．強剛は痙縮とは異なり，上肢も，下肢も伸筋群・屈筋群共に同じように，また，筋肉の伸展速度に関係なく認められる．

　頸部では痙縮は稀だが，強剛はしばしば認められる．診察手技は29項3❶(3)を参照．いずれの方向にも抵抗を感じるのが特徴である．頭落下試験 head drop test も有用である（手技省略）．頸部の強剛と鑑別すべきものとして，髄膜刺激徴候としての項部硬直 nuchal rigidity（nuchal stiffness）がある（詳細→89項）．

　上肢の軽微な，あるいは潜在性の強剛を診る方法として手首固化徴候がある．コップなどの物を置いた机の前に患者を立たせる．検者は患者の一方の手首で受動的に屈曲・伸展運動を行いながら，患者に反対側の手で机の上にある物を取り，元の位置に戻すように指示する．強剛が存在する場合は，患者の運動の開始から終了するまでの間，検査をしている手首の動きが硬くなる．

付1）固縮

　(1) 除脳固縮 decerebrate rigidity：生理学的動物実験で除脳動物（中脳切断）で生じる病変以下の筋肉の特有な硬さを表現した用語である．ヒトでは上部脳幹の広汎性病変で生じる．この固縮は痙縮とも，強剛とも異なり，独特な硬さを持っている．検者が他動的に肢を屈曲しようとすると，当初から強い抵抗があり，容易には曲げられない．しかし，それに打ち勝って屈曲すると，急に抵抗がなくなり，折り曲げられた後に，強剛様の抵抗が続く．筋緊張異常と共に姿勢異常を有し，頸部後屈，上下肢の伸展・回内位を呈する[4]．

　(2) 除皮質固縮 decorticate rigidity：動物実験では皮質除去であるが，ヒトでは両側大脳半球深部に広がる病変で認められる．四肢の受動運動時の硬さ（抵抗）は除脳固縮とほぼ同様であるが，姿勢異常が異なり，両上肢は屈曲・回内位を，両下肢は伸展位を，頸部は後方伸展位を呈する．

付2）拘縮 contracture

　筋肉は能動的，受動的にかかわらず，静止状態に放置すると緩やかに収縮して固まる性質がある．この固まった状態が拘縮であり，強剛と間違えられることが多い．強剛では受動的伸展に多少時間をかければ，伸展性は保たれており関節運動制限はないのに対し，拘縮では筋肉の伸展性が制限され，関節が十分に屈伸できない．麻痺筋を放置して運動が制限されるのは拘縮による．

図1 痙縮の脊髄機構（Maertens de Noordhout ら1998 より）

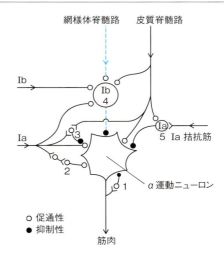

図2 筋強剛の脊髄機構（Maertens de Noordhout ら1998 より）

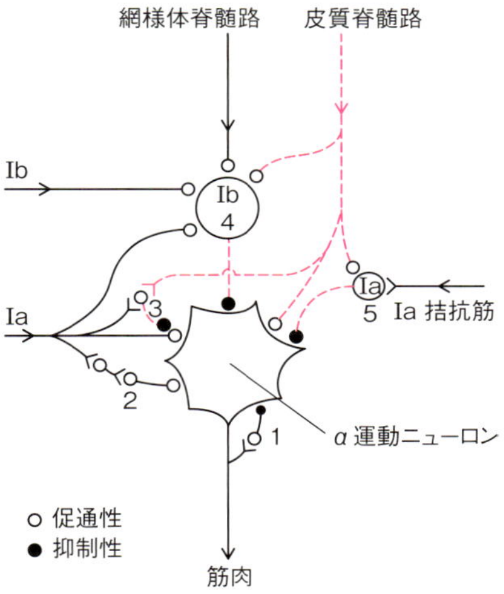

Ia：Group Ia 線維，Ib：Group Ib 線維．
赤破線部は障害を示す．記号，説明本文参照．29項図1,2を参照．

Ia：Group Ia 線維，Ib：Group Ib 線維．
青破線部は障害を示す．記号，説明本文参照．29項図1,2を参照．

図3 下肢の痙縮の診察法（膝関節屈曲時の折りたたみナイフ現象，その表面筋電図）（平山2010 より）

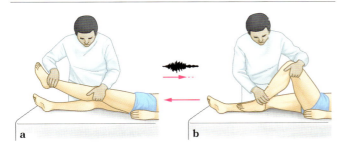

a→b：下肢では受動的に膝関節を急速に屈曲（伸筋群を伸張）する際に，その初期に抵抗を感知する（折りたたみナイフ現象）．a←b：下肢の膝関節伸展時には，上記の異常はみられない．ab間の図形は受動運動（矢印）とその際の表面筋電図を模式的に示したもの．a→bでは動きが止まると筋放電も消失する．a←bでは動かしても筋放電はない．

図4 下肢の筋強剛の診察法（膝関節屈伸時の鉛管様強剛，その表面筋電図）（平山2010 より）

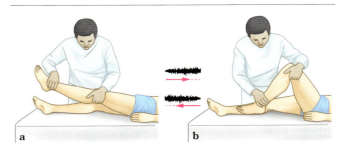

a→b, a←b：下肢での受動的な膝関節の屈曲，伸展に際して一様に抵抗を感知する（鉛管様強剛）．ab間の図形は受動運動（矢印）とその際の表面筋電図を模式的に示したもの．屈曲時にも伸展時にも筋放電が生ずるが，動きが止まっても，（筋緊張が高まっている間）放電が続く．

付3）「強剛」と「固縮」の異同

外国語のrigidityは筋肉が強ばっていることの表現である．頭に付く形容詞で使い分けられる．Parkinson病でみられる鉛管様のものはleadpipe rigidityと言う．この硬さを工学系では強剛が用いられることを参考に，Parkinson病でのrigidityを筋強剛として長く使われた．しかし，その後，spasticityとrigidityとを対比して論じる際に痙縮と固縮とが用いられたが，日本語の固縮は動物実験でのdecerebrate rigidityやα rigidityの訳語として，以前から使用，定着していた．そのため，強剛と固縮とがparkinsonian rigidityで混同使用されるようになった．本書では本来の（鉛管様）筋強剛と（除脳）固縮を基にしている（平山2010，p.176より）．

（小島重幸）

【文献】
1）Maertens de Noordhout A, Delvaux V, Delwaide PJ. Le tonus musculaire et ses troubles. Encycl Méd Chir（Paris），Neurologie 17-007-A-20, 1998
2）平山惠造．神経症候学，改訂第2版，第Ⅱ巻．文光堂，東京，2010
3）正門由久．痙縮(1)-その病態生理-．臨床脳波 48：169-177，2006
4）Davis RA, Davis L. Decerebrate rigidity in humans. Neurosurgery 10：635-642, 1982

31. 筋緊張減退の診かた

1. 筋緊張減退とは

　筋緊張減退 hypotonia とは筋肉の緊張が減退している状態であり，受動運動時に感じる抵抗（被動性）の減少と，生理的に正常な範囲を超えた関節可動域の増大（伸展性）とである．筋肉自体，神経筋接合部または下位運動ニューロンの障害のほかに[1]，小脳障害[2]，後根・後索障害，急性期の錐体路障害（上位運動ニューロン障害），錐体外路系疾患（舞踏運動）でも生ずる．

2. 機能解剖

　筋肉病変での筋緊張に重要であるのは筋肉の脱力と体積減少である．筋線維病変が激しくなれば，筋肉は弛緩性になるが，筋線維が著明に減少するまでは筋緊張は保たれている．
　末梢神経病変では，最終共通路であるα運動ニューロンが障害されると，筋脱力，筋緊張減退をきたし，弛緩性を呈する（→29項図1, 2）．
　小脳性病変では，幾つかの中枢神経経路経由でIaの求心性線維に対するシナプス前抑制が増強して，その結果，筋緊張減退をきたすものと考えられている．
　後根・後索病変では，筋紡錘からのIa神経線維に由来する自己固有感覚の求心系の機能低下により，α運動ニューロンの促通を減少させた結果，筋緊張減退を引き起こすと考えられてきたが，これのみでは説明が付かず，Ia線維の多シナプス性経路（脳を介する反射回路）も検討されている．
　錐体路性の筋緊張減退では，詳細は不明であるが，Brodmann 6野と視床の役割が考えられている．

3. 筋緊張減退の診かた

　筋緊張減退がある場合，静止状態にある筋肉は正常な筋肉の膨らみを失い，平坦化する．触診では筋肉の正常な硬度が低下する．29項で述べたような方法で被動性 passivity および伸展性 extensibility を診ると，被動性の亢進（弛緩性 flaccidity）および過伸展性 hyperextensibility が認められる．

❶ 被動性の亢進

　日常的に最も多く用いられる方法である．
　被動性の検査方法は29項で述べた．それを参照されたい．関節での反復受動運動をある速さで行うと，筋緊張減退がある場合に検者は抵抗の減退として感知する．受動運動の速さは中等度が基準であるが，必要に応じて速くしたり，遅くしたりして，健常な場合と比較して判定する．筋緊張減退は検者の手に，臨床的診察によってのみ，感知する症候であり，臨床的手技に習熟する必要がある．
　急激な錐体路障害（脳卒中，脊髄損傷など）の直後から運動麻痺と共に著明な筋緊張減退が認められる．この筋脱力と筋緊張減退との合併を弛緩性と言う．弛緩性では受動運動での抵抗が減少し，被動性が亢進している．弛緩性は痙縮のような選択性がなく，伸筋群，屈筋群共に同様に認められるのが特徴である．臥位患者の上・下肢を持ち上げて離すと物体のようにずしりと床に落ちる．
　特殊な観察方法として懸振性を診る方法がある．関節より近位部を検者が持ってゆすると，それに応じてその関節より遠位部の肢節が振子のように揺れ動く．筋緊張が減退していると遠位部の揺れが増大する．
　上肢では手首が診やすい．検者は回内位にある患者の前腕の遠位部を持って，急速に患者の前腕を肘で屈伸するように振ると，それに応じて手および手指が受動的屈伸運動をする（手振り試験）．筋緊張減退がある場合は，その屈伸運動の振幅が大きくなる．腕の懸振性を診る方法には肩ゆすり試験がある．検者は起立または坐位の患者の両肩を持って，体幹の回旋運動を交互に行い，生じる上肢の前後方向の揺れを診る．筋緊張減退がある場合は，腕の動揺が大きく，ぶらぶらする．
　下肢では，患者に高い診察ベッドに腰掛けさせ，両足を下垂させる．検者は受動的に両足を持ち上げて離し，そのときに生じる下腿の揺れ方を観察する（足落下試験）．筋緊張減退がある場合は，下腿の揺れは大きく，揺れの持続時間が長い．仰臥位にある患者の大腿を押さえて，左右に早く揺り動かすと，足が左右に内外旋するが，この動きに際してみられる下腿・足の懸振性を観察する（大腿ゆすり試験）．筋緊張が減退していると，その動揺が大きく，ぶらぶらする．

❷ 過伸展性[3]（図1）

　被動性ほどには認めにくいもので，日常的に使用されることは少ない．後索病変の代表的疾患である脊髄癆では，下肢の伸展性が著明に亢進する．仰臥位にある患者の一側の下肢を，膝を伸ばしたまま股関節で曲げ，足を頭の方へ持ってくると，膝は体幹前面にほとんど付き，足先は頭上を越えてその先のベッドに達する．過伸展性は脊髄癆に特異的な症候ではなく，後根・後索系の病変で生じうるが，小脳病変では被動性の亢進が認められても，過伸展性は認められないとされている．

（小島重幸）

【文献】

1) Walton J. Clinical examination, differential diagnosis and classification. In：Walton J(ed). Disorders of voluntary muscle, 5th ed. Churchill Livingstone, London, 487-518, 1988

2) Adams R, Salam-Adams M. Disorders of movement associated with diseases of the cerebellum. In：Joseph AB, Young

31. 筋緊張減退の診かた

図1　諸関節での過伸展性の検査法（André-Thomas・de Ajuriaguerra 1949より）

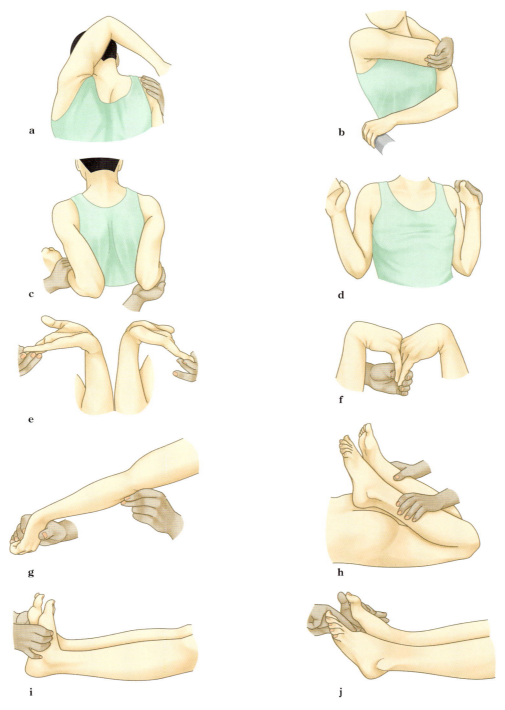

左側上下肢に過伸展性がみられる場合．過伸展される筋名を以下に示す．**a**：広背筋と大胸筋，**b**：三角筋後部，大円筋と菱形筋，**c**：大・小胸筋と三角筋前部，**d**：上腕三頭筋，**e**：手および指の屈筋群，**f**：手首の伸筋群，**g**：前腕屈筋群と上腕筋，腕橈骨筋，**h**：大腿四頭筋，**i**：足底屈筋群，**j**：足背屈筋群．

RR (eds). Movement disorders in neurology and neuropsychiatry, 2nd ed. Blackwell Science, Massachusetts, 289-296, 1999

3) André-Thomas, de Ajuriaguerra J. Étude séemiologique du tonus musculaire. Éditions Médicales Flammarion, Paris, 28-29, 238-245, 1949

32. 筋萎縮の診かた

1. 筋萎縮とは

　筋萎縮とは筋肉のやせであり，筋肉の体積の減少した状態を言う．筋萎縮がある場合，多くはその筋肉の筋力が低下するが，稀に筋萎縮がみられるものの，筋力が良好に保たれていることもある．身体全体のやせによる筋肉の体積の減少は，るい痩と呼び，通常筋力の低下を伴わず，筋萎縮と区別される．

2. 病態・生理

　筋萎縮は筋線維の変性に伴う縮小であり，主に下位運動ニューロン（脊髄前角細胞，末梢神経）または筋肉自体の障害で生じる．前者を神経原性筋萎縮，後者を筋原性筋萎縮と呼ぶ．上位運動ニューロンによる運動麻痺で長期にわたり筋肉を用いないことによる筋萎縮を廃用性筋萎縮と呼ぶ．

3. 筋萎縮の診かた

　視診でその筋肉が本来持っている膨らみが保たれているか否かを診る．上肢では肩甲骨部，三角筋，腕橈骨筋，第一背側骨間筋，母指球，小指球，下肢では殿筋，大腿内側広筋，前脛骨筋，腓腹筋などに着目する．

　触診では，萎縮した筋肉の硬さの減少を診る．わかりにくい場合には，その筋肉を収縮させて触診をすると明らかになる．

　筋萎縮はその分布様式が重要である．限局性筋萎縮の場合に，脳幹，脊髄，神経根・神経叢あるいは末梢神経に原因がある場合は，その分布に一致した筋萎縮を呈する．広範な筋萎縮の場合は，全身性・系統性疾患を示唆する．当初から両側対称性である場合と，病初期には限局性，片側性あるいは両側非対称性である場合とがある．両側性の四肢遠位部に優位な筋萎縮は神経原性筋萎縮，四肢近位部に優位な筋萎縮は筋原性筋萎縮が示唆されるが（詳細→107項），全てにあてはまるものではない．以下の随伴症候を参考に総合的に判断する．

❶ 線維束性収縮（→35項）

　萎縮した筋肉の筋腹にみられる静止時の不規則な筋線維の収縮である．下位運動ニューロン，特に脊髄前角細胞の新鮮な活動期の病変で認められ，陳旧化すると目立たなくなる．筋原性筋萎縮では認められない．

❷ 腱反射

　下位運動ニューロンの病変では，急性・慢性にかかわらず，筋萎縮と共に腱反射が消失する．筋肉病変では，急性・亜急性（多発筋炎など）では筋萎縮がみられても腱反射はよく保たれていることが多いが，慢性病変（進行性ジストロフィーなど）では筋萎縮と共に腱反射が消失する．上・下位運動ニューロン病変（筋萎縮性側索硬化症など）では，脊髄前角病変と錐体路病変との兼ね合いで腱反射は亢進あるいは減弱・消失する．

❸ 感覚障害

　筋萎縮に感覚障害（しびれ，痛み，他覚的感覚障害）を伴うときは，末梢神経または脊髄病変による．筋原性筋萎縮では認められない．

4. 筋萎縮の種類・病因

　（1）顔面筋萎縮[1]（図1）：進行性球麻痺，筋萎縮性側索硬化症，球脊髄性筋萎縮症（Kennedy-Alter-Sung症候群）などの神経疾患．顔面肩甲上腕型筋ジストロフィー，筋強直性ジストロフィーなどの筋肉疾患（詳細→各当該項）．

　（2）舌筋萎縮（図2）：多くは神経疾患．両側性の場合は進行性球麻痺，筋萎縮性側索硬化症，球脊髄性筋萎縮症など．片側性の場合は末梢性舌下神経病変（咽頭後部・頭蓋底部腫瘍など），延髄病変（血管障害，腫瘍，延髄空洞症など）でも認められる．神経筋接合部病変（重症筋無力症）で稀にみられる（詳細→各当該項）．

　（3）頸部筋萎縮：筋強直性ジストロフィー，多発筋炎などの筋肉疾患．筋萎縮性側索硬化症などの神経疾患．

　（4）上肢帯・上肢近位部筋萎縮（図3）：頸椎症性筋萎縮症[2]，神経痛性筋萎縮症[3]などの神経疾患．顔面肩甲上腕型ジストロフィー，多発筋炎などの筋肉疾患．筋萎縮性側索硬化症（進行期）．

　（5）上肢遠位部筋萎縮（図4）：筋萎縮性側索硬化症，平山病（若年性一側上肢筋萎縮症）[4]，頸椎症性筋萎縮症[2]，脊髄空洞症，頸髄腫瘍，正中神経・尺骨神経病変などの神経疾患．筋強直性ジストロフィー，遠位型ミオパチーなどの筋肉疾患．

　（6）下肢帯・下肢近位部筋萎縮（図5）：Duchenne型筋ジストロフィー，肢帯型筋ジストロフィー，多発筋炎などの筋肉疾患．

　（7）下肢遠位部筋萎縮（図6）：多発性神経炎，Charcot-Marie-Tooth病，筋萎縮性側索硬化症（下肢型）などの神経疾患．遠位型ミオパチーなどの筋肉疾患．

（小島重幸）

【文献】

1) 平山惠造．神経症候学．改訂第2版，第Ⅰ巻．文光堂，東京，2006
2) 亀山　隆，安藤哲朗．頸椎症性筋萎縮症．神経内科 77：15-23, 2012
3) van Alfen N, van Engelen BG. The clinical spectrum of neuralgic amyotrophy in 246 cases. Brain 129：438-450, 2006
4) 平山惠造，田代邦雄．平山病―発見から半世紀の歩み―診断・治療・病態機序．文光堂，東京，150, 2013

32. 筋萎縮の診かた

図1　顔面筋萎縮（平山2006より）

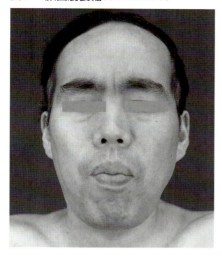

側頭筋，咬筋の萎縮のため顔面下半が削げてみえる．筋強直性ジストロフィー．

図2　舌筋萎縮

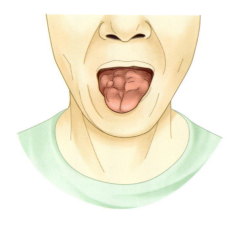

舌背，舌縁を含め舌全体に萎縮がみられる．筋萎縮性側索硬化症．

図3　上肢帯・上肢近位部筋萎縮

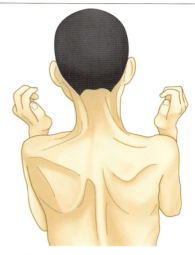

上肢帯部，頸部，上腕部のびまん性，かつ高度な筋萎縮・脱力あり，腕の挙上ができない．手指伸側の筋萎縮もみられる．多発筋炎．

図4　上肢遠位部筋萎縮

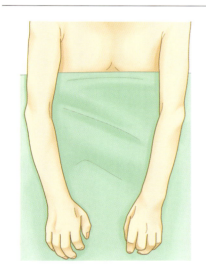

筋萎縮は小手筋に最も強く，次いで前腕にあり，上腕にもみられる．筋萎縮性側索硬化症．

図5　下肢帯・下肢近位部筋萎縮

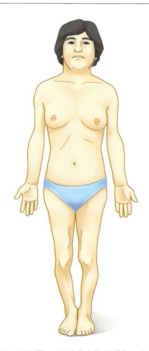

筋萎縮は下肢帯，下肢（近位優位），上腕でみられる．肢帯型筋ジストロフィー．

図6　下肢遠位部筋萎縮

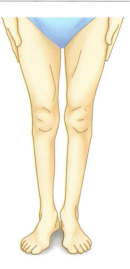

両下腿以下の著明な筋萎縮．Charcot-Marie-Tooth病．

33. 錐体路（上位運動ニューロン）徴候（まとめ）

1. 錐体路とは

錐体路 pyramidal tract の錐体は延髄の錐体の名に由来し，錐体を通る線維束を錐体路と称する．錐体路の中心的な役割を担うのは大脳運動皮質（Brodmann 4 野）の錐体細胞の中の巨大錐体細胞（Betz 細胞）から脊髄前角へ向かう皮質脊髄路 cortico-spinal tract であるが，その線維数は錐体路線維総数のわずか 3％である．錐体路には皮質脊髄路以外の線維が多く含まれており，錐体路と皮質脊髄路とは同義ではない．

2. 機能解剖[1,2]

ヒト錐体路は皮質脊髄路とそれ以外の錐体路線維と皮質核路の 3 つの線維要素からなる．大脳皮質から脳幹の運動神経核へ向かう神経線維束を皮質核路（皮質延髄路）と称するが，これらは錐体路の近傍を通り，脳神経運動核へ向かうので，錐体路迷行線維 aberrant fiber とも呼ばれる．皮質核路は延髄錐体を通らず，錐体路を構成するものではないが，機能解剖からは皮質脊髄路と同様に扱われる[3]（図 1）．

大脳運動皮質の体性局在は Penfield・Rasmussen のホムンクルス（小人間像）などで知られている．この体性局在は，錐体路が下行する内包，中脳大脳脚においても存在し，内包では膝部から後脚にかけて舌，顔面，上肢，下肢の順に配列する体性局在がある．一方，皮質脊髄路線維は，内包後脚の最後部，大脳脚の外方部に限局していると考えられている．この部の（血管性）病変では運動麻痺が強く，永続性で，筋萎縮性側索硬化症の病変はここに局在し，錐体路の中の特異な部位である[3]（図 1b）．しかし，錐体路，皮質脊髄路の体性局在は橋から延髄にかけては認められなくなる．

3. 錐体路徴候の診かた

主な錐体路徴候としては，①運動麻痺（片麻痺），②筋緊張異常，③腱反射異常，④Babinski 徴候[4] の 4 つがある．

❶ 運動麻痺（図 2）

錐体路徴候の最も基本的な症候は片麻痺で代表される運動麻痺であり，錐体路を代表する皮質脊髄路の損傷による．上下肢片麻痺は反対側の延髄錐体以上の病変か，同側の頸髄病変を示唆する．上下肢片麻痺に同側顔面麻痺を伴うときは，顔面神経核が存在している橋以上の病変を示唆する．顔面の麻痺は上半より下半で目立つ（上半は核上性両側支配のため）（→ 15 項）．上下肢片麻痺に反対側の脳神経麻痺を合併する場合は脳幹病変を示唆する（交叉性片麻痺）．

錐体路性片麻痺では麻痺筋の脱力の程度は一様ではない．上肢の麻痺は伸筋群が屈筋群より重く，回外筋が回内筋より重い．そのため，上肢は屈曲回内位をとる傾向がある．一方，下肢の麻痺は屈筋群が伸筋群より重い．そのため，下肢は伸展位をとる傾向がある．上記の特徴を有し，筋緊張亢進が加わり生じた肢位が Wernicke-Mann 肢位である．

内包病変による片麻痺では，前述の後脚後部の病変では麻痺は強く，永続性であるとされる．

❷ 筋緊張異常

錐体路性片麻痺での筋緊張は病期で異なる．急性期には麻痺筋の緊張は減退し，弛緩性片麻痺を呈するが，慢性期あるいは慢性疾患では筋緊張は亢進して痙縮を示す．筋緊張亢進と共に異常肢位として，上述した Wernicke-Mann 肢位などがみられる．

❸ 腱反射異常

錐体路障害の際の腱反射の態度も病期で異なる．急性期には腱反射が消失することがある．慢性期あるいは慢性疾患では腱反射は亢進する．

錐体外路系の代表的疾患である Parkinson 病で，時に腱反射亢進を思わせる反射態度をとることがある．Parkinson 病は初期に症状が片側のみであるため，片側性の運動障害と腱反射の態度から錐体路性片麻痺と誤られることがあり，注意を要する．Parkinson 病での腱反射は，反射運動は迅速であるが，振幅が小さいこと（小さい速い腱反射）が特徴である．

❹ Babinski 徴候（図 3）

Babinski 徴候が陽性である場合，錐体路障害があると判定されるが，錐体路障害があるときに，必ずしも Babinski 徴候が陽性とは限らない．Babinski 徴候は一時的，一過性に陽性と認められることがあるが，一時的にでも陽性と認められたときには錐体路障害を意味する．Babinski 徴候と上記諸徴候の態度とは必ずしも並行しない．

❺ その他

皮膚・粘膜の刺激によって筋収縮をきたす反射を皮膚・粘膜反射と言うが，この中には末梢神経障害で消失するもの（角膜反射）もあれば，錐体路障害で消失するもの（腹皮反射）もある．一方，反射弓の中枢神経部分の病変で反射が顕在化する，あるいは亢進するもの（掌頤反射など）もある．錐体路障害のときに消失する皮膚・粘膜反射としては，腹皮反射，挙睾反射が知られている．しかし錐体路徴候として皮膚・粘膜反射の態度は一様ではなく，錐体路障害の有無の指標とはなり難い．

（小島重幸）

【文献】

1) Davidoff RA. The pyramidal tract. Neurology 40：332-339, 1990
2) 水野 昇．いわゆる"錐体路"の神経解剖学．神経内科 43：297-305, 1995
3) 平山惠造．錐体路症候．神経症候学，改

33. 錐体路（上位運動ニューロン）徴候（まとめ）

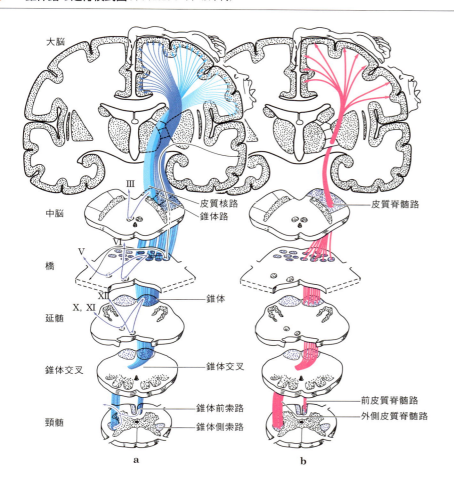

図1　錐体路の走行模式図（平山2010より，以下同）

a：錐体路ならびに錐体路迷行線維（皮質核路）．脳神経核へ向かう神経線維は延髄錐体を通らないので，正しくは錐体路に含まれず，迷行線維と言われる．
b：皮質脊髄路．大脳運動皮質のBetz巨大錐体細胞から延髄錐体を通り脊髄（前角）へ向かう線維群．
大脳は内包部のみ水平断面，ほかは前額断面．内包および中脳大脳脚までの線維分割は，中脳～橋までの高さで混合して，橋以下の錐体路には体性機能局在は認められなくなる．

図2　片麻痺

a：顔面を含む片麻痺，b：顔面を含まない片麻痺，c：交叉性片麻痺．

図3　Babinski徴候

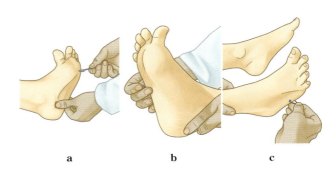

a：母趾ならびに他趾の強直性のゆっくりとした背屈がみられる．b：母趾は強直性に背屈するが，他趾の背屈，開扇はあまりみられない．不全型だが，典型に準ずる．c：母趾の背屈と同時に他趾の開扇現象がみられる．

訂第2版，第Ⅱ巻，文光堂，東京，1083-1096, 2010

4) Singerman L, Lee L. Consistency of the Babinski reflex and its variants. Eur J Neurol 15：960-964, 2008

34. 軽微な錐体路徴候

1. 運動麻痺

❶ 顔面の軽微な麻痺

睫毛徴候：中枢型麻痺の特徴として，上半分の麻痺はあまり目立たないが，その痕跡として本徴候が認められることがある．両眼を強く閉じさせたときに，患側の睫毛が眼裂内に十分に隠れず，外へ出て見える．

斜め卵円口：下半分の軽微な麻痺を診る方法である．口を縦に大きく開かせたときに，下唇が健側へ引かれ，口は左右対称にならず，斜め卵円口を呈する．

❷ 上肢の軽微な麻痺

（1）凹み手徴候[1,2]（図1）：両手指を扇状に力強く開きながら反らすように伸展させると，患側の母指は対立内転位を呈し，手掌は凹む．これは錐体路障害において，母指伸筋が最も早期に障害を受け，その拮抗筋である母指屈筋の力が相対的に強く働くためである．しかし，凹み手徴候は錐体路障害だけではなく，脊髄前角や末梢神経障害でも生じうる．またアテトーゼを呈する錐体外路障害（母指屈筋の筋緊張亢進）でも認められる．

（2）第5指徴候[1,3]（図2）：手指の伸展位で指を揃えるように指示しても，第5指の内転のみが不十分で第4指との間が開く．この徴候は錐体路障害だけではなく，末梢神経障害でも認められる．なお健常者で元来この指位が両手にみられる人がいることに留意する．

❸ 下肢の軽微な麻痺

腸腰筋力低下，足背屈力低下：下肢における筋力の低下は，最も早期に，あるいは最も鋭敏に腸腰筋，あるいは足・足趾の背屈力に現れる．一見，麻痺のないような場合でも，左右を比較することにより，患側の筋力の低下が認められ，錐体路障害が潜在していることを知ることができる．

2. 筋緊張異常

❶ 上肢の回内位（図3）

錐体路障害により筋緊張亢進がみられる場合，前腕の回外筋より回内筋の筋緊張が優位になるため，前腕は回内位をとる傾向がある．患者に，掌面を上に向けた姿勢で両上肢を前方水平に挙上するように指示すると，患側の前腕が回内位をとる．

❷ 下肢の外旋位（図4）

錐体路障害により筋緊張亢進がみられる場合，下肢の内旋筋より外旋筋の筋緊張が優位になるため，患側下肢は外旋位をとる．仰臥位の状態で一見して知ることができる．

3. 腱反射異常

腱反射に左右差が認められ，一側の上下肢で，明らかに他側より亢進している場合は，錐体路障害による片麻痺と同じ意義を有している．同側のBabinski徴候が陽性であればさらに確実である．ただし，筋緊張亢進型の錐体外路系疾患（Parkinson病）で認められる腱反射の変化（→33項）に注意する．

4. 肢位異常と連合運動

下記の諸徴候は錐体路固有の徴候でなく，他の障害でも生じうることに留意．

❶ Barré徴候（Barréの下腿試験）[4]（図5）

Barré試験は3つの手技からなるが，通常以下に述べる第一手技で判定する．検者は腹臥位になった患者の下腿を垂直になるように保持し（患者から下腿は見えない），患者にそのままの姿勢を保つように指示し，手を離す．健側ではそのままの姿勢を保てるが，患側の膝は次第に伸展し，下腿が落下する．下腿の落下する程度は色々である．

Barré徴候（下腿試験）はMingazzini試験（下肢試験）より感度が高いとされるが，錐体路障害に特異的でなく，深部感覚障害や末梢性運動神経障害等でも認められるので，判定にはこれらを除外する必要がある．

❷ Mingazzini試験[4]（図6）

（1）下肢試験：患者は背臥位で，検者が両下肢共に股関節と膝関節を直角に屈曲し，患者に，閉眼させて，その肢位を保つように指示する．健側ではそのままの位置を保てるが，患側では（股関節，膝関節が伸び），下腿が下がる．

（2）上肢試験：患者は坐位で両上肢を前方水平に挙上し，肘，手，指を伸展する．閉眼すると，健側ではそのままの姿勢を保てるが，患側では徐々に落下する．

本邦では，Mingazziniの上肢試験をしばしば上肢のBarré徴候（試験）と称するが，Barréがこれを紹介したもので，誤りである（図6b図説）．

❸ Wartenberg徴候

麻痺側の第2～5指を検者の指や長い棒などに引っ掛けて強く引っ張ると，麻痺側の母指が屈曲する．これは錐体路障害によって認められるある種の連合運動である．

❹ 指折り数え試験

錐体路障害があると，1本1本の分離した指折り動作が困難になる．例えば，母指を折るときに示指，さらに中指が屈曲する．また拳状の手指の小指を伸ばそうとすると，薬指さらには中指も伸びてしまう．これは一種の協調運動性連合運動である．

（小島重幸）

【文献】
1) 平山惠造．神経症候学，改訂第2版，第Ⅱ巻．文光堂，東京，2010
2) 橋本　清，岩田　誠（訳）．手の症候学．神経内科 3：57-80，1975

34. 軽微な錐体路徴候

図1　凹み手徴候（左）（平山2010より）

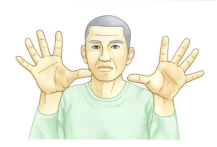

指を開扇し，反り返り気味に十分伸展せしめると，母指の背屈が強く，母指中手骨は手掌面に出てきて，手掌が凹む．

図2　第5指徴候（左）（平山2010より）

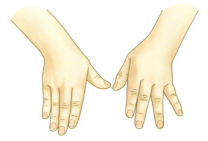

第4・5指が内転できず，母指は外転しにくく内転位にある．

図3　上肢の回内位（右）

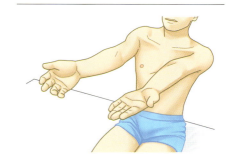

図4　下肢の外旋位（右）

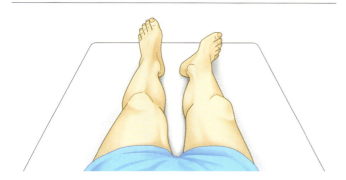

図5　Barré徴候（Barré 1937より，写真からデッサン）

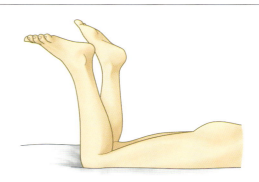

第一手技：両下腿を検者が垂直に立てた後，手を離す．本症例では右下腿が落下（伸展）し始める．右側陽性．

図6　Mingazzini試験（Barré 1937より，写真からデッサン）

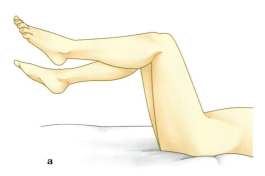 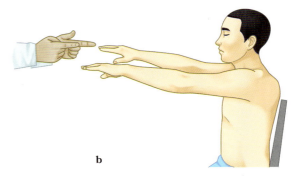

a　　　　　　　　　　　　　　　　　　　　　　　　　　　　　b

いずれも指定の姿勢をとった後に閉眼（本文参照）．a：下肢試験；右側陽性（下腿落下）．右股関節は直角より開いている．膝関節は直角のまま（両者は同じ態度をとるとは限らない）．b：上肢試験；左側陽性．左上肢が垂直方向に下がり，指の伸びも十分でなくなっている．（Barréはこれを紹介したにすぎない．Barré上肢試験と言うのは誤解による．Mingazzini上肢試験が正しい）．

3) Alter M. The digiti quinti sign of mild hemiparesis. Neurology 23：503-505, 1973

4) Barré JA. Le syndrome pyramidal déeficitaire. Rev Neurol 67：1-40, 1937

35. 下位運動ニューロン徴候の診かた

1. 下位運動ニューロンとは

　下位運動ニューロンは脳幹の脳神経核運動細胞または脊髄の前角運動細胞と，それから出る神経線維とからなる．それゆえに下位運動ニューロンによるものを核・核下性と称することがある．その軸索はそれぞれ運動性の脳神経，脊髄神経として身体の末梢に至り，骨格筋に分布する．各運動神経線維は筋肉内に入ると，分枝してそれぞれ運動終板を形成する．

2. 機能解剖

　脊髄から骨格筋に至る運動神経線維には，太いα線維と細いγ線維があるが，下位運動ニューロンとは脊髄の前角運動細胞以下の骨格筋を支配する運動神経線維（α線維）を指す[1]（図1）．α線維は筋線維（錘外筋線維）を支配し，実際の筋収縮に関与するが，筋線維が円滑な働きをするためにγ線維が調節している．このγ線維→筋紡錘→Ia線維→α運動ニューロンの経路をγループと言い，筋肉の緊張を高める働きを有している．

3. 下位運動ニューロン徴候の診かた

　下位運動ニューロンの主な徴候として，①運動麻痺，②筋緊張減退，③腱反射の減弱・消失，④筋萎縮，⑤線維束性収縮がある．上位運動ニューロン病変および筋原性病変との鑑別点を表1に示す．

❶ 運動麻痺

　障害された脳神経または脊髄神経に支配された諸筋の分布や範囲により，限局性麻痺（単神経麻痺），単麻痺，両麻痺，対麻痺，四肢麻痺を呈する．複数の単神経麻痺からなるものを多発性単神経麻痺と言う．交叉性片麻痺の片麻痺は錐体路の障害で生じるが，脳神経領域の麻痺は核・核下性麻痺による．

❷ 筋緊張減退

　筋緊張が減退し，弛緩性麻痺を呈する．被動性と共に伸展性が亢進する．しかし，上位運動ニューロンの障害（脳卒中，脊髄損傷など）の急性期には弛緩性麻痺を呈し，慢性期になっても弛緩性麻痺が持続する場合がある．運動麻痺に二次的な筋拘縮をきたし，伸展性が低下することがある．このような場合でも，関節可動域内では被動性は亢進している．

❸ 腱反射の減弱・消失

　程度は色々である．通常の誘発では筋収縮が弱いか，あるいは筋収縮がみられない．増強法を用いることにより認められる程度のものもある．増強法を用いても全く筋収縮が認められないものもある（消失）．

❹ 筋萎縮

　運動麻痺に伴い，しばしば筋萎縮が出現する．一方，筋肉病変でも当該筋に筋力低下に伴い筋萎縮が出現する．両者の鑑別として，従来，筋萎縮の分布の違いが強調され，四肢の遠位筋優位に筋萎縮がみられる場合は下位運動ニューロン障害（神経原性筋萎縮）であり，四肢の近位筋優位に筋萎縮がみられる場合は筋肉病変（筋原性筋萎縮）であるとされてきたが，近年ではこの図式はあまり強調されない．両者の鑑別には，（筋萎縮の分布より）随伴症候が重視され，下位運動ニューロンの障害では線維束性収縮や感覚障害がしばしば認められる．

　稀に，脳病変により筋萎縮を呈することがある．頭頂葉病変（脳腫瘍など）で病変と反対側の半身に筋萎縮を呈することがある．脳卒中による片麻痺でも麻痺側に筋萎縮がみられることがある．二次的な筋萎縮（廃用性筋萎縮）の場合もある．

❺ 線維束性収縮

　筋束に生じる不規則な細かいピクピクとした収縮運動で持続時間は短い．特に，下位運動ニューロンの細胞体（脊髄前角細胞，脳神経核細胞）が障害されたときに生じやすいが，神経根や末梢神経が障害された場合にもみられる．萎縮の活動期の筋肉によくみられる．随意収縮後に発現しやすい．ハンマーで軽く筋肉を叩打すると，誘発されやすい．細かな運動なので，ペンライトなどで光を斜めから当てると見やすい[2]．舌，頤，上腕，前腕，胸部，肩甲部，大腿などで観察される．

　舌の線維束性収縮は舌下神経核の障害を示唆する徴候で，特に球麻痺（筋萎縮性側索硬化症，球脊髄性筋萎縮症）の診断に有用である．舌を前方に挺出させると，正常でも舌に細かな震えが生じることがあるので，開口させ，静止した状態の舌を観察する．筋萎縮性側索硬化症の初期では，舌背の両外側に軽度の筋萎縮と共に線維束性収縮が認められることが多い．

　舌の線維束性収縮のみがみられ，筋萎縮が認められない場合は，その病的な判断には注意が必要である．健常者で疲労時や寒冷時に一過性に筋肉の線維束性収縮がみられる場合があり，これらは良性線維束性収縮と呼んでいる．本徴候は筋萎縮を伴っているときにその診断的意義がある．

（小島重幸）

【文献】
1) Duus P.（半田　肇 監訳，花北順哉 訳）．神経局在診断―その解剖，生理，臨床―，第3版，文光堂，東京，13，1988
2) 園生雅弘．主な不随意運動の病態と治療．線維束性収縮．日内会誌 89：623-628，2000

35. 下位運動ニューロン徴候の診かた

図1　下位運動ニューロンの模式図（Duus 1988より改変）

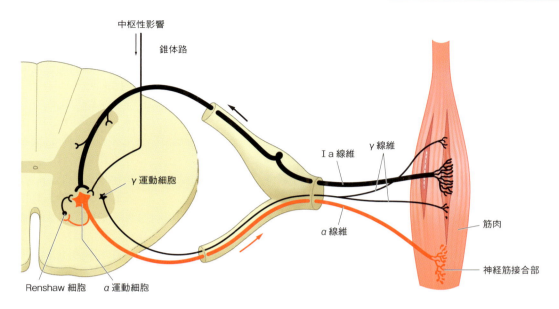

下位運動ニューロン（脊髄レベル）は，脊髄の前角運動細胞（α運動細胞）と運動性脊髄神経（α線維）からなる．

表1　上位・下位運動ニューロン障害，筋原性病変の鑑別

症候＼病変	上位運動ニューロン障害		下位運動ニューロン障害	筋原性病変
	急性期	慢性期（潜行性）		
筋緊張	減退 弛緩性麻痺	亢進（痙縮） 痙性麻痺	減退 弛緩性麻痺	減退 弛緩性麻痺
腱反射	減弱～消失	亢進	減弱～消失	正常～消失（急性・亜急性病変では正常に保たれ，慢性病変では消失する）
Babinski徴候	陽性（陰性のこともある）	陽性（陰性のこともある）	陰性	陰性
筋萎縮	（−）	（−） 廃用性筋萎縮が認められることがある	（＋）	（＋）
線維束性収縮	（−）	（−）	（＋）	（−）
感覚障害	（＋）または（−）	（＋）または（−）	（＋）または（−）	（−）

36. 筋無力症（易疲労性）の診かた

1. 筋無力症（易疲労性）とは

　筋肉を持続的に収縮したり，繰り返し収縮するとき，健常者より速やかに筋力が減衰するのを，運動麻痺と区別して，筋無力症 myasthenia と言う．その現象を易疲労性 easy fatigability と称する．

2. 機能解剖と病態

　易疲労性は，神経筋接合部（シナプス）における刺激伝導機構の障害により生じる．正常なシナプスでは神経興奮によって神経終末（シナプス前）からアセチルコリン（ACh）が放出され，シナプス後膜にあるアセチルコリン受容体（ACh-R）で受容され，神経筋間の伝達がなされる．神経筋接合部疾患は，シナプス後膜に局在する ACh-R に対する自己抗体のために，神経筋接合部の刺激伝導が障害される疾患と，シナプス前膜の ACh 遊離障害による疾患とに大別される[1]（図1）．前者には重症筋無力症 myasthenia gravis（MG）があり，後者には Lambert-Eaton（筋無力症）症候群（LEMS）やボツリヌス中毒がある．シナプス後膜の病変（破壊）が進むと，易疲労性のみならず，筋脱力が認められるようになる．

3. 易疲労性の診かた

　易疲労性は，運動を繰り返すと出現し，休息により回復する特徴を有している．従って，午前より午後，特に夕方から夜にかけて現れやすい（日内変動）．長期にわたってみると，易疲労性が軽い日と重い日が認められる（日差変動）．

❶ 眼症状

　（1）眼瞼下垂：最も多くみられる症状である．物を凝視したり，高い物を見上げたり，まぶしい光を見ていると出現しやすい．眼瞼下垂はMG発症初期には一側性のことが多く，時に左右が変わるが，次第に両側性になる．両側性でも左右差がある場合が多い．

　眼瞼下垂を有する患者では，代償動作として，前頭筋の持続的収縮がみられる（図2a）．上方が見づらいために顔を上向きにしていることが多い．軽度な眼瞼下垂が疑われる場合，あるいは一見して眼瞼下垂がなくても，病歴から眼瞼下垂が疑われる場合には，水平あるいは垂直方向の眼球運動を繰り返す，あるいは上方視を維持させると，眼瞼下垂が出現あるいは顕著になる場合がある（図2b）．その他に，眼瞼下垂の強い側の眼瞼を検者が受動的に挙上すると，反対側の眼瞼下垂が増強されること（増強法）が知られている[2]．

　（2）複視：外眼筋の筋力低下により眼球運動障害を呈し，複視を訴える場合が多い．複視は目を使う読書，テレビを見ているときに生じやすい．複視と共に羞明を伴う場合もある．

❷ 口部症状

　口輪筋，舌筋，口蓋筋の筋力低下により発語は不明瞭になる．特に口蓋筋の脱力により鼻声になることが多い．長時間の会話により，発語は徐々に不明瞭になり，休息により改善する．

　口唇の運動が十分にできず，麺類を食べる（すする）のが苦手になり，女性では口紅を引くのが難しくなる．口角が横へ引かれにくくなるため，笑うと口が上下に開き，縦笑い vertical smile と呼ばれる[3]（図3）．

　舌筋や嚥下筋の筋力の低下により，嚥下障害が出現する．舌筋の萎縮はMGに独特で，縦に3本（中央とその左右）の溝状の陥凹が出現する．三本溝，溝状舌（triple furrowed tongue, triple longitudinal furrowing）と表現される[3]（図4）．咀嚼筋の易疲労性や筋力低下のため，硬いものを噛めなくなり，嚥下障害と咀嚼障害のために，食事時間が延長する．

❸ 全身症状

　上肢では近位筋優位に易疲労性・筋力低下が出現し，洗髪，整髪，洗濯物を干すなどの腕を挙げる動作で脱力感を感じる．頸筋，特に後頸筋の易疲労性・筋力低下のために，頭が前に垂れるようになり，頸部が前屈する首下がり現象を呈することがある．

　下肢では近位筋優位に易疲労性・筋力低下が出現し，長い距離の歩行が困難になり，階段を昇る際に足が上がらなくなるが，しばらく休むと再び歩けるようになり，間欠性跛行に似ている．MGの場合は間欠性跛行と異なり，安静時にも軽度の下肢脱力を伴うことが多く，症状回復の時間が長い．

　全身型MGの重症例，その他，クリーゼによる急性増悪時には呼吸筋が障害される．

4. 種類と病因

❶ 重症筋無力症（MG）

　初発症状は眼症状（眼瞼下垂，眼球運動障害）であることが多く，さらに球症状や全身症状を呈しうる．診断には，即効性の抗コリンエステラーゼ薬であるテンシロンの静注試験（テンシロン試験）やアイスパック試験が有用で，症状は速やかに改善する．易疲労性を電気生理学的に確認する方法に低頻度（1〜3Hz）の運動神経反復刺激による誘発筋電図があり，漸減現象 waning が認められる．胸腺腫や自己免疫性疾患の合併が認められることがある．血清の抗ACh-R抗体が高率に認められるが，抗ACh-R抗体が検出されないMG（15〜20％）は seronegative MG と呼ばれ，その中に muscle specific tyrosine kinase（MuSK）に対する自己抗体（抗MuSK抗体）が陽性になる場合がある[4,5]．

図1 神経筋接合部の模式図(Sanders 1996 より改変)

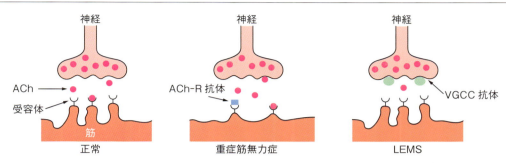

重症筋無力症(MG)では，シナプスの襞状の構造が単純化，破壊され，後シナプス膜は平坦化し，ACh-Rの数が減少すると共にACh-Rに抗ACh-R抗体が付着している．Lambert-Eaton(筋無力症)症候群(LEMS)では，神経終末でのAChの放出をVGCC(voltage-gated calcium channel)抗体が阻害する．

図2 軽度の眼瞼下垂を認めるMG

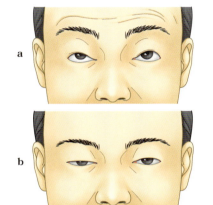

a：眼瞼を挙上する代償動作(前頭筋の持続的収縮)．**b**：上方注視を持続すると眼瞼下垂が顕著になる．

図3 MGの顔貌(平山2010より)

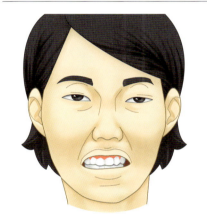

図4 MGの舌にみられる三本溝(平山2010より)

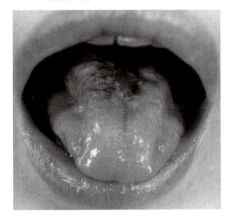

❷ 症候性筋無力症

MGを誘発する薬物として，D-ペニシラミン，フェニトイン，インターフェロンαなどがあり，その他ボツリヌス中毒でも同様な症状が起こる．神経筋接合部に直接作用する薬物として，ベンゾジアゼピン系薬，アミノ配糖体系抗菌薬などが知られている．

その他，多発筋炎や皮膚筋炎などの筋肉疾患，筋萎縮性側索硬化症の初期，Parkinson病などの神経疾患においても，MGに類似した易疲労性(軽症)を呈することがある．

❸ Lambert-Eaton (筋無力症)症候群

初発症状は下肢帯筋，大腿筋の易疲労性であり，起立・歩行障害で始まることが多い．運動を繰り返しているうちに次第に筋力が増強してくる点でMGとは反対の態度を示すが，やがて易疲労性を呈する．MGと異なり，腱反射は減弱・消失し，時に口渇，発汗低下，陰萎などの自律神経症状を伴う．病因の多くは肺小細胞癌に合併する傍腫瘍性症候群である．電位依存性カルシウムチャンネルの機能を阻害する自己抗体に伴い，神経終末からのACh遊離が減少する．一部の症例では傍腫瘍性小脳変性症を合併し，小脳性運動失調症を認めることがある[6]．

(小島重幸)

【文献】

1) Sanders DB, Howard JF. Disorders of neuromuscular transmission. In : Bradley WG, Daroff RB, Penichel GM, Marsden CD, editors. Neurology in clinical practice, vol 2, 2nd ed. Butterworth-Heinemann, Boston, 1986, 1996
2) Gorelick PB, Rosenberg M, Pagane RJ. Enhanced ptosis in myasthenia gravis. Arch Neurol 38：531, 1981
3) 平山惠造．神経症候学，改訂第2版，第Ⅱ巻．文光堂，東京，2010
4) 本村政勝．重症筋無力症―病原性のある自己抗体は何か．Brain Nerve 62：411-418, 2010
5) Silvestri NJ, Wolfe GI. Myasthenia gravis. Semin Neurol 32：215-226, 2012
6) Titulaer MJ, Lang B, Verschuuren JJ. Lambert-Eaton myasthenic syndrome：from clinical characteristics to therapeutic strategies. Lancet Neurol 10：1098-1107, 2011

37. 運動失調の診かた

1. 運動失調とは

　運動失調とは，運動麻痺や不随意運動がないにもかかわらず，運動を行うにあたり，それに関与する主動筋，拮抗筋等の多数の筋肉が協調して働かないために生じる，調和のとれない運動状態を言う．運動失調は四肢の動作や口腔の動作（特に構音）に現れる．

　我が国では運動失調を小脳性運動失調を指すものと捉える傾向があるが，これは誤解であり，運動失調には後索性（型）運動失調と小脳性（型）運動失調の2種がある．

　これら運動失調は，それぞれ，脊髄後索症候，小脳症候の重要な一部をなすものである．このほかに視覚性運動失調があるが本項では扱わない（図1）．

2. 機能・解剖

　運動失調は自己固有感覚proprioception（運動時に己れの体内で生じた刺激による感覚）の不全によるもので，その運動が十分に制御されないことによる．後索性のものは，脊髄神経後根から脊髄後索を上行する固有感覚の機能不全による．小脳性のものは後根から脊髄小脳路を上行する固有感覚や，小脳を中心とするその求心性および遠心性の情報不全による（図1）．解剖図については38項図1，39項図1をそれぞれ参照．

3. 運動失調の診かた

❶ 歩行障害

　自覚症状として，歩行時のふらつき，よろけ，転びやすさを感じる．平地では普通に歩けるが，階段を下りるときに不安を感じ，手すりが必要になる．

　歩行は両足を左右に広げて歩く（開脚歩行）．歩行障害が軽度な場合，真っ直ぐ歩いているときは開脚歩行やふらつきはあまり目立たなくても，方向転換するときにふらつきが出現しやすい．一方の足の踵を他方の足のつま先に付け，踵とつま先を交互に付けながら直線上を歩く継ぎ足歩行tandem gaitは，運動失調が軽症の場合でも困難である[1]．

　後索性運動失調の場合には，一歩ごとに下肢を前に投げ出すように，踵で強く地面を叩くように歩く傾向がある（踵打ち歩行）（→38項図3）．視覚で代償するように，足元の地面や自分の足元を見つめながら歩行する．小脳性運動失調の歩行をしばしば酩酊様歩行と称することがあるが，それは正しくない．酩酊様歩行とは一方の下肢が他方の下肢の前に交叉し，両足がもつれる歩行を言い，小脳性運動失調ではみられず，両側性前庭障害や後索性運動失調で認められる．

❷ 四肢の協調運動障害

　（1）指鼻試験・指耳試験：上肢を外転・伸展させた肢位から，示指の先端を自分自身の鼻の頭に持っていくのが指鼻試験であり，同側の耳朶に持っていくのが指耳試験である（→39項）．正常な場合は，示指の先端はスムースに目標に達するが，運動失調の場合は，示指の先端は目標を行き過ぎ（測定過大hyper metria），患者はこれを矯正しようとして示指を目的に向かって戻し，動作が二度，三度と分解して（動作分解），動揺しながら目的に達する．後索性も小脳性も一見似ているので慎重に判断する．

　小脳性運動失調では本試験を繰り返すうちに運動学習効果により上手にできるようになることがあるので，第1回目の試験の異常を見逃さないように注意をする．

　後索性運動失調では，視覚による補正の影響を除くと異常が現れやすく，目に見える指鼻試験より，視覚による軌道修正が困難な指耳試験の方で異常がみられる．さらに，閉眼させて指鼻試験や指耳試験を行うと，より異常を見出しやすい．

　（2）前腕の回内・回外反復試験：上腕を水平に挙上し肘を屈曲し，前腕を垂直に立てた姿勢で回内・回外運動をできるだけ速く反復するように指示する（→39項図6）．検者が自分で行ってみせるのがよい．片手ずつ行って，左右を比較する．正常な場合は回内から回外へ，回外から回内へとスムースに素早く動作が転換できる．

　小脳性運動失調では，回内・回外のリズムが不規則になり，動きが遅く，運動の幅も乱れる（反復拮抗運動不能adiadochokinesis）．この手の回内・回外に伴い，肘固定が悪い現象が認められる（アシネルジーasynergia）[2]．このほうが手の回内・回外の乱れよりも鋭敏なことが少なくない．

　（3）踵膝試験：背臥位で，一方の踵を他方の下肢の膝に載せて，踵を脛の上を滑らせ下降するように指示する（→39項）．正常な場合は，踵は正確に膝に達し，次いで真っ直ぐに素早く脛の上を下降する．

　後索性運動失調では踵は膝の上下左右のあらぬ方向へそれ，脛を下降する際には右へ左へと不規則に激しく揺れる[3]（図2）．首を上げて自分の下肢を見させながら本試験を行わせると，視覚の補正により，改善が認められる．

　小脳性運動失調の場合，踵が膝を越えて行き過ぎ（測定過大），また，踵が脛の上を下降する際に左右に動揺し，その速度は一定せず，動作が途切れ途切れになり，ゆっくりである[3]（図3）．視覚の補正による改善は認められない．

❸ 眼球の運動失調

　小脳障害でみられる（→39項）．

❹ 構音障害

　小脳障害でみられる（→39項）．

（小島重幸）

37. 運動失調の診かた

図1　運動失調の概念図

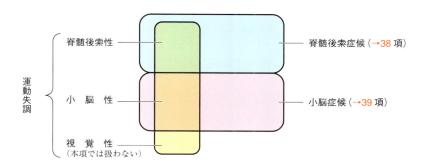

図2　脊髄後索性運動失調における踵膝試験（光跡図）（平山2010より）

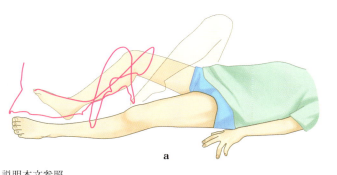

説明本文参照．

図3　小脳性運動失調における踵膝試験（b．光跡図）（平山2010より）

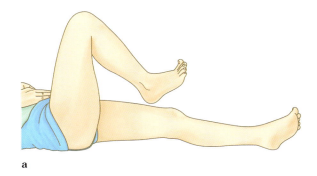

説明本文参照（測定過大）．

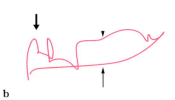

踵が当初は円滑に進むが（↑），膝を行き過ぎて戻り，膝の付近で不規則な運動（分解，動揺）を呈して（↓），膝に達した後，少し動揺しながら（▼）元の位置に戻る．

【文献】
1) Stolze H, Klebe S, Petersen G, Raethjen J, Wenzelburger R, Witt K, Deuschl G. Typical features of cerebellar ataxic gait. J Neurol Neurosurg Psychiatry 73 : 310-312, 2002
2) 山中　泉，平山惠造，北　耕平．前腕回内回外反復運動試験における肘動揺の意義―小脳性運動失調患者での検討．臨床神経 35 : 247-250, 1995
3) 平山惠造．神経症候学，改訂第2版，第Ⅱ巻．文光堂，東京，2010

38. 脊髄後索症候の診かた

1. 脊髄後索症候とは

脊髄後索系が伝導する感覚には，①外界からの感覚刺激を受容・伝導する（外受容性）識別性感覚，②自己の体内で生じた感覚刺激に対応して，すなわち筋肉・腱・関節嚢などの受容器から発する（自己）固有感覚に大別される．因みに，（自己）固有感覚には，本人がそれを自覚できる感覚と，自覚できない感覚とがある．自覚性の固有感覚は脊髄後索系を上行し，脳幹・大脳へと達する．非自覚性の固有感覚は脊髄小脳路を経て小脳へ伝達される．本項の対象は前者である．

脊髄後索症候とは脊髄後索病変による症候を指すが，後索は脊髄後根神経節の中枢側の軸索からなるので，脊髄神経節，後根の症候とも言える．また，後根神経節の末梢側の軸索，すなわち末梢神経病変でも同様な症候を呈することがある．これらの病変による症候を総称して脊髄後索症候と言う．

2. 機能・解剖

脊髄後根神経節細胞は，偽単極性細胞である．中枢側と末梢側との2つの軸索突起を有する．中枢側の軸索は脊髄神経後根から脊髄へ入り，後索を上行して受容器からの情報を中枢神経系へ伝える（その代表的疾患が脊髄癆である）．末梢側の軸索は末梢神経となり，その末端部が感覚受容器に連結している[1,2]（図1，2）．従って，末梢神経病変でも後索型運動失調をきたすことがあり，その症候は脊髄癆に酷似することから末梢神経性偽性脊髄癆とも呼ばれる．

3. 脊髄後索症候の診かた

❶ 識別性感覚障害

皮膚上に与えられた感覚刺激を正しく識別することができない．幾つかある診察法の中で鋭敏なのは，①皮膚読字試験，②つまみ・圧迫試験，③皮膚定位試験，④関節運動試験の順である．脊髄後索系病変が疑われるときは必ず実施する[1]（図1）（詳細→52項）．

❷ 運動失調

前項（37）に詳述した．それを参照．

❸ 歩行障害（不安定歩行）

障害が顕著なときは，歩行開始にあたり，身体の動揺とためらいがみられ，歩行は足元を見ながら，下肢を踏み出して，踵で床を叩くように歩く（踵打ち歩行）[1]（図3）．立ち止まると，上体が前にのめったり，後退したりする．一歩ごとに動揺する．障害が弱いと全体に軽症である．

❹ Romberg 徴候

患者に両足を揃えて起立させ，安定してから閉眼させると，体が急に動揺し，立位を保てずに倒れかかる．この現象を Romberg 徴候と言う．小脳性運動失調の患者では認められない（→58項）．

同様な現象は日常生活動作の中でもみられ，夜間，暗いところでふらつきが増す．洗顔時には（視覚入力が遮られ）ふらつきやすい（洗面現象）．

❺ 偽性アテトーゼ

上肢に固有感覚障害がある場合に，手指を伸展させて前腕を回内し，前方挙上させ，この姿位を保つことを指示し，閉眼させると手指がばらばらにゆっくりと上下に動く．その動きが不随意運動のアテトーゼに似ているため，偽性アテトーゼ[1]（図4）と言う．これを piano-playing fingers（ピアノを弾く手）と称することがあるが，指の速い動きでなく，適切な表現ではない．

偽性アテトーゼは末梢神経から視床までの病変でみられるが[3]，脊髄ではC2～C4椎体レベルの両側性後索病変でみられやすい（図5a，b）．

❻ useless hand syndrome（役立たずの手）と clumsy hands（不器用な手）

両者とも日常の習熟動作が上手にできなくなるもので，前者は多発性硬化症で，後者は頸椎症性脊髄症で報告されたが[4,5]，病因に固有なものでなく，高位頸髄の後索病変による．

シャツの第一ボタンがはめにくい，手に持った物を落としやすい，ポケットの中の硬貨をつまみにくい，などの類である．

❼ Lhermitte 徴候

頸部を他動的に前屈するとき，項部～脊柱に沿って下肢に達する放電痛が生ずることがある（図6）．頸部神経根痛と異なり，上肢の神経根の支配域に相応する痛みではない．頸髄後索の刺激症状である．多発性硬化症や頸部脊椎症性ミエロパチーなどで認められる[6]．

❽ 母指（趾）さがし試験

後索系障害をみる上で主要な診察手技である．別項を参照（→51項）．

4. 病因と病変

①脊髄癆[7]：腰仙部の後根神経節，後根，後索が障害され歩行障害を呈する．②ビタミン B_{12}／葉酸／銅／ビタミンE欠乏性亜急性脊髄連合変性症[8]：下肢の運動失調と痙性症候．③多発性硬化症，頸部脊椎症性ミエロパチー（C3/4）：偽性アテトーゼ，clumsy hands を呈する．④Friedreich病：欧米にある遺伝性疾患で，本邦にはない．⑤脊髄神経節病変[9]，多発ニューロパチー：傍腫瘍性，自己免疫異常，Sjögren症候群，中毒，代謝障害などによる．

（小島重幸）

38. 脊髄後索症候の診かた

図1　各種感覚の神経伝導路の概略図（上肢）(平山2C10より改変)

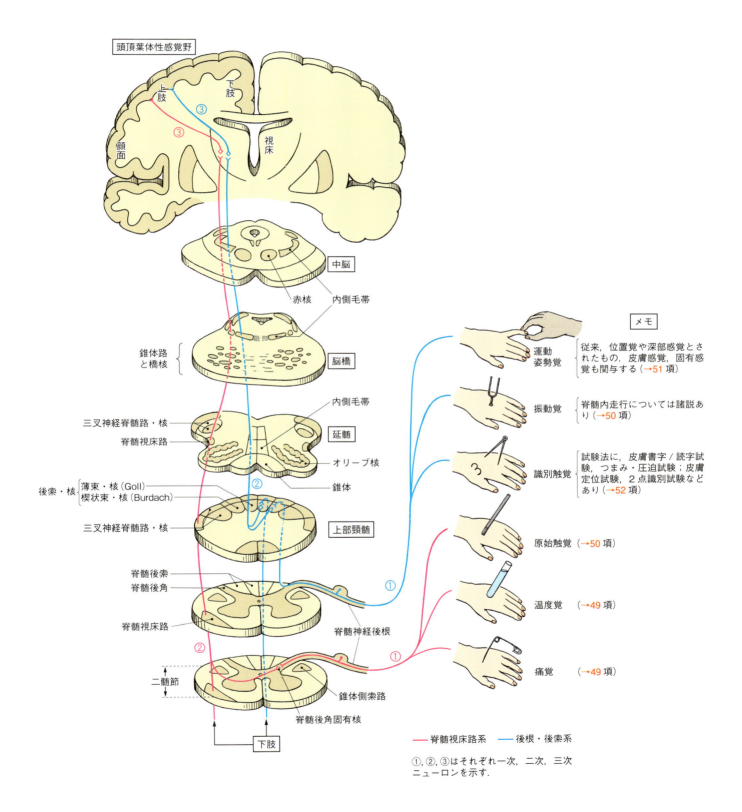

図2　脊髄神経の後根と後根神経節ならびに後根神経節細胞(偽単極性)の模式図(越智1992より)

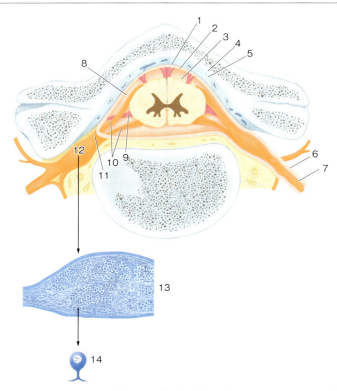

1：(脊髄の)硬膜 pachymeninx spinalis, dura mater spinalis〈L〉, 2：(脊髄の)くも膜 arachnoidea spinalis〈L〉, 3：(脊髄の)軟膜 pia mater spinalis〈L〉, 4：脊柱内膜 endorrhachis〈L〉, 5：硬膜上腔 epidural cavity, cavitas epiduralis〈L〉, 6：神経上膜 epineurium〈L〉, 7：神経周膜 perineurium〈L〉, 8：くも膜下腔 subarachnoid cavity, cavitas subarachnoidealis〈L〉, 9：歯状靱帯 ligamentum denticulatum〈L〉, 10：脊髄(神経)根 spinal roots, 11：根神経 Radikularnerv〈D〉, 12：脊髄神経節 spinal ganglion, ganglion spinale〈L〉, 13：脊髄神経節(後根神経節)ganglion spinale〈L〉の拡大図, 14：脊髄神経節細胞の拡大図(偽単極性の双極性細胞を示す).

図3　踵打ち歩行(平山2010より)

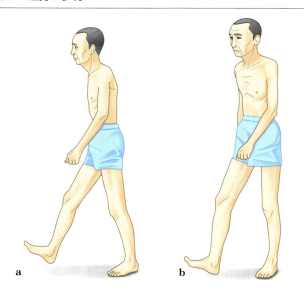

踵で床を叩くように歩く．(自己)固有感覚障害〔不全〕があるため，踵を強く打つことにより，感覚を増強しているものと思われる．

図4　多発性硬化症でみられた偽性アテトーゼ(いわゆる piano-playing finger)(平山2010より)

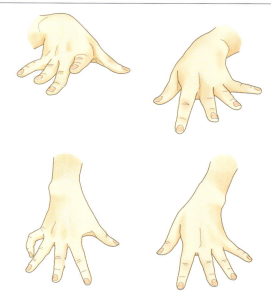

この異常運動はピアノを弾くような速さのものでなく，緩慢である．イラストではピアノを弾く一瞬の手を思わせるが，実態は全く異なり，piano-playing finger という表現は誤解を招く．多発性硬化症．上位頸髄後索病変．

図5 偽性アテトーゼを呈した多発性硬化症の患者の頸髄MRI

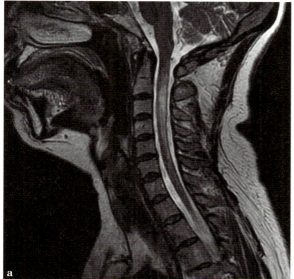

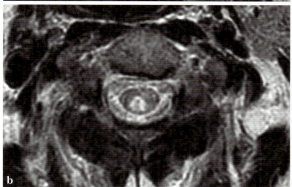

C2〜C4椎体レベルを中心とした髄内後索に高信号病変が認められる．説明本文参照．

図6 Lhermitte徴候

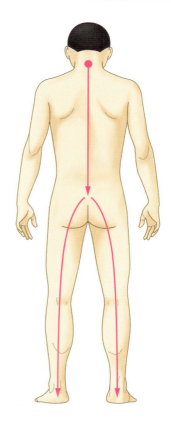

説明本文参照（→48項図4手技）．

【文献】
1) 平山惠造．神経症候学，改訂第2版，第Ⅱ巻．文光堂，東京，2010
2) 越智淳三（訳）．解剖学アトラスⅢ．文光堂，東京，1992
3) Sharp FR, Rando TA, Greenberg SA, Brown L, Sagar SM. Pseudochoreoathetosis. Movements associated with loss of proprioception. Arch Neurol 51：1103-1109, 1994
4) 森若文雄, 田代邦雄, 伊藤和則. Useless hand syndrome (of Oppenheim). 神経内科 45：6-10, 1996
5) Nakajima M, Hirayama K. Midcervical central cord syndrome：numb and clumsy hands due to midline cervical disk protrusion at the C3-4 intervertebral level. J Neurol Neurosurg Psychiatry 58：607-613, 1995
6) 古川哲雄．Lhermitte徴候．神経内科 72：322-325, 2010
7) 高橋　昭, 伊藤泰広．Romberg著「脊髄癆」(1851)の邦訳．神経内科 41：110-114, 1994
8) Kumar N, Gross JB Jr, Ahlskog JE. Copper deficiency myelopathy produces a clinical picture like subacute combined degeneration. Neurology 63：33-39, 2004
9) Kuntzer T, Antoine JC, Steck AJ. Clinical features and pathophysiological basis of sensory neuronopathies (ganglionopathies). Muscle Nerve 30：255-268, 2004

39. 小脳症候の診かた

1. 小脳症候とは

　小脳系の神経機構は，大脳に発する錐体路系の随意運動を調整・制御するものである．それは各運動部位からの感覚情報を含め，小脳を中心とする神経機構が大きく関与する．小脳系の損傷（病変）による症候は，運動失調と筋緊張減退とが主体となる．

2. 機能・解剖

　小脳は延髄，橋の背側に位置し，脳幹とは第四脳室を挟んで3つの脚（上小脳脚，中小脳脚，下小脳脚）で線維連絡がなされている．小脳の中心部には4種の神経核があり，それぞれ固有の神経連絡がある．小脳の外形は，正中部の虫部と左右の半球に区分され，前後には第一裂で前葉と後葉に分けられ，さらに各裂により小葉に分けられる．

　小脳系の神経伝導は，小脳求心性線維により小脳外からの入力（大脳からの入力と末梢神経から脊髄を経ての入力）を受け[1]（図1a），その情報を小脳内で処理して，小脳遠心性線維により小脳外（運動調節に関わる脳の各部位）へ出力し[1]（図1b），随意運動の協調，運動の学習などに関与している．

3. 小脳症候の診かた

　小脳症候の基本は運動失調と筋緊張減退である．

❶ 上下肢の症候：臥位

（1）小脳性運動失調
　運動失調については別項（37）に述べた．現象（症候）によっては運動失調とみる診かたと，別の観点による捉え方がある．重複する所は37項参照．

　①測定異常（測定過大）：指鼻試験あるいは指耳試験を行うと，示指の先端は目標からそれ（測定異常），多くの場合は目標を行き過ぎる（測定過大）（図2）．同時に動作が分解し，動揺・振戦が認められる．踵膝試験では，踵は目標の膝をそれ（測定異常），多くの場合は踵を越えて行き過ぎる（測定過大）[1]（図3）．指鼻試験と同様に動作分解や動揺が認められる．測定異常（測定過大）の検査には線引き試験が有用である（図4）．

　②アシネルジー asynergia（協働収縮不能）：ある一つの動作に際して，体の各部分の動きが協働してうまく行われない現象を言う．例えば，臥位から起き上がろうとしたときに，過度に下肢が持ち上がる，起立して頭を後方へ反らすと，膝が十分に曲がらない（図5），あるいは歩行に際して上体が後方へ残ってしまう現象としてみられる．

　③ adiadochokinesis（反復拮抗運動不能）：麻痺や筋緊張異常などがないのに，反復交互運動を急速に行うと，その運動が障害される現象を言う．肘を屈曲した状態で，手・前腕の回内・回外を素早く交互に繰り返すと，リズムが遅く，不規則になる．この際，肘の固定が悪く，肘が動揺する[2]（図6）．

　④時間測定異常：随意運動の開始および停止の遅れを言う．一側上肢の随意運動の遅れを診るには，患者の両手で検者の両手を握らせ，合図と同時に両手に力を入れさせると，患側での遅れがわかる．

（2）小脳性筋緊張減退：伸展性の亢進を伴わずに，被動性の亢進の形で筋緊張の減退が認められる．すなわち，受動運動に際しての筋肉の抵抗の減退や懸垂性の亢進の形で認められる．手技や診察法は別項（31）参照．

❷ 下肢・体幹の症候：坐位・立位・歩行

（1）体幹動揺：坐位で両脚を合わせると体幹が動揺するものである．それを防ぐために患者は両脚を開き，さらに両手を両脇の床に着いている．脚を閉じ，腕組みすると体幹が動揺し不安定になる（図7）．これを体幹運動失調と言うのは正しくない（運動遂行時ではないので）．

（2）開脚起立姿勢（図8）：両側性小脳病変でみられる．片側性病変では健側に体重をかけた「休め姿勢」をとることがある．

（3）立位動揺：両側性病変で開脚姿勢をとっても上体が前後左右へ動揺することがある（立位でのこの動揺を体幹運動失調とは言わない．下肢の動揺が体幹に及んだもので，体幹の動揺ではない）．小脳性運動失調が高度になると，開眼でも両足を揃えると転倒しそうになる．Romberg徴候との鑑別には両足を少し離し，閉眼させて評価をするとよい．

（4）開脚性不安定歩行[3]：歩行時に両足を広げて歩き，方向変換するときは足をさらに広げるのがみられる．両上肢を広げて，腕でバランスをとりながら，不安定な歩行をする（図9）．

❸ 眼球運動の症候

（1）眼球運動失調：しばしば小脳性眼振と称されるが，眼振ではない．正面視（休止時）ではみられず，眼球運動（側方視）で生じ，その動きは真の眼振とは異なり，大きく（行き過ぎ），遅く，規則性が少なく，減衰して止まる．四肢の運動失調に類似し，眼球の測定異常（過大）である．

（2）滑動性眼球運動障害[4]：指標追跡運動で滑動性眼球運動が障害され，ぎくしゃくした動きになる．

❹ 口舌の症候：構音

　言葉は緩徐になり，音・音節の持続時間が不規則になり，音・音節がばらばらに聞こえるようになり，話す速さが不規則に変動する．1つの音節から次の音節への転換がうまくいかず，前後の音節が連続的につながる不明瞭言語 slurred speech や個々の音節を区

39. 小脳症候の診かた

図1a　小脳求心性線維路の模式図（平山2010より）

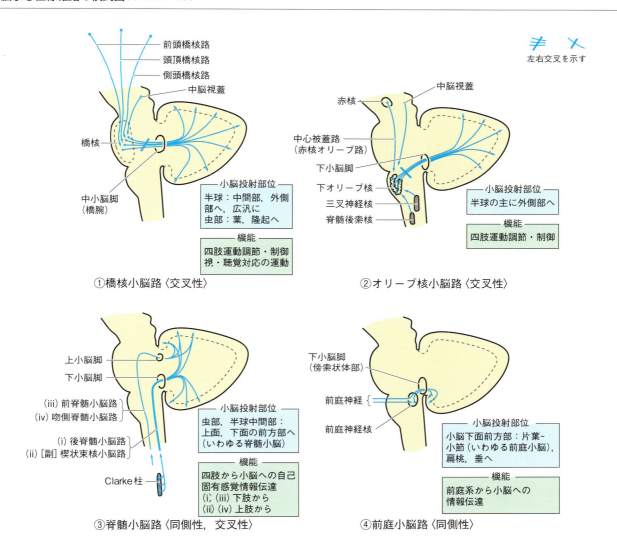

図1b　小脳遠心性線維路の模式図（平山2010より）

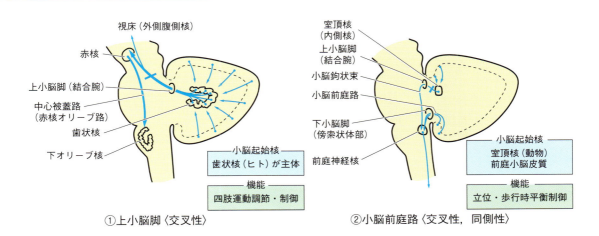

図2　指鼻試験（a）と指耳試験（b）

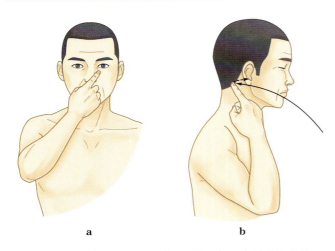

運動失調による測定過大により，指は目的の鼻や耳朶を行き過ぎる．

図3　小脳性運動失調における踵膝試験の測定過大（平山2010より）

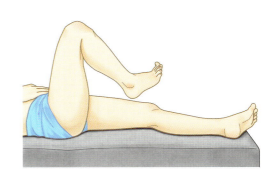

一側の踵を他側の膝に載せるよう指示すると，一度踵が膝を行き過ぎるのがみられる．

図4　線引き試験

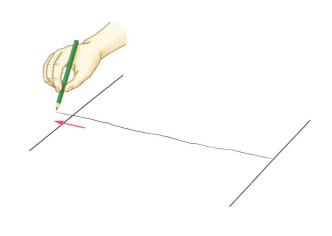

2本の垂直線の一方から他方まで水平に線を引かせると，止まるべき縦線で止まらずに行き過ぎる（測定過大）．

図5　アシネルジー

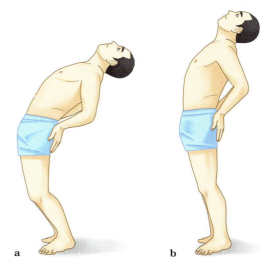

起立した状態で，頭を後方へ傾け体を反らすとき，健常者では自然に足関節や膝関節が屈曲し，平衡が保たれるが（a），小脳性運動失調患者ではこのような協働した関節の屈曲運動がほとんどみられない（b）．

切って話し，息継ぎが多くポツポツとゆっくり話す断綴性発語 scanning speech がみられる．断綴性言語の場合には，音節の開始が唐突になり，爆発性 explosive になる[5]．

4．種類と病因

脳血管障害，脊髄小脳変性症，多系統萎縮症，中毒（アルコール中毒，ヒダントイン中毒），甲状腺機能低下症（橋本脳症[6]），傍腫瘍性小脳変性症[7]，自己免疫性[8]，感染性・感染後小脳炎，腫瘍，奇形などがある．

（小島重幸）

【文献】

1) 平山惠造．神経症候学，改訂第2版，第II巻．文光堂，東京，2010
2) 山中　泉，平山惠造，北　耕平．前腕回内回外反復運動試験における肘動揺の意義—小脳性運動失調患者での検討—．臨床神経 35：247-250，1995
3) 望月仁志，宇川義一．小脳性の歩行障害．Brain Nerve 62：1203-1210, 2010
4) Baier B, Stoeter P, Dieterich M. Anatomical correlates of ocular motor deficits in cerebellar lesions. Brain 132：2114-2124, 2009
5) Urban PP. Speech motor deficits in cerebellar infarctions. Brain Lang 127：323-

図6 反復拮抗運動不能．前腕の回内・回外反復試験時の光跡（肘に豆電球を着ける）（山中ら 1995 より）

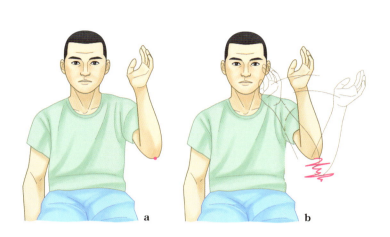

健常者では肘はよく固定されているが（a），小脳性運動失調患者では肘が左右に大きく動揺する（b）．

図7 小脳性運動失調患者での体幹動揺

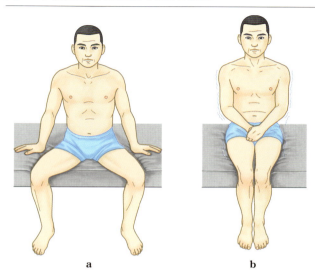

両脚を開き，両手をベッドに付けて腰掛ける（a）．両脚を閉じて，手の支えを取ると，体幹は動揺する（b）．小脳性運動失調患者で常にみられるとは限らない．

図8 開脚起立姿勢

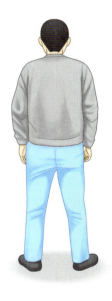

図9 開脚性不安定歩行

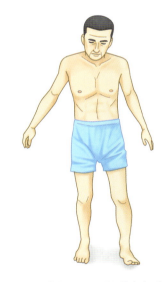

開脚でふらつきながら，両上肢を広げて腕でバランスをとりながら歩く．

326, 2013
6) 米田　誠．橋本脳症―小脳失調型を中心に―．臨床神経 52：1369-1371, 2012
7) Shams'ili S, Grefkens J, de Leeuw B, van den Bent M, Hooijkaas H, van der Holt E, Vecht C, Smitt PS. Paraneoplatic cerebellar degeneration associated with antineuronal antibodies：analysis of 50 patients. Brain 126：1409-1418, 2003
8) Bürk K, Wick M, Roth G, Decker P, Voltz R. Antineuronal antibodies in sporadic late-onset cerebellar ataxia. J Neurol 257：59-62, 2010

40. 不随意運動(異常運動)の診かた

1. 不随意運動とは

「本人の意思とは無関係の，本来生ずるべきでない筋収縮である．」というのが最小限の定義である．一つの規準で分類することはできない．例えば，筋収縮が関節運動などの肢節運動効果を呈するもの(振戦)と，呈さないもの(線維束性収縮)がある．また，自発的に生ずるもの(軟口蓋ミオクローヌス)と随意運動により発現するもの(企図振戦)がある．さらに，本人の意思で抑制できるもの(チック)と抑制できないもの(バリズム)がある．またフローチャート方式のyes/noで区別し，診断にたどり着けるものでもない．実例を観察し経験することが確実な早道である．それに準ずるものにビデオ，映画類がある．

本項ではそれらを観察する予備知識を以下にまとめる．

2. 線維束性収縮 fasciculation

体表からみられる不随意な筋収縮で，通常は筋肉の静止状態で発現する．静止状態にある筋肉の筋腹の一部が速やかに収縮するもので，1回の収縮であることもあれば，2, 3回あるいは数回と繰り返すものもある．その収縮の間隔は不規則であり，また1つの筋肉でも，あちこちと収縮の場所が変わることがある．有無を確認するための誘発法は，筋肉をいったん随意的に運動させたり，ハンマーや指で数回軽く叩打する．

線維束性収縮は筋萎縮の前駆期から最盛期にかけて発現する．健常者でも運動後の疲労，精神的ストレスなどで生理的な線維束性収縮がみられることがあり，筋収縮のみで，生理的または病的な線維束性収縮を区別することは困難である．その筋肉に萎縮や脱力などの神経学的異常を有する場合にのみ病的な意義を有する．舌を診る場合，舌を挺出させると，生理的にみられる筋収縮を病的な線維束性収縮と誤ることがあるので，挺舌させずに口を開いた状態で観察する．

病因：筋萎縮性側索硬化症，脊髄性進行性筋萎縮症など脊髄前角運動細胞や脳幹運動神経核細胞の変性による進行期の萎縮筋で認められる．変形性頚椎症性脊髄症における萎縮筋(進行期)でも認められる．末梢神経病変による筋萎縮では一般に線維束性収縮を欠くが，時に認められることがある．一般にこれのみで疾患を診断することはできない．ミオパチー(筋肉自体の疾患)による筋萎縮ではみられない．

3. チック tic

チックとは，突然として起こる速い異常運動で，1つの筋肉，筋群，あるいは幾つかの筋群の不随意的な収縮であり，不規則に繰り返される．

チックの起こる場所で最も多いのは顔面である．眼瞼チックが多く，通常，両側性であり，皺眉筋，鼻の諸筋，頬骨筋，さらに外眼筋の収縮を伴うことがある．眼瞼を速やかに頻回に動かす瞬きチック，眼くばせチック，眼を見開くチック，眼球の運動をきたす眼振様チックなどがある．次いで多くみられるのが唇を尖らす，吸う，あるいはきつく締める口唇チックである．その他，舌，咀嚼，広頚筋，頚筋などの口・頚部チック，体幹や四肢のチック，呼吸チック，発声・発話チックなどがみられる．

病因：①特発性チック：原因が不明で小児期に発病することが多い．②続発性チック：フェノチアジン系のクロルプロマジンなどの抗精神病薬の副作用で起こる．③発話チック：汚言や反響言語を伴う．Gilles de la Tourette病でみられる．

4. 舞踏運動 chorea

舞踏運動は唐突で予期しない，瞬発的な，奇妙な，瞬発的で，その動きは短く，素早く，不規則，無秩序である．動きはチックより遅く，アテトーゼより速い．

身体の各部位，特に顔面と上肢に出現する．顔面では眉をしかめ，瞬目し，口を突き出し，巻き込んだり，舌を突き出すような動きである．頚は屈曲，伸展，回転など様々な方向への動きがみられる．上肢では手および手指の屈曲・伸展，内転・外転，前腕の回内・回外，上腕の前後動，肩の挙上などがみられる[1,2] (図1, 2)．下肢では足・足趾にみられやすい．

病因：線条体または赤核・視床病変で生じる．舞踏運動をきたす疾患の鑑別としては，発症様式が重要である(表1)．

5. バリズム ballism, 片側バリズム hemiballism

片側の上下肢にみられ，片側バリズムと呼ばれる．上下肢をその付け根から投げ飛ばすような近位部優位の激しい不随意運動であり，捻転性である．舞踏運動と異なり，同じ運動を繰り返す(常同性)特徴を有している．

上下肢の動きが激しいため，患者は臥床時に転げ回るようになる．バリズムのある腕を健側の手で押さえ込み，また，体の下に挟みこんで，動きを抑えようとする．バリズムが改善し，動きが穏やかになると，片側舞踏運動と区別が付けにくくなる(ballism-chorea)．

病因：多くはLuys体(視床下核)，時に線条体の血管障害で生じ[1,4,7] (図3, 4)，急性発症である．糖尿病でみられる場合がある(ballism-choreaと言われるように激しさが当初からやや弱い)．

表1　舞踏運動を呈する主な疾患

A．急性・亜急性発症：炎症(血管炎など)，代謝障害，血管障害，傍腫瘍性	B．慢性発症：主に変性疾患
1. リウマチ熱で発症する小舞踏病(Sydenham舞踏病；急性舞踏病)	1. Huntington舞踏病(慢性舞踏病)[6]
2. 全身性エリテマトーデス(SLE)に伴う舞踏運動	2. 老人性舞踏病
3. 妊娠に伴う舞踏運動	3. 歯状核赤核淡蒼球Luys体萎縮症 dentato-rubro-pallido-luysian atrophy (DRPLA)
4. 糖尿病に伴う舞踏運動[3]	4. 有棘赤血球を伴う舞踏運動 chorea-acanthocytosis (Levine-Critchley症候群)
5. 血管障害(梗塞，出血)[4]	5. その他
6. 傍腫瘍性症候群[5]	
7. その他	

図1　妊娠性舞踏病の舞踏運動(平山2010より)

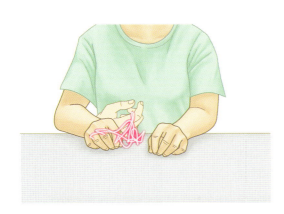

机上に置いた右手・手指の舞踏運動の光跡図．

図2　Huntington病の舞踏運動(Misulisら2007より改変)

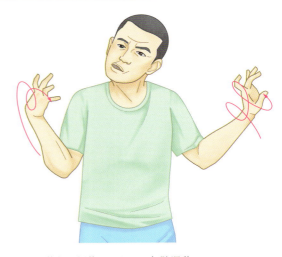

顔面と上肢遠位部に優位にみられる舞踏運動．

図3　被殻出血によるバリズムから舞踏運動への移行(ballism-chorea)．MRI T₁強調画像(平山2010より)

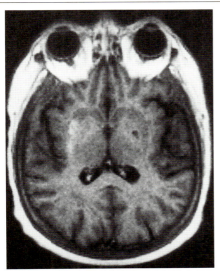

発症から2ヵ月半後．右被殻に高信号病変を認める．視床下核に及んでいない．58歳，女性．

図4　バリズムをきたしたLuys体の出血性病変(Salamaら1988より)

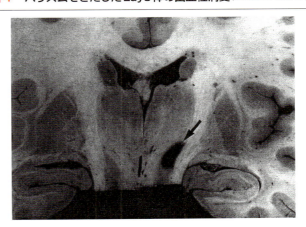

6. 攣縮（スパズム）spasm

　急に生ずる不随意な筋収縮がある持続時間を有して断続的に起こるものである（痛みを伴わない）．持続時間は数秒から数十秒，数分程度のことが多い．この間，筋収縮の強弱は多少変動するが，ほぼ同様に収縮し続ける．攣縮は1つの筋肉，または複数の筋肉に生じ，時として隣接筋肉に相次いで生じ，移動していくようにみえることもある．

　部位別特徴があり，顔面では異常な筋収縮そのものを攣縮と言う一方，それによって生じた顔面の表情運動そのものをも攣縮と称する（顔面攣縮 facial spasm）．それに対して，四肢・体幹ではこの攣縮により特有な異常運動や異常姿勢を呈する．その表現形をそれぞれアテトーゼ（運動），ジストニー（姿勢）と呼び，その筋肉の異常収縮状態をアテトーゼ攣縮あるいはジストニー攣縮と呼んでいる．

　病因：片側顔面攣縮は圧迫性（顔面神経の髄外根の基部での血管による圧迫）のものや，急性顔面神経麻痺（Bell麻痺）後のもの，その他がある．両側性のものには正中顔面攣縮（Meige症候群），テタニー，破傷風などがある．

7. アテトーゼ athetosis

　athetosisの字義は，一定の姿勢（体位，肢位）を維持しにくいことを示したものである．その特徴は四肢を中心に体幹に及ぶ，緩慢に変動する異常運動であり，能動的または受動的な心身の負荷により誘発・増強される．特に四肢末梢と顔面にみられ，ゆっくりとした，くねるような捻転性の不規則な不随意運動であり，奇怪な，奇妙な動きと表現され，タコの脚の這う運動に例えられる[1,8]（図5）．その動きは繰り返しても，あまり変化がなく，同じような動きを示す．顔面では，絶えず歪顔（しかめがお）grimaceを呈し，笑う，悲しむ，感嘆するような様々な表情にみえる．

　病因：主要病変は線条体で，視床，淡蒼球でも生じる．小児の脳性麻痺（無酸素脳症，核黄疸など）後遺症として，成人では脳卒中（レンズ核線条体動脈梗塞）後にみられる[4]．

8. 振戦 tremor

　身体の一部が，休止状態，運動中または姿勢保持に際して，本来の平衡のとれた位置を中心に，律動的に振動する不随意的な関節運動である．狭義には振動面が一定で，規則的律動性（振幅，周波数）をもつものを指す．この条件の少しゆるやかなものを含むが，大きく逸脱したものは含まれない（ジスキネジー dyskinesia，運動過多 hyperkinesia）．

❶ 休止時（静止時）振戦

　診察部位の筋肉活動が休止した状態で振戦が出現する場合である．臥位で四肢，体幹の諸筋が休止した状態や，坐位で四肢を自然な位置に置いて力が十分に抜けた状態の身体部位に生じる．

　振戦は，一般に四肢遠位の方が近位より目立つ．上肢では臥位，坐位で指（基節）の屈伸運動，手首の屈伸運動，さらには肘の屈伸運動として現れる[9]（図6）．下肢では臥位で足首の屈伸運動が，坐位ではと足と膝の上下動として現れる．頸部では臥位で首の縦振りとしてみられる．顎関節部に生じるときは下顎の上下動として現れ，兎の口運動と言われる．

　病因：休止時振戦の代表はParkinson病振戦である[10]．振幅は小さく，周波数は速く（5〜6Hz），規則的律動性である．

❷ 姿勢時振戦

　姿勢を保っていると発現する振戦であり，上肢あるいは首に認められる．その姿勢を外すと振戦は消失する．

　①能動的姿勢：上肢を前方水平に挙上し，手指を同様に伸ばした（掌面下向き）姿勢で[9]（図7），あるいは肘を曲げ，横水平に張り出し，手を胸元で水平に置き，指を伸ばし，掌面を下向きにした姿勢で診る．細かい速い振戦であり，周波数は7〜11Hzである．

　②受動的姿勢：坐位で頭頸部に認められる．遅い振戦で周波数は3〜5Hzである．

　病因：本態性振戦がよく知られている．ほかに甲状腺機能亢進症，アルコール中毒，抗てんかん薬の副作用[11]などがある．健常者で精神的緊張・肉体的疲労などで認められる生理的振戦がある．

❸ 運動時振戦（運動失調性動揺）

　運動中の身体部位（肢節）に発現する振戦を運動時振戦と言うが，通常，この振戦は運動失調症における動揺 oscillationとして捉えられる．振幅，頻度の規則性がかなり乱れ，振動面も多次元にわたり，狭義の振戦の定義から外れる．

　指鼻試験を行うと手指は，運動開始から終了まで，動揺性に動きながら目標へ進む．この動揺性の動きを運動時振戦や小脳性振戦と称することがある．

❹ 企図振戦

　主に上肢にみられる．手が目的に向かって動き出すと手が震え始め，目的に近付くと共に動揺が強くなり，心理的影響を受け，目的に達してさらに激しく動揺する．すなわち，運動時振戦から姿勢時振戦に移行する．周波数は変動し，4〜7Hzである．

　企図振戦を運動時振戦，小脳性振戦（動揺）と同義に用いる誤りが多い．運動時振戦（運動失調性動揺）では姿勢時振戦を伴わず，その動揺は心理的影響を受けることがない．企図振戦は小脳歯状核から赤核に至る遠心性経路（上小脳脚）の病変で生じる．小脳性動揺（運動失調）とは異なる．

　姿勢時振戦が強い場合に反抗運動を伴うことがある．反抗運動とは，指鼻

図5　アテトーゼ異常運動（平山2010より）

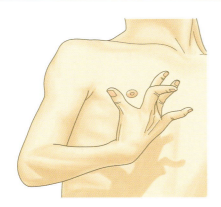

図6　Parkinson病でみられる静止時振戦（水野2012より改変）

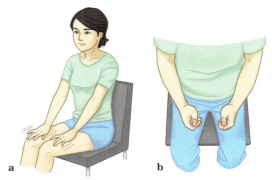

a：椅子に腰掛け，手を膝に置いた状態で静止していると，手指に振戦が現れる．**b**：母指と示指とで丸薬を丸めるような pill rolling tremor．

図7　本態性振戦でみられる姿勢時振戦（水野2012より改変）

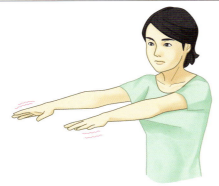

上肢を前方水平に挙上し（手掌を下に向けて），手指を同様に伸展し，その姿勢を保っていると手指に振戦が現れる．

図8　中脳梗塞（Benedikt症候群）でみられた企図振戦（平山2010より）

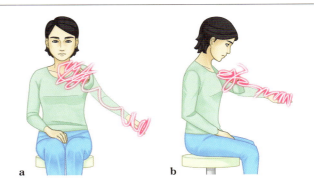

左示指に豆電球を着けた光跡図．指鼻試験に際し，手が終始動揺し，鼻に向かって激しくなり，目的に達しにくい．

図9　振戦と運動過多（ヒペルキネジー）の光跡図（平山2010より）

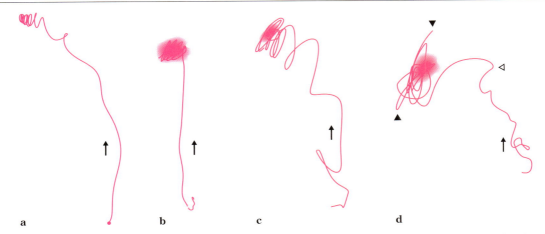

[方法] 豆電球を示指先端に取り付け，指鼻試験中の指の動きを正面から撮影．示指が鼻尖に向かう方向を↑で示す．光跡の集中する所が鼻尖である．
a：運動時振戦（運動失調における動揺）．指は鼻に向かう間，軽く動揺し，目標に近付いて動揺は少し強まるが（終末動揺），鼻尖で停止する．
b：姿勢時振戦．運動中の光跡にほとんど動揺はないが，示指を鼻尖で保持する間，手指は動揺を続ける．
c：企図振戦．示指が目標に向かって運動する間も動揺し（運動失調性動揺），目標に達してそこまで止まることなく，姿勢保持で激しく動揺し停止しない．企図性が強いほど動揺が激しい（自動-意図乖離の傾向がみられる）．
d：意図動作時運動過多（ヒペルキネジー）．運動が始まってすぐから動揺がみられるが，目標に接近して激しくなる（△）．この範囲では企図振戦と区別し難いが，指先を鼻尖に固定しようと姿勢をとると反抗運動（▲）が生ずる．その目で見ると指が鼻尖に至る前の運動中に既に反抗運動（△）が発現している（肉眼でも見て取れる）．一連の動揺は企図振戦（**c**）に比べて激しい．

試験などで手指を目標に持っていく途中あるいはいったん目標に到達した手指に，本来の動きと反対向きの不随意な動きが突然に生じ，手指が撥ね返される運動で（激しい場合は何回となく繰り返され），手指が目的に達しない．小脳系以外の要素が加わると考えられている．

9. クランプ（有痛性攣縮）cramp

クランプとは，急速に起こる不随意的な筋収縮が，痛みを伴い，ある時間（秒，分単位）持続した後，徐々に寛解するもので，1つの筋肉に生じることもあれば筋群に起こることもある．

最も多くみられるのは下腿三頭筋（腓腹筋）で，その急速な筋収縮と共に痛みを生じ，足が底屈位をとり，腓腹筋を硬く触れる．腓腹部のクランプは健常者でも起こり，こむら返り，あるいは"足がつる"と称している．

病因：病態機序は明らかではないが，運動ニューロン疾患，ニューロパチー，代謝障害性筋疾患，破傷風・テタニーなどで認められる．

10. ミオクローヌス myoclonus

ミオクローヌスとは，ある筋肉（筋群）に急激に起こる素早い瞬間的な不随意的筋収縮である．筋収縮が1回の場合もあれば数回連続してみられる場合もあり，間隔をおいて反復性に繰り返されることが多い．筋収縮の大きさにより，肢節の関節運動を生じるものもある．

ミオクローヌスの分類には様々なものがあるが，臨床的には発現状況（自発性，誘発性），律動性（規則的・律動性，不規則的・非律動性），同期性（同期性，非同期性），発現部位（局在性，分節性，全身性）などにより分類される．ミオクローヌスの分類と病態・病因を表2に示す[1]．

自発性および律動性/同期性ミオクローヌスを呈する代表的疾患であるヒトプリオン病の孤発性 Creutzfeldt-Jakob病の脳波を図10に示す．

11. 痙攣 convulsion

痙攣とは，不随意，発作性に，全身または一部の骨格筋に起こる強い筋収縮であり，脳に起因することもあれば，脳に起因しない身体的原因によるものもある．しばしば，"痙攣"と"てんかん"とが混同されて使用されているが，痙攣は症候名であるのに対し，てんかんは疾患名（病態ないし症候群）である．てんかんとは脳のニューロンが一時的に，過度に放電して起こる発作性，反復性の疾患であり，痙攣発作のみならず，感覚発作，自律神経発作，精神発作などを生じる．

痙攣の種類により，強直性痙攣と間代性痙攣，強直性間代性痙攣に分けられる．筋肉が持続性に収縮し，その筋肉全体が強直状態を呈する痙攣を強直性痙攣，筋肉が収縮と弛緩とを交互に繰り返し，そのため肢節では関節の屈伸運動をきたす痙攣を間代性痙攣，強直性痙攣が間代性痙攣へと移行するものを強直性間代性痙攣と呼んでいる．

痙攣は発生部位により，Jackson痙攣，部分痙攣，半身痙攣，全身痙攣に分けられる．Jackson痙攣は身体の一部に痙攣が始まり，隣接域へと順次広がるもので，その様相をJackson行進と言う．脳病変の局在性を示す重要な徴候である．身体の一部に痙攣が生じるものを部分痙攣と言い，通常意識消失はない．半身に痙攣が生じる場合を半身痙攣，全身に痙攣を生じ，通常意識を失うものを全身痙攣と言う．

（小島重幸）

【文献】

1) 平山惠造．神経症候学　改訂第二版，第Ⅱ巻．文光堂，東京，2010
2) Misulis KE, Head TC. Netter's concise neurology. Saunders, Philadelphia, 2007
3) 泉　雅之，寺尾心一．糖尿病におけるchorea-ballism．神経内科 54：128-138, 2001
4) Mehanna R, Jankovic J. Movement disorders in cerebrovascular disease. Lancet Neurol 12：597-608, 2013
5) Grant R, Graus F. Paraneoplastic movement disorders. Mov Disord 24：1715-1724, 2009
6) Walker FO. Huntington's disease. Lancet 369：218-228, 2007
7) Salama J, Gray F, Kanaan HY, Delaporte P. Le syndrome de corps de Luys. Encycl Méd Chir (Paris), Neurologie, 17037 G10, 1988
8) Morris JG, Jankelowitz SK, Fung VS, Clouston PD, Hayes MW, Grattan-Smith P. Athetosis I：historical considerations. Mov Disord 17：1278-1280, 2002
9) 水野美邦．診断学．水野美邦（監），栗原照幸，中野今治（編）．標準神経病学，第2版．医学書院，東京，2012
10) Lees AJ, Hardy J, Revesz T. Parkinson's disease. Lancet 373：2055-2066, 2009
11) Zadikoff C, Munhoz RP, Asante AN, Politzer N, Wennberg R, Carlen P, Lang A. Movement disorders in patients taking anticonvulsants. J Neurol Neurosurg Psychiatry 78：147-151, 2007
12) 三條伸夫，水澤英洋．プリオン病―本邦の特徴と診断のポイント―．臨床神経 50：287-300, 2010
13) Jiménez-Jiménez FJ, Puertas I, de Toledo-Heras M. Drug-induced myoclonus：frequency, mechanisms and management. CNS Drugs 18：93-104, 2004
14) de Siqueira LF. Progressive myoclonic epilepsies：review of clinical, molecular and therapeutic aspects. J Neurol 257：1612-1619, 2010

表2 ミオクローヌスの分類と病態・病因（平山2010より）

A. 自発性ミオクローヌス：休止時に発現	1. 律動性/同期性ミオクローヌス：規則的		
	1) 大脳性	(1) 脳炎 (2) 脳炎後遺症	・亜急性硬化性全脳炎 subacute sclerosing panencephalitis (SSPE), Creutzfeldt-Jakob病[12], ヘルペス脳炎, 進行麻痺など
	2) 脳幹性	(1) 軟口蓋ミオクローヌス (2) 眼球ミオクローヌス (3) 骨格筋ミオクローヌス	・Guillain-Mollaret三角病変（血管障害, 外傷, 腫瘍, 多発性硬化症など）
	3) 脊髄髄節性		・腫瘍, 外傷, 血管奇形, 椎間板ヘルニアなど
	2. 非律動性/非同期性ミオクローヌス：不規則的		
	1) 大脳性	(1) 皮質性 (2) 本態性	・Alzheimer病など
	2) 脊髄索性	(1) 脊髄自動反射 (2) 夜間・睡眠時ミオクローヌス	・脊髄横断性病変（前脊髄動脈症候群, 腫瘍, 脊髄炎, 多発性硬化症, 脊髄空洞症など）
B. 誘発性ミオクローヌス：動作（運動, 姿勢）・感覚刺激で誘発	1. 企図動作時		
	1) 肢節運動	(1) 動作性ミオクローヌス (2) 企図ミオクローヌス	・dyssynergia cerebellaris myoclonica (Ramsay Hunt症候群), 低酸素性脳症 (Lance-Adams症候群), 肝レンズ核変性症, 慢性トルエン中毒など
	2) 眼球運動	(1) 注視性ミオクローヌス (2) はためき様動揺	・opsoclonus-myoclonus症候群：アレルギー性脳炎, 神経芽細胞腫（小児）, 傍腫瘍性症候群（成人；肺癌, 乳癌など）
	2. 姿勢保持時	(1) 羽ばたき振戦 (2) asterixis	・肝性脳症, 腎性脳症, 薬物中毒[13], 脳血管障害など
	3. 感覚刺激時	(1) 視覚刺激 (2) 聴覚刺激 (3) 皮膚刺激	・進行性ミオクローヌスてんかん, Ramsay Hunt症候群, Lance-Adams症候群など
C. 自発性/誘発性ミオクローヌスの共存	1. 両ミオクローヌスの共存		・内因性・外因性中毒性脳症, 代謝性脳症など
	2. ミオクローヌスてんかん		・進行性ミオクローヌスてんかん[14], Ramsay Hunt症候群, ミトコンドリア脳筋症など

図10　Creutzfeldt-Jakob病の脳波

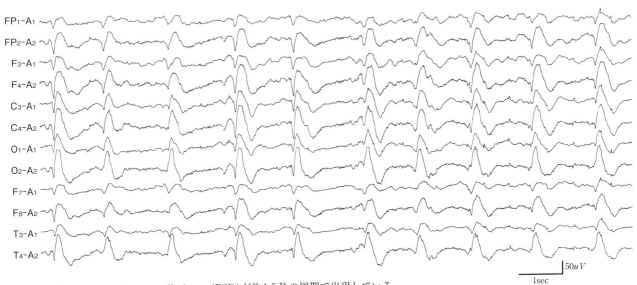

周期性同期性放電 periodic synchronous discharge (PSD) が約1.5秒の周期で出現している．

41. 異常姿勢の診かた

序論

姿勢には体位と肢位が含まれる．体位とは身体全体がとる姿勢のことで，臥位（寝た姿勢），坐位（腰掛け，または和式正坐の姿勢），立位（両脚で立った姿勢）がある．肢位とは体の一部がとる姿勢で，上肢，下肢と共に頸部（首部）も対象になる．これら姿勢が神経系の障害で異常をきたした場合が本項の対象になる．

1. 頸部前屈と首下がり

頸部のみが高度に前屈し，体幹，四肢の軽微な屈曲姿勢に比べて不均衡なものを言う．坐位よりは立位で目立つ．Parkinson病や多系統萎縮症（Shy-Drager症候群，線条体黒質変性症，オリーブ橋小脳萎縮症）の薬物治療中に亜急性に認められることがある．進行期のみならず病初期の例もある[1]．起立性低血圧の失神予防姿勢としてみられる[2]（図1）．

首が前に下がる病態を一括して首下がりと称する．古くは1つの病態が疑われたが，今日では極めて多くの疾患でみられ，後頸筋の脱力，萎縮によるものと，前頸筋の筋緊張亢進によるものがある．特定の病態，病因を示すものではない．

2. 前傾前屈姿勢

腰が折れて，上体が全体に前方へ傾いた状態を前傾，上体が全体に前に曲がって弧状をなした状態を前屈と言い，両者が合併しているものを前傾前屈姿勢と言う．通常，頸部も前へ曲がる．

Parkinson病では体幹が前傾し，肘関節が屈曲し，次第に体幹の屈曲も加わり，頸が前屈する．立位では膝の屈曲も認められる[2]（図2）．この姿勢は筋緊張異常（屈筋群優位の全身性の筋緊張亢進）によるものと考えられている．Parkinson病のほかに，各種の連合性parkinsonism（線条体黒質変性症，オリーブ橋小脳萎縮症の後期），症候性parkinsonism（脳炎後，一酸化炭素中毒後，薬物性など）で認められる．

3. 頸部後屈姿勢

坐位や立位をとると頸部が固く後屈した姿勢[2]（図3）を呈する状態である．同時に胸鎖乳突筋が皮下に浮き出す．病因には，進行性核上性麻痺，ジストニー（特発性・二次性ジストニー）がある．進行性核上性麻痺では，病初期には立位での姿勢の不安定さ，転倒しやすさ（易転倒性）が特徴的であり，立位での頸部後屈姿勢あるいは核上性眼球運動麻痺が明らかにならないことが多い[3]．

4. Wernicke-Mannの肢位

錐体路病変による痙性片麻痺で生じる肢位を指して言う．臥位より立位で顕著になる．上肢は上腕外転，肘屈曲，前腕回内，手首は真っすぐ，全指屈曲の肢位を呈する．下肢は全体に伸展するが，大腿はやや外転，足は内反尖足位を呈する[2]（図4）．

Wernickeは大脳病変で顔面を含む片麻痺が生じることを，Mannは脊髄病変で片麻痺が生じることを指摘し，なおかつ，麻痺が半身の諸筋に同程度に一様に起こるものでないことに言及した．すなわち，上肢では伸筋群の，下肢では屈筋群の麻痺が重いという特有な分布形式を示した．このような麻痺分布をWernicke-Mannの分布形式と言い，これに筋拘縮も加わって生じた肢位がWernicke-Mannの肢位である．一般に麻痺の程度が重い．

錐体路障害による片麻痺の全てがこの肢位を呈するとは限らず，錐体路以外の要素も加わって生ずるものとされている．

5. 開脚姿勢

健常者の自然な立位姿勢では，両足の間隔は通常一足長以内であり，両足をこれより広げて立つ姿勢は多くは異常であり，開脚姿勢と言う[2]（図5）．立位での開脚姿勢は，両足を開いて基底面積を大きくしないと，立位が不安定になるためである．両足を閉じると，体幹が前後左右に動揺する．一般に，開脚姿勢が認められるのは病変が両側性の場合である．

病因：①多発神経炎（多発ニューロパチー）；ペラグラ，免疫不全性ニューロパチー[2]（図5a）など．②脊髄後索病変；脊髄癆，亜急性脊髄連合変性症など．③小脳性病変；小脳変性症など[2]（図5b）．④前庭小脳・前庭神経障害；アミノグリコシド系抗菌薬の副作用，脳血管障害など．⑤大脳性；多発性小窩状態（大脳基底型），正常圧水頭症などがある．

6. ジストニー異常姿勢

ジストニーの本質は筋攣縮spasmである．それは臥位から坐位や立位などの能動的体位をとったとき，あるいは身体の一部を能動的にある肢位に置いたときに，体軸（頸部・体幹）や肢節に生じる異常姿勢を言う．

アテトーゼと混同されるが，アテトーゼは一定の肢位をとれない不随意（異常）運動であるのに対し（→40項），ジストニーは筋緊張異常に伴う異常姿勢である．ある体位をとれば，いつもそれに対応した特定の異常姿勢をとり，臥位に戻れば，異常姿勢は軽減・消失する．

ジストニー姿勢もアテトーゼ運動も捻転の要素があるが，ジストニーは捻転姿勢であり，一定の捻転状態で静止している．一方，アテトーゼは捻転運

41. 異常姿勢の診かた

図1　頭部前屈姿勢（平山2010より）

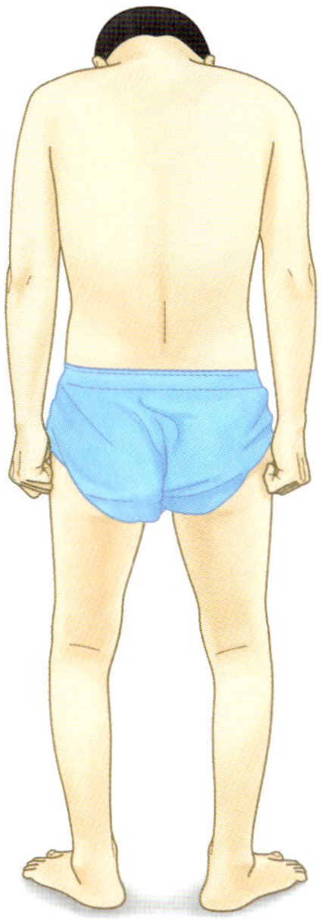

起立性低血圧患者が起立時に頭部を前屈して失神を予防.

図2　Parkinson病での全身性屈曲姿勢（平山2010より）

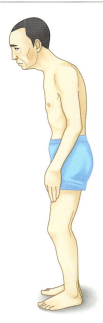

前方視のため頭部を上げようとしているが，頸部の前傾が明瞭．体幹の前傾，前屈は軽度だが，上肢（肘，中手指節間関節），下肢（股，膝関節）も屈曲している．

図3　頸部後屈姿勢（平山2010より）

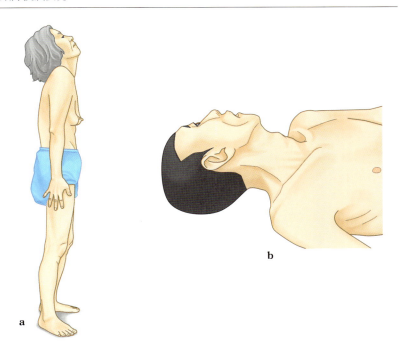

a：局所性ジストニー．坐位，立位で頸部後屈位をとる．臥位で消失．多発性小窩性脳梗塞（ラクナ状態）．b：進行性核上性麻痺．頭部後屈（回旋を伴う）．臥床状態．説明本文参照．

図4　Wernicke-Mann肢位（平山2010より）

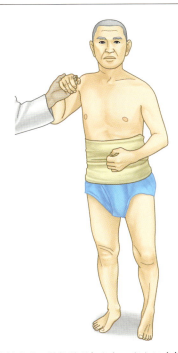

痙性麻痺に筋拘縮が加わり，さらに立位をとることによる広汎性連合運動が参加して典型的な肢位を呈するに至る．説明本文参照．

動であり(その動きはタコの這う脚にたとえられ)、立位、坐位はもとより臥位でも認められ、臥位でも心理的要因(問いかけへの応答など)が加わると、増強する[4]。

❶ 全身性ジストニー

坐位や立位などの体位をとったときに、四肢、体軸(頸部・体幹)など特定の筋群に筋緊張異常をきたし、毎回同様の特有な異常姿勢を呈する。安静臥位に戻ると、異常な筋緊張、異常姿勢は消失する。筋緊張の不均衡からしばしば捻転姿勢を呈し[5](図6)、腰椎の前弯・側弯を伴う。歩行時には上半身が後方へ曲がり、腹が前方へ突き出るなどの異常姿勢を呈する。

病因には特発性ジストニーとして若年者に発病する変形性筋ジストニー dystonia musculorum deformans、別名捻転ジストニーがある。症候性ジストニーとして Wilson 病、若年性(早期発症型)Parkinson 病でのレボドパ治療中、進行性核上性麻痺、その他がある。主な病変としては被殻などの大脳基底核が考えられている。

❷ 局所性ジストニー

ジストニー異常姿勢が身体の一部に限局するものである。全身性ジストニーの初期像と鑑別を要する。

(1) 攣縮性斜頸 spasmodic torticollis[6]:痙性斜頸と言われるが、spasmodic(攣縮性)と spastic(痙性)との混同による誤り。一側の胸鎖乳突筋と反対側の後頸筋(僧帽筋、板状筋など)が同時に収縮し、作動する胸鎖乳突筋の側へ頭を側屈させながら、反対側へ首を回旋させ、やや上を向くパターンが多い(図7a)。臥位で軽減、消失し、坐位あるいは立位で引き起こされる(すなわち、ジストニー)。患者自身が、あるいは検者が顔面(頬など)、下顎付近、あるいは耳後部や頭部に手あるいは指を当てると、斜頸が矯正される(図7b)。この手技は矯正試験あるいは感覚トリックと呼ばれる。

斜頸には各種(神経因性、筋性、二次性、心因性)のものがある。攣縮性斜頸は神経因性の中の一つで、これに特発性(原因不詳)と症候性とがある。症候性のものには、脳炎後遺症、Wilson病、脳性麻痺、薬物の副作用などがある。

(2) 書痙 writer's cramp[6]:書痙とは書字動作においてのみ現れる手の運動障害であり、書字を止めれば速やかに消失し、書字以外の手指を使う日常動作では何ら障害なく普通に行える。書痙には幾つかの類型があり、最も多くみられるものは筋緊張亢進を伴うジストニー型である。書字動作で誘発される手指、手、前腕の異常な筋緊張(筋攣縮)であり、異常姿勢である。

その他、書痙には舞踏アテトーゼ型、振戦型(ジスキネジー型)、無動型などがある(説明省略)。

病因は精神的要因が関与している可能性があるが、錐体外路系の機能性病変による可能性もある。

7. 除脳姿勢

除脳姿勢は、動物実験で中脳を上丘と下丘との間で切断すると生じる姿勢である。ヒトの場合の除脳とは、大脳とそれ以下とが(中脳で)機能的に離断されることを意味する。

両上肢を伸展、内転させて側胸部に密着し、手関節と手指は強く屈曲しているが、母指は伸展位をとっている。両下肢は伸展、内転し、両膝が密着し、あるいは交叉する。足は尖足となり、足関節と足趾は足底へ屈曲している。頸部は伸展位をとり、背部は軽い後方への反張姿勢を呈している[7](図8a)。除脳姿勢に伴う高度の筋緊張亢進が固縮である(→30項)。

除脳姿勢は上部脳幹、特に中脳ならびに橋上部の被蓋を中心とする病変で生じる。代表的な病変として大脳の占拠性病変(血腫、腫瘍)による二次的なテントヘルニアが挙げられる。その他、広範な進行性脳病変(代謝、炎症、変性)でも認められる。

8. 除皮質姿勢

除皮質姿勢は、大脳皮質と脳幹以下とが(大脳深部で)機能的に離断されたことを意味する。大脳皮質自体が広範な病変により損失状態になることを意味するものではなく、病変は両側大脳半球の皮質下深部(大脳白質)に広がりを持つものである。

両上肢は内転して側胸部に密着し、肘は大きく屈曲し、前腕は強く回内し、手首は屈曲回内する。指は強く屈曲しているが、母指は伸展位をとる。両下肢は除脳姿勢と同様である[7](図8b)。筋緊張は除脳姿勢と同様に、高度の筋緊張亢進すなわち固縮を呈する。

除皮質姿勢は大脳半球の中等度ないし大きな病変で生じ、広範な進行性脳病変(代謝、炎症、変性)で認められる(片側の半球病変では片側の除皮質姿勢を呈する)。病変が伸展、拡大して、二次的に上部脳幹に及ぶと、上肢は屈曲位から伸展位へ移行し、除脳姿勢をとるようになる。病因は除脳姿勢と同様である。

(小島重幸)

【文献】

1) Uzawa A, Mori M, Kojima S, Mitsuma S, Sekiguchi Y, Kanesaka T, Kuwabara S. Dopamine agonist-induced antecollis in Parkinson's disease. Mov Disord 24:2408-2411, 2009

2) 平山惠造.神経症候学.改訂第2版,第Ⅱ巻.文光堂,東京,2010

3) Litvan I, Agid Y, Calne D, Campbell G, Dubois B, Duvoisin RC, Goetz CG, Golbe LI, Grafman J, Growdon JH, Hallett M, Jankovic J, Quinn NP, Tolosa E, Zee DS. Clinical research criteria for the diagnosis of progressive supranuclear palsy (Steel-Richardson-Olszewski syndrome): Report of the NINDS-SPSP International Workshop. Neurology 47:1-9, 1996

4) Rondot P. Les dystonies. Masson, Paris, 2003[岡本 保(訳),平山惠造(監訳).ジストニー.文光堂,東京,2005]

5) 平山惠造,岡本 保.アテトーゼとジス

41. 異常姿勢の診かた

図5　末梢神経性開脚姿勢（平山2010より）

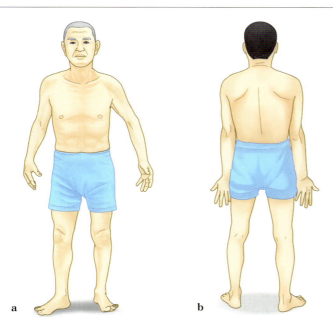

a：珪肺症に伴う免疫不全性ニューロパチー．四肢遠位部の著明な感覚鈍麻．b：小脳性開脚姿勢．説明本文参照．

図6　特発性・全身性ジストニーでの頸部・体幹の異常姿勢（平山・岡本1995より）

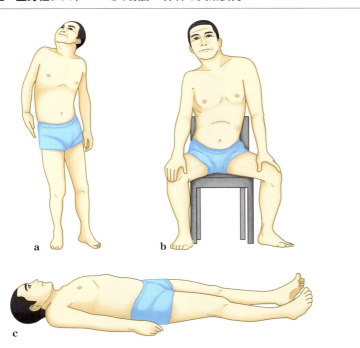

a：立位をとると，顔を右上に向けた斜頸，右肩の挙上，体幹の左凹の側弯と背屈，左腰の挙上などの異常姿勢が発現し，この姿勢が持続する．b：坐位をとると，首は全体として右へ偏倚し左肩が挙上し，体軸は全体として右凹に側弯し，軽い捻転を伴う．坐位をとる限りこの姿勢が続く．c：臥位では上記の異常姿勢は全て消失する．

図7　攣縮性斜頸

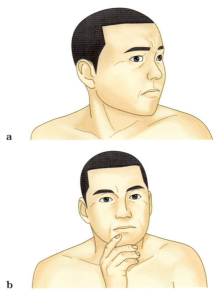

a：右側の胸鎖乳突筋の攣縮性筋収縮と共に頸部は左へ回旋する．b：右手で軽く右顎を触れると攣縮性斜頸は軽減し，正面を向く．（説明本文参照）．

図8　除脳姿勢（a）と除皮質姿勢（b）
（Fulton 1955より）

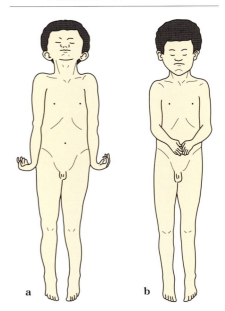

説明本文参照．

トニーの定義と症候学．神経進歩 39：377-390，1995
6) Tarsy D, Simon DK. Dystonia. N Engl J Med 355：818-829, 2006
7) Fulton JF. Decerebrate rigidity and the postural reflexes—Medulla oblongata and reticular formation. In A textbook of physiology, 17th ed. WB Saunders, Philadelphia, 213-230, 1955

42. 起立障害の診かた

1. 起立障害とは

起立とは臥位または坐位から起きて立ち上がる動作を言う．この結果，立ち上がった状態(体位)で立った姿勢は立位である．この立位はしばしば，起立動作の延長上にあることから，起立位とも言われる．これらのことから，起立障害は，起立動作の障害と立位保持の障害とに大別される．

2. 機能・解剖

起立動作と立位姿勢の保持には，下肢・体幹の運動系が正常であると共に，体性感覚，平衡機能，姿勢保持機能が正常に維持されなければならない．

3. 起立動作の障害

❶ 登攀性起立

下肢帯および下肢近位筋の筋力低下がみられたときに認められる起立異常で，臥位から起立するときに，患者は床に手と膝をついた四つ這い状態になり，次いで，片方の膝関節を伸展させ，手を足首から下腿，膝へと順に上げてつきながら起立する[1](図1)．本症候は Gowers 徴候とも呼ばれ，典型例は Duchenne 型進行性筋ジストロフィーでみられるが[2]，その他，多発筋炎などの筋肉疾患や近位型多発ニューロパチーでも認められる．

❷ アシネルジー

下肢の運動筋と体幹の姿勢筋との間の協働性がうまく遂行されないための現象であり，臥位の状態から(腕組みをしたまま)起き上がるように指示すると，上体を起こすに伴い両脚が高く持ち上がって，上手に起き上がることができない[1](図2)．小脳変性症などの両側性の小脳障害において認められる．

❸ 後方傾斜姿勢とカタレプシー

臥位から起き上がるとき，上体が垂直になる前に，上体が後方に傾いた状態で止まり，いつまでもそのままの姿勢をとり続ける．Parkinson 病で無動が強い場合に認められる．

4. 立位保持の障害

❶ Romberg 徴候

一般に，平衡障害がある場合，患者は両足を左右に広げ，支持基底面を広くとるが，両足を揃えて起立するとふらつきが増す．さらに，閉眼させ視覚からの入力を遮断すると，下肢に深部感覚障害を有する患者や前庭迷路性の平衡障害を有する患者は，ふらつきが増して転倒する．これを Romberg 徴候が陽性であると言う．

❷ 失立失歩

臥位では下肢の運動がほぼ正常に行えるのに，起立ができず(astasia)，従って歩行もできない(abasia)ものである[1](図3)．この病変は前頭葉と小脳(上虫部)の2ヵ所が重視されている．ベッド上では下肢の動きに支障がないのに立てないのでヒステリーと誤解されたことがあり，されることがある．

❸ 竹馬徴候(歩行可能-停立不能)

坐位から立ち上がることは可能であるが，そこに立ち止まること(停立)ができない．しかし立ち止まらずに歩くことはできる．これは竹馬で歩くことはできるが，立ち止まっていることができないのと同様である．

腰掛けから立ち上がると同時に歩行し始め，何かにつかまるまでは立ち止まることはできない．立ち止まろうとすると，一方の足を前へ，後ろへと動かさなくてはならず，あるいは右足，あるいは左足と絶えず足が前または後ろへと動く[1,3](図4)．

下肢遠位部の筋力が低下し，近位部の筋力は良好で大腿挙上が可能な，下肢筋力が遠位部と近位部で不均衡なことによる(徒手筋力：遠位2/5以下，近位4/5以上)．

この病態機序は，下肢遠位と近位の筋力差の大きいことが主因である．原因疾患：①急性多発性神経炎の回復過程が多い[4]，②Charcot-Marie-Tooth病(慢性多発ニューロパチー)の進行期の或る時期[4]，③腰仙部脊椎症．

❹ 落下発作(drop attack)

「患者は立位で，予兆なく，突然に膝折れして，防止する間もなく転倒する．意識はこの間清明である．」という報告に始まる．歩行中に突然同様なことが起こることも知られている．すなわち，①立位(動作)中，あるいは歩行中に，②予兆なく突然に，③転倒するが，直ちに起立，歩行は可能で，④神経学的後遺症はない[5]．病態・機序は二，三の説があるが，明確にされていない．

(小島重幸)

【文献】

1) 平山惠造．神経症候学，改訂第2版，第Ⅱ巻．文光堂，東京，2010
2) Emery AEH. The muscular dystrophies. Lancet 359：687-695, 2002
3) 平山惠造，河村　満．Astasia without abasia．神経進歩 35：294-299, 1991
4) Hirayama K, Nakajima M, Kawamura M, Koguchi Y. Astasia without abasia due to peripheral neuropathy. Arch Neurol 51：813-816, 1994
5) Meissner I, Wiebers DO, Swanson JW, O'Fallon WM. The natural history of drop attacks. Neurology 36：1029-1034, 1986

42. 起立障害の診かた

図1　登攀性起立（Gowers徴候）（平山2010より）

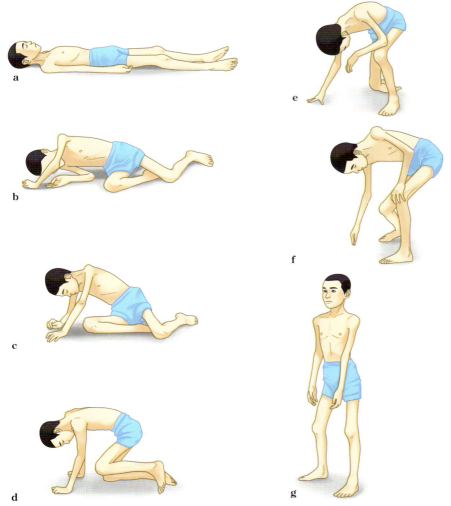

腰帯部，特に後面の筋群が脱力すると，臥位から立位になるには四つ這いになった後，己れの下肢を手で攀じ登るようにして起立するのでこの名がある．

図3　小脳虫部病変を有する失立失歩（平山2010より）

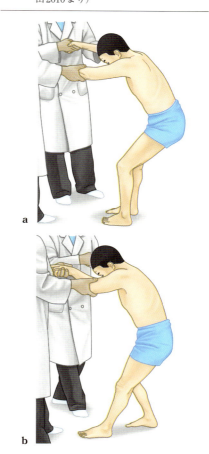

臥位では下肢で軽度の運動失調はあるが動作にほとんど支障ない．**a**：介助されて起立しようとしても立位姿勢をとれない．**b**：介助されて歩こうとしても，片方の足を出すのみで歩けない．画像検査で小脳上面虫部の萎縮像がみられる．

図2　小脳系（両側性）障害におけるアシネルジー（平山2010より）

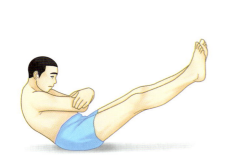

図4　竹馬徴候（歩行可能−停立不能）（平山2010より）

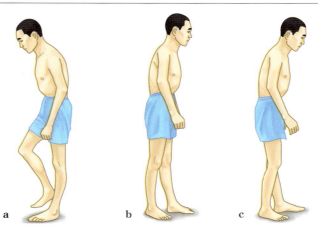

a：歩行するのは可能である．ただし垂れ足歩行．**b**，**c**：停立しようとするが，停立できない．一方の足が前に出たり（**b**），あるいは一方の足が後ろに出たり（**c**），これらを繰り返す．急性多発神経根炎，改善過程（発病2ヵ月後）．

43. 歩行障害の診かた

1. 歩行障害とは

　ヒトの歩行は二脚であるがゆえに，歩行は常に一方が支持脚，他方が運動脚（遊脚）になる．このため，運動障害が片側性障害のときは一歩ごとに歩行の態度が交代し，左右差が目立つ歩行になるが，両側性障害では左右共に同様な異常を呈する．歩行障害は運動麻痺・脱力によるもの，異常感覚・疼痛によるもの，運動失調・平衡障害によるもの，リズム形成障害によるもの，病態不詳のものに分けられる．

2. 機能解剖

　正常な歩行，すなわち直立・二脚歩行を行うには，直立姿勢の維持と平衡（姿勢反射）の維持が必要である．歩行に際しては下肢・体幹の運動系が正常に働くと共に，四肢・体幹の体性感覚系，視覚系，前庭系の感覚情報が集約され，前頭葉連合野において歩行についての客観的状況が統合・分析される．これらの情報を基に運動野を介して歩行指令が随意運動として発動される．

3. 歩行障害の診かた

　日常の神経学的診療では，歩行障害の特徴から一見してその患者の病態（病変・病因）を見当付けられることが少なくない．しかし，診察室内では平地での短い距離の歩行しか観察できないため，長い距離を歩くと出現する歩行障害，階段や坂道で生じる歩行障害などを見逃す場合がある．歩行障害を訴える患者の診察では，問診を十分に行うことが重要である．以下，歩行障害を病態別に分けて診る．

❶ 運動麻痺・脱力による歩行障害

　(1) 草刈り歩行[1]（図1）：痙性片麻痺または痙性下肢単麻痺で認められる歩行である．痙性片麻痺では起立時にWernicke-Mann 肢位（上肢は屈曲・回内位を，下肢は伸展・内転位をとり，尖足を呈している）を呈し，歩行時には健側の下肢を支持脚として，患側の下肢を前へ出す際に股・膝関節が屈曲せず，また尖足位を呈しているため足が床から上がらず，外側に半円あるいは弧を描くように回して歩く．患側の下肢の進め方が草刈り鎌の動きに似ているため，草刈り歩行と呼ばれる．

　一方，健側下肢を前へ出す場合は，患側の下肢による支えが十分でないため，速やかになる．病因の多くは慢性の脳血管障害である．ほかに各種脊髄病変などでみられる．

　(2) 飛び跳ね歩行・尖足歩行・あひる歩行：痙性対麻痺で認められる歩行であり，痙縮の程度により歩容が異なる．

　①飛び跳ね歩行：痙性対麻痺の程度が比較的軽い場合にみられ，運んだ足が着地するときに足が受動的に背屈するので，それに伴い下肢が瞬間的に（痙縮のために）伸張すると共に反射性の足底屈が起こる．そのために一瞬背伸びするように足が伸び，一歩ごとに上下動を繰り返して飛び跳ねるような歩行になる．

　②尖足歩行[1]（図2）：痙性対麻痺が強くなると，下肢全体が伸展し，足は内反尖足を呈するため，両足の前半部で歩き，踵が地面に触れても体重をそれに載せることなく，足先（前外側縁）が地面をこするようにして前進する．このため靴底は前端から外側縁にかけてすり減っていることが多い．

　③あひる歩行：痙性対麻痺が非常に強くなると，下肢筋の拘縮を伴い，歩行中に股関節や膝，足首の屈伸運動がほとんど起こらなくなる．一方の足を前へ出すには，その反対側へ上体を傾けると共に骨盤を振り回すようにして歩く．後述する動揺性歩行と病態機序は異なるが，その一種である．

　以上の①～③の歩行は痙性対麻痺，痙性両麻痺に際して認められ，両側性の錐体路障害をきたす諸疾患が原因になる．

　(3) 鋏脚歩行，X脚歩行[1]（図3）：一歩ごとに，一方の脚が他方の脚の前で交叉するように足を前進する歩行を鋏脚歩行と言う．両膝関節は密着し，両足は開いて，いわゆるX脚を思わせる形で前進する歩行をX脚歩行と言い，脳性麻痺の陳旧例でみられる．両下肢に痙縮があり，尖足位を呈し，足先を地に着けて歩く．典型例は小児脳性両麻痺でみられる．

　(4) 鶏歩 steppage gait[1]（図4）：前脛骨筋群の麻痺により足・足趾の背屈筋が麻痺し，足先が下垂するため，足を前進させるときに下垂した足先が地面に引っかかるので，膝を高く上げて歩き，着地時に足先からパタンと着く歩き方である．足を上げるときも足先を床に引きずりがちになる．一側性の場合も，両側性の場合もある．病因は筋肉疾患（筋強直性ジストロフィーなど），総腓骨神経麻痺（各種単神経炎，圧迫性ニューロパチーなど），多発ニューロパチー，腰髄病変で認められる．

　(5) 動揺性歩行 waddling gait[1]（図5）：体幹，特に腰帯筋の筋力低下がある場合にみられる歩行で，一歩ごとに支え脚側に上体を傾け，上体を左右に動揺させながら歩行する．通常，腰椎の前弯を伴っており，腹を前方へ突き出し，殿部を後方へ突き出した姿勢で歩くので，あひる歩きとも呼ばれる．Duchenne型進行性筋ジストロフィー，近位筋優位の脊髄性筋萎縮症などでみられる．

❷ 間歇性跛行

　間歇性跛行 intermittent claudicationとは，初めは通常の歩行ができるが，歩行中に片脚に疼痛や脱力などの症状

図1　草刈り歩行（平山2010より改変）

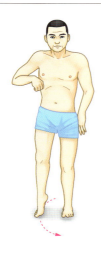

図2　尖足歩行（平山2010より改変）

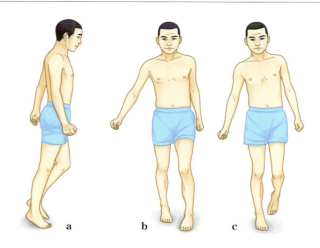

図3　鋏脚歩行，X脚歩行（平山2010より改変）

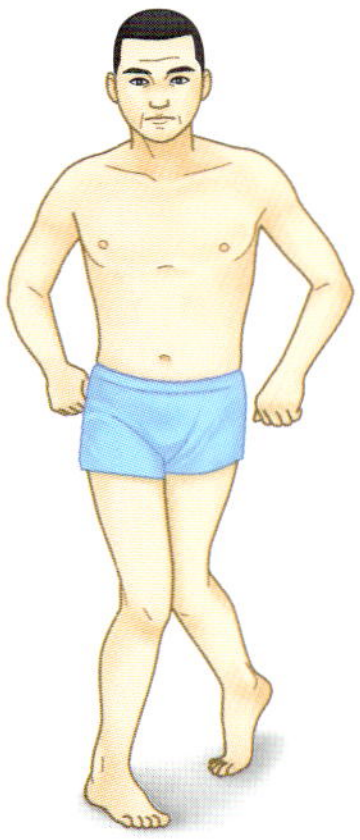

図4　鶏歩（平山2010より改変）

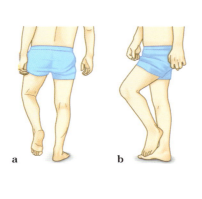

図5　動揺性歩行（平山2010より改変）

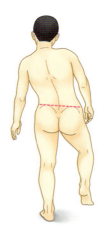

が徐々に出現し，増強して，そのために歩行を続けることが困難になり，休止せざるをえなくなる．休止すると短時間（数分）で症状が消失し，再び元の通常の歩行ができるようになる．歩行を継続するとこれらが繰り返される．間歇性跛行には3種がある．

(1) 血管性間歇性跛行：下肢動脈近位部または遠位部の血管病変（血栓性閉塞性機転）により，歩行中に下肢にしびれ，疼痛，有痛性筋攣縮が出現し，間歇性跛行を呈する．血管病変の高さにより，間歇性跛行に伴う動脈拍動の微弱化・消失が，鼠径部，膝窩部，足顆後部，足背部等で認められる．跛行が生じ，歩行困難になったときに触診で確認する（間歇期には拍動を触れる）．

(2) 脊髄性間歇性跛行：歩行中に異常感覚（しびれ，熱感，冷感など）を呈するものの，跛行の直接の原因は下肢の筋脱力（麻痺）によるものである．跛行に伴って錐体路徴候が認められる．病因には，（梅毒性）脊髄動脈炎，脊髄動脈硬化症・血栓症，脊髄血管形成異常，脊椎管狭窄症がある．病態機序は脊髄（腰髄前角）への潜在的な血流不全があり，歩行に伴う腰髄の代謝増加に対応する血液供給の相対的不足によると考えられている．

(3) 馬尾性間歇性跛行：歩行中に下肢，時に殿部・会陰部に疼痛（針で刺されたような痛み，灼熱痛）や異常感覚（しびれ感）が出現し，増強するため休止せざるをえなくなるものである．これを繰り返すため間歇性跛行を呈するものである．異常感覚は両側性に生じることが多いが，一側性の場合もある．前記の血管性や脊髄性の間歇性跛行と異なり，歩行によらなくても，腰椎前弯が増強する立位姿勢を維持しているのみでも生じる．買い物車（ショッピングカート）を押して歩いたり，自転車に乗ると，腰椎前弯が軽減するので，症状が発現しにくい．病因には腰部脊柱管狭窄をきたす疾患，特に腰椎椎間板ヘルニア，脊椎すべり症などの骨変性疾患，その他，脊髄腫瘍などがある．病態機序は馬尾神経への機械的

❸運動失調・平衡障害による歩行障害

(1) 開脚・不安定歩行[1]（図6）：運動失調や平衡障害のある患者でみられる歩行であり，両脚を左右へ広げ，一歩一歩が不安定で，歩幅は通常より狭く，両腕を広げて（外転させ），上肢でバランスをとり地面を見ながら，一歩一歩ゆっくりと不安定で，歩幅，歩行のリズム，足の描く軌跡などは不規則である．特に，歩行開始時，方向転換時，階段を降りるときにふらつき，よろけやすい．症状が軽い場合は開脚性歩行に留まる[2]．

病因は，①後根・後索系疾患：脊髄癆（梅毒），亜急性脊髄連合変性症（ビタミンB_{12}，E欠乏など），Friedreich病（日本人にはない），各種末梢神経病変（後根・後索系神経が障害されるもの）などがある．②小脳系疾患：オリーブ橋小脳萎縮症や他の小脳変性疾患，③その他：中毒（アルコール，ヒダントインなど），腫瘍，血管障害，傍腫瘍性症候群などでみられる．

(2) 踵打ち歩行[1]（図7）：下肢のいわゆる深部感覚障害によって起こる歩行障害である．両脚を左右に広げ（開脚位），脚を大きく踏み出し，足の感覚が不十分なために踵で床を叩くように踵を落とし，不安定な不規則な歩行をする．暗所での歩行でふらつきが増強する．閉眼時の起立も障害され，Romberg徴候が陽性で，洗面現象が認められる．病因は後根・後索性病変で脊髄癆，亜急性脊髄連合変性症，などで認められる．

❹リズム形成障害による歩行障害

(1) 小刻み歩行[1]（図8）：健常者の歩行では，運動脚（遊脚）の足の踵は，支持脚の足の爪先より前に出るが，運動脚の足の踵が他方の足先に達せず，あるいはかろうじて越える程度の歩行で，両脚に生じ，全体としてちょこちょことした歩行で，歩行中，終始変わらない．遊脚相が短く，踵は上がるが足先が上がらず足先を床に着けて歩く．重症になると，足底全体をほとんど地面に着けたまま，摺るように前進する．上体はやや前傾し，上肢の振りは乏しいが，通常，開脚歩行ではない（病態の進行に伴い開脚性になる）．病因は偽性球麻痺，多発性小窩状態，正常圧水頭症でみられる[3]．

単に歩幅が小さい小股歩行は，高齢健常者あるいは各種神経疾患でみられるが，必ずしも小刻み歩行ではなく，神経学的に病的でないので，臨床的に区別する．Parkinson病の歩行でも歩幅が通常より小さくなり，歩行中に小刻み歩行に推移することがある．さらに，病状の進行により，後述する加速歩行，突進歩行，すくみ足などの要素が加わるものがあり，これらを区別する．

(2) 加速歩行，突進歩行，すくみ歩行，踏み出し障害：これらの歩行障害はParkinson病とその周辺疾患で認められる歩行障害であり[4,5]，同一患者で一組のものとしてみられることが多いが，単独にみられることもある．

①加速歩行 festinating gait[1]（図9）：歩き始めると足の運びが徐々に速くなり，歩幅はそれに応じて小さく（小股に）なり，足は踵から地に着くことなく，足の前半で歩くようになる．同時に，体全体が前傾姿勢になり，頸が前屈し（重心が前方へ寄り），加速度が付いて速足になる．加速と共に小股になるもので，真の小刻み歩行と異なる．

②突進歩行（突進現象）pulsion：健常者では立位姿勢で背中を後方から突き押すと，速やかに足を一歩踏み出して耐えるが，ある種の患者では上体は前のめりになるが，その一歩がなかなか踏み出せない．しかし，いったん一歩目を踏み出すと，次いで他側の足も踏み出し，これを繰り返して，上記の加速歩行を呈する．これを突進現象（歩行）と言う．後方から押して前へ進むのを前方突進現象，前方から押して後方へ進むのを後方突進現象，側方へ向かうのを側方突進現象と言う．加速歩行も突進歩行も，ついには上体の移動に足の動きが追い付かず，患者は転倒する．

③すくみ歩行 frozen gait：歩行中に急に足がすくみ，足底があたかも地面にへばりついたようになり，足を前進できなくなる歩行現象を言う．部屋の入り口や，狭い所（椅子と机との間など）を通ろうとするときに生じやすい．

④踏み出し障害：歩行開始にあたり，足が地面に貼り付いたようになり，一歩目が思うように踏み出せないという動作開始の障害である．すくみ足歩行と似ているが，すくみ足歩行は動作中断であり，踏み出し障害は始動障害であり，現象上は区別される．加速歩行や突進歩行の一歩目に似ているが，一歩目を踏み出せば，その後に続く歩行はほとんど正常に歩行できる点で異なる．踏み出し障害の場合に，足元に横向きに棒を置くと，容易にそれを跨いで歩き出すことができる．縞状の印のある横断歩道や階段では踏み出しは障害されず，通常に歩ける．一見，矛盾するので矛盾性歩行 paradoxical gaitと言われる．

（小島重幸）

【文献】

1) 平山惠造．神経症候学，改訂第2版，第Ⅱ巻．文光堂，東京，2010
2) 望月仁志, 宇川義一．小脳性の歩行障害．Brain Nerve 62：1203-1210, 2010
3) 森 悦朗．特発性正常圧水頭症の歩行障害．Brain Nerve 60：219-224, 2008
4) Ebersbach G, Sojer M, Valldeoriola F, Wissel J, Muller J, Tolosa E, Poewe W. Comparative analysis of gait in Parkinson's disease, cerebellar ataxia and subcortical arteriosclerotic encephalopathy. Brain 122：1349-1355, 1999
5) Lees AJ, Hardy J, Revesz T. Parkinson's disease. Lancet 373：2055-2066, 2009

43. 歩行障害の診かた

図6　開脚・不安定歩行（平山2010より改変）

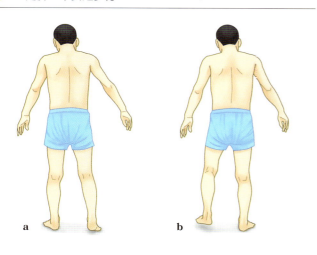

図7　踵打ち歩行（平山2010より改変）

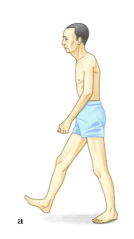
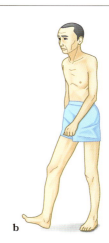

図8　小刻み歩行（平山2010より改変）

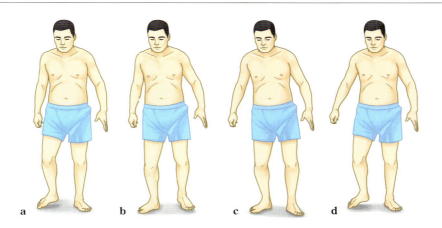

図9　加速歩行（平山2010より改変）

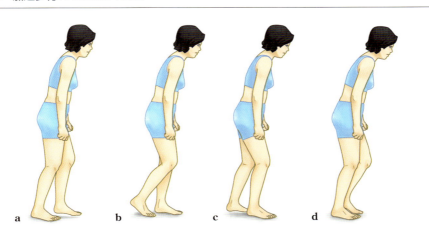

44. ヒステリー性運動麻痺の鑑別

ヒステリーでは，抑圧された精神的葛藤が身体症候として表現されるので，意図的な詐病とは異なり，患者自身に自覚はない．留意すべきことは，器質性病変による症候とヒステリー症候との重畳が稀ならずあることである．ヒステリー性運動麻痺は片麻痺と対麻痺，特に片麻痺が対象になり，ヒステリー性対麻痺の場合には歩行障害の形で訴えてくることが多い．

1. ヒステリー性片麻痺

❶ 顔面麻痺

片麻痺の初期の筋弛緩状態（筋緊張減退）に注目する．ヒステリー性片麻痺では，器質性片麻痺の初期に生じる筋弛緩（筋緊張減退）が認められない．器質性片麻痺では静止状態で，麻痺側の口角が下がり，鼻唇溝が浅くなると共に，急性期には前額部の皺が伸び（消失），眉が下がる．検者が指で患者の口唇や頬を他動的に動かしてみると，筋弛緩状態を確認できる．ヒステリー性片麻痺では（急性期でも）このような顔面筋の筋弛緩はみられない．

慢性期では静止状態ではなく，顔面の動きの状態をみるのがよい．会話の際に，器質性片麻痺では麻痺側より健側の口唇が活発に動き，笑うとこの差は一層明瞭になるのに，ヒステリー性片麻痺ではこのような明瞭な差がみられにくい．

❷ 広頸筋徴候[1]（図1）

広頸筋は表情筋の一つであり，顔面神経支配である．口を大きく開く，顎を張るなどをすると，器質性片麻痺では，健側の広頸筋が皮下に浮き出すが，麻痺側ではこれがみられない．ヒステリー性片麻痺ではこの現象が認められない．ただし，器質性片麻痺でも常にこの現象が現れるとは限らないので，この徴候が認められた場合には器質性片麻痺を示していると理解するのが正しい．

❸ 下肢の連合運動

錐体路性片麻痺がある場合に出現する連合運動（協調性連合運動，模倣性連合運動など）を利用して，器質性片麻痺とヒステリー性片麻痺の鑑別に用いられる．

（1）大腿・体幹連合性屈曲[2,3]（図2）：仰臥位の患者が腕組みをして起き上がろうとすると，器質性片麻痺では麻痺側の股関節が屈曲し，膝が伸びたまま下肢が挙上するが，健側の下肢は動かないでいるか，動いても麻痺側に比べわずかで目立たない．同時に健側の肩が前方へ向かう．ヒステリー性片麻痺ではこれとは異なる起き上がり方をするか，全く起き上がらないか，あるいは健常者のように両脚一緒に起き上がろうとする．

（2）Hoover徴候[4]（図3）：患者を仰臥位にして，検者は患者の踵の下に手掌面を上に手を入れる．そして，患者に膝を伸展させたまま一側の下肢を挙上させ，そのときの反対側の踵にかかる力を感じとる．器質性片麻痺の患者の場合，麻痺側の下肢を挙上させると健側の踵に強い力が加わるが，健側の下肢を挙上させたときは麻痺側の踵に加わる力は弱い．一方，ヒステリー性片麻痺の患者の場合，この関係が逆転する．麻痺側の下肢を挙上させると健側の踵にはほとんど力が加わらないが，健側の下肢を挙上させたときは麻痺側の踵に強い力が加わる．

（3）Raïmiste徴候[5]（図4）：仰臥位で一方の下肢の運動に際して他脚に生じる不随意的な連合運動を診る．①両脚を閉じた肢位から健肢を外側へ開くように指示する（検者は健肢の動きに抵抗を加える）．器質性片麻痺では麻痺肢が連合運動で外転するが，ヒステリー性片麻痺ではこの動きが生じない．②両脚を大きく開いた肢位から，健肢を麻痺肢に近付けるよう指示する（検者は健肢の動きに抵抗を加える）．器質性片麻痺では麻痺肢が連合運動により健肢に接近するが，ヒステリー性片麻痺ではこの動きが生じない．

❹ 片麻痺歩行

ヒステリー性片麻痺ではいわゆる草刈り歩行ではなく，麻痺側の足を引きずり，踵は上がるが，足先は地面をこするあるいは掻くようにして，地面を掘りながら歩行する．弛緩性の場合もあれば，麻痺と共に筋拘縮がみられるものもある．ヒステリー性片麻痺では，一度形が完成すると，その性質は変わることがない．形が変わったときには，突然であり，器質性片麻痺にみられるようなゆっくりとした進行性の変化を示さない．

2. ヒステリー性対麻痺

歩行動作は過剰なまでにゆっくりで，ためらいがちであり，左右それぞれの足を引きずり，膝を曲げた姿勢で，あるいは一歩ごとに膝を曲げて体が沈むように前進する．突然，膝折れをするが，決して転倒しない．氷の上を歩くように足関節を固定したまま用心深く小股に歩く．両下肢とも臥位では筋力が弱いのに，歩行のときには片麻痺（上記）を呈するものがある．

（小島重幸）

44. ヒステリー性運動麻痺の鑑別

図1　器質性片麻痺での広頸筋徴候（平山2010より）

説明本文参照．

図2　器質性片麻痺での大腿体幹連合屈曲（Babinski 1934より）

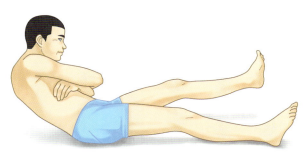

説明本文参照．

図3　Hoover徴候（広瀬2000より）

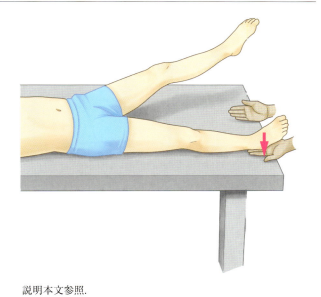

説明本文参照．

図4　Raïmiste徴候（Marie・Foix 1916より）

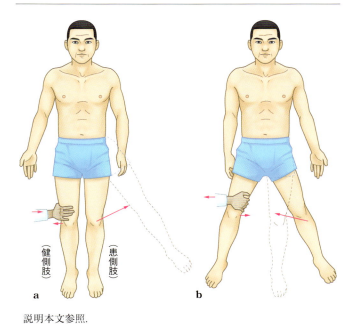

説明本文参照．

【文献】
1) 平山惠造．神経症候学，改訂第2版，第Ⅱ巻．文光堂，東京，2010
2) Babinski J. Diagnostic différential de l'hémiplégie organique et de l'hémiplégie hystérique. in Œuvre scientifique. Masson, Paris, 91-111, 1934
3) Okun MS, Koehler PJ. Babinski's clinical differentiation of organic paralysis from hysterical paralysis. Arch Neurol 61：778-783, 2004
4) 広瀬源二郎．Hoover徴候．Clin Neurosci 18：606, 2000
5) Marie P, Foix Ch. Les syncinésies des hémiplégiques—Étude séméiologique et classification. Rev Neurol I：3-27, 1916

45. 体性感覚（総論）

1. 感覚系の概要

　感覚系は臨床神経学的に3つに大別される.
　①特殊感覚：身体の特定部位に感覚受容器がある嗅覚，視覚，味覚，聴覚，平衡覚がこれに属する．②内臓感覚：胸腹部の内臓に由来する感覚である．③体性感覚：上記①②を除く狭義の身体の感覚で，体表（皮膚，粘膜）と体内（筋肉，腱，靱帯，関節，骨など）に由来する感覚である．本項の対象となる感覚である．

2. 体性感覚の分類（表1）

　これについては，この1世紀の間，いろいろに検討され，発展してきた．特にこの四半世紀にはかなりの進歩と変革がもたらされた．それと並行して臨床的診察手技の増加とそれに伴い一部の感覚については解釈の変更などもあった．しかし，体性感覚の分類は旧来のものも新規のものも，それぞれに特色がある．
　それらを折り混ぜて活用することにより，①体性感覚全般の理解の向上，②感覚診察手技の選択と意義，③病変検討の精度の増進，に役立つ．
　まず用語を説明する．
　（1）原始性 protopathic と識別性 epicritic：感覚の二元論に基づくもので，単一な感覚（触，痛，温，冷）を原始性とまとめ，複合的な刺激を識別する感覚を識別性とまとめられた．原始性感覚は脊髄視床路を経由し，識別性感覚は脊髄後索を経由するとされた．
　（2）自覚的 subjective と他覚的 objective：患者自身が感知する（他者にはわからない）感覚症状を自覚的と称し，医師が客観的に捉える感覚症状を他覚的と分けた．従って，前記の（1）とこの（2）を併せると，他覚的感覚の中に原始性のものと，識別性のものと

があることになる.
　（3）表在感覚 superficial sensation と深部感覚 profound (deep) sensation：刺激部位が体表（皮膚・粘膜）にある表在感覚と，体内深部（筋肉，骨など）にある深部感覚とに分けられた．この体内深部という概念は必ずしも実態にそぐわず（適合せず），感覚をこのように括ることの問題が生じるようになった（次の(4)参照）．
　（4）外受容感覚 exteroceptive sensation と自己固有感覚 proprioceptive sensation：感覚刺激を受容する感覚受容体の知見が深まるにつれ，感覚を受容器で分けるものである．体外からの刺激に対応する受容器が感知する感覚を外受容感覚と称し，体内に生じた刺激に対するものが自己〔体内〕固有感覚である．しばしば「自己」が省略される（ただし固有感覚のみだと何に固有か明確でない）．この自己固有感覚により己れの四肢・体幹の運動遂行，姿勢保持などが円滑，正確になされる．上記（3）の深部感覚が骨，関節などによると想定されたものが，実際には皮膚，皮膚直下の受容器が関与するなど，感覚分類を部分的に修正すべきものが生じ，自己固有感覚に改められた．

3. 体性感覚の種類（表1）

　体性感覚の分類が変遷するにつれ，感覚の種類にも増加や変更がみられる．ここでは感覚の種類と分類を表示する．詳しくはそれぞれの項を参照されたい．

4. 体性感覚の伝導経路

　個々の体性感覚の伝導経路の詳細は後述のそれぞれの項で述べる．ここでは総合的にまとめる．
　（1）表在感覚：これに属する痛覚，温度覚，原始触覚の伝導経路は，身体各部位の末梢神経から脊髄神経後根を経て脊髄に入る．脊髄後角でニューロンを替え，左右交叉して反対側の脊髄視床路を上行する．この神経線維は一般に直径が細い小径線維である．
　（2）いわゆる深部感覚：これに属するいわゆる位置感覚（正しくは姿勢感覚）や，運動感覚，識別性触覚，振動覚などの伝導経路は，末梢神経，神経根を経由して脊髄に入り，（ニューロンを替えずに）脊髄後索を上行し，後索核でニューロンを替えた後，左右交叉して内側毛帯を形成しつつ上行する．この神経線維は一般に直径が太い大径線維である．

5. 体性感覚の受容器と神経線維

　近年の生理学的知見から，体性感覚の各種類（モダリティー）別に感覚の受容器と伝導する神経線維について**表2，3**に示すようなことがわかってきている．これらの詳しいことは臨床のレベルを超えるが，ある程度理解しておくことは感覚障害の解釈に有用である．
　皮膚感覚受容器は，適刺激や形態，順応によりそれぞれ分類されている．適刺激による分類では，機械受容器（圧迫や伸展などによる機械的変形を検出），温度受容器，侵害受容器に分けられ，侵害受容器は機械的刺激のみに応答する機械侵害受容器と機械的，化学的，熱など全ての侵害刺激に応答するポリモーダル受容器に分けられる．形態的な分類では，触（圧）覚，振動覚に関わる Meissner 小体，Merkel 盤，Pacini 小体などカプセルないし受容細胞構造が明確なものと，主として痛覚や温度覚を伝え，受容器としての特別の構造を持たない自由神経終末に分けられる．体毛には自由終末に似た神経がからみついており，触受容器になっている．順応とは持続する刺激への受

45. 体性感覚（総論）

表1　感覚の分類

①特殊感覚	嗅覚，視覚，味覚，聴覚，平衡感覚				
②内臓感覚	胸腹部内臓由来の感覚				
③体性感覚	感覚の種類（検査法による）	体性感覚の分類			
		二元説	自覚と他覚	表在と深部	受容器別
	しびれ，痛み，など	（低次感覚）原始感覚	自覚的	表在感覚	外受容感覚
	痛覚／温度覚（温，冷）／触覚｛単一性，複合性｝				
	振動覚／いわゆる位置覚（受動的運動姿勢感覚↓）／二点識別感覚／つまみ・圧迫（感覚）試験／皮膚定位感覚／皮膚書字（読字）感覚／立体感覚／素材識別感覚	（高次感覚）識別感覚	他覚的	深部感覚	
	受動的運動姿勢感覚（いわゆる位置覚）／受動的定位感覚（母指さがし試験）／能動的運動感覚				固有感覚（自己）

表2　体性感覚の受容器，神経線維およびその上行伝導路

	受容体	神経線維	伝導路
痛覚	自由神経終末	C, Aδ	脊髄視床路
冷覚	Krause終末小球	C, Aδ	脊髄視床路
温覚	Ruffini小体	C, Aδ	脊髄視床路
原始触覚	Merkel触覚細胞	Aβ	脊髄視床路
識別触覚	Meissner触覚小体	Aβ	後索内側毛帯系
振動覚	Pacini小体	Aδ	後索内側毛帯系*
筋肉や腱からの感覚	筋紡錘，Golgi腱器官，関節受容器	Aα	後索内側毛帯系

＊：50項を参照．

表3　感覚神経線維の分類

Gasserの分類	Lloydの分類	種類	直径（μm）	伝導速度（m/s）
Aα	Ia, Ib	有髄	13〜22	70〜120
Aβ	II	有髄	8〜13	40〜70
Aδ	III	有髄	1〜4	5〜15
C	IV	無髄	<0.5	0.5〜2

容器の応答の慣れを意味する．皮膚の触覚受容器は，順応の速さにより非常に速い「振動（加速度）検出器」，速い「触（速度）検出器」，遅い「圧（皮膚変位の大きさ）検出器」に分けられる．痛みを起こす侵害受容器は順応しない．

メモ　感覚と感と覚：感覚は最も一般的に用いられるが，感または覚と省略されることがある．本書では原則として次のように用いる．①抽象的，概念的なものは省略せず感覚とする（体性感覚）．②自発性，自覚的なものは「感」で終わる（灼熱感）．③体性感覚で要素的，具体的なものは「感」を省略してもよい（痛覚）．④特殊感覚では「感」を外す（視覚）．

（福武敏夫）

46. 感覚障害(総論)と感覚検査時の全般的注意

1. 感覚障害とその現れ方

　(体性)感覚障害には患者が自覚するものと，必ずしも自覚されず，他覚的に感覚検査により明らかになるものとがある．自覚的感覚障害にはしびれ感や疼痛があり，47項，48項で扱われる．感覚が鈍いとか過敏であるとかも自覚されることがある．感覚検査は49～51項で扱われる．感覚検査をしないでも他覚的に感覚障害と考えられる症状がある．①温痛覚障害の場合には，自覚されにくく，発症時期が不明の手足の火傷や外傷(皮膚潰瘍)がある(→49項)．②深部感覚障害の場合には，感覚性運動失調による手の巧緻動作障害や暗所で目立つ(視覚的補正を有する)起立・歩行障害がある(→51項)．

❶ 感覚鈍麻 hypesthesia, 感覚消失(脱失) anesthesia(図1b)

　感覚の敏感度が低下している場合を感覚鈍麻，その消失している場合を感覚消失(脱失)と言う．痛覚の場合，それぞれ痛覚鈍麻 hypalgesia，痛覚脱失 analgesia と言う．感覚の全種類が鈍麻または消失するとき，これを全感覚鈍麻または消失と言う．ある種の感覚が障害され，その部の他の感覚が正常の場合を乖離性感覚障害と言う(→57項)．触覚鈍麻があり，その部に痛覚過敏がある場合，痛覚過敏性触覚鈍麻 anesthesia dolorosa と言う．自発痛があるにもかかわらず，痛み刺激を感じないものを有痛性痛覚鈍麻 analgesia dolorosa と呼ぶ．

❷ 感覚過敏 hyperesthesia/hypersensibility(図1c)

　感覚の閾値が低下し，感覚の感受性が亢進している状態を感覚過敏と言う．触覚のみの感覚過敏をきたすことは稀で，むしろ触覚が痛みに変容する傾向にあり，錯誤痛 allodynia や共感痛 synesthesia(下記「錯感覚」を参照)と呼ぶ方がふさわしいことがある．

❸ 錯誤痛 allodynia

　疼痛以外の刺激でも，全て疼痛として受容される感覚異常で，例えば，服や布団が触っただけで痛い，空気の流れでも痛い，濡れただけで痛いなどと表現される．触覚鈍麻と痛覚過敏がある場合は痛覚過敏性触覚鈍麻であるが，これと錯誤痛を明確に区別するのは困難なことがある．

❹ ヒペルパチー hyperpathia(図1d)

　痛覚過敏とは逆にヒペルパチーでは閾値が上昇しており，普通の痛覚刺激では痛みを感じないが，ある閾値を超えた途端に，極限の痛みを感じる(悉無律 all-or-nothing law)．痛覚過敏と混同すべきではないし，痛覚鈍麻と誤らないように注意すべきである．

❺ 錯感覚 paresthesia/dysesthesia

　寒冷刺激を痛みと感じたり，筆の刺激をザラザラと感じたりする．本来の感覚が他の感覚へ変容するのを指す．病巣や疾患に特異的な現象ではない．

❻ 感覚変移

　上記のほかに感覚が本来と異なって受容されるものに，(知覚されるまでの)遅延，(複数の感覚情報の)融合，(1点の刺激を多点と感じる)増加，(1点の刺激を周辺に拡散して感じる)拡散，(刺激部位と，それ以外にも同時に感じる)共感痛，(刺激を別の場所に感じる)知覚転位がある．これらは一般に中枢神経系病変でみられる．

2. 感覚検査時の全般的注意

　感覚の診察は患者の応答を必要とするので，熟練を要する．全感覚について身体全体を調べることは通常あまり意味がなく，必要に応じ取捨選択する．まず概略的に把握した後に，必要に応じ，詳しく細かく診察する．各感覚検査ごとに目的や方法を説明して不安感を取り除くようにする．以下に特に注意すべき点を挙げる．

　(1)意識状態：意識状態が保たれていて協力的でないと正確な検査ができない．一方，意識の低下があるときは痛みなどの侵害刺激に対する反応で低下の程度の見当を付ける．

　(2)疲労：患者が疲労していると正確に判定できないので，診察は短時間で切り上げる．

　(3)暗示や誘導：患者の回答を誘導するような聞き方をしてはいけない(必要な場合は閉眼で行う)．

　(4)原則として健常部から始める：患者の理解がよいかを確かめて，健常部と思われる部位から検査を開始する．ただし，障害の範囲を同定するときは感覚鈍麻の部位から健常部に向かって刺激を移動し，正常に感じる境界を見付ける．水性マジックで印を付けていくとわかりやすい．

　(5)どの感覚から調べるか：一般に痛覚障害が捉えやすい．

　(6)取捨選択：予想される疾患，その病変部位，自覚症状などから感覚の種類や診察部位を取捨選択する．

　(7)解剖生理学的知識：中枢性，末梢性の神経支配を考慮して診察する(図2，3；→53～55項)．指標となる部位や点に注意する．

　(8)障害パターンの認識：感覚障害には病変部位や疾患の種類で特有のパターンがあるので，予め理解しておく必要がある(→56項)．

　(9)結果の記載(図4)：感覚ごとに体図に記入する．必要に応じデルマトーム図や末梢神経の支配図を用いる．感覚障害の程度に応じて青鉛筆で濃淡を付け，段階付けして記載する．感覚過敏域は赤鉛筆で示す．図に記載することが困難な場合は解剖学的指標を意識して記載する．

(福武敏夫)

46. 感覚障害（総論）と感覚検査時の全般的注意

図1　刺激の強さと感知の強さに関する概念図

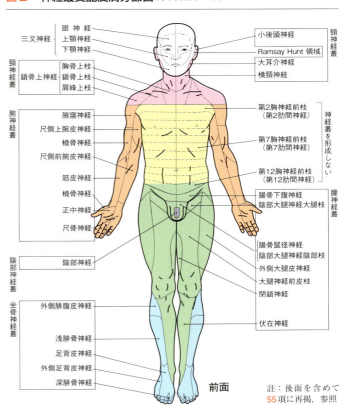

図2　神経叢支配皮膚分節図（平山2010より）

図3　髄節神経根支配の皮膚分節と不連続線（平山2010より）

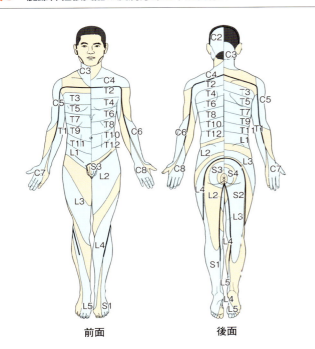

皮膚分節は隣接するものが重なるので両半身に交互に描出してある．その中に感覚の不連続部（不連続線：太線）がある．

図4　感覚検査の結果の記載例（平山2010より）

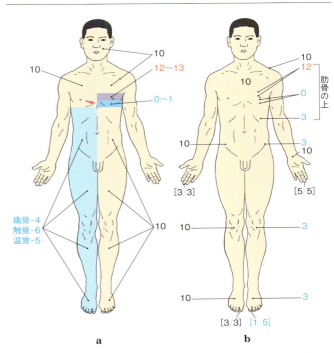

Brown-Séquard症候群での各種感覚障害を示す．T6髄節左半截病変（赤矢印）．**a**：表在感覚（痛覚，触覚，温覚）（10点満点法），**b**：振動覚（10点満点法）と指趾のいわゆる位置覚［正答回数/試行回数］．

123

47. しびれの診かた

1. しびれと異常感覚

「しびれ」とは多様な内容を包含する表現である。一般的には，正坐の後に生じる「ジンジンする」「ビリビリする」「チクチクする」と表現される自覚的感覚を指す（メモ参照）。錯感覚や感覚過敏，錯誤痛，さらに感覚鈍麻などの他覚的感覚もしばしば「しびれ」と表現されるが，本来自覚的な訴えに限るべきである。また，漢字で"痺れ"と書かれるようにもともと運動麻痺まで意味していたので，患者によっては（軽い）脱力感を「しびれ」と言うことがある。さらに「うずく」「針で刺される」「焼け付くよう」は痛みに分類する方が適切である。

メモ1 「正坐後のしびれ」という表現には多様な内容が含まれうるので，より詳細な問診内容を記載することが望ましい。正坐中には，虚血による感覚神経線維の伝導ブロックのために感覚鈍麻が主体で，しびれ感はほとんど感じないか，一部の大径線維の自発発射で軽度のジンジン感のみが起こる。間もなく運動神経も障害されて「脱力」が生じ，最終的には全感覚が消失する。虚血解除の直後には脱力と深部感覚障害のために立ち上がれないか，立ち上がれてもふらついて歩けない。その後，血流の回復により，軸索興奮性が変化して異常感覚が生じる。「しびれ」には大径有髄線維の自発発射による「ピリピリ感」「ジンジン感」と小径有髄線維の発射による「チクチク感」，筋紡錘からのIa線維の自発発射による「引っ張られ感」が含まれる。圧迫が長時間に及ぶと，乳酸の蓄積などの代謝性変化で「倦怠感」が生じ，末梢神経に不可逆的な障害（絞厄性ニューロパチー）が生じることもある。

2. しびれの発現機序

しびれは最終的には脳で感じる。末梢の感覚受容器から体性感覚神経，さらに脊髄から脳幹を経て（脊髄視床路系と後索・内側毛帯系），視床に至る上行路と視床および大脳感覚野に至る部位の損傷が一次的である。感覚野は一次感覚野（中心後回）と感覚連合野（上・下頭頂小葉）が主な部位であるが，不快感の感知には二次感覚野や島皮質，さらに扁桃体も重要な役割を果たしている。いずれの部位の損傷でも電気的な異常発射が生じ，周辺や上位へ広がり，しびれとして感じる。しかし，これらの感覚神経系に障害がなくてもしびれは生じうる。

臨床的には，以上のほかに末梢の血行の障害，感覚神経の上行路でなく下行路である感覚制御系の障害，運動系（錐体路，錐体外路，運動ニューロン）の障害，自律神経系の障害によってもしびれは生じうる。酸塩基平衡の代謝やホメオスターシスの乱れ，薬物作用もしびれの原因になる。心因性のしびれにも遭遇する。

メモ2 マイクロニューログラフィーを用いた研究で，正常な感覚神経にしびれを惹起する4つの方法がある。過換気，虚血，虚血の解除，テタヌス刺激である。その機序はナトリウムチャネルやカリウムチャネルレベルで解明されてきている。

3. しびれの診かたと鑑別

しびれは自覚的な訴えであるので，診断は病歴聴取が主になる。その前にまず病変部位とよく遭遇する疾患について予備知識を持っておくとよい（表1）。病歴聴取の要点は部位，性状，経過，誘因などで，その後，診察を経てから再度病歴を聴取する。

❶部位

しびれを感じている部位を聞き出すことが大切である。部位だけで見当が付くことがしばしばある（表1）。このためには末梢神経の支配領域，皮膚分節デルマトームの知識が必須である（→54～56項）。

❷性状

しびれの性質を明らかにするために，しびれの中味を患者自身の言葉で表すよう求める。うまく表現できない様子があれば，ピリピリ，ビリビリ，ジンジン，チクチク，刺される，電気が走る，焼け付く，鈍い，一枚皮を被ったよう，こわばる，だるい，力が入らないなどの表現例を示す。次に，しびれが自発的なものか何らかの刺激によるものかを聞く。さらに表面的なもの（例えば皮膚）か深部からくるもの（例えば筋肉）かを聞き出せれば参考になる。これらの性状により，神経由来か，筋由来か，血行由来かなどある程度絞り込むことができる。しかし，同一疾患でも障害度や病期によってしびれの内容や表現は変化するので，それだけで鑑別は難しい。しびれがどれほど生活に支障をきたしているかを聞き出すことは診断だけでなく治療にとっても大切である。中でも睡眠障害があるかどうかは必須で，一例として，しびれを紛らわすために足を動かしたり動き回るのであれば下肢静止不能症候群 restless legs syndrome が疑われる。

❸経過

発症が急性か亜急性か慢性（潜在性）か，あるいは間歇的・発作的かを聞くことも大切である。急性で局所的な場合は単ニューロパチー，脊椎疾患，血管性疾患が，びまん性の場合は代謝的な原因が考えやすい。亜急性のものでは炎症性ないし代謝性の疾患が考えやすい。慢性で局所性のものでは局所の

表1　しびれの部位(領域)とよく遭遇する疾患・病態

部位	領域	疾患・病態
1. 頭部・顔面	被髪部の各皮神経領域	肩こり・緊張型頭痛に伴うもの，帯状疱疹後
	顔面(三叉神経)領域	副鼻腔炎，膠原病
	顔面の周辺領域	高位頸椎病変
	口囲領域	薬物性(例：labetalol)
	頤(おとがい)領域	頤しびれ症候群 numb chin syndrome
	一側口囲と同側の手	脳梗塞(視床)による手口感覚症候群
	舌	薬物性，心因性(灼熱口症候群 burning mouth syndrome)
2. 上肢	正中神経領域	手根管症候群
	尺骨神経領域	肘管症候群，頸椎疾患
	上肢遠位(一側または両側)	頸椎疾患，ビタミンB₁₂欠乏症，過換気症候群
3. 体幹	帯状領域(一側または両側)	帯状疱疹後，多発性硬化症/視神経脊髄炎，糖尿病性体幹ニューロパチー
4. 下肢	一側大腿外側領域	異常感覚性大腿神経痛 meralgia paresthetica (L2, 3)
	下肢遠位	腰椎症，糖尿病，血行障害，ビタミンB₁₂欠乏症，下肢静止不能症候群 restless legs syndrome
5. 片側上下肢		脳血管障害，頸椎疾患
6. 四肢	遠位	各種多発ニューロパチー，頸椎疾患
7. 神経解剖学で説明不可		心因性，ヒステリー

表2　しびれ(異常感覚)を起こす病変部位と代表的疾患

1. 一次的原因が感覚神経系以外にある場合	2. 一次的原因が感覚神経系にある場合
1) 局所の諸組織 ・血行障害：正坐後，Buerger病，閉塞性動脈硬化症 ・炎症，骨・関節・靱帯の異常，腫瘍 2) 代謝・内分泌・血液疾患などの全身性疾患：テタニー，貧血，(過換気症候群) 3) 筋・筋膜：多発筋炎，リウマチ性多発筋痛症，甲状腺機能低下症，高カリウム血性周期性四肢麻痺 4) 運動ニューロン・脊髄前根：Guillain-Barré症候群，頸椎症性筋萎縮症，筋萎縮性側索硬化症 5) 自律神経が関与する場合：カウザルギー，反射性交感神経性ジストロフィー，肢端紅痛症，急性自律性感覚性ニューロパチー，全身無汗症 6) 薬物性 7) 心因性：神経症，burning mouth症候群，セネストパチー，(過換気症候群) 8) 障害部位不明：下肢静止不能症候群 restless legs syndrome(錐体外路?)	1) 末梢神経 ・多発ニューロパチー：糖尿病性，急性感覚性，慢性炎症性脱髄性，アミロイド性，薬物性 ・単ニューロパチー：手根管症候群，異常感覚性大腿神経痛 meralgia paresthetica，糖尿病性，帯状疱疹，頤しびれ症候群 numb chin syndrome ・多発性単ニューロパチー：膠原病，migrant sensory neuritis 2) 脊髄(後角・後索)：多発性硬化症，亜急性連合性脊髄変性症，脊髄癆，SMON，脊髄空洞症 3) 脳幹：Wallenberg症候群，橋出血 4) 視床・視床近傍：視床出血・梗塞，被殻出血 5) 大脳皮質・皮質下：脳梗塞，脳腫瘍

物理的原因が，びまん性のものでは多発ニューロパチー，代謝性疾患，変性疾患が考えやすい．発作・反復性のものでは神経痛，てんかん，脱髄性疾患が考えやすい．

❹ 誘因などの病歴

診断学の基本に沿って，しびれの誘因や増悪・軽快因子(例：歩行や姿勢による下肢のしびれの増強→腰椎症；不安による四肢遠位のしびれの出現→過換気症候群)，既往歴，薬物歴，家族歴，職業歴，生活スタイル，家族構成を聞き出すことも大切である．他の症状との関連を明らかにするよう病歴をとることも必要である．薬物歴は必ず聴取し，薬品情報を丹念に調べる必要がある．抗癌薬，抗菌薬，ホルモン薬，免疫抑制薬，抗うつ薬，高脂血症薬，消化器用薬(H₂ブロッカー，プロトンポンプ抑制薬，制吐薬)には特に注意する．若年者ではシンナー(n-ヘキサン)耽溺歴を聞き出す．

❺ 診察を踏まえた病歴再聴取

神経診察の結果を踏まえて再度病歴を聴取する．例えば，腱反射が亢進していれば，頸椎損傷やむち打ちの既往などについて質問する．

❻ しびれをきたす疾患の鑑別診断

表2を参照．

(福武敏夫)

48. 疼痛（痛み）の診かた

痛みを訴える部位に外傷や発赤，腫脹などがあれば，ある程度客観的に痛みを捉えることができるが，痛みは主観的なものであり，患者が痛いと言うのを他者が否定できない．痛みは自発性のものであれ（自発痛），外界からの刺激に対する反応であれ（誘発痛），たとえ心因性のものであれ，生存維持のための警告と理解できる．本項では頭痛は扱わない（→82項）．

1. 痛みの発生機序

痛みの発生機序により，血行障害性疼痛，筋肉痛，関節痛，神経痛，脊髄痛，橋・延髄痛，視床痛，自律神経関連痛などに分けられる．これら以外に幻（影）肢痛・切断肢痛や心因性疼痛などがある．いずれも脳で感知される．最近の機能画像による研究では他者の痛みを目撃したり，共感するような場合（いわゆる「心の痛み」）も自身の痛みの場合と同じ脳領域が活性化することが知られている（図1）．

2. 痛みの病歴のとり方

痛みについても通常の病歴聴取とさほど変わらず，患者の話を聞くことから始める．痛みの場合には，共感的な態度で聞くことが特に大切で，十分に話させてから，次に痛みの部位，強さ，性質，時間的経過を明らかにするように聞く．痛みの程度をできるだけ数量的に記録する（visual analog scaleの利用）（図2）．これは治療効果を判定するのにも役立つ．痛みの性質を表現してもらえれば，ある程度機序を推定できる．例えば，灼熱痛，電撃痛などは神経障害性疼痛を思わせるし，腹部のぐーっとくる，攣縮（スパズム）様の増悪寛解する痛みは内臓の侵害刺激による痛みを思わせる．

発症時の状況や増悪因子や軽快因子を明らかにすることも大切である．疾患ごとにこれらの因子がよく知られていることがある．特に姿勢は重要である．

時間的経過についてみれば，急性の痛みが新規の病態機序を思わせるのに対し，慢性の痛みはしばしば心理社会学的アプローチを必要とする．

3. 痛みの診かたと鑑別

しびれの場合と同様に，痛みの部位と性質の把握が最重要である．発生機序別に病態を予め知っておくことも必要である．

❶ 血行障害性疼痛

閉塞性動脈硬化症やBuerger病に代表されるもので，歩行時に血行が不足する筋虚血により（下肢の，特に腓腹部の）痛みと疲労感が生じる．安静時でも四肢の冷感や指趾の疼痛，色調の変化や皮膚潰瘍・壊死がみられることがある．閉塞性動脈硬化症では喫煙や血管危険因子の病歴が重要であり，Buerger病でも喫煙歴が重要である．診察では皮膚温の低下や末梢動脈の拍動低下を確認する．

下肢静脈瘤や深部静脈不全症でも歩行中や歩行後に腓腹部の痛み・腫脹が生じる．動脈硬化部由来の微小コレステリン結晶により突然足趾に疼痛・壊死が生じる（blue toe症候群）．

❷ 筋肉痛

筋疾患や筋膜疾患に起因する自発痛であり，労作後に生じたり増強することが多い．痛み以外に局所の倦怠感や締め付け感を訴える．筋肉の一部に限局する場合から全身に及ぶ場合（リウマチ性多発筋痛症）まである．筋肉の圧迫や伸展で増強し，自発痛がなくても圧痛がみられうる．

筋圧痛をきたす代表的疾患は多発筋炎やGuillain-Barré症候群などの急性多発神経炎である．こむら返り（有痛性筋攣縮）は痛みを伴う不随意な筋収縮であり，筋肉の短縮・硬化を視診，触診できる．腓腹筋や足底筋に多い．痛みは受動的な伸展で軽減し，寒冷や疲労で出現・増悪する．

慢性疾患の筋萎縮性側索硬化症や糖尿病性などの各種ニューロパチーでみられるほかに，脱水や肝・腎疾患など代謝性疾患，薬物副作用でみられる．Parkinson病などの筋緊張亢進をきたす疾患で，筋肉痛がみられることがある．

❸ 神経痛

神経根や末梢神経そのものの障害により生ずる痛みであり，神経の走行に沿って出現する．ズキンないしキュッとした一瞬の痛み，切られる，裂かれる，時に焼け付くといった感じが間歇的ないし持続的にみられる．神経が骨や靱帯，筋膜を貫通して皮下に現れる部位に圧痛がある（Valleixの圧痛点）．神経の受動的な伸展で痛みが生じることがある（Lasègue徴候）（図3）．腰椎神経根症やGuillain-Barré症候群などでみられる．

三叉神経痛，大後頭神経痛，脊椎疾患に伴う神経根痛，手根管症候群，肋間神経痛，糖尿病性体幹ニューロパチー，異常感覚性大腿神経痛（→55項），坐骨神経痛などが代表的である．

❹ 脊髄痛

脊髄病変による痛みは，脊髄後角，脊髄視床路，脊髄後索に由来する．後角痛は病変と同側で髄節性の自発痛と感覚過敏で現れ，後角が完全に破壊されれば，無痛覚になる．脊髄視床路痛ではしばしばヒペルパチーや灼熱痛を伴う．これらのいずれも，脊髄出血によるものは急性発症し，脊髄空洞症や脊髄腫瘍によるものは慢性発症する．後根由来の痛みとの鑑別は難しい．

脊髄後索は痛みの伝導路ではないが，後索病変で特殊な痛みが生じる．すなわち頸を前屈すると，脊柱に沿っ

48. 疼痛(痛み)の診かた

図1 「心の痛み」を示す機能的MRI (Oginoら2007より)

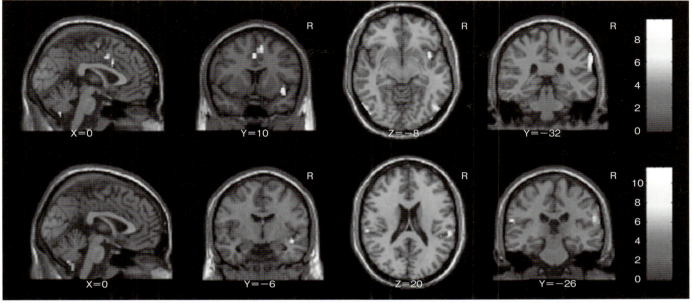

帯状回前部と両側半球の島皮質に特異的な活動がみられ，それは実際に針などで痛みを与えたときとほぼ同様の部位である．

図2 visual analog scale (VAS)の実例 (柏崎ら2008より改変)

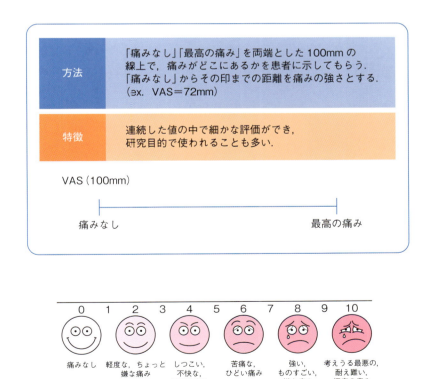

て下肢へ電撃的に放散する痛みが引き起こされる（Lhermitte徴候）（図4）（→38項図6）．多発性硬化症，亜急性脊髄連合変性症，変形性頸椎症などでみられる．

❺ 橋・延髄痛

痛みは，Wallenberg症候群などの延髄病変では病変と同側の顔面と反対側の上下肢にみられ（→95項），橋出血後などの橋病変では病変と反対側の顔面，上下肢にみられる．痛みの性質は視床痛に類似する．三叉神経脊髄路は三叉神経が橋に入ってから下行した後に反転交叉する（→16項図3）．その頭側の病変で顔面中心部に疼痛と感覚鈍麻が現れる．

❻ 視床痛

視床出血などの慢性期に病変と反対側の半身，特に上下肢の遠位部に不快な耐え難いしびれ・痛みが現れる．ビリビリ，ジンジン，焼け付くなどと表現される．刺激部位からの拡散や有痛性痛覚鈍麻ないしヒペルパチー，錯誤痛がみられる．自律神経症候も伴う．

❼ 自律神経関連痛

交感神経が関与すると考えられる疼痛の代表は反射性交感神経性ジストロフィーである（複合性局所疼痛症候群Ⅰ型とも呼ばれる）．灼熱痛causalgia，浮腫と熱感・紅潮（血管運動神経障害）で始まり（図5），後に萎縮や骨粗鬆症（局所栄養障害）が現れる．外傷や骨折，末梢ないし中枢神経障害が引き金になる．

末梢神経の部分損傷で灼熱痛や錯誤痛，痛覚過敏が生じることがある（複合性局所疼痛症候群Ⅱ型とも呼ばれる）．

❽ 幻（影）肢痛

身体の一部の切断後に，ないはずの手足があると感じるのは幻（影）肢あるいは幻肢感覚と呼ばれ，珍しくない．幻肢に耐え難い異常感覚や疼痛が出現する病態が幻（影）肢痛で，およそ10％に生じる．強いビリビリ感，熱感・冷感であり，焼け火箸を突っ込まれたようと表現されたりする．機序は十分に明らかにされていないが，大脳皮質（頭頂葉）の関与が疑われる．切断後の断端痛は幻（影）肢痛と共存することがあるが，混同してはならない．幻（影）肢は切断に関係なく，中枢神経系の器質的疾患によっても生じる．

❾ 心因性疼痛

器質的疾患や機序によって説明できない痛みであって，心理的原因で起こり，精神的な要素が強く影響するものを心因性疼痛と呼ぶ．背景に身体疾患がありうる点に注意すべきであり，精神的な要素の十分な分析が必要である．安易に診断すべきでない．うつ病や統合失調症に伴うもの，心気傾向や不安傾向の強いもの（パニック障害），疾病利得があるもの，医療行為が基になるものなどがある．薬物依存による場合や薬物誘発性の場合もある．

メモ 痛みを主徴とする幾つかの病態・症候群

- 有痛性強直発作：一過性に痛みと共に筋強直が四肢筋・顔面筋に生じる発作である．多くは1分以内に収まる．主に多発性硬化症でみられる．
- 開胸手術後疼痛：開腹手術は正中切開で行われることが多いので，創部痛の後に痛みが遷延することは少ないが，開胸手術，特に側胸部での手術では創部痛が収まっても不快な痛みが遷延する．感覚求心路遮断性疼痛の一つである．
- painful legs and moving toes 症候群：下肢の痛みと共につま先の持続性の不随意運動がみられる症候群である．時に末梢神経障害が背景にあるが，責任病変はしばしば不明である．
- 肢端紅痛症：発作的に四肢遠位に灼熱痛と紅潮・腫脹・熱感が生じる稀な疾患である．暑さやアルコール飲酒，労作などが誘因になる．一次性と二次性に分けられる．一次性のものは電位監視性のナトリウムチャネルαサブユニット遺伝子 SCN9A の変異により生じる．二次性のものは小径線維ニューロパチー，高コレステロール血症，水銀やキノコ毒，ある種の自己免疫疾患や血液増殖性疾患によって生じる．
- burning mouth 症候群：明確な原因なしに，口腔内や舌，口唇に痛みを起こす症候群である．熱い湯で火傷をしたような感じが出現する．口渇感や味覚異常も伴うことがある．中高年の女性にやや多い．抑うつや不安傾向と関連付けられてきたが，この症状がうつ状態などをきたしている可能性もあり，舌の味覚や疼痛を制御する神経の問題も指摘されている．栄養障害やアレルギー，薬物副作用，全身疾患やホルモンの変化などの背景も考えられる．
- 線維筋痛症候群 fibromyalgia syndrome：関節周囲組織，筋肉，腱，靱帯の付着部などのびまん性の疼痛とこわばりを特徴とし，明瞭な圧痛点が一定の部位に認められる症候群である．中年の女性に多く，睡眠障害，倦怠感，不安・抑うつ，過敏性胃腸症状，頭痛，四肢のしびれ，朝のこわばりなどを伴う．疾患特異的な検査はなく，疾患の独立性にはなお疑義があり，心因性疼痛との区別を付けにくい．

（福武敏夫）

【文献】

1) Ogino Y, Nemoto H, Inui K, Saito S, Kakigi R, Goto F. Inner experience of pain: imagination of pain while viewing images showing painful events forms subjective pain representation in human brain. Cerebral Cortex 17 : 1139-1146, 2007
2) 柏崎美保 他．VAS, NRS, VRS, VDS, FRS, PRSなど．小川節郎（編著）．痛みの概念が変わった．真興交易医書出版部，東京，118，2008

48. 疼痛(痛み)の診かた

図3　Lasègue徴候の手技

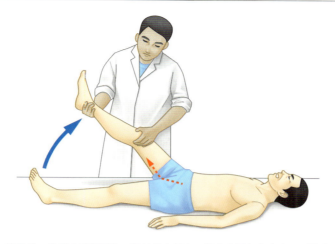

検者は，患者の患側下肢の踵付近を持ち，膝を伸展したまま，下肢を持ち上げる．坐骨神経に沿った痛みを患者が訴える．

図4　Lhermitte徴候の手技

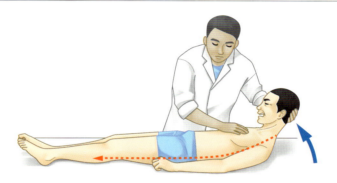

検者が臥位にある患者の頭部を持ち上げると，頸部から背中の中央を，さらに下肢に向かい，放電痛が走る（→38項図6）．

図5　反射性交感神経性ジストロフィーの手

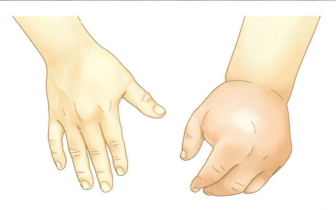

患側の手から前腕にかけて浮腫，紅潮がみられ，熱感があり，灼熱痛を伴う（物が触れるのをいやがる）．

49. 痛覚/温度覚障害の診かた

1. 痛覚と温度覚の機能解剖

　痛覚と温度覚（冷覚と温覚）は末梢神経では小径の線維で伝えられ，脊髄内での二次線維が共に脊髄視床路を通るので，しばしばまとめて扱われる．しかし，いつも同時に障害されるとは限らない．三次のニューロンからなる．

　一次ニューロン：痛覚と温度覚は自由神経終末で受容され，無髄のＣ線維と有髄のＡδ線維によって伝えられる．Ｃ線維は主にゆっくり伝わる灼熱痛を伝え，Ａδ線維は切られるような鋭い痛みを伝える．通常の範囲の温度はＡδ線維と一部のＣ線維が伝え，極端な温度は痛みとしてＣ線維により伝えられる．これらの感覚は後根を経由して脊髄に入り後核に達する．

　二次ニューロン：脊髄後角から出て，中心管の前方で左右交叉し，2〜3節上方の髄節で反対側の外側前方に達し，ここで下方から上行してくる脊髄視床路に入り，視床に向かって上行する（→38項図1）．このとき，仙髄部からの線維は外側を占め，それより上方の線維が内側に加わっていく（図1）．痛覚線維の一部は同側を上行する．脊髄視床路は延髄レベルではオリーブ核の背外側部を上行し，橋では被蓋の外側部で内側毛帯の外側にある．顔面からの線維（三叉神経視床路）は頸髄〜延髄レベルで左右が交叉して，脊髄視床路に合流する．中脳では赤核の後外側部を走り，視床に至る．視床では四肢・体幹からのものは後外側腹側核（VPL）に終わり，顔面からのものは後内側腹側核（VPM）に終わる．

　三次ニューロン：視床から出て中心後回に終わる．

　脊髄視床路系の全経路，特に視床，中心後回には体性機能局在/体部位再現（somatotopy）がある（→53項）．

2. 痛覚の診察法

　痛覚検査は感覚検査の中で最も優先してスクリーニング的にチェックすべきものである．その診察の目的は痛覚障害の範囲と程度を決めることにある．不必要に痛い思いをさせてはならない．時間をかけすぎると感覚疲労が生じて，正確性が減少する．そのためには，解剖学的知識は必須であり（→53〜55項），病歴聴取により病変部位とその性質を狭めておいて，詳しく診察すべき部位を予め考えておくことが必要である．皮膚に発症時期不明の火傷や潰瘍がある場合は痛覚/温度覚が高度に鈍麻ないし消失していることを想定する（図2）．

　器具：刺激には安全ピンを用いる（図3）．理由は幾つかある：①出血させるほどではない比較的穏和な痛み刺激ができる，②折りたためて安全に針先を格納でき，持ちやすく操作しやすい，③安価で1回ごと（あるいは患者ごと）に捨てやすく，清潔が保てる，④実際に針を介する感染を防ぐために使用後必ず捨てる必要がある（捨てにくい高価な歯車様道具は使うべきでない），⑤皮下注射針は鋭すぎて出血の恐れがあるので，用いるべきでない．

　手技と評価：安全ピンを第1，第2指でしっかり保持することで一定の刺激を与えることができる．診察にあたって，患者には閉眼しておいてもらう方がよい．左右の同一部位（あるいは健常と思われる部位と障害が予測される部位）を刺激し，「これとこれは同じくらいか」と聞く．「これはどこか違うか」とか「どちらが鋭いか」などは不適切である．違いがありそうなときに，「健側と思われる部位の痛みを10とした場合，患側の痛みが幾つか」と尋ねる．正常でも部位ごとに多少感じ方が違うのは当然であることを予め告げておくのがよい．数字で答えにくそうな場合は半分くらい，すなわち5を基準にそれより強くあるいは弱く感じるかと聞く．神経質な患者は9.9などと通常のヒトの能力として識別できないほどの差を答えることがあるので注意する．痛みの感覚がなくて圧されるだけという応答の場合は0と扱う（反応の遅さも記録しておく）．痛覚鈍麻がありそうな場合，その部位を基点にして周囲四方に順次刺激を加え，正常に感じられる部位との境界を明らかにする．感じが変化した点にマーカーで印を付け，それをつなげれば感覚鈍麻の領域を一目瞭然にできる．これに対し，痛覚過敏の場合は正常域から過敏領域へ刺激を加えていき，過敏領域を定める．

　これら連続刺激を加える場合，点線状に加える以外に，針をこすりながら変化点を調べる方法もある（→54項）．

　痛覚検査での特殊な反応として，ピンによる点状の刺激を周辺への広がりのある痛みとして感知することがある（拡散diffusion）．脊髄や視床などの中枢神経系病変でみられる．

3. 温度覚の診察法

　温度覚は冷覚と温覚とに分けられる．きちんと診る必要のあるときは，試験管に冷水（5〜10℃）あるいは温水（40〜45℃）を入れて用いる（図4）．この際，試験管が濡れているのは不適切である．冷覚の簡易なスクリーニングには音叉の先（図4）や金属製の舌圧子などを用いてもよい．音叉は温まりやすいので，繰り返し使用するときは2本の先を交互に用い，空中で振って冷やして用いる．循環不全や血管収縮により局所が冷たい場合は温度覚障害の有無は判定しにくい．

　通常温度覚は痛覚と平行して障害されるので，その検査を省略することが

49. 痛覚/温度覚障害の診かた

図1 頸髄レベルの(外側)脊髄視床路における層状構造(体性機能局在)

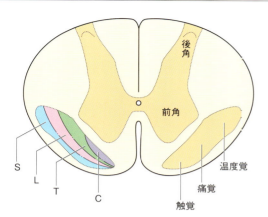

図の左のような層状構造が想定されている．下位の髄節からくるものが外層に，上位の髄節に由来するものが内層を占める．C：頸髄由来，T：胸髄由来，L：腰髄由来，S：仙髄由来．
図の右のような感覚種別の構造を想定する説もある．

図2 高度の痛覚/温度覚鈍麻にみられる皮膚潰瘍

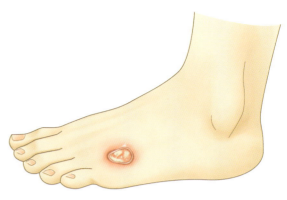

説明本文参照．

図3 痛覚検査に用いる安全ピンと用いてはならない器具

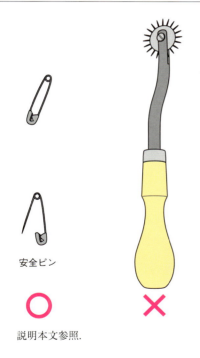

安全ピン ○　　×

説明本文参照．

図4 温度覚検査に用いる試験管と音叉

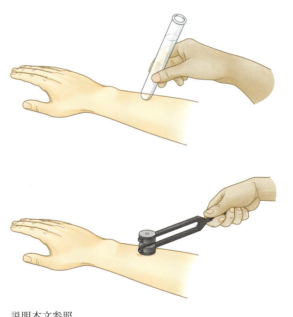

説明本文参照．

あるが，痛覚検査に耐えられない患者では温度覚で代用する．温度覚の障害程度の判断は上記痛覚検査にならうが，稀に冷覚刺激を熱く感じる場合がある（シガテラ中毒やCRPS Ⅰ，Ⅱ）．

（福武敏夫）

50. 触覚と振動覚の診かた

1. 触覚と振動覚

触覚と振動覚は，生理学的には一部共通の感覚受容器によるが，臨床的には区別して扱われる．さらに触覚は原始触覚と識別触覚に分けられる．原始触覚は物が触れたか否かを感知し，識別触覚はその性質を識別するものであるが，臨床場面ではこの両者を区別することは困難なことが多い．

2. 触覚の機能解剖

触覚（圧や振動を感知）に関連する受容器には4種類ある（図1の*印）．触覚情報は中径の有髄線維を通り，後根の内側部を経て脊髄に入る（→38項図1）．

識別触覚を伝導する線維はシナプスを作らず，同側の後索を上行する．

原始触覚を伝導する線維は脊髄入口部の数髄節の範囲内で二次ニューロンにシナプスし，痛覚線維と同様に反対側へ交叉する．その後，前側索を上行し，視床を経て中心後回に至る．

その他の触覚線維は後角でシナプスし，背外側索をC1-C2レベルの外側頸髄核へ上行し，そこで三次ニューロンが交叉し，内側毛帯に合流する．

後索内では，腰仙髄からの線維が内側を占め，それより上方の線維が外側に加わり，T8以下からの線維が集まって薄束が形成される．T8より上の線維が楔状束を形成する（→38項図1）．

延髄レベルの薄束と楔状束で二次ニューロンにシナプスし，弓状線維を形成して反対側に交叉する．それが内側毛帯となるが，延髄レベルでは正中寄りに前後方向のバンド（→38項図1）として上行し，橋レベルでは被蓋に存在して横方向のバンド（仙髄ほど外側）となり，中脳では外側に寄っていく（→38項図1）．

顔面からの触覚情報は三叉神経主知覚核でニューロンを替え，一部は同側背部の上行路を登り，大半は内側毛帯に合流する．その後，触覚は視床（VPL，VPM）を経て中心後回に至る（→16項）．

以上のように触覚には機能の二重性と経路の重なりがある上に，多シナプス性であるので，脊髄内の病変で触覚は最も障害されにくく，あっても病変局在性意義が少ない．歩けないほどの重症の脊髄症患者でない限り触覚消失はみられない．

3. 触覚の診かた

通常の診察場面では触覚刺激として軟らかい細い筆を用いる（図2）．ティッシュペーパーや綿球も用いられるが，刺激の一定性の点で筆が推奨される．痛覚と同様，左右の対称部位（あるいは健常部位と障害が予測される部位）を軽くこすり，減弱の程度を聞く．痛覚と異なり，境界を同定するために連続的にこする方法は生理学的見地（感覚の順応）から推奨できない．このような筆による刺激では上記の原始触覚と識別触覚とを区別して捉えることは困難である．

4. 振動覚の機能解剖

振動覚は，骨が皮下に触れやすい所で検査するので，かつては骨を介する深部感覚の一つと理解されたが，今日ではその上の皮膚での表在感覚が重視されている（本項で触覚と共に取り上げたのもそれによる）．

振動刺激の受容器は主にPacini小体で，非常に速い順応性の機械受容器である．皮下，筋肉，骨膜や関節嚢などの深部組織に存在する（図1）．Merkel盤はもっと遅い周波数の振動に反応する．振動覚情報はAδ線維によって伝えられ，後根内側部を通って脊髄に入る．その後の走行に3つの説がある（図3）．a：古典的に他の固有感覚と同様に後索を上行するというものである．b：側索を同側性に，錐体路の近傍を上行するもの．c：脊髄に入って2つに分かれ，一方は後索を上行し，他方は後角深部でニューロンを替えて，背外側の脊髄頸髄路を上行し，外側頸髄核に達する．そこからの線維は交叉し，延髄で内側毛帯に合流する．それぞれの説において臨床的な観察と一致する点があると言われる．

5. 振動覚の診かた

振動覚の検査には128Hzの音叉を用いる（図4）．音叉は減衰しにくいものが推奨される．音叉を叩いて振動させ，まず正常と思われる体の部分に当てて，正常の感覚を知ってもらう．当てる部位は骨が皮下に触れやすいところとする．下から，母趾，中足骨頭，外踝，内踝，脛骨，前上腸骨稜，仙骨，椎骨棘突起，胸骨，鎖骨，橈骨と尺骨の茎状突起，指関節，頬骨，額などである．基本的には左右を比較しつつ検査する．一般的に上肢の方が下肢より感じやすいこと，年齢と共に振動覚が減弱することに留意する必要がある．指腹や下に筋肉がある部分でも振動覚を検査できるが，骨の上の皮膚と感じ方が異なる．

評価にあたっては，「触れた感じではなく震える感じについて」と特定して，痛覚と同様，健常と思われる部位を10点とし，それとの比較で点を付けてもらう．振動を感じる秒数をもって評価する方法もあるが，意外に終了時点は答えにくく，音叉の減衰性によって不正確になり，検査に時間がかかるので，推奨できない．また，客観的に正確に測定できるとして発売されている器具は研究ではともかくとして臨床上の目的にはそぐわない．

（福武敏夫）

50. 触覚と振動覚の診かた

図1 触覚に関連する受容器

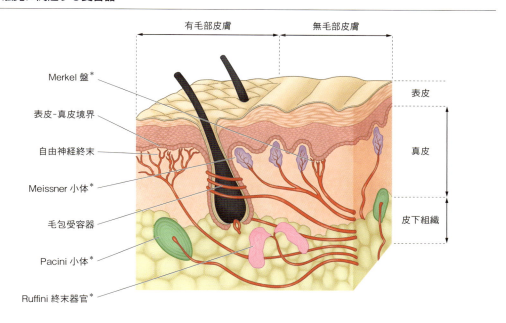

図2 触覚検査に用いる筆

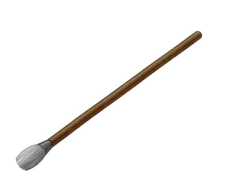

図4 振動覚検査に用いる音叉

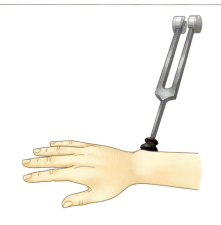

図3 振動覚の脊髄内伝導路に関する諸説（平山2010より）

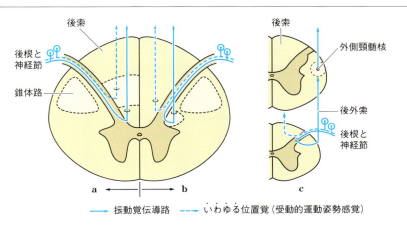

説明本文参照．

51. 運動・姿勢・定位の感覚障害の診かた

1. 運動・姿勢・定位に関する感覚の特性

　外部から皮膚に加えられた刺激（痛，温，冷，触，振動など）は表在感覚と言われる．一方，身体の諸部の運動や姿勢に関する感覚刺激は筋肉や骨・関節など身体の内部（表在に対して深部）に由来すると考えられて，深部感覚と称された（→45項）．しかし，運動や姿勢に関与する感覚はそれらの深部組織に限らず皮膚の動きなども関与し，（外部からの刺激受容によるものでなく）自己の身体に起源する感覚であるという観点から，これらを自己固有感覚（略して固有感覚）proprioceptive sensation（proprioception）と称するようになった．すなわちいわゆる深部感覚≒自己固有感覚である．これに対し，外部刺激による感覚を外受容感覚 exteroceptive sensation と称する．

　いわゆる位置覚とこれまで称されている検査法は，検者が患者（閉眼）の手（趾）を屈伸したときの背屈，底屈を患者が当てるものである．これは指（趾）の関節が受動的に固定されたときの関節からの感覚によるものと想定されて，深部感覚の一つの代表とされてきた．しかしこれには指（趾）が固定される前の指（趾）の屈伸運動に伴う皮膚感覚が関与し，従来思われていた位置覚，深部感覚というものではない．にわかにこれを除外するのも難しいので，我々はいわゆる位置覚，いわゆる深部感覚を用いている．

　さらに，「位置覚」とは position sense の直訳であるが，この場合の position には location（位置）の意味はほとんどなく，posture/attitude（姿勢）を指している（辞典の position の字義に①位置，②姿勢とある）．位置とは起点からの方向と距離で示されるものであるが，指（趾）屈伸の検査法は位置に注目したものでなく，姿勢（屈/伸）を尋ねているもので，この点からもこの検査法を位置覚検査と称するのは妥当でない．

　一方，定位覚（感覚）とは，健常者では閉眼状態で，検者が触れた皮膚上の一点を識別感覚で知覚・認知して，己れの指で指し示すことができる．これを識別性感覚による〔皮膚〕定位覚 discriminative〔cutaneous〕localization と言う．さらに，検者が被検者（閉眼）の四肢（肢節）を動かして，空間内の任意の位置に固定した後，例えばその母指（趾）を他肢の手で正しく捕まえることができる．これは被検者の自己固有感覚を活用したものである．これを固有感覚による〔四肢〕定位感覚 proprioceptive〔limb〕localization と言う．すなわち，定位に関する感覚には二種類ある．一つは識別性皮膚定位感覚であり，皮膚という地図上の（指定された）一点を指すものである．他の一つは固有感覚性四肢定位感覚であり，空間内に置かれた指（趾）を身体図式（body schema）の上で捕まえるものである．これらの感覚は近年明らかにされてきた．

　本書では，受動的運動・姿勢感覚（受動的運動方向覚あるいは受動的関節位置覚；本邦で従来「位置覚」と呼ばれているもの），受動的定位感覚（「母指さがし試験」によって調べる感覚），および能動的運動覚に分ける．

2. 運動・姿勢・定位に関する感覚の機能解剖

　（自己）固有感覚の最も重要な受容器は筋紡錘であるが，腱や関節そして皮膚にある Pacini 小体や Ruffini 小体も関与する．意識にのぼる固有感覚情報は大径有髄線維により伝導され，後根内側部を経て脊髄に達する．脊髄に入ってから同側の後索（薄束と楔状束）を上行し，薄束核，楔状束核に至る．そこで二次ニューロンに引き継がれ，交叉して（内弓状束）から内側毛帯を上行して視床に達し，ニューロンを替えて中心後回に至る．これら伝導経路における体性機能局在は触覚の場合と同様である（→50項）．

　運動覚に関する後根神経節線維は後根で二次ニューロンに替わり，背外側索を上行し，外側頸部核に至り，そこで内側毛帯に合流する．

　頭部や頸部の固有感覚は主として三叉神経中脳路核を経て，視床，中心後回に達する．

3. 運動・姿勢に関する感覚の診かた

❶ 受動的運動・姿勢覚（いわゆる位置覚）

　閉眼下で，患者の指節（趾節）ないし肢節を受動的に数回屈伸させてから，上，下ないし真っ直ぐに止めてその方向を答えさせる．従来「位置覚」と呼ばれてきたが，位置は距離と方向で決まるもので，この方法では空間内の方向のみを答えさせるので，この名称は不適切である．

　実施にあたっては，動かす方向と直角に，すなわち指節（趾節）ないし肢節の両脇をつまんで，動かす（図1）．動かす方向に沿ってつまむのは，皮膚に加わる圧によって方向がわかる恐れがあるので，避ける．動かす速度が速いほどわかりやすく，健常の若年者では1 mm の動きでもわかるが，ゆっくりと動かすとわかりにくくなる．

　複数回行って，正常か異常かを判定する．1/2 の確率で正答できることを考慮する．正答でも，回答までに時間がかかり，当該の指節（趾節）ないし肢節に力を入れる場合は軽度障害と判定する．通常，末梢の指節で正常ならばそれより近位の検査は行わない．近位

51. 運動・姿勢・定位の感覚障害の診かた

図1　受動的運動・姿勢覚の診かた

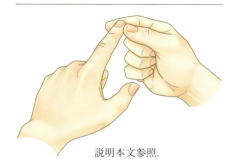

説明本文参照.

図2　暗所で目立つ歩行障害（感覚性運動失調）

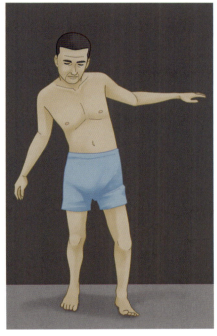

いわゆる深部感覚障害があって，それを視覚で補正できないためふらつく.

図3　偽性アテトーゼ（左手）

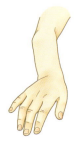 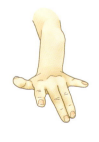

説明本文参照.

図4　母指（母趾）さがし試験の診かた（福武・平山1992より改変）

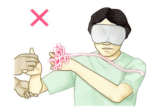 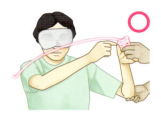

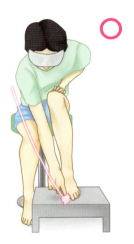

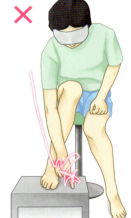

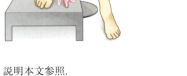

説明本文参照.

まで障害されるような場合は感覚性運動失調が認められる（→37〜39項）．

メモ1 洗面現象：いわゆる深部感覚が強く障害されると，洗面時には閉眼せざるをえないので，視覚による補正が効かず，身体が不安定に動揺し，洗面台にもたれかかるようになる．これの一連の現象を洗面現象と言う．明所では正常に歩けるのに暗所でふらつくのも同様の意義を有する（図2）．

メモ2 偽性アテトーゼ：受動的運動姿勢覚が明確に障害されるような場合，上肢を前方に挙上し，閉眼させると，手指がばらばらに下方に，時に上方にゆっくりと動くのが認められることがある（図3）．手指のアテトーゼがゆっくりした，一定の指位をとらない特徴に類似しているので，偽性アテトーゼと呼ばれる．

❷ 受動的定位感覚（母指さがし試験）

患者に閉眼させて，その一方の上肢と手を検者が保持して，諸関節を色々に動かした後に停止し，その母指を空間内に固定する（固定肢）．それを反対側の手（運動肢）で掴ませる（図4）．事前に開眼下で速やかにかつスムースにできることを確かめておく．またやはり事前に，後述の能動的運動感覚が障害されているかどうかを指鼻試験を行って確かめておく．それがもし障害されていれば母指さがし試験は判定不能とする．

母指さがし試験の遂行は健常者ではほぼ直線的に速やかに可能である．目標から数cmずれるが，すぐに修正可能なものを軽度，数cm以上離れたところをさまようが，偶然当たった部位からたどって到達できるものを中等度，見当違いの方向を探るものを重度とし，数回の総合で判定する．開眼下でできない場合は判定不能とする．固定肢と運動肢を替えて行い，左右差が

あるかに注意する．

臥位または坐位で，一方の下肢を固定肢とし，いずれかの上肢を運動肢として，同様の方法で，母趾を指させる試験を母趾さがし試験と称する．母指さがし試験と母趾さがし試験の結果を併せて表示する（図5）．

母指さがし試験の結果は固定肢側の異常である．すなわち，右母指固定で異常の場合，右側の末梢神経から同側の脊髄後索の病変か，反対側の脳幹（内側毛帯）から視床〜頭頂葉の病変が推定される．

さらに母指さがし試験（一側性の異常）と母趾さがし試験異常とを組み合わせれば，次のようなことが推定される．2試験の異常側が同じ場合はその側の末梢神経，脊髄か，反対側の脳幹から中心後回までの感覚入力系の病変が疑われる．2試験の異常側が異なる場合は頭頂葉後部病変が疑われる（図6）．

メモ3 受動的運動・姿勢覚（いわゆる位置覚）と受動的定位感覚（母指さがし試験）の違い：両者は深部組織や皮膚の感覚受容器からの感覚情報に由来し，複合的・識別的感覚という点で共通性を持つが，手技や機序は異質である．両者はしばしば一緒に障害されるが，一方のみが障害される場合がある．その場合，受動的定位感覚（母指さがし試験）だけが障害されるのが大半を占める．このことは母指さがし試験のほうが，いわゆる位置覚検査より後索-内側毛帯系病変のスクリーニングに有用であることを意味している．逆に言えば，受動的運動・姿勢覚（いわゆる位置覚）が障害されているような場合は感覚性運動失調による運動障害（例えば偽性アテトーゼ）がみられるのに対し，母指さがし異常はこのような運動障害がない場合にもみられ，病変（病態）を見出すのに一層有用である．

メモ4 皮膚定位感覚：定位感覚にはもう一種ある．健常者では，閉眼状態で，検者が触れた皮膚上の一点を自分自身の指で指し示すことができる．これは触覚刺激を用いた識別感覚により皮膚上のその点を知覚・認知するもので，（識別感覚性）皮膚定位感覚と称する．これは被検者（患者）の上肢の能動運動で確認される．母指さがし試験の定位感覚が被検者の上肢の受動運動で確認されるのと異なる．

❸ 能動的運動覚

身体ないしその一部が，受動的にせよ能動的にせよ，運動していることがわかる感覚は単一の感覚ではなく，筋肉，腱，関節はもとより，皮膚からの感覚も関与する複合的感覚である．臨床的にこの運動覚を取り出して示すことはできない．受動的な運動覚は上記2つの方法で診ることができるが，能動的運動覚の障害は結果として運動失調として現れる，と理解される．小脳性の運動失調とは異なり，視覚による代償・補正が可能であるという特徴を有する．視床出血の急性期に母指さがし試験を行うと，病変と反対側の上肢を運動肢とするときに異常がみられるが，慢性期になって再検すると病変と反対側の上肢を固定するときに異常がみられるようになる．これは急性期には能動的運動覚が主に障害され，慢性期になると，何らかの機序で運動覚が代償されて正常化し，受動的定位感覚が顕在化してくるものと理解できる．

（福武敏夫）

【文献】

1) 福武敏夫，平山惠造．母趾探し試験―固有感覚性定位障害の臨床的研究―．臨床神経 32：1213-1219，1992

51. 運動・姿勢・定位の感覚障害の診かた

図5　母指（趾）さがし試験の結果記載法（福武・平山1992より改変）

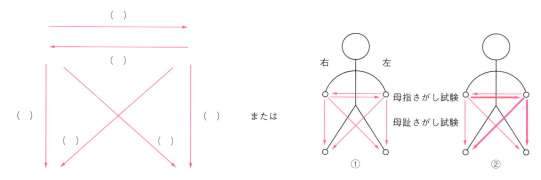

a：矢印は固定肢から運動肢への試験の方向を示す．
（　）の中に程度（0〜Ⅲ）を記入する．

b：①原図．中太線の人型は正面向きの被検者を表し，小さい丸はその四肢先を示す．6本の細矢印は2つの試験の6つの組み合わせに対応している．例えば一番上の矢印は左上肢で右母指をさがす試験を意味している．②実際例の記載．6つの組み合わせのうち異常のみられた試験を太矢印で示す．

図6　母指さがし試験の片側性異常と母趾さがし試験異常の組み合わせによる病変部位の推定（福武・平山1992より改変）

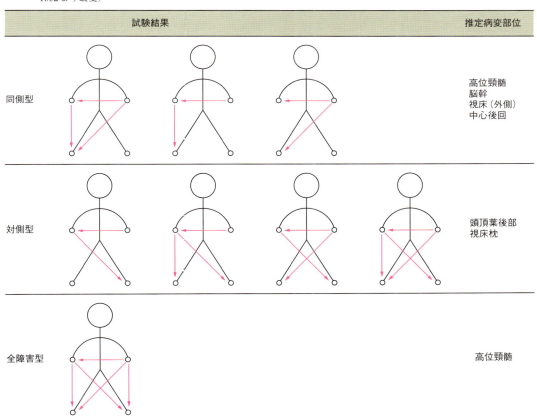

52. 識別感覚の診かた

1. 識別感覚とは

　皮膚表面に加えられた単純な痛・温・冷・触覚などの刺激をそのままに感知するのを原始感覚と言う．

　一方，日常生活での多くの刺激はいろいろな感覚が同時に加わる複合的な感覚で，これにより対象の物品を識別することができる．その刺激内容を識別する感覚を「識別感覚」と言う．個々の原始感覚（要素的感覚）が正常であるかほとんど障害されていないのに，この複合的な刺激を正確に認知できない場合に，これを「識別感覚」の障害と言う．言い換えれば，皮膚上の各種受容器を複数同時に，あるいは連続的に刺激したときに，それらを統合して感知する機能の障害である．要素的感覚の伝導経路に障害がないのに識別感覚の障害があれば，頭頂葉病変を示唆し，局在診断上の価値が高い．

　識別感覚には，二点識別感覚，つまみ・圧迫（pinch-press）感覚，皮膚定位感覚（皮膚刺激点定位），皮膚書字（読字）感覚，立体感覚，素材感覚など様々の種類が挙げられている．これらはそれぞれ独立した感覚の種類（modality）というよりは検査法に対応して分類されているものである．本書では代表的なものを幾つか扱う．

2. 識別感覚の機能解剖（図1）

　要素的感覚からの情報を分析し統合して，認知する能力は頭頂葉の感覚野の機能である．関節や皮膚などからの自己固有感覚を刺激する運動（自発的ないし受動的動作）や温痛覚・触覚との相互作用（統合）が感覚野で行われる．これにより，感覚の強さ，類似性と差異性，感覚刺激部位，などの認知と識別が同時に判断される．このため，識別感覚は大脳（または皮質）性感覚ないし連合性感覚とも呼ばれる．

　しかし，識別感覚障害の病変は頭頂葉（連合野）を念頭に置きつつも，そこへ至る投射系すなわち，脊髄後根-後索-内側毛帯系の病変も考慮する必要がある．識別するための感覚情報が，導入，伝達されなくては識別できないからである．

3. 識別感覚の診かた

　以下の検査においては痛覚や触覚などの要素的感覚が正常か，障害されていてもごく軽度で，識別感覚の判定に影響ないことが前提になる．

❶ 二点識別感覚 two-point discrimination

　デバイダー（コンパスの一種）やノギスのような道具や2本の指を用いて（図2），患者の皮膚上の2点を同時に刺激し，これらを2点と感じる距離を測る．心理物理学的には興味深い感覚であるが，個体や部位により正常範囲が異なる上に，検査に時間がかかるので，特殊な目的がある場合は別として，日常診療では採用されない．

❷ つまみ-圧迫識別感覚 pinch-press discrimination

　患者を閉眼させ，検者が母指と示指とで患者の皮膚を軽くつまむのと，示指で軽く圧迫するのとを，不規則に混ぜて行い，両者を正しく識別できるかを試験する（図3）．

❸ 皮膚定位感覚（→51項）

❹ 皮膚書字感覚 graphesthesia／皮膚読字感覚 cutaneous literate sensation

　患者を閉眼させ，その体表に（代表的には手掌や足背に）検者が示指ないし鈍な棒で数字や片仮名，アルファベットなどの文字を書き，その文字を口頭で答えさせる（図4）．数字では「3」や「4」が最も適している．文字の方向は検者側から見たものでよい．識別感覚障害の有無を診るために，日常診察で最も簡便，有為な手技である．

❺ 立体感覚 stereognosis

　患者を閉眼させ，その手掌内に，似たような素材で形の異なる物体を持たせて，指を動かして十分に検知させて，物体の素材，形，大きさ，名前などを答えさせる（図5）．物体の準備時に音などで察知されないように注意する．患者の運動機能が障害されて十分検知できないときは，検者が物体を患者の指や手掌にこすり付けて検査する．左右とも検査して比較するが，障害は一側にみられうる．両側ともに障害されている場合は立体失認（体性感覚性物体失認）（→75項）である．

（福武敏夫）

【文献】

1）岩村吉晃．タッチ．医学書院，東京，2001

52. 識別感覚の診かた

図1 識別感覚の機能解剖：頭頂葉における諸感覚の統合（岩村2001より）

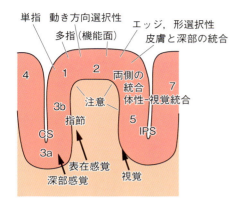

図は岩村らのサルを用いた詳細な研究（皮膚の刺激により神経細胞の1つひとつから得られる反応を記録）から得られた知見をまとめたものである．ヒトでは確立していないが，参考として示す．数字はBrodmannの領野番号で，左から，4：中心前回，3・1・2：中心後回，5：中心後回〜中心傍小葉〜上頭頂小葉，7：上頭頂小葉．CS：中心溝，IPS：頭頂間溝．矢印：諸感覚入力．指節：指節範囲の刺激に反応，単指：単指範囲の刺激に反応，多指：複数の指への刺激に反応，動き方向選択性：皮膚表面への刺激の動き方向に選択的に反応，エッジ：皮膚に触れさせる物体のエッジに反応，形選択性：皮膚に触れさせる物体の形によって選択的に反応，皮膚と深部の統合：表在感覚と深部感覚の統合，両側の統合：両手の刺激の統合，体性-視覚統合：体性感覚情報と視覚情報を統合．

図2 二点識別感覚の検査

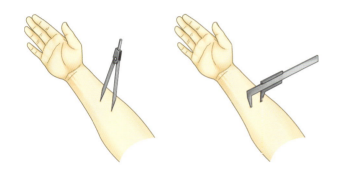

図3 pinch-press試験

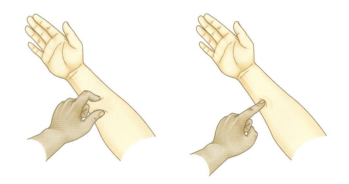

図4 皮膚書字感覚の検査

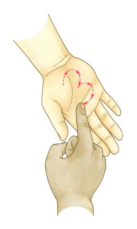

図5 立体感覚の検査

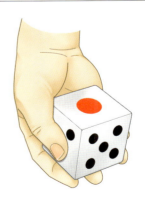

53. 感覚障害と体性機能局在(ホムンクルス)

1. 感覚系の体性機能局在とは

末梢に与えられた感覚情報は，末梢神経，神経根，脊髄上行路，脳幹，視床を経て一次感覚野である中心後回に達する．ある皮膚領域に与えられた感覚はこの伝導路の線維束の中で一定の位置を占める．ヒトでは脊髄～脳幹の範囲では層構造として現れ，視床や中心後回では小人間像(ホムンクルス homunculus)として現れる．診察にあたってはこれらの解剖を理解している必要がある．

❶ 脊髄における感覚系の体性機能局在

脊髄における主要な2つの感覚上行路である脊髄視床路と後索にはそれぞれに層構造があると言われている(図1)．

すなわち，上部頸髄で示すと脊髄視床路では外側から内側へかけて，仙神経根，腰神経根，胸神経根，頸神経根由来の神経線維が層構造をなすとされている．後索も同様にして層構造をなす．これにより仙部回避(仙部より上には感覚鈍麻があるが，仙部は鈍麻が回避される)などの臨床的現象が理解できる(→56項)．

❷ 脳幹における感覚系の体性機能局在

脳幹における感覚系の体性機能局在を理解するためには，主要伝導路である脊髄視床路と内側毛帯内の層構造について知ると共に，三叉神経を経由する頭部・顔面からの感覚情報がどのように主要伝導路と合流していくかを知る必要がある(図2)(→16項図3)．

❸ 視床における感覚系の体性機能局在(ホムンクルス)

視床病変では手と口周囲に感覚障害が合併する型のものがあり，手口感覚症候群と言う(図3)．これは視床内にある体性機能局在によるものである．手と口部とが隣接する解剖学的特徴を反映している．視床の後腹側核は感覚の中継核である．これは内側と外側とに分けられる．内側の後内側腹側核(VPM)は頭部に対応し，外側の後外側核(VPL)は体部に対応する．その中にそれぞれの部の体性機能局在がある(図4)．顔面と手とが接近していることにより，その部の小梗塞病変により手と口周に限局する手口感覚症候群が生じる．

これと似た体性機能局在は大脳皮質にもあり，同様の感覚障害分布を呈することがあるが，視床病変によるものの方が遥かに多い．

❹ 大脳皮質における感覚系の体性機能局在(ホムンクルス)

中心後回では図5に示すような体性機能局在が知られている．大脳外側部のSylvius裂～円蓋部を下から上に向かって帯状に，口腔，顔面，手，肩，体幹と続き，大脳内側面の殿部領域，下肢領域に至る．図5では身体の片側の体部位が反対側の大脳にきれいに再現されているが，実際には点対点の対応はなく，皮膚の一定の広がり単位の再現や感覚機能別の再現も考慮しなければならない．また，顔面や口腔領域，肩や体幹領域では両側支配も考慮する必要がある．

脳MRI水平断では，運動野について，その中部の脳回が後方に凸形を呈する手の領域が知られ，precentral knobと呼ばれており(図6b矢印)，この後方に隣接する感覚野に手の機能局在があると推定される．図6aに示すのは尺骨神経障害に類似(偽性尺骨神経障害)した症候を呈した50歳男性例である．

(福武敏夫)

【文献】

1) Penfield W, Rasmussen T. The cerebral cortex of man. Macmillan, New York, 1950
2) Garcin R, Lapresle J. Syndrome sensitif de type thalamique et à topographie chéiro-orale par lésion localisée du thalamus. Rev Neurol 90：124-129, 1954

53. 感覚障害と体性機能局在(ホムンクルス)

図1 脊髄横断面における脊髄視床路と後索の走行図(平山2010より)

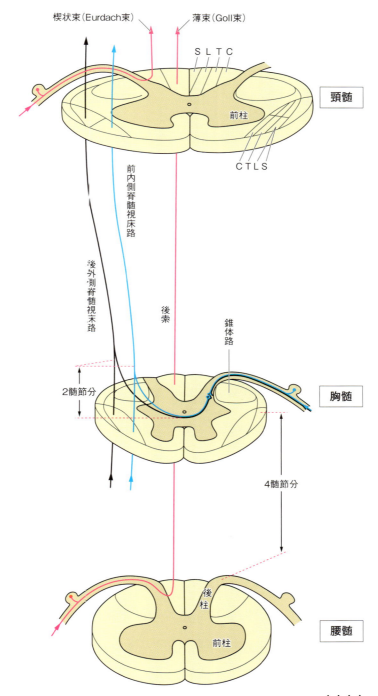

青・黒線：温痛覚(背外側脊髄視床路)，原始触覚(前内側脊髄視床路)．赤線：いわゆる深部感覚(自己固有感覚)，識別性感覚．C：頸神経根由来，T：胸神経根由来，L：腰神経根由来，S：仙神経根由来，(層状構造をなす)．

図2 脳幹における脊髄視床路・三叉神経脊髄路と内側毛帯の走行図（平山2006より）

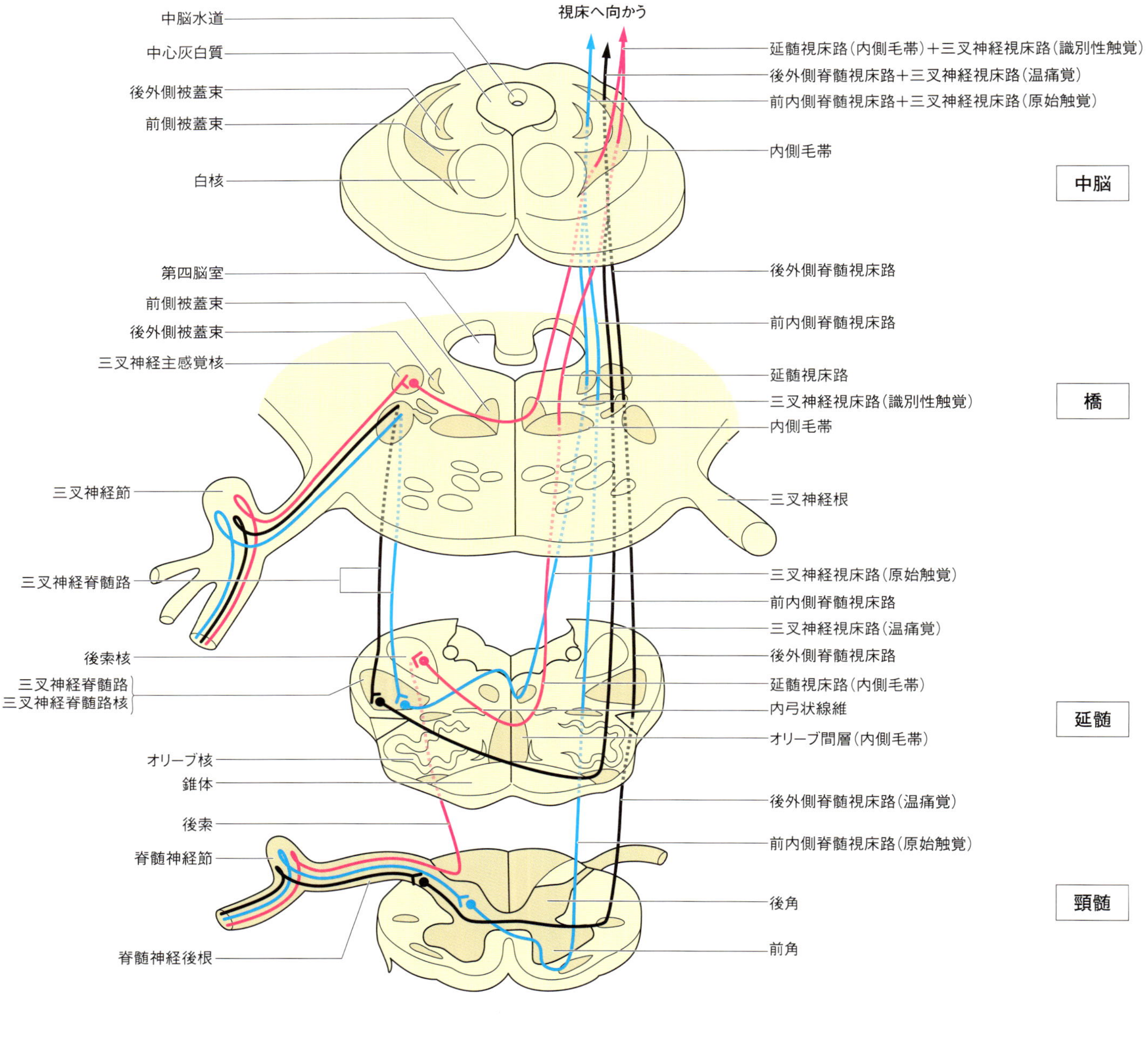

黒線：痛温度覚伝導路．赤線：epicritic（識別性）の触圧覚伝導路．青線：protopathic（原始性）の触圧覚伝導路．

53. 感覚障害と体性機能局在（ホムンクルス）

図3 手口感覚症候群の模式図および本症候群を呈した視床の小梗塞のMRI（平山2006より）

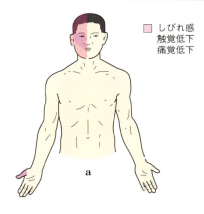
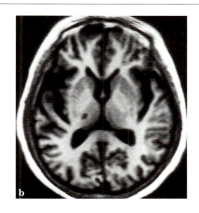

図4 視床断面図における感覚系の体性機能局在（ホムンクルス）（平山2006より）

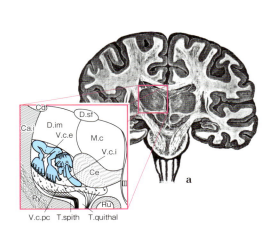

a：前額断，b：水平断．
視床内ホムンクルス（青色部）．
V.c.e = VPL核，V.c.i = VPM核．

図5 中心後回における感覚系の体性機能局在（ホムンクルス）
（Penfield・Rasmussen 1950より）

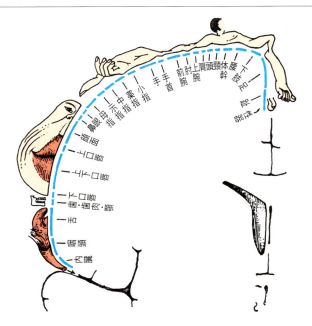

図6 大脳皮質病変により尺骨神経障害に類似した症候を呈した症例

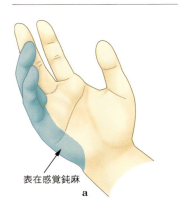
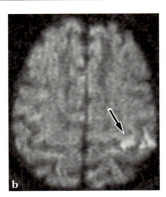

説明本文参照．

143

54. 脊髄髄節・神経根と感覚支配領域（皮膚分節）

1. 皮膚分節とは

皮膚分節（デルマトーム dermatome）とは，単一の脊髄髄節（分節）・神経根が支配する皮膚領域を意味する．

体幹では発生学的な体節構造がそのまま残され，皮膚分節は輪切り状に規則的に吻側から尾側へと配列されている．これに対し，四肢では発生期における肢芽の移動のために，その皮膚分節の分布領域は複雑である．このため中部頸髄にあたるC4分節が胸髄上部のT2分節の頭側に接し，腰髄上部のL1-L2分節（L3-L4分節説もある）が殿部～大腿後方で仙髄分節に接する．

臨床的に広く用いられる皮膚分節の体図は互いに異なる手法によって作成された3つの起源に由来している．

① HeadとCampbellは帯状疱疹の皮疹の分布を基に体図を作成した．② Foersterは慢性疼痛患者において後部rhizotomyを施行した際に，神経根の断端を刺激し，皮膚に血管拡張が生じる範囲を観察して体図を作成した（これは自律神経支配による可能性を残している）．この検討によって，皮膚分節間の重複が明らかになった．③ KeeganとGarrettは根の障害を有する，主に外科手術例の感覚障害の観察から体図を作成した．

これらを踏まえた上で，ラットを用いてデルマトームの規則性を研究した現代のある整形外科医は，野崎（図1）やBonicaによる図がその規則性をよく示しており，臨床応用にふさわしいと結論している．なお，どの体図を利用する場合でも，個人差があることと，皮膚分節の境界領域は隣接する2つの髄節支配が重複することに注意する（→55項図2）．

2. 不連続線とcervical line

皮膚分節の図（図1）上の頸髄と胸髄の境界線ではC4分節とT2分節とが接している（図1, 2）．ここに不連続性があり，不連続線と言う．そのことが脊髄疾患の診察上，重要な手がかりとなる．すなわち，感覚鈍麻の予想される下方からpinにて皮膚を上方にこすっていくと，ある種の患者ではこの線で急激に痛みを訴える．この不連続線の中で前胸部にあるところは頸，胸髄病変の境を見当づけるのに有用で，これをcervical lineと言う（図3）．胸腹部に痛覚鈍麻がみられるが，その上界が胸髄レベルとして決めにくい際，痛み刺激を上方にたどり，cervical lineが認められれば病変はC4～T2間にあると推定される．経験上，この検査法は鋭敏であり，有用性が高いが，もともと前頸部が比較的感覚が過敏な部位であることを考慮すべきである．判断のポイントは境界線の前後で急激に変化するか，頭側での痛みがはっきりと強いかにある．

不連続線は，cervical lineのみならず下顎角の三叉神経第三枝とC3分節の間やL1-L2分節とS2分節の間にもみられ，臨床応用される（図2）．

3. 帯状痛と偽性局在徴候

帯状痛girdle painや帯状感覚girdle/band-like sensationのgirdleとは，バンド，帯などの意味と共に領域を示すものである（図4）．従って体幹の周囲の帯状領域を指すが，必ずしも全周を巡るとは限らない．この領域に異常な痛みや感覚を呈するものに糖尿病性体幹ニューロパチー，脊髄癆，帯状疱疹などがある．帯状の領域は片側性のことも両側性のこともあり，また半周性のことも全周性のこともある．異常感覚の性質として深部痛を思わせる「締め付け感」が多いので，帯状痛と帯状感覚とを区別する意味は少ない．

脊髄由来の帯状痛が好発する部位は，第一に胸髄の中心部（髄節性）病変により生じることが多く，一種の宙吊り型感覚障害である．胸髄での中心部病変では長経路症候long tract signが乏しいか欠ける場合がしばしばあり，帯状痛だけが単独症状のことがある．第二の好発部位は頸髄にあり，一種の長索路症候long tract signをなす．頸椎症性脊髄症による中位から高位の頸髄病変（C3/4が多い）でしばしば経験される（偽性局在徴候）．この現象の解剖生理学的背景はまだ明らかでない．

末梢神経病変による帯状痛の最も多いのは帯状ヘルペスである．当初はヘルペスが数個とわずかであるが，やがて帯状に広がり帯状痛を呈する．

メモ cervical angina（頸椎症性狭心症様疼痛）：脊椎脊髄関連の疼痛として，脊髄前根（運動ニューロン）由来と考えられる疼痛があり，深い，えぐられるような，鈍い性質を持ち，内臓痛との鑑別は困難である．下位頸髄の神経根（C6～C8）が傷害されると，大胸筋への運動神経支配から，前胸部に狭心症様の痛みが生じることがあり，cervical anginaと呼ばれる．労作時ではなく安楽姿勢で好発し，1～15分くらい持続する．このため，異型狭心症と診断されていることがある．

（福武敏夫）

【文献】

1) 野崎寛三．脊髄後根切断ニ據ル人體皮膚知覺像ノ臨牀的吟味．日整会誌 13：425-485，1938

記憶すべき皮膚分節の指標	
・下顎角	C3
・前腕尺側	T1
・乳頭	T4-5
・臍	T10
・鼠径部	L1
・足の外縁	S1

54. 脊髄髄節・神経根と感覚支配領域（皮膚分節）

図1　野崎による皮膚分節（野崎1938より）

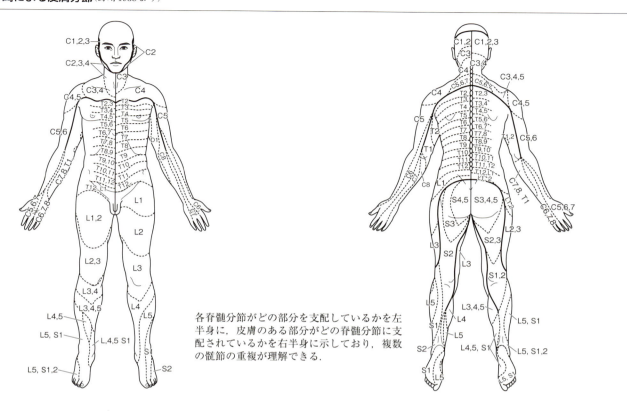

各脊髄分節がどの部分を支配しているかを左半身に，皮膚のある部分がどの脊髄分節に支配されているかを右半身に示しており，複数の髄節の重複が理解できる．

図2　皮膚分節の不連続線（平山2010より）

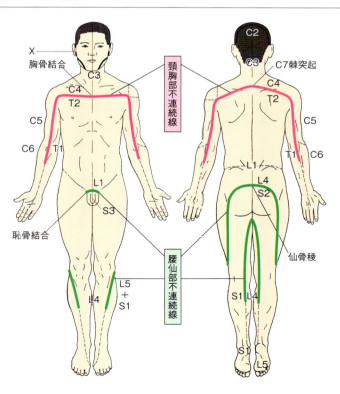

図3　cervical lineの検査

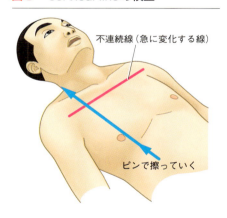

図4　帯状痛

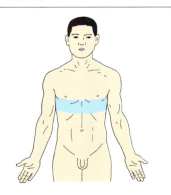

55. 神経叢・末梢神経の感覚支配領域とその障害

1. 神経叢・末梢神経の感覚支配の特異点

❶ 感覚神経の構成と分布の特性
（図1）

脊髄神経は脊椎の椎間孔を出て前枝と後枝に分かれる（ほかに硬膜枝と交通枝があるがここでは省略）．頸部と体幹の感覚支配は，前枝がその前面と側面を支配し，後枝が後面を支配する．これは感覚支配に関する一つの特異点である．一方，四肢については前枝と後枝に関するこのような特異性がないばかりでなく，上下の脊髄神経が，一定の方式をもって，複雑に混じって神経叢を形成し，それが分枝してそれぞれの末梢神経となり，一定の皮膚領域の感覚を支配している．

❷ 神経支配領域の境界部（重複支配）
（図2）

単一神経の支配領域と実際の感覚障害の範囲は一致しないことが多く，支配領域より感覚鈍麻領域の方が狭い．これは，隣り合う末梢神経の感覚支配領域に重なりがあることによる（図2）．単一の末梢神経病変によって生じる感覚障害の範囲は，障害された末梢神経の支配領域のうち，周辺の他の神経によって重複支配されていない固有領域である．その領域では，表在感覚の全てのモダリティーが並行して障害される．単一神経障害の局在診断にあたっては感覚障害だけでなく，その神経が支配する筋群の筋力低下も併せて判断する（→26項）．

2. 頸部・項部の感覚障害

❶ 頸神経叢症候【C2～C4前枝】

頸髄神経C1～C8の中で，C1～C4の前枝が頸神経叢を形成する（C5以下は腕神経叢に参加する）．C1は運動神経で感覚に関与しないので，C2～C4の前枝が頸神経叢を経由して頸部ならびに上胸部（鎖骨，肩峰より上）の前面と側面の感覚を支配する（図3）．

❷ 末梢神経症候【C2～C4前枝】
（図3）

（1）小後頭神経【C2前枝】：耳後方の後頭部外側部を支配する．

（2）大耳介神経【C3前枝】：耳介の下半とその周囲を支配する．下顎角部を含むことが注目される（三叉神経領域ではない）．

（3）頸皮神経（横頸神経）【C3前枝】：下顎の下面と前頸部を支配する．

（4）鎖骨上神経【C4前枝】：第2肋骨より上方の領域を占め，胸骨柄部や鎖骨，肩峰を広く覆い，肩の尾根を越えて後方に広がる．

感覚障害と病変：耳下，頸部の感覚障害は病変が浅い場合は大耳介神経，頸皮神経（C3）の障害（腫瘍，外傷，手術など）による．深い場合はC2～C3根を侵す病変（腫瘍，頸椎変形症，外傷など）による．

❸ C2～C4後枝（図4）

これらは頸神経叢に参加せず，直接に皮膚に向かう．

（1）大後頭神経【C2後枝】：環椎と軸椎の後椎弓の間から脊柱管の外へ出て，最終的に僧帽筋などを貫通して，正中線から3cmほどのところで反下に達し，頭頂部へ上行し，この部の皮膚に分布する．この間に後頸部諸筋に枝を出す．この部の神経痛は後頭下神経痛とか大後頭神経痛と呼ばれるが，全く異なる2つの型に分けられる．第一の型は，痛みが間歇的，発作性で，ズキズキッ，ズキーンと表現されることが多い．時に灼熱感を伴う．後頭下に圧痛点があり，その痛みは上方へ放散する．他覚的に痛覚（触覚）過敏がみられ，髪の毛を自分で触れても違和感や痛みを感じる．原因は不明のことが多い．帯状疱疹によることもあり，痛みに遅れて水疱が現れる．稀に上部頸髄腫瘍によることがある．第二の型の痛みは亜急性もしくは慢性に生じ，持続性である．本神経の走行に沿って圧痛があり，多くは頸椎病変などの器質的疾患に伴う．

（2）第3後頭神経後枝【C3後枝】：項部の諸筋に筋枝を出した後，項部の大部分の感覚を支配する．項部（後頸部）はルーチンの感覚検査で見逃されやすい．上部頸椎・頸髄病変（良性腫瘍，骨奇形，高位脊髄空洞症）による．

3. 上肢・上肢帯の感覚障害

腕神経叢またはその末梢神経の病変による．

❶ 腕神経叢症候【C5～T1前枝】

脊髄神経のC5～T1の前枝が集合して腕神経叢を形成する（図5）．一方，この後枝は貧弱，存否不定で，T1後枝は欠如するとされている（末梢神経支配分布図で書かれていない→図1）．

（1）上部腕神経叢症候群（Duchenne-Erb型）（図6）：C5，C6神経根の障害による．感覚障害が三角筋部から上腕，前腕の橈側半を占め，母指の基部に至る．同時に三角筋，上腕二頭筋，腕橈骨筋の運動麻痺がみられる．

（2）中部腕神経叢症候群：C7神経根の障害による．手背の一部に感覚障害が限局する．これ単独の障害は稀で，上記(1)または下記(3)に合併する．

（3）下部腕神経叢症候群（Klumpke型）（図7）：C8，T1神経根の障害による．感覚障害は上肢の尺側半を占める．小手筋と手の屈筋群の麻痺をきたす．

（4）偽性腕神経叢症候群：大脳皮質や視床の病変で上記症候群と似た感覚障害を呈することがあり，鑑別を要する．原始感覚よりは識別感覚，あるいはいわゆる深部感覚の障害に留意する．

❷ 末梢神経症候【C5～T1前枝】

（1）腋窩神経【C5～C6前枝】（図8）：

55. 神経叢・末梢神経の感覚支配領域とその障害

図1 神経叢支配皮膚分節図（平山2010より）

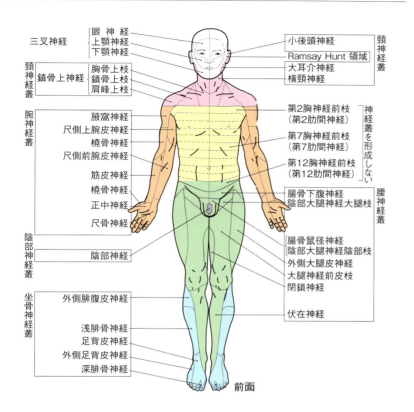
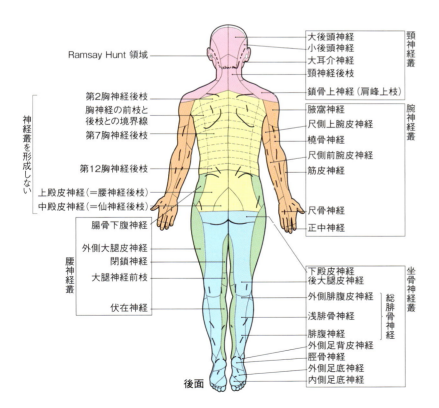

図2 皮膚感覚の神経支配の重なりと固有領域
（平山2010より）

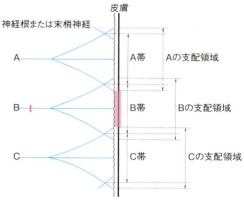

A，B，Cの支配する領域は互いに重なり合っている．様式的に体表図を描くときは相重なる領域の中線をもって示し，A帯，B帯，C帯として表している．しかし実際に神経障害の起こったとき（図中のBの場合），感覚障害はBの支配領域より狭く斜線で示されたB帯部分にみられる．

図3 耳下・前頸部の感覚支配（平山2010より）

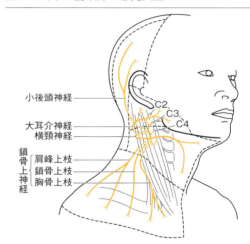

図4 頸部後面（末梢神経後枝群）の感覚支配
（平山2006より）

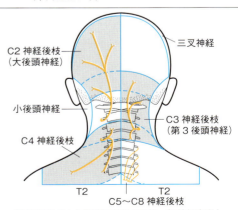

頸部後面では末梢神経支配が髄節・根神経支配と似ている．各領域の重なりがあるので左右に描き分けてある．

腕神経叢の後側神経束から分岐し，腋窩を前から後ろへ通って，三角筋等を支配する運動枝と分かれ上腕外側の皮膚に分布する．原因としては外傷，松葉杖麻痺や胸郭手術が多い．通常，感覚・運動とも障害される．

（2）橈骨神経【C5～C8前枝】（図9）：腕神経叢の後側神経束の直接の延長として腋窩から上腕中部の橈骨神経溝（絞厄されやすい部位）を通り，上腕三頭筋の外側頭と内側頭との間を経て，肘関節の外側に達し，浅深の2終枝に分かれる．この間に上腕三頭筋などに運動枝を送り，上腕の感覚枝を出す．終枝のうち浅枝は感覚神経であり，第3指橈側から第1，2指の背側とそれに続く手背を支配する．その固有領域は第1，2指の向き合う領域である（図9）．終枝のうち深枝は主として運動神経で，前腕の全伸筋を支配する．橈骨神経の障害は感覚鈍麻より運動麻痺が前面に出ることが多い．

原因は外傷性障害が多い．筋肉注射もその一つである．多発ニューロパチーの一部をなすことがある．大脳の血管障害がこれに類似する（偽性神経根型感覚鈍麻）ので鑑別を要する．

（3）正中神経【C6～T1前枝】（図10）：腕神経叢の後側神経束から分岐し，肘窩を過ぎ，前腕諸筋への分枝を出してから，屈筋腱と共に手根管の中を通って手掌に達する．感覚神経は母指球部を含み，手・指の掌面では橈側半（第4指の中央まで）と，背面では第2，3指と第4指橈側半の末節，中節の背面に分布する．正中神経の近位部は軟部組織によく保護されているので傷害されにくいが，その遠位部の障害がよく知られている．すなわち，

手根管症候群：症状は特徴的で，手掌面の手指のジンジンするしびれから疼痛が夜間～早朝に増悪し，時に目覚めることさえある．手を振ったり手首をさすると少し改善する．手指のしびれは必ずしも橈側に限らず，全指に訴えることがあり，1/3の例では前腕～肩までにも訴える．他覚的感覚低下は軽症者では第3指先に留まることもある．手根部を叩打すると強いしびれが第2，3指先などに放散する（Tinel徴候）．手首を強く屈曲した肢位を1分以上続けると，しびれ～疼痛が再現する（Phalen徴候）．進行すると，短母指外転筋や母指対立筋（尺骨神経支配の場合は回避される）に筋力低下や筋萎縮が現れる．短母指外転筋の筋力は手掌を水平にし，母指をその面に垂直に立てさせるようにして評価する．

本症は中年女性に多く，その原因が不詳なことが多いが，手首の運動過剰が注目される．他方，妊娠，糖尿病，慢性腎臓病，甲状腺機能低下症，先端肥大症，関節リウマチなどの背景がよく知られている．

（4）尺骨神経【C7～T1前枝】（図11）：腕神経叢の内側神経束の主要成分である．小胸筋の下を通って上腕に至り，尺側上顆の後ろにある尺骨神経溝（肘部管）を通って前腕尺側に達し，手関節の外側に出て豆状骨に接して手掌側に廻り，Guyon管（尺骨神経管）に入り，この中で主に感覚を司る浅枝と手内筋を支配する深枝とに分かれる．感覚枝は手掌の尺側と第5指と第4指の尺側の手掌側を支配する（図11）．

尺骨神経の障害による症候の主体は運動麻痺で（原因省略），感覚障害は第5指（小指）から手の尺側縁にかけての狭い領域である．

4. 胸・腹部の感覚障害（図12）

胸神経（肋間神経T2～T11）支配の感覚分布は頸部，四肢とは全く異なる．脊髄髄節性の形式に準じ，帯状に分布する（なおT1は腕神経叢に，T12は腰神経叢に参加する）．この分布形式は脊髄または神経根のそれと同様なので，鑑別を要する．末梢神経病変による感覚障害はその遠位部から始まることが多く，胸神経（前枝）障害による場合は，胸腹部前面の中央部に現れる．

原因には糖尿病，CIDP，アミロイドーシス，サルコイドーシスなどの末梢神経障害（ニューロパチー）があり，脊髄・神経根病変による多発性硬化症，血管病変，腫瘍や帯状疱疹などとは，初期の分布形式で鑑別される（図13）．

5. 下肢・下肢帯・腰部の感覚障害

❶ 腰神経叢症候【L1～L4前枝】（図14）

腰髄神経L1～L5の中で，L1～L4の前枝が腰神経叢を形成する．

（1）大腿神経【L2～L4前枝】（図14）：大腿前内側から下腿内側にかけての感覚障害がみられる．絞厄や伸張，外傷，放射線照射，虚血などが原因となる．大腿四頭筋などの筋力低下を伴う．

（2）外側大腿皮神経【L1，L2前枝】（図15）：大腿の前外側面の感覚を支配する．この部位のしびれ・疼痛（しばしば灼熱痛）は meralgia paresthetica（異常感覚性大腿神経痛）として知られる．鼠径部での絞厄によるが，その原因は下腹部手術，長期臥床，急激なるい痩や肥満，スコップすくいのような動作の過剰反復など様々である．L3/4の椎間板ヘルニアや骨盤内腫瘍との鑑別を要する．

（3）伏在神経【L2～L4前枝】（図14）：下腿前内側面の感覚を支配する．

これら（1）（2）（3）神経は腹腔内で腸腰筋（腸骨筋と大腰筋）の中または近傍を通るので，腫瘍，出血などの病変でこれら領域の感覚障害をきたす．

（4）閉鎖神経【L2～L4前枝】：大腿内側や鼠径部の感覚が障害される．股関節置換術や出産，骨盤内腫瘍などで障害され，股関節の内転や回旋の筋力が低下する．

55. 神経叢・末梢神経の感覚支配領域とその障害

図5　腕神経叢の模式図（鎖骨中央を取り除いてある）（平山 2010 より）

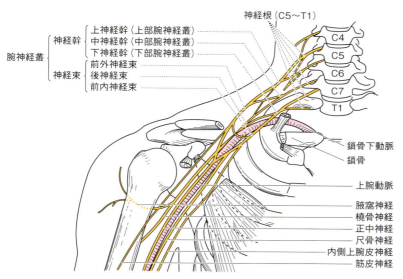

C5・C6 神経根が合一して上神経幹になり，C7 神経根は中神経幹，C8・T1 神経根は下神経幹になり，それぞれが上部，中部，下部神経叢に該当する．各神経幹が分岐，集合して，図示するような各神経束を形成する．神経束は分岐，集合して橈骨-，正中-，尺骨神経，などとなる．

図6　上部腕神経叢（Duchenne-Erb型）感覚障害

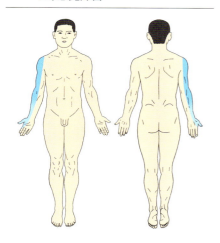

図7　下部腕神経叢（Klumpke型）感覚障害

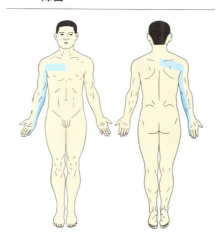

図8　腋窩神経の感覚支配（平山2010より）

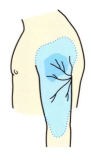

図8〜11において濃い青色部分は当該神経の固有領域である．

図9　橈骨神経の感覚支配（平山2010より）

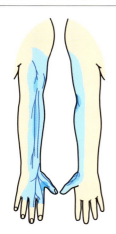

図10　正中神経の感覚支配（平山2010より）

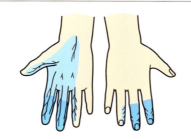

図11　尺骨神経の感覚支配（平山2010より）

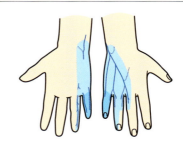

❷坐骨神経叢症候【L4〜S3前枝】

坐骨神経叢と陰部神経叢，仙骨神経叢との解剖学的な関係は複雑である（図13参照）．ここでは坐骨神経叢を対象とする．以下の神経が分枝する．

(1) 坐骨神経【L4〜S3前枝】：坐骨神経叢から出る最大の末梢神経である．主幹部で障害されると，総腓骨神経（外側枝）と脛骨神経（内側枝）の全てが障害されうるが，しばしば腓骨神経の障害による（後記各神経参照）．

坐骨神経痛という名称が流布しているが，これは坐骨神経自体の病変ではなく，椎間板ヘルニアなどで引き起こされたL5あるいはS1の神経根障害によるものがほとんどである．時に糖尿病や帯状疱疹によることがある．疼痛は，L5神経根病変では殿部から大腿後面を膝の外側に向かい，下腿前面を内下方に斜行して，母趾に放散し，S1神経根病変では殿部から大腿と下腿の後面正中を下降して踵から足の外縁・小趾に放散する．

(2) 脛骨神経と総腓骨神経（図16）：坐骨神経からこの2枝に（大腿後面で）分かれる．この両神経の感覚成分が吻合して腓腹神経となる．下腿後面（内側寄り）から踵にかけての感覚を支配する．それとは別の足底神経が足底を支配する．

(3) 後大腿皮神経（図17）：大腿後面の感覚を支配する．坐骨神経叢からの分枝とする説と腰仙神経の後枝からとする説がある．大腿後面の出血，近傍の腫瘍，骨折，不適切な殿部注射などがある．

❸腰部脊髄神経後枝症候【L1〜L5後枝】（図18）

下部背面（L3棘突起以下）から坐骨（結節）に至る領域を支配する．いわゆる腰痛 low back pain の好発部位であるが，感覚障害（鈍麻，過敏）を伴うときは腰椎病変を検討する（腰痛は筋攣縮で生じ，必ずしも感覚神経が関与するとは限らない）．

6. 陰部の感覚障害

2つの神経叢の領域である（図19）．

(1) 陰部神経叢【S2〜S4】：陰部神経となり，会陰部前半と外陰部を含む領域の感覚を支配する．

(2) 尾骨神経叢【S5〜Co】：会陰部後半と肛門を含む領域の感覚を支配する．

サドル状（鞍状）感覚鈍麻（図20）はこれら両領域に限局する感覚鈍麻である．下部馬尾症候群（S3脊椎管腔内病変）によるものと同様で，鑑別を要する．

7. 多発性単神経障害 multiple mononeuropathies (mononeuritis multiplex)

単ニューロパチー型の障害が身体の幾つか複数の部位に生じたものである．部位が隣接している場合は多発神経障害 polyneuropathy に似るので鑑別を要する．原因としては全身の各種血管炎症候群（Churg-Strauss症候群，結節性動脈周囲炎，全身性エリテマトーデス），糖尿病，腎透析，後天性免疫不全症候群（AIDS）など特定のものが多い．これらの原因がないのに色々な部位の単神経障害を頻回に繰り返す病態として，遺伝性圧脆弱性ニューロパチーが知られている．

（福武敏夫）

余滴［1］　「神経」の語源

「神経」は杉田玄白が「解体新書」の中で用いたことはよく知られている．彼はKulmus〈D〉の「人体解剖図」のオランダ語版を和訳した際に，オランダ語のzenuwの音訳(世奴)を用いずに「神経」という和語を充てた（小川 1974, 1969）．神経を選んだ理由は書かれていないようだが，小川先生によれば「神気（神妙な働き）の神と経脈（筋道）の経とを併せたもの，と思われる」とある．その形態と機能について玄白は次のように述べている．「色は白く，強く，脳と脊髄から出る．視・聴・言語・運動を司り，痛・痒・冷・熱を感知する（現代語表現：筆者）」（小川，同上）．今日の末梢神経（脳神経，脊髄神経）に相当する．

「神経」の西欧における起源は nervus〈L〉，neuron〈G〉で，白い紐状の線維の束を指したが，後に神経に限って用いられるようになった．今日では nerve（神経）は肉眼解剖用語に，neuron（神経元，ニューロン）は組織用語に用いられる．

杉田玄白が翻訳・造語した「神経」はその内容から今日の末梢神経に該当するが，その後，「神経」はそれらの起源である脳や脊髄にも拡大して用いられ，末梢神経系に対して中枢神経系と称され，形態のみならず機能も含めて運動神経系，感覚神経系，自律神経系などと称されるに至った．「神経」という言葉が創造されなかったらこれはどのように表現されたであろうか．翻訳の大切さを思い知らされる．

（平山惠造）

【文献】
1) 小川鼎三．解体新書の神経学．順天堂医学 15：29-33, 1969
2) 小川鼎三．「神経」という語の由来．神経内科 1：155-156, 1974

55. 神経叢・末梢神経の感覚支配領域とその障害

図12　胸神経（肋間神経）の走行（皮枝）（平山2010より）

A：胸神経前枝．肋間腔を走るので肋間神経ともいう．途中で外側［皮］枝を分枝し，体幹の外側部に分布する．残りは傍正中部で前［皮］枝となり，体幹前面の内側部に分布する．

B：胸神経後枝．背筋の間を走り，体幹後面の内側部に分布する．

図13　サルコイドーシスによる胸腹部帯状痛覚障害（平山2010より）

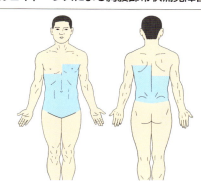

図14　腰神経叢，坐骨神経叢，仙骨神経叢，陰部神経叢の解剖模式図（平山2010より）

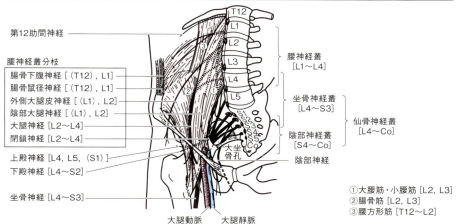

図15　外側大腿皮神経（L2〜L3）の感覚支配

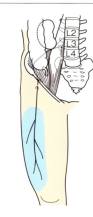

立位をとると，神経は鼠径靭帯を通るときにほぼ水平の走行から垂直に折れ曲がる．

図16　坐骨神経分枝（総腓骨神経，脛骨神経，足底神経）の感覚支配（平山2010より）

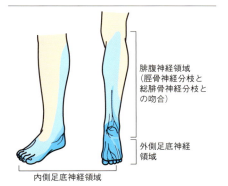

図17　後大腿皮神経の感覚支配（平山2010より）

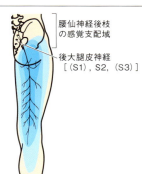

図18　腰部脊髄神経後枝の感覚支配（平山2010より改変）

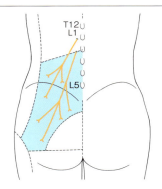

図19　陰部神経叢と尾骨神経叢の感覚支配（平山2010より改変）

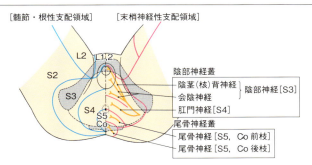

図20　下部馬尾症候群におけるサドル状（鞍状）感覚麻痺（平山2010より）

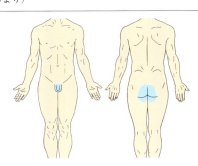

56. 感覚障害の分布様式と病変局在を誤りやすい分布

1. 感覚障害のよくある分布様式

　感覚障害の分布様式はそれをもたらす病変の部位（局在）診断に重要な手がかりとなる．さらに病因や疾患を推定し，検索方針を立てるのに役立つ．感覚系の診察にあたってよくある分布様式に精通しておく必要があり，実際の診察結果と付き合わせて検討していく．

2. 脳由来の分布様式

❶片側感覚障害（図1）

　顔面を含む身体片側に全種類の感覚障害がみられる場合は，脳幹上部・視床から頭頂葉感覚野に至る経路の病変が考えられる．多くは上・下肢遠位優位で，時に顔面や体幹に感覚障害がみられないことがある．正中部では健側の神経支配があるため，感覚障害はないかあっても軽い．感覚障害の境界が正中線上にある場合はヒステリーが疑われる（→59項）．感覚障害が表在感覚に限られる場合と，識別感覚・深部感覚障害に限られる場合とがある（→57項）．

❷手口感覚症候群（図2）

　片側の手と口囲に同時に生じる感覚障害である．視床病変によることが多く，視床後腹側核（VPL）における体部位局在（ホムンクルス）で説明される（→53項）．視床のほかに，頭頂葉（中心後回円蓋部）の皮質ないし皮質下，橋の病変でもみられることがある．

❸交叉性感覚障害（図3）

　片側性の感覚障害が，体のあるレベルの上下で反対側にみられる場合である．実際には表在感覚障害が片側の顔面と反対側のそれ以下でみられる場合が多い．これは橋（被蓋外側部）から延髄（外側），稀に上部頸髄の病変でみられる．病変が下方になるほど，顔面の感覚障害の範囲は狭くなる．

3. 脊髄由来の分布様式

❶あるレベル以下の両側全感覚障害（脊髄横断性障害）（図4）

　この型の感覚障害は，入浴したときに水面下に没する部分に障害がみられることから，入浴型と呼ばれる．脊髄の横断性病変による（脊髄炎，脊髄出血，脊髄腫瘍など）．急性感覚性自律神経性ニューロパチーなどで，顔面・頭部が障害を免れ，頸部以下の全感覚障害がみられることがある（下記5.参照）．

❷腰仙部回避（図5）

　脊髄横断性病変により病変部以下に全感覚障害がみられるときに，下部脊髄神経根（腰仙部あるいは仙部）の支配領域で感覚障害がないか非常に軽い場合があり，腰仙部回避ないし仙部回避と言う．髄内病変が内方から脊髄視床路を圧迫・障害するためと言われてきたが，髄外病変でも生じる．病変の増大速度や脊髄表面の側副血行の状態によってこの型になるとされる．

❸サドル状（鞍状）感覚障害

　仙部回避と反対に仙部のみに感覚障害がみられる場合を言う（→55項）．

❹あるレベル以下の片側表在感覚と反対側深部感覚障害（Brown-Séquard症候群）（図6）

　脊髄の半切病変によって生じる（→57項，100項）．病変の高さで全帯状の感覚障害がみられ，その直上に感覚過敏帯がみられる．病変より下方の同側半身にいわゆる深部感覚鈍麻を，反対側半身に表在感覚鈍麻をきたす．病変の広がりでいろいろな病型がある．

❺宙吊り型感覚障害（図7）

　感覚障害の分布が上半身のある範囲に限られ，地面に接する形でないときに，宙吊り型と言われる．片側型と両側型とがある．広がりの形によってチョッキ型とかジャケット型などと呼ばれる．脊髄空洞症などの脊髄中心部（灰白質）の髄節性病変によることが多い．脊髄神経根病変によることもある（脊髄癆，糖尿病性神経障害，サルコイドーシスなど）（下記5.参照）．

❻髄節性感覚障害

　脊髄の髄節性の障害はデルマトームにあてはめて理解する（→54項）．その際，髄節間の重複や左右間の重複の存在に注意する必要がある．大脳病変により髄節性と類似の感覚障害がみられることがある（下記5. 図9参照）．

4. 末梢神経に由来する分布様式

❶四肢遠位型感覚障害（多発神経炎型ないし偽性多発神経炎型）（図8）

　感覚障害が両上下肢または両下肢に対称性に生じ，遠位に強く近位ほど弱い型を多発神経炎型と呼ぶ（境界不明瞭なことが特徴で，これを手袋・靴下型と呼ぶのは，それらの端が明瞭であり不適切である．境界明瞭なものはヒステリーでみられる（→59項））．この型は多発神経炎（多発ニューロパチー）でみられ，障害が強い場合は腹部末梢神経の遠位部である正中にも感覚障害が及ぶことがある．頸椎症性脊髄症でもこの型の感覚障害がみられることがあり，偽性多発神経炎型と呼ばれる（下記5. 参照）．本来の多発神経炎型では下肢の前面も後面も同程度に障害されるが，頸椎症性脊髄症では後面の障害が優位である．

❷単一末梢神経（単ニューロパチー）性感覚障害

　末梢神経障害による感覚障害は各々の神経の支配領域にあてはめて理解する（→55項）．その際，各々の神経に固有の領域があることに注意する．単一末梢神経障害が複数生じる場合は多発単神経炎（多発単ニューロパチー）型

56. 感覚障害の分布様式と病変局在を誤りやすい分布

図1　大脳性片側感覚障害・四肢遠位優位半身型（平山2010より）

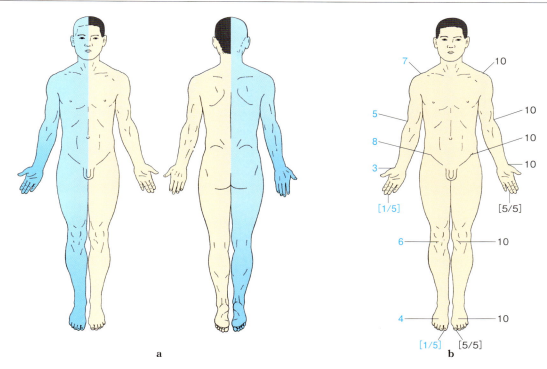

a：表在感覚鈍麻．b：振動覚といわゆる位置覚（深部感覚）鈍麻［正答回数/試行回数］．

と呼ぶ．

5. 病巣局在を誤る分布

上記の感覚障害のそれぞれの分布様式にはそれぞれ対応する特徴的な病変局在を有するが，感覚障害の分布が同じか類似していても本来の病変局在と異なることがあり，注意を要する．代表的なものを以下に示す．

①大脳病変による偽性神経根型（図9）（上述3. ❻）

②頚髄病変による偽性多発神経炎型（上述4.）

③頚髄中位病変による胸部帯状痛（帯状感覚障害）（→54項）

④胸部神経根障害による宙吊り型感覚障害（上述3. ❺）

⑤高度の末梢神経障害による偽性脊髄性感覚障害・偽性脊髄癆

（福武敏夫）

図2　手口感覚症候群（平山2010より）

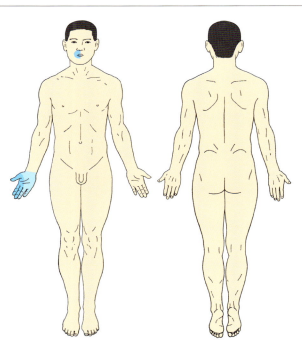

手と口周囲の感覚障害の合併で，一見，多発性単神経炎を思わせるが，中枢神経病変による．

図3　脳幹性交叉性片側表在感覚鈍麻（平山2010より）

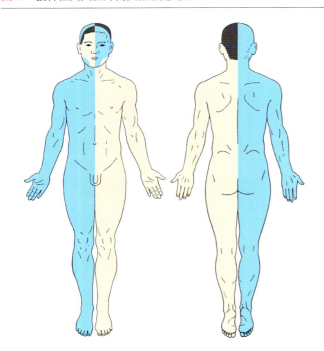

Wallenberg症候群で代表される．

図4　脊髄横断性感覚障害（入浴型）（平山2010より）

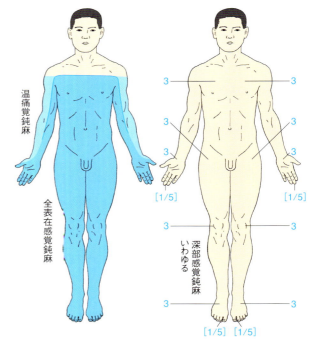

C7脊椎病変による圧迫性脊髄横断症状［正答回数／試行回数］．

図5　脊髄圧迫性病変の表在感覚障害における仙部回避（平山2010より）

圧迫が進行すれば，L5→S1→S2と感覚障害は進むが，殿部（S3以下）はまだ感覚障害が仙部で回避されている．

図6　Brown-Séquard症候群の感覚障害（平山2010より）

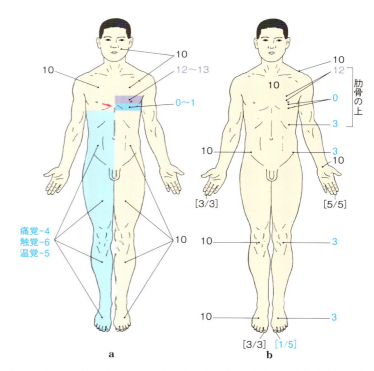

Brown-Séquard症候群での各種感覚障害を示す．T6髄節左半截病変（矢印）．a：表在感覚（痛覚，触覚，温覚）（10点満点法），b：振動覚（10点満点法）と指趾のいわゆる位置覚［正答回数／試行回数］．

56. 感覚障害の分布様式と病変局在を誤りやすい分布

図7　宙吊り型感覚障害の各種（平山2010より）

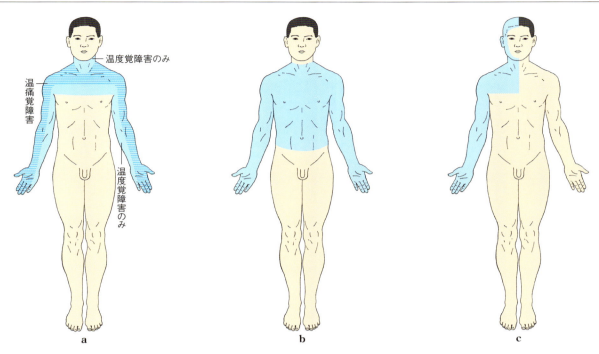

脊髄空洞症で代表される脊髄灰白質病変にみられる．a：温度覚・痛覚が障害されるが，その上下に温度覚のみの障害領域がある．b：温痛覚鈍麻がいわゆるジャケット型を呈する．c：後頭，顔面周辺を含む片側型．

図8　多発神経炎型感覚障害（平山2010より）

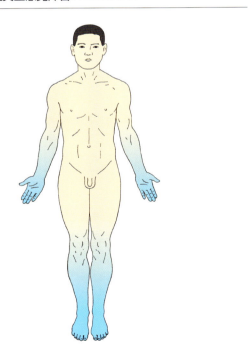

三叉神経のV₂/V₃枝領域と四肢遠位優位の感覚障害の合併．それぞれの神経節病変による．

図9　偽性神経根型感覚障害（偽性C8〜T1型）（平山2010より改変）

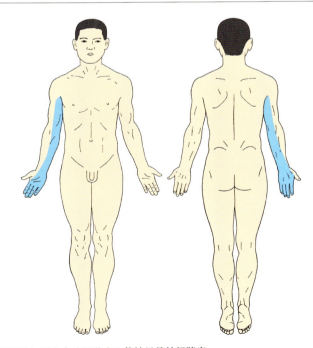

臨床的に最も多く経験する偽性尺骨神経障害．

57. 乖離性感覚障害

1. 乖離性感覚障害とは

　要素的感覚の中のある種類が他のものより強く障害されているとき，感覚障害に乖離があると言い，乖離性感覚障害または感覚障害乖離と言う．情況が明らかなときには略して感覚乖離と言うが，あまり正しい表現ではない．特に表在感覚（温痛覚）といわゆる深部感覚との乖離が問題となる．これはこの2つの感覚系の走行が中枢神経内で異なる経路を通るのが主因である．後で述べる解剖学的特質から，乖離の存在は局在診断にとって参考になる．体性感覚の鈍麻や脱失は感覚神経系の全てのレベル，すなわち末梢神経，神経根，脊髄，脳幹，視床，頭頂葉で生じうるが，乖離性感覚障害も各レベルで生じる．

2. 乖離性感覚障害の解剖学的背景

　体性感覚系には次の2つの要素がある（→45項）．
　①表在感覚［痛覚／温度覚／原始触覚］の系統：無髄／有髄小径線維→脊髄視床路系→視床
　②いわゆる深部感覚［いわゆる位置と運動の感覚／振動覚／識別感覚］の系統（いわゆるは正しくはその語が妥当でないことを示す．当該項参照）：有髄大径線維→後索・内側毛帯系→視床

　末梢神経や神経根，視床のように両系が近接しているところでは感覚の全種類①②が同じように障害されることが多い．これに対し，脊髄内や脳幹内など両系が分離して上行する部位ではしばしば感覚障害に乖離がみられる．大脳レベルでは受容野が広いので，感覚障害に乖離がみられうる．一方，末梢神経障害でも疾患の種類や病期によって障害される神経線維の種類が偏ることがあるため，乖離性感覚障害を呈することがある．

3. 乖離性感覚障害の色々

❶ 末梢神経性感覚障害乖離

　末梢神経障害では感覚の全種類が平行して障害されることが多いが，ある種の（小径線維優位の）末梢神経障害では，表在感覚鈍麻があるのに，深部感覚が保たれる．アミロイドニューロパチー，遺伝性感覚性ニューロパチーⅠ型などがあり，糖尿病性ニューロパチーの一部にもみられる．

　反対に大径線維によって伝導される深部感覚の障害が目立ち，温痛覚が免れる疾患例として傍腫瘍性／免疫異常性ニューロパチー，ビタミンB_{12}欠乏症などがある．糖尿病性ニューロパチーの一部にもみられる（糖尿病性偽性脊髄癆）．

❷ 脊髄癆型（脊髄後索型）感覚障害乖離（図1）

　いわゆる深部感覚が障害され，温痛覚が保たれる感覚障害乖離はかつて脊髄癆でみられた．脊髄癆の減少と共に今日では後索や内側毛帯に脱髄巣を有する多発性硬化症や後脊髄動脈領域梗塞で典型的にみられる．障害が末梢から脊髄に及ぶ亜急性連合性脊髄変性症（ビタミンB_{12}欠乏症）でみられる．Friedreich運動失調症（本邦にはないが），ビタミンE欠乏症も酷似する．この型の感覚障害では感覚性運動失調やRomberg徴候（→58項）のほかに，ジンジンするしびれや電撃痛・乱切痛，Lhermitte徴候（放電痛）がみられることが多い．

❸ 脊髄空洞症型（脊髄灰白質型）感覚障害乖離（図2）

　脊髄空洞症では脊髄中心部灰白質の病変により，温痛覚（脊髄視床路）の神経線維が脊髄中心部で交叉する部位で障害されて，その高さに相当する皮膚の温痛覚が鈍麻するが，後索に障害が及ばずいわゆる深部感覚が保たれる．脊髄視床路は脊髄の前外側部の表層を走る長経路で，ここが障害されないため，病変の高さより下の感覚は保たれ感覚障害の範囲は空洞症のある高さに限られるので宙吊り型を呈する．空洞症のほかに脊髄灰白質に病変を有する脊髄内出血や脊髄髄内腫瘍などでもみられる．

❹ 前脊髄動脈症候群にみられる感覚障害乖離（図3）

　病変部以下の温痛覚が障害されるが，深部感覚が免れる感覚障害乖離を呈する．脊髄前方部（腹側）の2/3を灌流する前脊髄動脈の循環障害で生じる．長経路の脊髄視床路が障害されるため，温痛覚障害の範囲は障害レベル以下全体にみられる．後索性の感覚障害は一般に免れる．このような感覚障害乖離は脊椎椎間板ヘルニアや脊髄髄外腫瘍などでもみられうる．

❺ Brown-Séquard症候群にみられる感覚障害乖離（図4）

　脊髄の横断面の半分が障害されて生じるBrown-Séquard症候群では究極の感覚障害乖離がみられる．すなわち病変側の後索が障害されて，その側の深部感覚が障害されると共に，反対側の温痛覚を伝導する脊髄視床路が障害されて，病変の反対側の温痛覚が障害される．病変の高さに相当して同側の全感覚障害がみられる．Brown-Séquard症候群は外傷など脊髄髄外病変で典型的に生じるが，不全型も含めれば，多くの脊髄疾患で生じる．

❻ 病変拡大に伴う感覚障害乖離の推移（図5）

　病変が拡大することにより病変分布が推移する．それが乖離性の感覚障害のとき，病変の性質を示唆する．亜急性壊死性脊髄炎（Foix-Alajouanine病）はその一例である．

57. 乖離性感覚障害

図1　脊髄癆型（脊髄後索型）乖離性感覚障害（平山2010より）

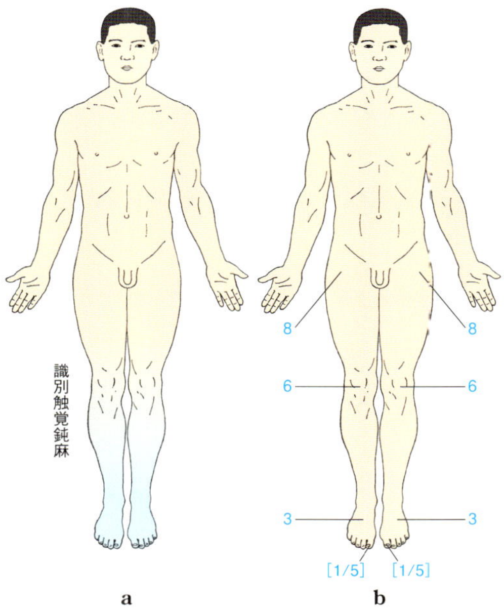

a：表在感覚の中で，温痛覚と原始性触覚は保たれ，一見異常なくみえるが，識別性触覚（皮膚読字，つまみ・圧迫識別，皮膚定位，その他）が障害される．b：いわゆる深部感覚（位置覚，振動覚），固有感覚性四肢定位感覚（母指さがし）が障害される．振動覚は10点満点法で数値で示し，いわゆる位置覚は［正当回数/試行回数］で示す．

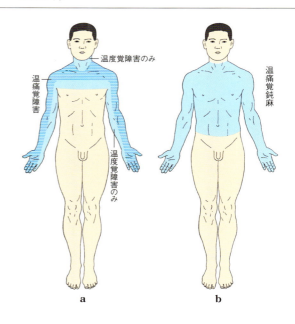

図2　脊髄空洞症型（脊髄中心灰白質型）乖離性感覚障害（平山2010より）

a：頸髄病変，b：頸胸髄病変による宙吊り型感覚障害．いずれも温痛覚が障害され，また原始性触覚も障害される．病変の高さ，広がりで分布が異なる．片側性の場合もある．一方，識別性触覚や，いわゆる深部感覚，四肢定位感覚は正常に保たれる．

❼ 延髄外側症候群にみられる感覚障害乖離（図6）

延髄外側症候群では特徴的な感覚障害がみられる（→95項）．すなわち，温痛覚障害が病変と同側の顔面と反対側の体部にみられるが，深部感覚は免れる．病変の高さによっては顔面と体部の交叉はみられないこともあるが，感覚障害の乖離はみられる．

❽ 延髄内側症候群にみられる感覚障害乖離（図7）

延髄内側症候群（Dejerine）では内側毛帯が巻き込まれて，病変と反対側の深部感覚が障害されるが，温痛覚は免れる．

❾ 大脳皮質性感覚障害乖離

大脳皮質病変による感覚障害乖離には2型ある．第一は，温痛覚や原始触覚が保たれているかごくわずかに障害されているだけであるのに対し，いわゆる深部感覚や固有感覚，立体覚などの識別性感覚が高度に障害される型である（図7参照）．振動覚はあまり障害されない．障害は四肢遠位優位であり，母指さがし試験異常を顕著に呈する．症状は運動障害（深部感覚性運動失調）として現れるので，受動的運動姿勢覚（いわゆる位置覚）障害が軽度のときは，運動麻痺による運動障害と誤られることがある．皮質特有の感覚性消去現象 sensory extinction を見出すこともできる．

第二は，上記の表在感覚のみが障害される感覚障害乖離である．偽性神経根型と言われる分布を示すものもこの型に含まれる（→56項）．

（福武敏夫）

図3　前脊髄動脈症候群にみられる乖離性感覚障害（平山2010より）

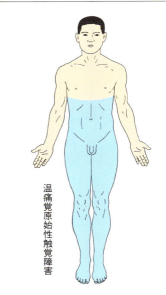

中部胸髄病変による感覚障害．病変レベル以下で温痛覚，原始性触覚が障害される．障害はつま先に達しいわゆる宙吊り型（図2b参照）ではない．

図4 Brown-Séquard症候群にみられる乖離性感覚障害（平山2010より）

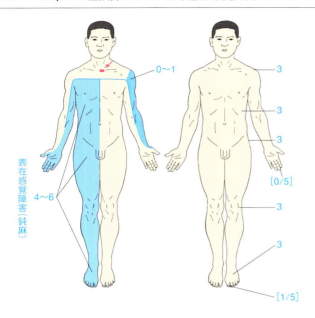

胸髄の高さの病変では最も単純な感覚障害分布を呈する（→46項図4）．それに比べると，頸髄，腰髄の病変では分布が複雑になる．C6左半截病変（矢印）．表在覚鈍麻が病変同側の左上肢外側（C5, 6髄節・神経根領域）と，それより下方（C7, 8以下）の反対側半身に認められる．他方振動覚鈍麻（10点満点）といわゆる位置覚鈍麻（指の姿勢感覚）［正当回数／試行回数］が病変と同側の半身に認められる．

図5 Foix-Alajouanine病の病変進展・拡大に伴う乖離性感覚障害の推移（平山2010より）

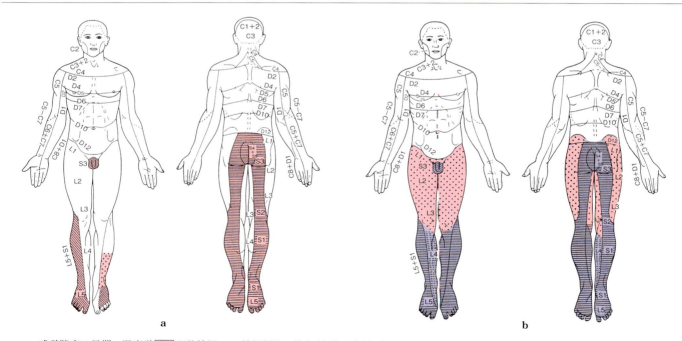

a：感覚障害の早期．温痛覚 ▨ が仙神経・L5神経領域で消失（脊髄灰白質型）．上界が左右で若干相違．b：感覚障害の進展期．温痛覚消失はT12レベルまで上昇．識別性触覚鈍麻 ▨ が仙神経・L4, L5領域に加わり，この領域で温，痛，識別性触覚の全感覚が消失 ▨（非乖離性になる）．すなわち，脊髄中心灰白質の病変による脊髄空洞症型の温痛覚消失が仙髄・下部腰髄レベルから始まり（a），病変の上方拡大に伴い温痛覚消失域が上昇し，それと共に病変が脊髄周辺白質に拡大して，識別性触覚を含む全感覚消失をきたし，温痛覚消失域を下方から追うように全感覚消失が進行（b）．

図6a　延髄外側症候群にみられる乖離性感覚障害（平山2010より）

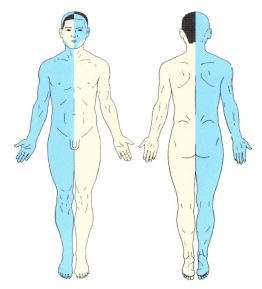

温痛覚鈍麻が病変（ここでは左）と同側の顔面と，反対側の頸以下の半身にみられる（急性期にはもっと多彩）．いわゆる深部感覚異常はみられない．脊髄視床路系の病変による．

図6b　脳幹病変にみられる乖離性感覚障害（平山2010より）

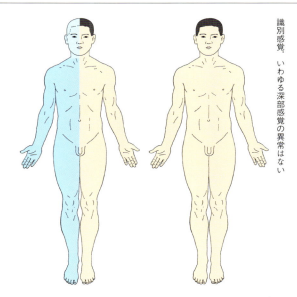

識別感覚，いわゆる深部感覚の異常はない

病変の高さによって脊髄視床路障害をきたし，半身性の温痛覚鈍麻をきたし，識別感覚，深部感覚の異常はない．

図6c　Wallenberg症候群における表在感覚障害の回復過程（平山2010より）

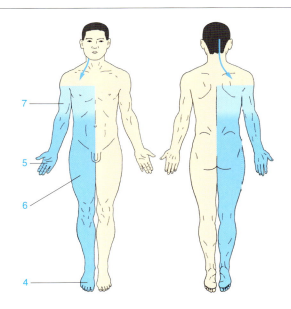

延髄外側症候群（図6a）の一型であるWallenberg症候群で，その表在感覚は図示するように頸部から改善する．

図7　脳幹病変（延髄内側症候群）にみられる半身型乖離性感覚障害（平山2010より）

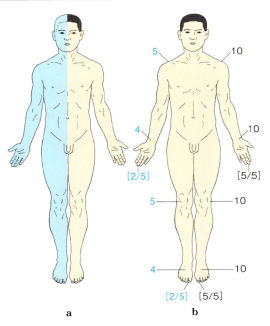

a：識別覚．b：振動覚（10点満点）といわゆる位置覚［正当回数/試行回数］．
脳幹の内側毛帯の病変により，図6a～cとは逆に識別覚といわゆる深部感覚が障害される．大脳皮質性の乖離性感覚障害と似る（本項3.❾参照）．

58. Romberg試験（徴候）の診かた

1. Romberg試験の意義と目的

Romberg試験はもともと脊髄癆の診断から考案されたもので，脊髄後索病変による下肢のいわゆる深部感覚（固有感覚）障害を検出する検査であった．しかし，これに類似の現象（症候）は前庭神経系障害や下肢遠位筋脱力でも現れる．

2. Romberg試験の方法と判定

❶ 方法（図1）

開眼したまま，患者を立たせて，倒れずに立ち上がれるか観察する．両足を閉じて立たせ，両手は自然に下げさせておく．両足を揃えると立てない場合は，安定して立てるだけ最小限に両足を開く．

安定して立っていられることを確認してから，患者に閉眼させる．長く観察する必要はないが，少なくとも5秒くらいは診る．倒れる場合に保持できるように周囲の者が備え，患者にこのことを伝えておく．

❷ 判定

・正常な場合は開眼で立つことができ，閉眼してもそのまま立ち続けることができる．
・脊髄後索病変の患者では，閉眼すると直ぐに体が動揺し始めて，絶え間なく全方向に，速い動きで揺れる．重症の場合は転倒する（実際は検者が支えて転倒を防ぐ必要がある）．
・末梢神経障害による深部感覚障害患者でもほぼ同様である．
・前庭神経系障害の患者では，閉眼すると（直ちにではなく）次第に体幹から下肢が主に左右の一方向に，時に前または後に，ゆっくり動揺してくる．障害が両側性で高度な場合を除けば，倒れることは稀である．急性の一側性末梢性障害の場合は，患側に揺れることが多く，中枢性の場合は後方に揺らぐことが多いと言われる．
・両下肢遠位筋群の筋力が低下している患者では，横への踏ん張りが利かず，足を横に踏み出すか，転倒する．
・高齢者では，閉眼後，少し揺れるようなことはしばしばみられるが，Romberg試験異常としない．少し揺れるという事実を記載しておく．
・演技的な患者の一部では，閉眼で揺れることがあるが，大抵殿部から揺れ，誇張的にみえる．

3. Romberg試験陽性（Romberg徴候）の解釈

Romberg徴候はもともと下肢のいわゆる深部感覚（自己固有感覚）障害を示唆するものとされた（脊髄後索病変または末梢神経性の感覚障害による）．脊髄後索病変としては，脊髄癆が代表的であるが，今日では稀である．末梢神経性感覚障害の代表は糖尿病性である（偽性脊髄癆と呼ばれる）．亜急性連合変性症でもみられる．これらの場合は，閉眼により視覚情報が断たれたときに身体を起立位に保ち続けるに必要な能力のうちの感覚要素が障害されていることによると伝統的に解釈されてきた．しかし，脊髄癆患者において，深部感覚障害が明らかでない場合や失明後にも閉眼でRomberg徴候がみられることがあり，広義の前庭系の関与などを考慮する必要があると言われる．小脳障害では陽性にならないが，前庭小脳や脊髄小脳路の障害では閉眼で不安定さが増すことはある．

前庭神経障害で倒れるほどの異常がみられるのはストレプトマイシン中毒などによる両側性で高度の障害の場合である．下肢筋力低下による場合は足の内反力の低下が主因である．末梢神経障害ではこの筋力低下の要素と深部感覚障害の要素が合併していることがある．

4. Romberg徴候の別の現れ方

❶ 洗面現象（"Romberg試験の自己テスト"）

Rombergの原著にもみられるように，Romberg徴候を示すような患者は「うす暗い場所でも同様に起立や歩行が著しく不安定になる」．洗面するときには閉眼するので，（そのような）患者はふらつきを避けるために洗面台に身体を預けるようになる（図2）．暗所や洗面時の様子を問診することが大切である．

❷ 開眼時のRomberg徴候

脊髄癆患者が駅のプラットホームに立っているときに，眼前を通過電車が通った際に，体が動揺した．揺れたのは通過電車の風圧のせいではなく，起立を安定させていた視覚（眼前風景）が遮断されたためとされている．同様のことは患者の眼前で視界を遮るように手を動かすと診ることができる（図3）．

❸ 失明患者のRomberg徴候

失明患者で下肢の深部感覚障害が強い場合は立てないが，深部感覚障害が比較的軽いと立つことはできる．しかし立ってから閉眼すると揺れることがある．閉眼による揺れの増強が視力の遮断によるものでない可能性を示す事例であるが，その機序は不明である．閉眼という行為が別の意味を持っているのかもしれない．

メモ Mann試験（図4）：Mann肢位とは，開眼下で，両足を前後に一直線にして一方の足のつま先に他方の足の踵を付けて（tandem位で）立たせる姿勢である．重心が容易に支持基底部をはずれるので，軽度の小脳障害や筋力低下，前庭系障害でも維持できないことがある．そのような場合を除外する（Mann試験として評価できない）．立てる場合に閉眼させると左右いずれ

58. Romberg試験(徴候)の診かた

図1　Romberg試験の方法と異常(Romberg徴候)

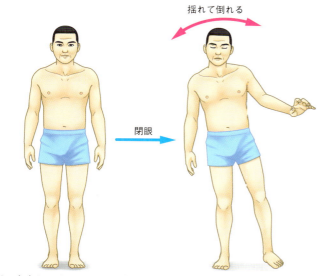

開眼で安定して立てることを確認．

図2　洗面現象

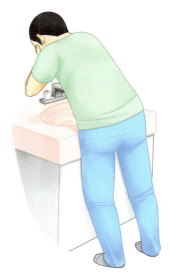

洗面を通常のように行えず，洗面時に洗面台に寄りかかるようになる．

図3　開眼時のRomberg徴候

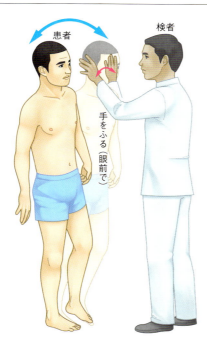

患者の眼前で手を左右に振ると，患者が揺れる．

図4　Mann試験

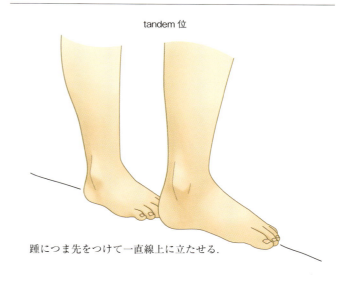

踵につま先をつけて一直線上に立たせる．

かに倒れることがある（Mann試験陽性）．本来のRomberg試験と比べ，相対的に軽度の平衡障害を検出しうると言われる．正常では30秒くらいは立っていられる．

【文献】
1) Laska DJ, Goetz CG. Romberg's sign : development, adoption, and adaptation in the 19th century. Neurology 55 : 1201-1206, 2000
2) Ortega M. Romberg's sign in blind tabes. Gac Med Mex 84 : 431-435, 1954

（福武敏夫）

59. ヒステリー性感覚障害の診かた

1. ヒステリーと感覚障害

ヒステリーは現代の精神科領域では転換性障害ないし身体表現性障害，乖離性障害と称して扱われる．抑圧された無意識下での精神的葛藤が身体的に表現されたものである．明らかな神経学的（器質的）原因がないにもかかわらず神経症状を呈することがあり，非器質的神経症状と言われる．感覚障害はその主要症状の一つである．感覚鈍麻や消失がみられることが多く，感覚の全種類が障害されることもあるし，ある種の乖離を示すこともある．健常者でも真の神経疾患患者でも，検者によって感覚障害が誘導された場合は偽りの異常を示すことがあるので，注意が必要である．ヒステリー性感覚障害と判断される特徴を以下に述べる．

2. 特徴

❶ 感覚の全種類の著明な鈍麻・消失

しばしば感覚のあらゆる種類が障害され，その程度も強いことがある．乖離することもあるが，乖離の様相は解剖生理学的に説明できないことが多い（→57項）．

❷ 感覚神経の解剖学的分布様式との不一致

真の神経疾患による感覚障害の分布には疾患とその病変部位に応じて特徴がある（→56項）．ヒステリー性感覚障害ではそれらの分布様式に一致しないことが多い．全身に均一にみられる場合や，境界が鮮明で，正中線や皮膚の皺（しわ），骨の稜線，毛髪の生え際，関節部位に一致する場合などがある（図1）．境界が肢節の軸に直角で，四肢で手袋や靴下を着用している様子に同じ場合，胸腹部で水平な分布をとる場合もある（図2）．

❸ 感覚障害度の均一性

一般に器質的病変では，解剖生理学的に神経線維の遠位で障害が強くなるような変化を示すが，ヒステリー性感覚障害ではしばしば均一の障害を示す（図3）．

❹ 特殊感覚障害と体性感覚障害とが同側にみられる

視覚，聴覚，味覚などの特殊感覚の障害と体性感覚障害とがいずれも片側性同側にみられることは解剖生理学的に説明できない．

❺ 運動障害などとの非合理な不一致

全感覚鈍麻があるのに，深部感覚障害による運動失調やRomberg徴候がみられない場合，温痛覚が消失しているのに，天ぷら油などによる火傷や事故による外傷が全くない場合，表在感覚が消失しているのに，立体覚や皮膚書字覚が保たれている場合などがある．脊髄障害では運動障害の側と感覚障害の側が反対になることが自然である（例えばBrown-Séquard症候群）が，間違いなく脊髄損傷があるのに，運動，感覚とも同側性に障害されている場合は，損傷による症候のほかにヒステリー性要素が加わっている可能性に留意する．

❻ 検査するたびに障害の様相が異なる

感覚の色々な要素，すなわち，種類，分布，障害程度などが検査ごとに，時間ごとに異なり，一定しない場合はヒステリー性感覚障害が疑われる．

3. ヒステリー性感覚障害を検出する診察手技

- 指鼻試験において，患者が閉眼した後で，ヒステリーにより表在感覚消失があるはずの指に検者が触って運動を指示すると，指を躊躇なく用いて鼻に触る（図4）．
- 指鼻試験をさせると，大げさに鼻の周辺でさまよう．
- 母指さがし試験を行うと，左右どちらを運動肢としても障害が強い．
- ピンを用いての痛覚検査などで，刺激を感じるときに「はい」と言い，刺激を感じないときに「いいえ」と言うように指示すると，刺激ごとに「はい」だけでなく，「いいえ」と答える．
- ピンを用いての痛覚検査で，閉眼下で，刺激を不規則に与えても，刺激ごとに直ちに「わからない」と答える．
- Bowlus-Currier法（両手交叉組み合わせ試験crossed hands test）：開眼下で，両手を図5(a→b)のように交叉して組み合わさせてから，検者が指に刺激を与えて左右どちらに刺激が加えられたか答えさせると，回答が遅いか指を動かして確かめるようにしてから答える．
- 振動感覚検査で，振動刺激を前額の左右（または胸骨の上下部）にそれぞれ与えると，左右での差（上下での差）があると答える（図6）．

（福武敏夫）

【文献】
1) Campbell WW. DeJong's The neurologic examination, 7th ed, Wolters Kluwer, Philadelphia, 555-557, 2013
2) 福武敏夫．神経症状の診かた・考えかた — General Neurologyのすすめ．医学書院, 東京, 213-220, 2014

59. ヒステリー性感覚障害の診かた

図1　下顎角のところ（稜線）で変化する感覚障害

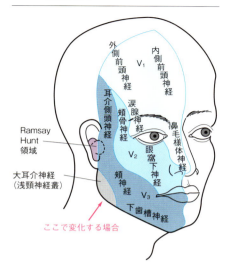

下顎角は三叉神経ではなくC3髄節（大耳介神経）に支配されていて，真の境界は図のように上方にある．下顎角の稜線が感覚障害の境界になることは解剖学的に説明できない．
V_1：三叉神経第一枝，V_2：三叉神経第二枝，V_3：三叉神経第三枝．

図2　手袋-靴下型感覚障害

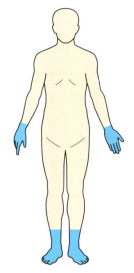

この用語は四肢遠位（優位）の感覚障害を記載するのに用いられているが，字義通りに理解すれば，近位の境界が直線的で鮮明な感覚障害を意味し，従って器質的疾患では生じない（解剖学的に説明できない）．（註：器質的神経疾患でもしばしばこの表現が用いられるが，好ましくない．使用に注意する．）

図3　半身にみられる均一な感覚障害

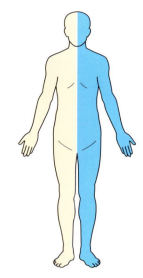

感覚障害の境界が正中線上にあり，身体を真っ二つに割ったような感覚障害分布を示す．どの部位も同程度の感覚障害を示すことは器質的にはありえない．

図4　高度の触覚障害があるはずの指での，閉眼下の指鼻試験

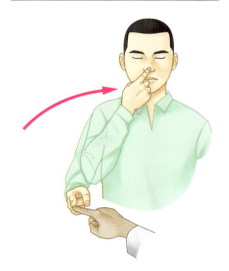

検者が触った指をすぐに動かそうとする．これは指が触覚を感知していることを示している．指の高度の触覚障害は神経学的に合理性に欠ける．

図5　ヒステリー性（ないし詐病による）感覚障害を見抜くための一手技（Bowlus-Currier 法）（Campbell 2013 より）

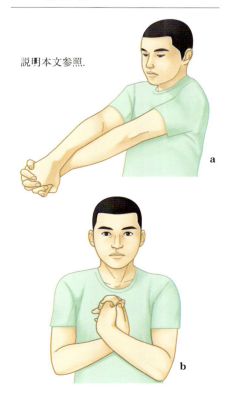

説明本文参照．

図6　額に振動刺激を与える

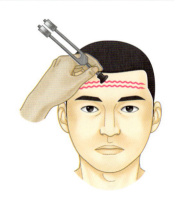

振動は額全体に伝わるので（赤波線），一側だけ低下することは説明できない．

60. 反射と反射弓—その機序［予備知識］

1. 反射とは？

　反射は，感覚入力が与えられたときに生じる不随意的で画一的な（運動）反応であり，体内には様々な反射がある．

　日常の神経学的診察で用いられているのは腱反射と皮膚・粘膜反射の2種類である．いずれの反射においても，その反射経路には少なくとも1つの受容器が含まれ，求心系感覚ニューロンと遠心系運動ニューロンとが関与する．最終的に，遠心系ニューロンにより効果器である筋肉にインパルスがもたらされ，反応が現れる．反射弓のどこか一部，すなわち受容器，求心性神経（線維），脊髄（脳）内反射弓，遠心性神経（線維），効果器のいずれかの機能障害で反射弓が阻害されると，反射は減弱ないし消失する．

　腱反射の場合は，求心系ニューロンと遠心系ニューロンとの間の1つのシナプスでリレーされるので，<u>単シナプス反射</u>（図1）と呼ばれる（このシナプス部をかつては反射中枢と呼んだが，特別な中枢はない）．

　皮膚・粘膜反射には，これに対しリレーされていく複数のニューロンないし1つ以上の介在ニューロンが含まれているので，<u>多シナプス反射</u>と呼ばれる（図2）．

　反射活動は身体機能が正常に働くのに必要である．侵害刺激性の反射は障害をきたす刺激を避けるのに役立つ．また，一般に反射活動は，生活環境の中で身体を維持していくこと，起立位を保持すること，歩くこと，そして四肢を動かすことなどにとって重要である．

2. 腱反射

　腱反射検査とは，筋肉の伸張反射を利用して運動障害のレベルの診断を行う診察法である．伸張反射は多くの反射の中でも臨床的に最も重要な反射である．筋肉の伸張が筋紡錘により感知され，その情報がIa線維を介して脊髄に伝わり，直接α運動ニューロンを刺激して素早い筋肉収縮が生じる（単シナプス反射；図1）．この筋肉収縮は伸張された筋肉に最も強く生じるため自原性反射 autogenic reflex とか内在（筋）反射 intrinsic（muscle）reflex とも言われる．この筋収縮と同時に，Ia線維の分枝が介在ニューロンを介して拮抗筋を支配する運動ニューロンに作用して拮抗筋の運動が抑制される（Ia抑制）．α運動ニューロンには上位からの抑制もかかり，筋紡錘へのγ運動ニューロンには錐体外路（前庭脊髄路など）からの抑制がかかっている．

　伸張反射は筋肉の緊張の保持と長さの維持により，姿勢・肢位の保持に働くと共に，随意運動にも関与している．特に起立位を保つために重要な働きをしているので，下肢の伸筋である大腿四頭筋と下腿三頭筋において，屈筋（大腿二頭筋や前脛骨筋）よりも腱反射がよくみられる．

　伸張反射（腱反射）は臨床的には，末梢神経障害やその反射弓にある脊髄前角細胞の障害で減弱し，上位運動ニューロン（錐体路）障害や錐体外路障害では抑制が取れて亢進ないし活発化する．筋疾患では初期には正常範囲にあるが，筋力低下や筋萎縮の進行と共に減弱してくる．

　<u>個々の腱反射の名称は原則として作動筋名</u>で呼ばれるが，歴史的理由で膝蓋腱反射とアキレス腱反射は例外的に用いられている．

3. 皮膚・粘膜反射

　腱反射と異なり，体表（皮膚・粘膜）の刺激によって筋肉の収縮をきたす反射が表在反射（皮膚・粘膜反射）である．表在反射は多シナプス反射であり，脳を通る反射弓を有すると考えられている．反射弓は，末梢神経から後根を経て脊髄に入り，脳へ上行してから錐体路を下がり，脊髄神経前根を経て末梢神経，さらに作動筋に至る．この中枢神経（上位ニューロン）部分には，作動筋への下位運動ニューロンに対して促通性のものと抑制性のものがある（図2）．従って，末梢神経の障害によっては腱反射と同様に表在反射も消失するが，中枢神経部分の障害では腱反射が亢進するのに対し，表在反射では消失するもの（軟口蓋反射や腹皮反射など）と，亢進ないし発現するもの（口尖らし反射や手掌おとがい反射など）とがある．

　<u>個々の皮膚・粘膜反射の名称は刺激部位名</u>で呼ばれる．

4. 反射診察の位置付け

　反射の診察は神経学的診察において重要な位置を占めている．その理由の第一は，反射の現れ方によって反射弓自体（感覚受容器，求心系，反射中枢，遠心系，効果器＝筋肉）の障害が捉えられる．第二は，反射弓に対して，その上位のシステム（錐体路など）の障害が示唆される．それを示唆する幾つか理由がある．

- 反射の変化から，<u>最も早期の，最も軽微な神経機能障害を捉えることができる</u>．
- 反射の診察は神経学的診察の中で，<u>最も客観的に把握できるもの</u>である．被検者が反射を随意的に制御することは他の診察より遥かに困難で，反射の異常は模倣しにくい．（例えば，筋力試験では被検者が十分に力を入れているか，感覚試験では被検者が障害の程度を正しく判断しているか，など疑問が残る場合がある．）

60. 反射と反射弓—その機序［予備知識］

図1　単シナプス反射—腱反射の生理機構（機能解剖）模式図（平山2010より）

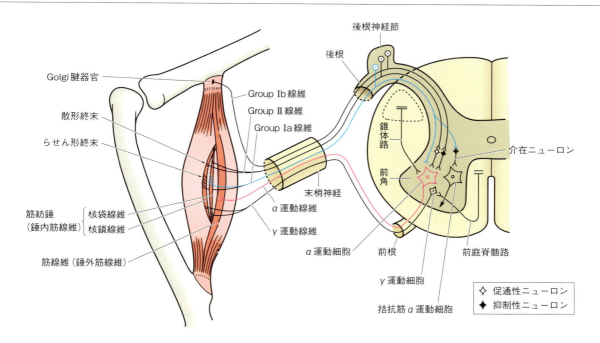

図2　多シナプス反射—皮膚/粘膜反射の反射弓概念図（平山2010より）

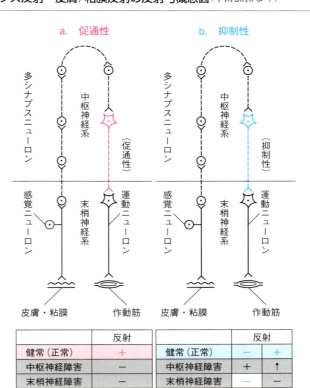

- 反射は，注意，協力，知的水準などの程度に影響されることはほとんどないので，神経学的診察に協力が得られないような状況でも検査を施行することができて，かなり正しく判定される．
- 以上のことから，反射の診察によって，運動系と感覚系の総合的評価を他の診察方法（手技）よりも適切になすことができる．しかし反射は重要な診察手技であるけれども，その所見は他の診察所見と併せて評価されるべきである．

（福武敏夫）

【文献】

1) Campbell WW. DeJong's The neurologic examination, 7th ed, Wolters Kluwer, Philadelphia, 559-597, 2013

61. 腱反射の診かた（1）総論

1. 腱反射の正しい診察法

　腱反射の誘発における大切な点はよい道具（ハンマー）を持ち，正しい手技を体得しておくことである．
- ハンマーの形には色々なものがあるが，先端部分が適切な重さを持ち，叩打で痛みを起こさないような高品質の弾性体（ゴム）からなっていること，柄の部分がある程度の長さと弾力性があり，瞬間的な一撃を加えやすいことが必要である．
- 腱反射の解剖・生理学的機序は60項で述べたが，代表として大腿四頭筋反射（膝蓋腱反射）を図示する（図1）．
- 患者の心理と（その）筋肉が十分にリラックスしている必要があるので，理想的には臥位で行う（図2a）．軽い会話で注意をそらしたり，筋肉を何回か屈伸させたりする．坐位の場合には肘掛けに上肢を載せるなど，当該筋肉に力が入らないように配慮する（図2b）．靴底全体が床上にある場合はその摩擦で反射運動が出にくいことに留意する．
- 環境や患者の羞恥心にも配慮した上で，目的の筋肉は肉眼的にその運動が確認できるようになるべく露出させる．露出しにくい場合は，患者の了解を得て，当該筋に触れて収縮を判断する．
- 適度な筋緊張が保たれるように肢位を整える必要がある．大抵の場合，目的の筋の長さが最短と最長の中間になるような肢位（当該関節が最も開く姿勢と最も閉じる姿勢の中間）がよい．
- 叩打する部位はその筋肉の腱部分である．そこを直接にハンマーで叩打するか，そこに検者の反対側の手の指を当てて，その上を叩打する．
- ハンマーは指の腹で持って，手首で弾くように素早く一撃を加える．関節や筋肉の動きをよく観察する．アキレス腱反射では足首を軽く背屈しておく．上腕二頭筋や大腿内転筋などでは当てる指に筋の伸張方向へ軽く力を入れるなどの誘発しやすい工夫がある．ポンポンと連続的に刺激を加えるのは適切でない．1回の叩打ごとに効果をみる．一つの腱反射には2～3回，あるいはそれ以上繰り返して，総合的に判定する．
- どの筋が目標の筋であるかを理解しておき，その動きをよく観察すると同時に，他筋や対側肢の動きもよく観察する．
- 誘発されにくい場合は，他肢に力を入れさせたり，目的の筋を軽く収縮させたりする増強法を用いる（図3）．反射消失ではないが減弱を示唆する．

2. 所見の記載法について

　国際的に統一された記載法はない．いろいろなものがある．筆者らは正常をNとし，正常範囲だが活発なものを↑，正常だが減弱気味のものを↓，亢進を↑↑，減弱を↓↓，消失をφまたは（－）で表している．どの方法をとる場合でも，後から他人が見てもわかるように記載しておくべきである．

3. 腱反射の異常

　評価上の注意：運動後の筋肉の腱反射は活発化し，歩いた直後の下肢の腱反射は一見亢進してみえる．一つの腱反射の叩打を繰り返していると，一見減弱・消失してみえた反射が増強してくる場合がある．これらの点も心得て評価する．

❶ 腱反射の減弱・消失

　検査を繰り返したり，姿勢を変えて行ったり，増強法を用いても動きがみられない場合，消失していると判断する．減弱ないし減弱気味の場合は左右差があれば，より減弱している側は減弱と判断できる．両側とも同程度に減弱ないし減弱気味の場合は，繰り返し施行して次第に減弱してくれば減弱と判断する．

❷ 腱反射の亢進

　亢進の判断はおよそ以下の4つの方法による．①まず両側とも反射が強い場合，左右を比較してより強い側があればそちらを亢進と判断する．②反応が何度もぶるぶると震えるような場合（多動性反射），クローヌス（後述）がみられる場合，1回の叩打で非常に強く振幅が大きく動きが迅速な反応が出る場合，③ハンマーで軽く（弱く）叩いたり，指で軽く叩く程度で出現する場合，あるいは遠隔部位の叩打で反射がみられる場合（例えば，腕橈骨筋反射の手技で手指屈筋の収縮がみられる，膝蓋腱反射の手技で反対側の大腿四頭筋の収縮がみられるなど），膝蓋腱反射では膝蓋骨やその上方（近位）の腱の叩打で出現する場合も亢進と判断する．④通常みられない反射がみられる場合は病的であり，亢進と呼んでもよい．

4. 腱反射の異常をきたす病態

❶ 腱反射減弱・消失

　当該反射弓のいずれかの部位，すなわち受容器・求心路（感覚神経），脊髄シナプス部，遠心路（下位運動ニューロン），効果器（筋肉）の障害で低下する．筋疾患のうち進行性筋ジストロフィーでは筋萎縮が目立たないうちから消失することがあるが，重症筋無力症では個々の筋肉の筋力低下の程度に応じて正常から減弱・消失まで様々である．反射弓より上方の病変でも急性期には反射が減弱ないし消失することがある（脳または脊髄ショック）．

❷ 腱反射亢進

　当該反射（弓）のレベルよりも上方すなわち上位運動ニューロン（錐体路）に障害があるとき，腱反射は亢進する（あるいは通常出にくい反射がみられるようになる）．甲状腺機能亢進症では腱反射が活発から亢進を示すが，機

図1　腱反射（筋伸張反射）の機序（平山2010より）

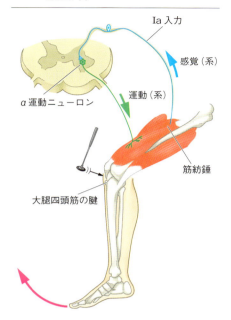

図2　腱反射の診察法の例示（平山2010より）

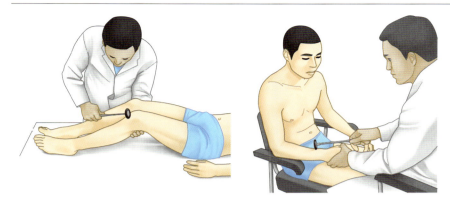

a：膝蓋腱反射の診察法　　b：上肢の腱反射の診察法

図3　腱反射の増強法（平山2010より）

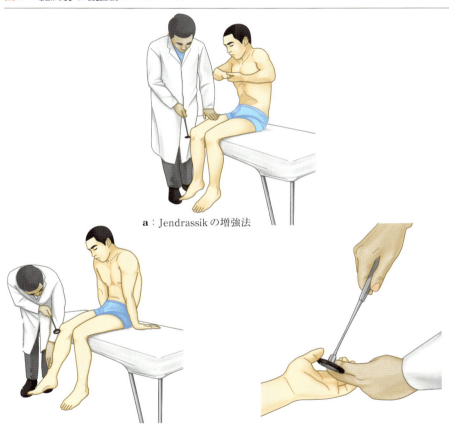

a：Jendrassikの増強法
b：軽い随意収縮を利用
c：Wartenbergの増強法

序は不明である．

❸ 腱反射を亢進させる要素と減弱させる要素が混在する病態

　筋萎縮性側索硬化症のように上位運動ニューロンと下位運動ニューロンが障害される疾患では，当該部位でいずれの要素が強いかで反射の様相は異なる．頸椎症などで脊髄のあるレベルが障害される場合，そのレベルでは反射は減弱・消失し，それより下のレベルでは亢進するが，さらに頸椎症に腰椎症や糖尿病性多発ニューロパチーが合併するような場合は反射の大きさ（振幅）が低下（減少）しているが，速さが残されていて減弱と亢進の両方の要素が混在していることがある．なお，後述の5．❸に留意する．

5. 腱反射の特殊な変化

❶ 振子様（懸振性）反射

　小脳障害で筋緊張が低下（被動性が亢進）している場合，椅子に腰掛けさせて膝蓋腱反射を診ると，1回の叩打で下腿が大きく飛び出し，引き続き何回も振子様の運動が続くのが観察される．亢進とは判定しない．

❷ 弛緩遅延

　甲状腺機能低下症では腱反射によって生じた筋収縮の弛緩（反射の戻り）が遅れる．椅子に腰掛けている場合，下腿の戻りが遅い．

❸ 速く小さい反射

　Parkinson病患者あるいは末梢神経病変（ニューロパチー）で腱反射による動きが迅速であるが振幅が小さい現象がみられる．一見，反射亢進様にみえるが，反射亢進ではない．そのまま記載しておくのがよい．

（福武敏夫）

62. 腱反射の診かた(2)各論〔A〕—頭頸部・上肢の腱反射—

1. 日常診療上の腱反射

健常な若年成人で恒常的に誘発されやすい腱反射としてBabinskiの5つの主要反射が知られている．今日の日常診療ではそれを少し変更した5大反射（上腕二頭筋，腕橈骨筋，上腕三頭筋，大腿四頭筋［＝膝蓋腱］，下腿三頭筋［＝アキレス腱］）が用いられる．必要に応じて，下顎，三角筋，大胸筋，腹筋，大腿内転筋などを加える．後者の一群は通常誘発されず，病的状態（上位運動ニューロン障害）で初めて誘発されることが多い．

2. 腱反射各論

下線は5大反射を示す．【 】は反射弓の脊髄高位と末梢神経を示す．

(1) 下顎反射(咬筋反射)【橋中部；下顎神経】：軽く開口させて頤部に置いた指の上を開口方向に叩打する．健常者ではみられないかごく軽度である．片側ずつ評価する場合は，下顎角近傍を叩打する．偽性球麻痺では（球麻痺とは異なり）下顎反射が亢進する．

(2) 頭後屈反射【第1～4頸髄；同神経】：可能なら坐位で，頭部を軽く前屈位にして，人中部に指を当て，その上を頭部前屈曲方向に叩打する．健常者ではみられないので，上位頸髄より上部での両側錐体路障害を示唆する．

(3) 上腕二頭筋反射【第5，6頸髄；筋皮神経】(図1)：肘を中くらい屈曲させて，肘窩の少し上で，二頭筋が腱に移行する付近に指を当ててその上を叩打する．指を筋肉の伸展方向に軽く押し付けると反射を誘発しやすい．健常者では恒常的にみられるので，減弱・消失は異常である．

(4) 腕橈骨筋反射【第(5)，6，7頸髄；橈骨神経】(図2)：肘を中くらい屈曲させ，回内，回外の中間位よりわずかに回外位で，橈骨の遠位を叩打する．健常者では恒常的にみられるので，減弱・消失は異常である．叩打により肘の屈曲ではなく手指の屈曲がみられることがあるが，これは手指屈筋反射の亢進（反射の広汎化）であって，これを腕橈骨筋反射と誤ってはならない（63項「付」逆転反射」参照）．

(5) 上腕三頭筋反射【第7，8頸髄；橈骨神経】(図3)：臥位では，肘を直角に曲げ，前腕を肋骨弓付近に体軸に直角に載せた位置で，肘頭直上の三頭筋腱を叩打する．坐位では，肘を外後方に突き出させ，検者が上腕を保持して前腕を下垂させて，叩打する．筋の大きさや筋力の違い，上肢における屈筋優位性により，三頭筋反射は二頭筋反射より弱いが，健常者では恒常的にみられる．

(6) 指屈筋反射【脊髄内反射弓：C7～T1；反射弓の末梢神経：尺骨・正中神経】：指の屈筋群を急速に伸展させることによって得られる反射であるが，非恒常的反射である．通常，手掌を上に向け，示指～小指の4本の指の基節～中節にかけて検者の指を当てて，その上をハンマーで叩打する（図4a）．さらに指を屈曲するような力を軽く入れさせて叩打する方法がある（Wartenberg増強法）（図4b）．

これとは別に，Hoffmann徴候とは，反射の増強法ではなく，指の屈曲反射を引き起こすための最も弱い刺激を用いる指屈曲反射である．患者の中指の末節の腹に検者の示指を当て，母指にて患者の中指の爪を押さえたあと，急激に離し，末節を伸展させる（図4c）．さらにTrömnerの指現象では，患者に最も自然な指の位置をとらせ，その中指を，掌面から指で弾く（図4d）．

指屈筋反射は通常の誘発法では，健常者の場合，反射は出たり出なかったりと恒常的にはみられない．しかし，反射が強い場合やHoffmann徴候が陽性の場合は反射亢進（病的）と判断する．Hoffmann徴候が陽性ではないが，Trömnerの指現象がみられるという場合は，反射は活発であるが，直ちに病的とは言えない．左右差が大切になる．Wartenberg増強法で反射が得られたことが病的であるのか，得られなかったことが病的であるのかは他の条件によって判定される．

全体として指屈筋反射は，錐体路障害の存在を断定的に示唆するものではないが，頸髄，頸神経根の高位診断には有用である．

（福武敏夫）

〈63項へ続く〉

62. 腱反射の診かた(2)各論〔A〕─頭頸部・上肢の腱反射─

図1　上腕二頭筋反射（平山2010より）

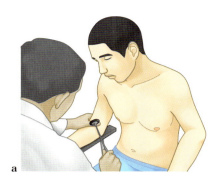
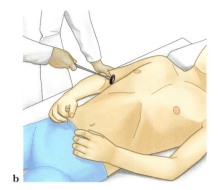

図4　指屈筋反射（平山2010より）

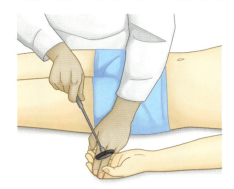

a：通常法

図2　腕橈骨筋反射（平山2010より）

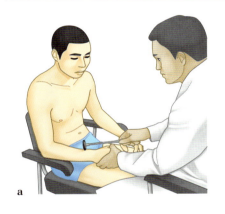
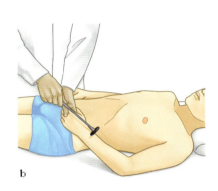

b：Wartenberg増強法

c：Hoffmann徴候

図3　上腕三頭筋反射（平山2010より）

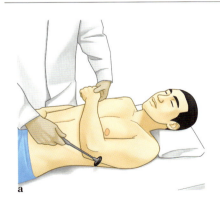
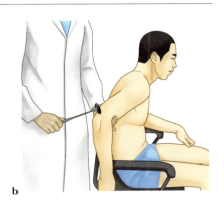
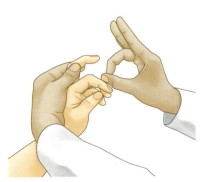

d：Trömner指現象

169

63. 腱反射の診かた(3)各論〔B〕―胸腹部・下肢の腱反射― 付)逆転反射

2. 腱反射各論（つづき）

(7) 大胸筋反射【第5頸髄～第1胸髄；前胸神経】：上肢を外転させ回外位にし，胸筋が上腕骨に付着する部位で，腱の上に置いた指を叩打する．脊髄内反射弓レベルの範囲が広いので，局在診断としての価値は低いが，恒常的に現れる反射ではないので，C4以上の錐体路障害を示唆する重要な反射である．

(8) 腹筋反射【第6～12胸髄；下部肋間神経】：筋腹の上に指を載せ，圧をかけながらその指を叩打する．非恒常的な反射なので，両側性の亢進は，T6髄節より上方で両側性に錐体路が障害されていることを示す．特に腹皮反射（→64項）が消失している場合は，その障害は確実である．

(9) 大腿四頭筋反射（膝蓋腱反射）【第2，3，4腰髄；大腿神経】(図1)：臥位では，両膝の下に片腕を入れて，膝関節を鈍角に屈曲させ，踵のみでベッドに接するようにして，膝蓋骨の下で腱を叩打する．足が床に着かないようなベッドの端に坐らせて施行してもよい．大腿四頭筋のうち内側広筋の収縮までもみられない場合，反射消失とする．

(10) 大腿内転筋反射【第3，4腰髄；閉鎖神経】：下肢を軽く外転させ，内転筋の腱に指を当ててこれを叩打する．反射が亢進しているとき，反対側の内転筋にも反射性収縮がみられる．左右の比較をするために恥骨中央に指を置き，これを叩打する方法がある．

(11) アキレス腱反射（下腿三頭筋反射）【第1，2仙髄；脛骨神経】(図2)：片側ごとにカエルの肢位をとらせ，足先を持って軽く背屈させながら，アキレス腱を叩打する．あるいはベッド上に膝で立たせ，足首をベッド外にはみ出させて叩打すると，足首に力が入らず反射を誘発しやすい（最も確実に診るのによい）．

(12) 足底筋反射【第5腰髄～第2仙髄；脛骨神経と内側足底神経】：健常者では誘発し難い．足底筋を受動的に急激に伸張すると誘発される．その手技にRossolimo，Mendel-Bechterew，吉村などの名の付いた方法があるが，ここでは省略する．

3. 下肢にみられるクローヌス

❶ 膝クローヌス

膝蓋腱反射が高度に亢進しているときに，臥位の下肢伸展位で膝蓋骨の頭側に指を当て，足の方向に強く引き下げると，大腿四頭筋の律動的な収縮がみられるのが膝クローヌスである(図3)．高度の痙性麻痺でみられる．

❷ 足クローヌス

アキレス腱反射が高度に亢進した場合，足底に手を当てて足を急速に背屈させると，足関節のガクガクする伸展・屈曲の反復する運動が現れる．これを足クローヌスと言う(図4)．持続性のものが陽性であるが，数回続くのも偽陽性と扱う．坐位から起立するときや階段下降時に足がガクガクする（と患者が訴える）のも同じ意義を有している．

付）逆転反射

逆転反射とは，ある反射が消失し，その拮抗筋あるいは隣接する筋肉の反射が保たれているか亢進している場合の反射現象である．このような現象は脊髄内の病変部と健常部が隣接しているときに現れるので，局在診断（高位診断）に重要である(表1)．特に，腕橈骨筋反射の手技で，腕橈骨筋の反応が消失しているのに，手・指の屈曲反応がみられる場合，C5，C6髄節の限局性病変（多くは椎間板ヘルニア）を示唆し，inverted radial jerkと呼ばれる(図5)．

（福武敏夫）

63. 腱反射の診かた(3)各論〔B〕—胸腹部・下肢の腱反射— 付)逆転反射

図1 大腿四頭筋反射（膝蓋腱反射）（平山2010より）

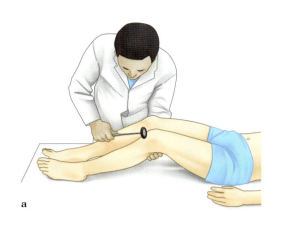

図2 アキレス腱反射（平山2010より）

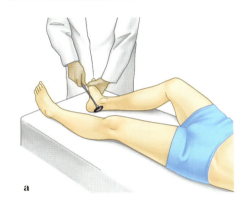

図3 膝クローヌス（平山2010より）

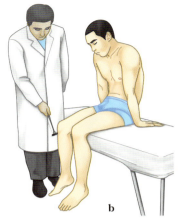

矢印の方向に膝蓋骨を強く引く．

図4 足クローヌス（平山2010より）

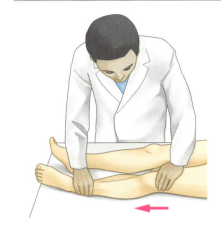

矢印の方向に足首を急速に背屈する．

表1 逆転反射の現れ方（平山2010より）

腱反射	叩打部位	脊髄高位	健常者での現れ方	逆転反射の現れ方
腕橈骨筋反射	橈骨遠位端	C(5)6	前腕が肘部で屈曲	指の屈曲反射の亢進
上腕二頭筋反射	上腕二頭筋腱	C5(6)	前腕が肘部で屈曲	前腕が肘部で伸展
上腕三頭筋反射	上腕三頭筋腱	C7(8)	前腕が肘部で伸展	前腕が肘部で屈曲
大腿四頭筋反射（膝蓋腱反射）	膝蓋腱	L2-3(4)	下腿が膝で伸展	下腿が膝で屈曲
アキレス腱反射	アキレス腱	S1-2	足の底屈	足の背屈

図5 腕橈骨筋反射の逆転（平山2010より）

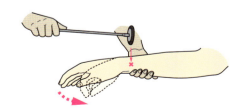

64. 皮膚・粘膜反射の診かた

1. 皮膚・粘膜反射

体表（皮膚・粘膜）の刺激により筋肉の収縮をきたす多シナプス反射である．脳を通る反射弓を有すると考えられている（→60項図2）．反射名は皮膚・粘膜の刺激部位をもって表す．

2. 皮膚・粘膜反射各論

下線は基本的なものを示す．【　】内に反射の求心路と遠心路を示す．

(1) 角膜反射【三叉神経第一枝；顔面神経】：角膜の刺激により両眼の反射性の瞬目をきたす（図1）．刺激には滅菌したガラス棒や綿片を用い，視覚性の反射が生じないように（視線を反対側にそらさせて），外側から近付ける．角膜反射の消失は，①同側の三叉神経感覚枝（V₁の鼻毛様体神経）の障害による．顔面の感覚障害が明らかでない早期に減弱・消失する（臨床的に重要）．②同側の顔面神経の障害による．③一側大脳半球の急性障害で反対側に生じる．両側性の反射減弱・低下は脳の両側性障害を示し，昏睡の深さを示す．

(2) 眼周囲反射【三叉神経；顔面神経】：眼窩周辺の皮膚を指で軽く叩打する（図2）．眼輪筋の反射性収縮が同側眼に生じ，反対側にも軽く生じる．反射が亢進していると瞬目が生じ，叩打しなくても，指で触れるだけでもみられる．かつては腱反射（眼輪筋の伸張反射）と考えられ，眼輪筋反射と言われたが，皮膚刺激が誘発されることから皮膚・粘膜反射に属するものと理解されている（平山2010）．反射が認められなくても減弱/消失と言わず陰性とする．反射が亢進しているときには眉間に軽く触れても瞬目が起こる．Parkinson病ではこの反射が亢進し，軽く触れても引き起こされ，触れる速度を速めていっても（減弱せず増強し

て）繰り返しみられる（Myerson徴候）．Myerson徴候は大脳のびまん性病変例でもみられる．

(3) 口周囲反射【三叉神経；顔面神経】：犬歯付近の上口唇に軽く触れると，口唇がその側のやや斜め上方に引かれる（図3）．人中部に触れると，口が尖るのがみられる（口尖らし反射）．健常者ではみられない．口尖らし反射は両側性の錐体路障害でみられる．これも眼周囲反射と同様にかつては腱反射の一種と考えられ口輪筋反射と言われたが，口輪筋の叩打（刺激）でない皮膚刺激で誘発され，皮膚粘膜反射に属すると理解される（平山2010）．

(4) 軟口蓋反射【迷走神経；三叉神経と舌咽・迷走神経】：舌口蓋弓に沿って軟口蓋粘膜を，舌圧子を割った物や綿棒で正中から外側へこすると，その側の軟口蓋が挙上する．この反射は核・核下性病変（進行性球麻痺）では麻痺進行期（後期）に消失し，核上性（錐体路性）病変（偽性球麻痺）では早期から消失する．筋萎縮性側索硬化症では球麻痺症状が現れてもこの反射は後期まで保持される．

(5) 咽頭反射【舌咽・迷走神経；舌咽・迷走神経】：舌圧子で咽頭後壁をこすると咽頭筋の収縮をきたす．健常者でもしばしば反射が欠如する．偽性球麻痺では軟口蓋反射が消失しているのにしばしば保持されている．なお，催吐反射は同様の刺激や視覚刺激・前庭刺激などによって嘔吐を誘発するものであり，咽頭反射の診察では嘔気や嘔吐を誘発しないように気を付ける．

(6) 掌頤（手掌おとがい）反射【正中神経, C7神経；顔面神経】：手掌，特に母指球部を針や棒でこすると，同側の頤にゆっくりした筋収縮が生じる（図4）．前頭葉や錐体路障害を示し，両側病変で顕著であるが，健常者でもみられるので，慎重に判断する．病的

な場合には，しばしば誘発領域が手掌へ広がり，筋収縮が大きく持続的になる．左右差も参考にする．

(7) 毛様体脊髄反射【頸部脊髄神経（三叉神経）；頸部交感神経】：顔面・頸部・上胸部の強い刺激で同側の散瞳が生じる．脳死の判定項目に含まれているが，日常診療では施行しない頸部・上胸部の刺激は脳幹を通らないので，脳死判定に関係しない．顔面の刺激は三叉神経から脳幹を通り，上部胸髄に達するので，脳死では消失する．

(8) 腹皮反射【第7～12胸神経】：安全ピンや楊枝で腹部の皮膚をこすると，腹筋が収縮する．左右を上，中，下に分けて調べるが，特に分ける必要がないときは縦にこする．頭を起こさせると反射を誘発しやすい（図5）．腹筋に相当する脊髄神経の障害でも，錐体路の障害でもこの反射は減弱・消失する．健常者でも出にくいことがあり，左右差があるときに減弱・消失している側に障害があると判断する．多発性硬化症では他の錐体路徴候が明らかでない時期にしばしば消失する．

(9) 挙睾反射【大腿神経，第2腰神経後根；第1腰神経前根，陰部大腿神経】：大腿内側上部の皮膚をこすると，同側の挙睾筋の急速な収縮で睾丸が挙上する（図6）．腹皮反射に準じて解釈する．この反射の欠如は腰部神経根上部か脊髄円錐部の障害を示唆する．

(10) 足底皮膚反射【脛骨神経（L5, S1）】：足底，特に内側部をこすると，趾の底屈が起きる．反応は比較的速く，母趾よりも他の趾の屈曲が目立つ．この反射の病的な状態がBabinski徴候である（詳細→65項）．

(11) 肛門反射【第2～4仙髄神経根，陰部神経】：肛門周囲の皮膚を刺激すると外肛門括約筋が反射性に収縮する．両側性神経支配であるので，円錐や馬尾の両側性障害で減弱・消失する．

図1　角膜反射(平山2010より)

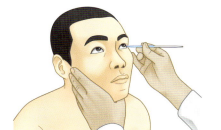

図2　眼周囲反射(平山2010より)

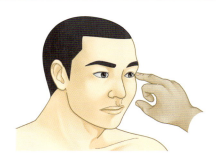

a：一側の眼周囲反射

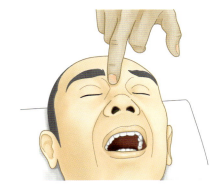

b：Myerson徴候

図3　口周囲反射(平山2010より)

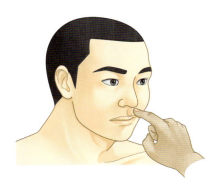

a：一側の口周囲反射

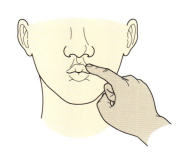

b：口尖らし反射/吸引反射(原始反射)

図4　掌頤(手掌おとがい)反射(平山2010より)

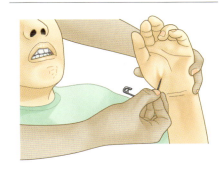

筋萎縮性側索硬化症患者における観察．

図5　腹皮反射(平山2010より)

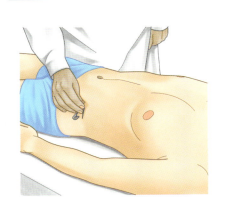

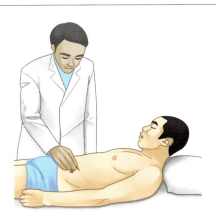

説明本文参照

図6　挙睾反射の誘発領域(平山2010より)

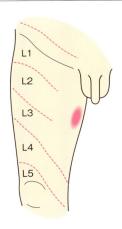

(12)球海綿体反射【第2〜4仙髄神経根，陰部神経】：サックを付けた指を肛門に挿入しておき，男性では陰茎亀頭，女性では陰核を挟んで圧すると，肛門の収縮がみられる．馬尾や下位仙髄神経根，脊髄円錐の機能を評価するのに有用である．

(福武敏夫)

65. 足底皮膚反射とBabinski徴候の診かた

1. 足底皮膚反射とは

　足底刺激による反射には，足底の筋肉を刺激（叩打）する足底筋反射と，足底の皮膚を刺激（擦過）する足底皮膚反射とがある．前者は腱反射であり（→ 63項），後者は皮膚・粘膜反射である（→ 64項）．両者は足底反射とまとめるべきでなく，区別して用いられる．

　足底皮膚反射は，足底の正中部〜内側部の皮膚を踵に近い後方から足先に向かって針でこするときに複数の趾が底屈する反射で，健常者でみられる正常な反射である．これに対し，病的な足底皮膚反射は，足底の外側部をこするときに誘発されやすく，趾は背屈ないし開扇する（後述）．従って，異常な足底皮膚反射の有無を診るには，足底の外側部をこするのが有効であり，多くの場合，内側部での正常な反射の有無ではなく，外側部での病的な反射の有無を確かめる．この病的な趾の現象をBabinski徴候と呼ぶ．

2. Babinski徴候とは

　足底皮膚反射にみられる病的な現象がBabinski徴候である．健常者では足底の皮膚を刺激すると，股，膝，足関節の軽い屈曲と共に趾の底屈がみられる．錐体路障害を有する患者では趾底屈ではなく，趾の，特に母趾のゆっくりとした背屈が観察される（図1）．Babinski徴候は臨床神経学における最も重要な徴候の一つであり，ヒステリーと真の神経疾患とを鑑別するためにBabinskiによって見出されたものである．それは錐体路障害を示唆する鋭敏な徴候である．錐体路が十分に髄鞘形成する以前の健常な新生児・乳児で同じ反応が観察されるが，健常な成長過程でみられなくなる．錐体路の障害は必ずしも器質的病変によるとは限らず，機能的障害でも一時的，一過性にBabinski徴候がみられる．例えば，髄膜炎，薬物ないしアルコール中毒，低血糖などの代謝性意識障害，てんかん発作後などである．

3. Babinski徴候の診かた

❶ 手技

　正常な足底皮膚反射では，足底の内側部の刺激で趾が底屈するが，病的な状態でみられる趾現象（Babinski徴候）は足底の外側部の刺激で得られやすい．外側縁も推奨される．刺激は皮膚を傷付けない程度に尖ったもので加えるのがよく，しっかり保持できる安全ピンが推奨される（楊枝や舌圧子を縦に割ったものも用いられる）．刺激に用いたものは感染予防のため患者ごとに捨てる．刺激は踵側から加え始め，趾の基部までゆっくりと加えていく（腱反射が一撃の刺激によるのと対照的に表在反射では刺激の総和が重要になる）．刺激することを簡単に説明し，精神的緊張を解くためには，閉眼させておくのがよい場合がある．姿勢は背臥位で下肢を軽く屈曲させ，検者は足関節に近い下腿を持って支えるのがよい（図2）．足が冷たいときには現れにくくなるので，十分に温かくしておく．

❷ 判定

　刺激開始に遅れてゆっくりと強直性に母指が背屈するものをBabinski徴候陽性と判定する．繰り返し検査して一度でもこのような背屈がみられれば陽性と判定する．初回に陽性のこともあれば，繰り返すうちに陽性になることもある．反応が素早く，下肢の三重屈曲がみられる場合にはそれより軽い刺激で再検査する．

　他趾も背屈するのが典型的であるが，他趾が底屈する場合は母趾がゆっくりと十分背屈するかを観察する．母趾が背屈も底屈もせず，他趾が背屈する場合，健側で趾が底屈していれば病的と考えられる．検査に際し，他趾が扇を開くように外転する現象がみられることがあり，ゆっくり強直性に開く場合は母趾の背屈と同様の意義を有している（開扇現象）．

　母趾が強直性でなく，小刻みに背屈を繰り返すもの，母趾の背屈がないが他趾が背屈ないし開扇するものは不全型とし，錐体路障害の可能性が残る．

　末梢神経障害により母趾背屈力が低下していたり，足底に痛覚脱失がある場合や趾に不随意運動がみられる場合はBabinski徴候は判定不能である．

4. Babinski徴候の誘発変法と等価徴候

❶ 誘発変法

　刺激部位が異なるが同様の背屈反応（Babinski徴候）が得られる幾つかの変法が知られている．腓骨外踝の下縁を後方から前方へこする（Chaddock法），脛骨稜を上方から下方へこする（Oppenheim法），アキレス腱を強くつまむ（Schaeffer法）などがある（図3）．これらは本来の方法より優れていることはなく，足底をこすることが困難な場合に用いられる．また，これらで誘発されるのはBabinski徴候の感覚誘発域が拡大したものである．

❷ 等価徴候

　検者による刺激ではなく，歩行などの自発的な運動や，踵膝試験や徒手筋力検査などの他の検査中に，母趾の背屈がみられることがあり，Babinski徴候の等価徴候と言われる（図4）．

　メモ1　筋萎縮性側索硬化症におけるBabinski徴候：筋萎縮性側索硬化症は上位運動ニューロン（皮質脊髄路）も下位運動ニューロンも障害される疾患であり，Babinski徴候がみられると考えられがちであるが，実際は1/3〜

図1　Babinski徴候（平山2010より）

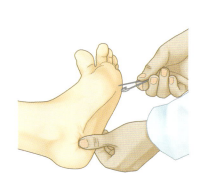
a：典型的

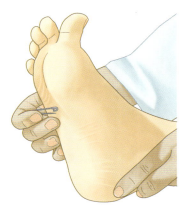
b：母指のみの背屈

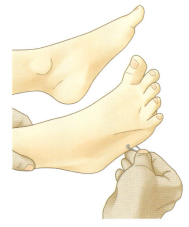
c：全趾の背屈と開扇現象

図2　Babinski徴候を診るための姿勢（平山2010より）

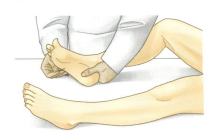

図3　Babinski徴候の変法（平山2010より）

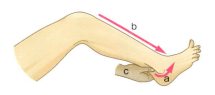

a：Chaddock法，b：Oppenheim法，c：Schaeffer法．

図4　Babinski徴候の等価徴候（平山2010より）

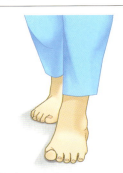

歩行時に観察されたもの．

1/4の患者にみられるにすぎない．これをどのように解釈するかは難しい問題である．上位と下位の運動ニューロンの障害の程度に帰する考え方，底屈反応と背屈反応のバランスによって決まる現象に疾患の病理的関与を求める考え方，Babinski徴候が運動野のBetz細胞から始まる皮質脊髄路の障害ではなく，運動前野や錐体外路の障害によるという考え方，等々がある．実際に，Babinski自身，この徴候が錐体路障害を示すと述べ，皮質脊髄路障害とは指摘していない．筋萎縮性側索硬化症では錐体路線維の中の太径有髄線維（皮質脊髄路線維）が主に変性するが，皮質脊髄路線維は錐体路線維の3％にすぎないので，Babinski徴候にはそれ以外の関与がありうると考えられる．

メモ2　脊髄自動反射：脊髄自動反射とは防御反射の一つであって，健常者にも潜在し，錐体路障害を伴う片麻痺あるいは対麻痺患者において亢進し，明らかとなる．四肢でみられるが，下肢で著明に現れる．最もしばしばみられ，重要なものが下肢の三重屈曲（短縮現象）である．この反射を誘発するには，複数の趾をゆっくりと強く屈曲させていく方法（Marie-Foixの手技），下肢の皮膚をつまんだり，冷刺激を加える方法などがある．つまみ刺激が強い痛みをきたすような場合は，健常者でも三重屈曲がみられるが，その運動は急激である．これに対し，錐体路障害による反射はゆっくりしている．脊髄自動反射が強く慢性的に続くと，下肢は屈曲位をとり，拘縮を呈するようになる．脊髄障害の急性期に弛緩性の強い麻痺をきたしている時期には諸反射が消失し，脊髄ショックと呼ばれるが，ショック期を脱するとまず脊髄自動反射が現れる．障害が回復してくると，腱反射の出現と共に自動反射は消失していく．臨床病理学的経験から，理由は不明であるが，脊髄自動反射の上界が鼠径部を越えて誘発される場合には，その上界が脊髄病変の下界を示すと言われる．

（福武敏夫）

【文献】

1) van Gijn J. The Babinski sign and the pyramidal syndrome. J Neurol Neurosurg Psychiatry 41：865-873, 1978

66. 意識障害の診かた（総論）

1. 意識と意識障害とは

　意識の定義はなかなか困難であるが，自分自身と周囲の事柄を明確に認識できる精神状態と捉えることができる．すなわち意識とは睡眠から目覚めた状態において大脳皮質が十分機能している状態であり，すなわち覚醒状態にあることである．意識障害はこの覚醒状態が十分に保てていない状態である．比較的障害が軽い場合には，目覚めているか，目覚めていなくても目覚めさせることができる状態であるが，明確に自己と周囲を認識できず，大脳皮質機能が十分に活動していない．意識障害が重い場合は，目覚めること自体がなく，また目覚めさせることが不可能であり，大脳皮質機能は働かない．

　意識障害の表現形（種類）には幾つかのものがある．これについては最後の5.で述べる．

2. 意識を支える神経系と意識障害の機序

　意識を支える神経系として，脳幹網様体（網様体賦活系）と視床下部（視床下部調節系）の2つの系があり，これによる二重支配が重要視されている．これら2つの系により覚醒状態が維持されて，大脳皮質での認知機能が参加し，注意力も加わり，正常な意識が保たれる．

　上記の機能に病的な状態が生じれば，意識障害が出現するが，その病態は病変部位により大きく2つに分けられる．すなわち脳幹網様体とその上行系が障害される場合と，大脳皮質（両半球）が広汎に障害される場合である．前者は破壊性病変によることが多いが，後者は神経細胞の機能に影響する代謝因子の変化によることが多い．大きな大脳病変でも例えば一側に限局し，他側が正常の場合は意識障害をきたさない．

3. 意識障害の診かた

　意識障害患者，特に重症者では呼吸状態，眼徴候，運動・感覚・筋緊張の症候，姿勢，嚥下と排泄を診る．

❶ 呼吸状態

　頻度とパターンを診る．神経障害の縦軸に沿って図1のようなパターンが現れる．

❷ 眼徴候

　（1）眼瞼：閉眼していることが多いが，例外として痙攣時には開眼していることが多い．普通の刺激（呼びかけ，手で軽く叩く）で開眼するとき意識混濁は軽度である．瞬目があれば脳幹網様体の機能がある程度保たれている．開眼しているときに瞬目反射があれば大脳皮質機能の保持を意味する．一側性の開眼は顔面神経麻痺を示唆する．

　（2）瞳孔（図2）：正円同大で対光反射があれば，代謝性/中毒性のことが多い．散大し，固定した瞳孔のときは代謝性原因として低酸素，抗コリン薬（アトロピン），ボツリヌス中毒が考えられる．麻薬や大量の鎮静薬は縮瞳をきたす．瞳孔不同がある場合は，固定・散大している側の動眼神経麻痺（中脳病変）を意味するが，縮瞳側のHorner症候群（脳幹病変ほか）も考慮する．両側とも縮瞳する（特に針穴犬）のは橋病変による．両側とも固定・散大の場合は延髄への障害か低酸素，低体温に起因する．中等度の大きさで固定している場合は中脳病変が考えられる．

　（3）眼位（図3）：意識の障害時と清明時とでは，同じ脳病変部位でも，眼位は異なる．両者がしばしば混同される．意識障害下の眼位異常で両眼の共同偏倚が問題になるが，その持続時間は短時間のもので，観察の機会は限られる（覚醒時の注視麻痺と共同偏倚とを混同してはならない）．前頭葉病変では片麻痺と反対側の病巣側へ共同偏倚する．（半身）痙攣の場合は病巣反対側へ共同偏倚する．視床出血や橋病変では病巣反対側へ共同偏倚することがあると言われるが，意識障害が軽くて，眼球運動が可能なときの共同注視麻痺との混同を避ける必要がある．中脳や視床病変で下方偏倚がみられることがある．

　（4）眼球運動：意識混濁が深くなると，振り子様の運動 roving eye movement が現れ，さらに深くなると固定してくる．下方へ急速相を持つ眼球浮き運動 ocular bobbing は橋病変を示す．頭位の回旋に伴って眼球が元の位置に留まる（すなわち，例えば正中にあった眼球が頭部の右回旋では左に偏倚する）という人形の眼現象（図4）は正常ではややみられにくいが，軽度の意識混濁のときにみられやすくなり，意識混濁が進行し，機能障害が橋-延髄に及ぶとみられなくなる．

❸ 運動・感覚・筋緊張の症候

　片麻痺などは意識混濁が軽いときには痛み刺激の反応で判断する．麻痺のない側が動くのに対し，麻痺のある側は動かない．混濁が深いときには手足を持ち上げて離し，麻痺のある側がばさっと落ちるのを診る．腱反射やBabinski徴候を参考にする．

　感覚症候については2つの面から診察する．1つは片麻痺と同様に感覚障害を伴っているか否か，である．これは痛み刺激を左右半身に加え，その反応をみる（詳細省略）．他の1つは意識障害の程度を診るもので，痛みの強さで程度を推定する．針刺激，皮膚をつねる，骨部や神経が皮下に出る所に強い圧を加えるなどによる（図5）．

　筋緊張は通常，意識混濁と並行して低下するが，昏睡に筋緊張亢進を伴う

66. 意識障害の診かた（総論）

図1　意識障害時の呼吸パターン（Posner ら 2007 より）

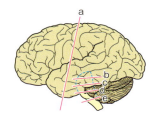
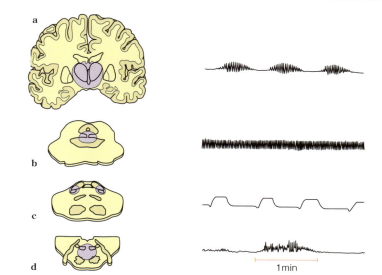

a：Cheyne-Stokes 呼吸．呼吸が次第に強まってから弱まっていき，呼気での無呼吸期が現れ，これを規則的に繰り返す．代謝性脳症や間脳～大脳半球の両側性病変が原因となることが多いが，一側性病変でもみられることがある．**b**：中枢性神経原性過換気．通常は代謝性脳症でみられ，稀に中脳下部から橋上部被蓋病変が原因となる．**c**：持続性吸息呼吸．吸気で無呼吸が反復する稀なパターンで，脳底動脈閉塞などによる両側橋病変が原因となる．**d**：群発・失調性呼吸．急速で不規則な呼吸と無呼吸が反復する．橋下部から延髄上部病変が原因となる．**e**：無呼吸．腹外側延髄の両側性病変で生じる．

図2　意識障害時の瞳孔（Posner ら 2007 より）

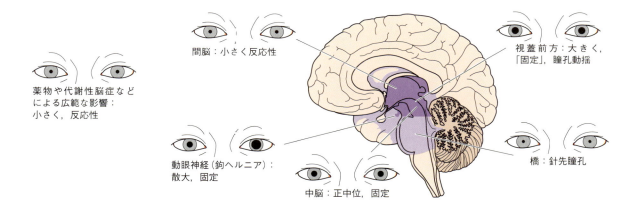

図3　意識障害時の眼位

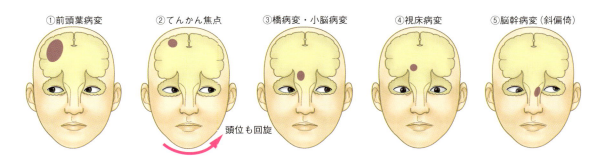

①前頭葉病変　②てんかん焦点　③橋病変・小脳病変　④視床病変　⑤脳幹病変（斜偏倚）

頭位も回旋

177

ことがあり，特異な異常姿勢を呈することがある（詳細→41項）．

❹ 髄膜刺激症候

項部硬直などの髄膜刺激症候は髄膜炎，脳炎，くも膜下出血でみられうるが，初期や軽症のとき，意識障害が進行したときはわかりにくい（→89項）．

❺ 嚥下障害

意識障害が軽いときはコップやスプーンを口唇に付ければ，口唇を動かし，吸い込む反応がみられる．嚥下の口腔期は保たれ，摂取・嚥下活動は可能である（ただし，誤嚥する可能性があり，実施には慎重を要する）．中等度の意識障害では吸い込み反応が消失するが，咽頭に物が達すれば嚥下反射で飲み込む（口中に物が貯っているのはそれだけ意識混濁が重い）．昏睡状態ではこれらの反射は全て消失する．

❻ 排泄障害

通常，嚥下障害と並行して悪化する．尿・便の失禁，時に尿閉をきたす．感染の原因になることに留意する．

4. 意識障害の評価尺度

意識障害の程度を客観的に評価するための尺度が幾つか考案されているが，日本で最も広く用いられているのは日本式昏睡尺度 Japan Coma Scale（JCS）（表1）である．世界的には Glasgow Coma Scale（表2）が最も普及している．これらは脳外科手術の適応やチーム医療における看護師の観察のために有用であるように作られたものであり，神経内科的疾患では十分に意識状態を評価できるとは限らない．すなわち，意識の変容や睡眠・覚醒リズムの異常，高次脳機能などの個々の例の特色は取り込まれない．あくまでも主として急性期の意識水準の推移を評価するのが目的であることを理解しておく必要がある．

5. 意識障害の種類

意識障害は時間的経過により，一過性意識消失，一過性反復性意識障害，持続性意識障害に分けられる．

持続性意識障害には意識の清明度が低下すると（意識混濁），意識の内容も変化する（意識変容）（→68項）．これらは別個のものでなく，伴って現れるが，意識混濁が深くなると，変容は不明になる．表3に軽いものから重いものへ順次並べる．これらの定義は人により多少異なるが，1単語で概括的に表現できる利点がある．

（福武敏夫）

【文献】
1) Posner JB, Saper CB, Schiff ND, Plum F. Plum and Posner's diagnosis of stupor and coma, 4th ed. Oxford University Press, Oxford, 2007

余滴［2］　　超昏睡と脳死

脳の病態が重くなり，昏睡に至ったときに，強い刺激に運動反応がわずかにある半昏睡から，運動反応が認められない昏睡を経て，生命維持機能すなわち植物機能（自律神経機能）も喪失したものを深昏睡と言う（本項表3参照）．半昏睡，昏睡では生命維持機能が保たれているので病態の改善によっては昏睡から回復する可能性が残されている．これに対し，生命維持機能が失われた深昏睡では回復は困難で，やがて生命を保つ心，肺，体温などの自律神経機能が喪失する．この深昏睡の段階で，循環，呼吸，体温などの生命維持機能を人為的に調整すると生命維持期間が何日か延長される．このような通常の医療では生じない人為的に保たれている昏睡状態に Mollaret・Goulon（1959）らフランスの神経内科医，脳波学者が注目し，深昏睡（profound coma, coma carus〈F〉）と区別して超昏睡 coma dépassé〈F〉と称した．すなわちこの昏睡は人為的な特殊な昏睡である．

その後，これに関する研究は欧米および日本でも検討が行われ，10年後にアメリカ Harvard 大学から「非可逆性昏睡」として報告された（1968）．脳波学会から脳波基準も提示された（1969）．これらを契機に「脳死」の研究報告が相次いだ．日本でも脳外科医，脳波学者によって検討されていたが，検証不十分な脳死・心臓移植問題があり，このために研究が頓挫した．

日本では臓器移植を前提とする場合にのみ脳死が人の死と認められているが，心臓死と並んで脳死も人の死である，という合意には至っていない．

「脳死の診かた」は別項（71）を参照されたい．

（平山惠造）

【文献】
1) 平山惠造．脳死．神経症候学，改訂第2版，第Ⅰ巻，文光堂，東京，33-40，2006

図4 頭位変換眼球反射（人形の眼現象）の診かた（平山2006より）

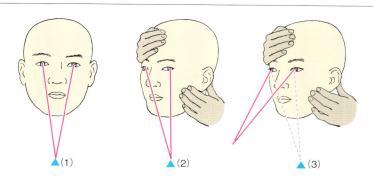

(1)正視位．(2)頭を上下や横方向に受動的に動かしたとき，視線は元の対象を凝視し，眼球の自動反射運動が健常に保たれている．(3)頭を受動的に動かしたとき，視線は頭の動きと共に移動する．すなわち，眼球の自動反射運動は消失している（人形の眼現象陽性）．

図5 意識障害時の痛み刺激による反応の診かた（Posnerら2007より）

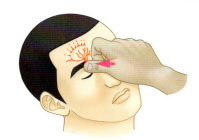

a：上眼窩神経の出口

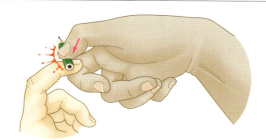

b：爪床

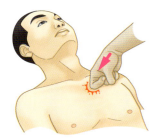

c：胸骨

表1 日本式昏睡尺度 Japan Coma Scale（JCS）

Ⅰ．刺激しないでも覚醒している状態（1桁で表現）
（delirium, confusion, senselessness）
　1．大体意識清明だが，今一つはっきりしない
　2．見当識障害がある
　3．自分の名前，生年月日が言えない

Ⅱ．刺激すると覚醒する状態—刺激をやめると眠り込む—（2桁で表現）
（stupor, lethargy, hypersomnia, somnolence, drowsiness）
　10．普通の呼びかけで容易に開眼する
　＊（合目的な運動（例えば，右手を握れ，離せ）をするし言葉も出るが間違いが多い）
　20．大きな声または体をゆさぶることにより開眼する
　＊（簡単な命令に応ずる，例えば離握手）
　30．痛み刺激を加えつつ呼びかけを繰り返すと辛うじて開眼する

Ⅲ．刺激しても覚醒しない状態（3桁で表現）
（deep coma, coma, semicoma）
　100．痛み刺激に対して，はらいのけるような動作をする
　200．痛み刺激で少し手足を動かしたり，顔をしかめる
　300．痛み刺激に反応しない

（言語刺激／疼痛刺激）

（註）R：restlessness, I：incontinence, A：akinetic mutism, apallic state を付記する．
＊：開眼が不可能な場合．

表2 Glasgow Coma Scale（GCS）

観察項目		評点
開眼	自発的	E4
	言葉により	3
	痛み刺激により	2
	全くみられない	1
言葉での応答	見当識あり	V5
	混乱がある	4
	不適切である	3
	理解できない	2
	全く言葉がない	1
運動での反応	命令に従う	M6
	痛みをはらいのける	5
	逃避する	4
	異常に曲げる	3
	伸展する	2
	全く反応しない	1

評点を加算し重症度を評価する．最軽症15点，最重症3点．気管内挿管によって言葉が評価できないときはV1tとする．顔面浮腫などで開眼できないときはE1cとする．

表3 意識障害（意識混濁）の分類

軽度	意識不鮮明 confusion	最も軽い意識混濁で，変容を伴わない．
	昏蒙 benumbness	軽い意識混濁で，応答できるが，注意力低下，無関心，自発性低下がある．
	傾眠 somnolence	刺激なしには入眠する病的状態．
	（傾眠 drowsiness）	健常・異常の区別なく用いられる．
中等度	嗜眠 lethargy	刺激なしにはすぐに入眠するが，十分刺激すれば覚醒し，適正ではないが動作も可能．
	昏迷 stupor	意識低下傾向が強く，強い刺激には短時間は覚醒し，動きもみられるが，目的動作か無目的動作か不明．
	昏眠 sopor	強い刺激で瞬間的に覚醒するが，運動反応は無目的．
重度	半昏睡 semicoma	強い刺激に対する運動反応はあるが，覚醒しない．
	昏睡 coma	意識は喪失し，運動反応もみられない．失禁状態で，腱反射，皮膚反射，対光反射もみられない．
	深昏睡 coma carus	植物機能（自律神経機能）も喪った，回復困難な昏睡．
	超昏睡 coma dépassé	人工的に植物機能を維持している昏睡状態であり，脳死状態に相当．

（意識変容）

II章 症候を捉える―診察の手技と解説　<意識障害と高次脳機能障害の診かた>

67. 失神(付, 欠神)の診かた

1. 失神と欠神

　失神 syncope は一般社会で脳貧血や立ち暗みと言われる．数秒〜数分間の前駆症状(気分が悪いなど)の後，2〜3分の一過性意識消失発作で，体位の維持ができなくなる．発症は比較的急速で完全に回復する．

　一方，欠神 absence は，前駆症状なく，突然に数秒・数十秒意識を失い，それまでの行為・動作が中断されるが，体位はそのままなので，周囲の人に気付かれないことがある．回復すれば元の行為・動作を続ける．

2. 失神の機序

　失神は，多くの場合脳血流の比較的急速な低下による．それ以外に脳代謝不全によることもある．<u>失神の多くは脳以外の身体変化に起因する</u>．

3. 失神の症候と診かた

　通常，前駆症状がみられる．気分不快，顔面蒼白，四肢冷感，冷や汗，脱力感，眼前暗黒感(立ちくらみ)などである．意識が消失すると，崩れるように倒れる．知的活動，随意運動，感覚は消失する．あえぎ呼吸，徐脈，脈拍触知困難，散瞳(対光反射あり)，角膜反射消失，腱反射減弱がみられる．時に失禁する．この状態は数秒〜2-3分続き，全ての機能は徐々に回復する(図1)．誘因に心理的ストレス，急な起立，排尿行為，高温などの特異な環境などがある．てんかんの欠伸発作(小発作)との鑑別を要する(表1)．

　経過が短時間のため，医療者が直接目撃することは稀で，患者からの発作時の環境や前駆症状の聴取，目撃者の証言に基づいて診断する．失神が頻回のときには予め血圧や脈拍のモニター，脳波の持続記録を用意する．

4. 失神の原因と特徴

❶ 神経反射性

　神経反射の受容体(各種臓器)の違いにより求心路は異なるが，反射中枢である延髄の孤束核からの遠心路はほぼ同一と考えられている(図2)．

　(1)血管・迷走神経反射 vaso-vagal reflex：最も多い原因である．長時間の立位や坐位，痛み刺激，興奮，不眠・疲労・恐怖などの精神的・肉体的ストレス，人混みや閉鎖空間などの環境要因が誘因となる．同一姿勢保持，激しい運動直後などの身体要因によることもある．

　(2)状況失神：色々な状況でみられる．排尿失神は立位で排尿する中高年の男性に多く発症し，飲酒後や夜間就寝後の排尿時に起こりやすい．排便失神は比較的高齢の女性に多く，睡眠途中や臥位安静後の排便で多い．しばしば切迫した排便や腹痛を伴う．咳漱失神は中年男性に多く，肥満や胸郭の大きい体型でみられやすい．喫煙習慣や飲酒も誘因となる．

　(3)頸動脈洞症候群：中高年層での原因不明の失神では常に鑑別すべき病態である．動脈硬化による頸動脈洞過敏性のため，頸動脈洞の圧迫や刺激で洞機能や房室伝導能が抑制され洞停止や房室ブロックのため失神に至る．誘因として，着替えや運転，荷物の上げ下ろしなどにおける頸部の動作，頸部カラーなどの頸部圧迫がある．

　(4)舌咽神経痛：間歇的な激しい痛みが舌根部〜咽頭に生じる病態により，失神，徐脈をきたすことがある．

❷ 心原性

　神経反射性に次いで多い原因である．各種原因による不整脈，心電図異常，さらには器質的諸心疾患による．心電図，ホルター心電図に加え，循環器専門医の診察が必要である．

❸ 起立性低血圧

　起立動作，長時間の起立により失神が出現する．起立性低血圧による失神では代償性の頻脈，顔面蒼白，発汗，嘔吐などがみられない．簡易チェックはベッドサイドで臥位から起立位への血圧・脈拍の変化を調べる．正確には傾斜用台 tilt table により体位変換し，連続測定する．収縮期・拡張期血圧が20mmHg以上低下する場合，起立性低血圧が陽性と言う．代償性頻脈が現れないことが多い．血圧が90mmHg以下になると前失神が現れ，60mmHg以下で失神する．

　原因となる病態に下記のものがある．

　(1)末梢神経疾患：汎自律神経異常症(急性治癒性，慢性進行性)，アミロイドニューロパチー，糖尿病性ほか．

　(2)中枢神経疾患：Shy-Drager 症候群ほかの多系統萎縮症，自律神経症候を有する Parkinson 症候群など．

　(3)薬物性：降圧を目的とする交感神経遮断薬，作用点は中枢，末梢，α・β受容体など様々である．ほかに不整脈薬，向精神病薬など様々で，サプリメントを含め，服用中のものに留意する．

❹ 食餌性(食事性)低血圧

　食事中に失神し，誤嚥，窒息の危険がある．早いときには食事中から，多くは食後に血圧が低下し，めまい感，眼前がぼやける(霧視)を呈し失神に至る．起立性低血圧と共通点をもつが，それと異なり，加齢に伴う心拍出量減少などに起因する面があり，対応も異なる．

❺ 脳血管疾患

　脳血管障害で失神をきたすことは稀である．くも膜下出血は例外で，しばしば失神が最初の症状となる．また大動脈炎症候群や鎖骨下盗血症候群で二次的に脳幹の血流不全から失神をきたす．

67. 失神(付, 欠神)の診かた

図1 失神の症状と時間経過(Rohkamm 2004, Fuller 2006 より)

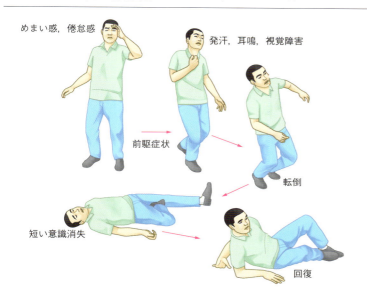

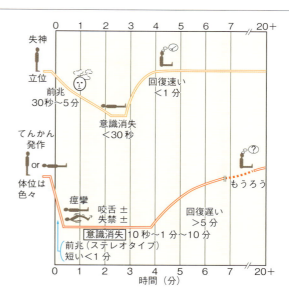

図2 動脈圧受容器反射の経路

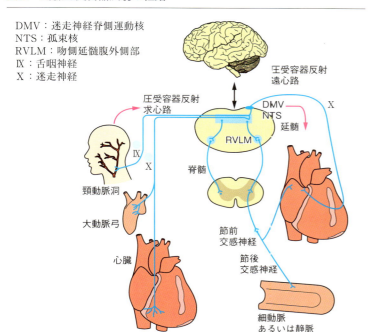

DMV：迷走神経背側運動核
NTS：孤束核
RVLM：吻側延髄腹外側部
Ⅸ：舌咽神経
Ⅹ：迷走神経

表1 失神とてんかん発作との鑑別(Rohkamm 2004, 平山 2006 より)

	失神	全般性てんかん	
		小(欠神)発作	大発作
誘因	ある	ない	ない
睡眠中の発作	ない	確認できない	ある
皮膚	蒼白	正常	正常/チアノーゼ
前駆症状	眼前暗黒感	ない	ある場合も
転倒	脱力で倒れる	ない	強直して倒れる
持続	<30秒	数秒(数十秒)	1分以上
異常運動	ない	自動症±	間代性痙攣
眼	3/4で開眼	開眼	開眼/閉眼
尿失禁	時に	ない	しばしば
外傷	時に	ない	多い
発作後錯乱	ないか短い	ない	長い
咬舌	時に	ない	多い
血清CK	正常	正常	上昇
てんかん性脳波	ない	ある	あることが多い
局所神経症候	ない	ない	時に(Todd麻痺)

❻ 精神疾患に伴う失神

パニック発作やヒステリーに伴って失神・偽性失神が生じることがある. 他の病型, 特に心血管疾患や神経疾患を十分除外する必要があるが, 特にてんかん, ナルコレプシーを鑑別する必要がある. てんかんに比して発作時間が長く, 閉眼し開眼に抵抗することが多い.

付) 失神と欠神の鑑別

一過性の意識消失発作で失神と区別すべきものは, 心因性偽性失神を別とすれば, てんかん発作, 特に欠神(小発作)の鑑別を要する(→上記1.)(表1).

(福武敏夫)

【文献】

1) Rohkamm R. Color atlas of neurology. Thieme, Stuttgart, 2004
2) Fuller G, Manford M. Neurology：An illustrated color text, 2nd ed. Elsevier Churchill Livingstone, Edinburgh, 2006

68. せん妄の診かた

1. 意識の変容とせん妄

持続性意識障害には，意識の清明度が低下する意識の混濁と意識の内容が変化する意識の変容の2つの側面がある．しかし，意識混濁と意識変容とが区別されるものではない[1]．意識混濁があると，精神活動が減退するとともに，様々な精神活動の不調和や混乱が生じる．すなわち，意識混濁は多かれ少なかれ意識変容の性質を帯びる．意識変容が目立つのは軽度～中等度の意識障害の経過中であることが多い（→66項表3）．意識変容を表すのに，アメンチア，せん妄，夢幻状態，もうろう状態，（急性）錯乱状態，精神錯乱などの概念があるが，せん妄がその中核をなす．

2. せん妄の定義について

せん妄という用語は，歴史的にはドイツ精神医学において意識障害の概念が検討・整理されていく中で定義された．すなわち，意識が混濁すると共に精神活動の興奮が目立ち，無意味な多動，まとまらない言動が現れ，錯覚，幻覚，妄想などの知覚・思考の混乱が生じる状態を意味した．

その後の医療の進歩により，ドイツ式のせん妄が稀になった時代背景から，精神運動活動の低下をきたしている状態も含まれるようになった．

Lipowskiが提唱した急性錯乱状態 acute confusional state は，全般的認知障害，注意障害，意識水準の低下，精神運動活動の増大または減少，そして覚醒-睡眠サイクルの障害を特徴とする器質的な精神症候群を指し，従来のドイツ式せん妄を内在している．

この流れを受けて，せん妄について現在，DSM-ⅣとICD-10の診断基準が提案されている．かなり専門的であり，紙面の都合で割愛する．

表1 せん妄時にみられる臨床症状 (Cummings・Mega 2003より)

覚醒度	意識混濁，変動性
注意	注意力低下，注意散漫
言語	脈絡ない自発語，失名辞，錯語，理解障害
記憶	見当識障害，即時記憶障害
構成行為	構成障害
認識	まとまりのない思考，即物的思考（抽象的思考の欠如）
その他の行為変化	保続，動作維持困難，職業に関連する動作
精神症状	幻覚，妄想，気分変調
運動	多動，常同行為，震え，ミオクローヌス，構音障害，筋緊張や腱反射の異常
その他	睡眠障害，自律神経症状
脳波	徐波

3. せん妄の診かた

軽度のせん妄を捉えることは難しく，容易に見逃される．面接を通して診断するが，その際に注目すべきポイントは，①単語の取り違え（錯語）が多い，②話のまとまりが悪い（思考の散乱），③連続引き算（7シリーズ）の誤答が多い（注意障害），④感情や意欲が変化し，その人らしさが喪われる，⑤症状が変動しやすいなどである[1]．

せん妄が中等度以上であると把握しやすくなる．観察される臨床症状を分析し（表1），精神活動の興奮または減退，無意味な多動や常同行為，まとまらない言動，錯覚，幻覚，妄想などの知覚・思考の混乱に着眼すれば，診断できる．その際，周囲からの刺激には断片的に反応でき，会話も少し成り立つことがある．動作は遅いことも敏速なこともある．意識混濁の要素が強く，精神運動性興奮が弱いかないような場合には，何もないシーツの上や布団の縁をまさぐるような，塵でも拾い集めるような動作がみられる．一方，精神運動性興奮が強い場合に，元の職業などに応じ，道具を使う動作を繰り返すことがある．

4. せん妄の病態機序と原因疾患

せん妄（すなわち注意）に関連する神経ネットワークを表2に示す．せん妄はこれらの部位を侵す様々な原因で生じる．すなわち，感染症，中毒，アルコールなどの離脱，脳血管障害，頭部外傷，てんかん，術後，片頭痛，脳浮腫，低酸素，ビタミン欠乏症などである．心筋梗塞や尿毒症，脱水，肝性脳症などでも生じる．統合失調症自体ではあまり生じない．

代謝性の原因の場合には全般的脳機能低下（低活動性せん妄）が多いが，時に部分的脳興奮（過活動性せん妄）もきたしうる．

脳血管障害では，脳底動脈先端塞栓症，後大脳動脈領域の側頭-後頭葉梗塞，中大脳動脈下方枝領域梗塞でみられることが多く，前大脳動脈領域梗塞や橋梗塞でもみられることがある．小病変が多発する状態でもみられ，その場合や後大脳動脈領域梗塞では他の明らかな神経症状を伴わないことがあり，代謝性脳症と誤られやすい．中脳

表2 注意のネットワーク(せん妄に関連)の機能解剖(Devinsky・D'Esposito 2004 より)

ネットワークと解剖学的系統		機能
覚醒と警戒のネットワーク（皮質下性）	青斑核皮質系ノルアドレナリン系	・覚醒，警戒，選択的注意
	中脳辺縁系・中脳線条体系ドパミン系	・行動的活性と動機付け，刺激反応
	前脳基底部系コリン系	・記憶と注意
	非特異的視床系グルタミン酸系	・皮質活性，統合性
方向付けネットワーク（皮質-皮質下混合性）	上丘	・新奇刺激の検出，注意のシフトに対する目標部位の見積もり，同側視野への過反射的指向
	視床枕	・選択された感覚領域への入力限定，無関係な刺激の選別，隠れた方向付けの補助，キューになる目標への反応促進
	後部頭頂葉	・現在の焦点からの注意の解除
選択的注意ネットワーク（皮質性）	後部頭頂葉	・現在の焦点からの注意の解除
	右	強い影響：主に部位からの解除
	左	弱い影響：主に対象物からの解除
	上頭頂小葉	・注意の随意的シフト
	前頭眼野	・随意的衝動性眼球運動の生成
	運動前野	・運動企図
	前頭葉背外側部	・ワーキングメモリー，自己監視
	前頭葉内側面（前帯状回）	・動機付け，探索的行動，活動への注意

被蓋から視床にかけての病変では，寝入りばなのような夢幻状態において，生き生きした（色彩も伴う）複雑な幻視がみられることがある（中脳性幻覚）．この場合，しばしば昼間の傾眠と夜間の不眠を伴い，眼球運動障害（動眼神経麻痺や垂直眼球運動障害）や運動麻痺もみられることが多い．

病巣については，低活動性せん妄は中脳被蓋，黒質，視床内側部，線条体，前頭葉（内側面）に関連し，過活動性せん妄は側頭葉，後頭葉，下頭頂小葉，前頭葉眼窩面，辺縁系に関連すると言われる．

メモ1 振戦せん妄（アルコール離脱症候群）：急性で，多彩な症状を呈するせん妄の最もよくみられる病態が振戦せん妄 delirium tremens である．アルコール大酒家が急に減量しただけでも発症することがあるが，一般的には飲酒を中止した後の3〜4日目にみられることが多い．従って大酒家が別の理由で入院したようなときに発症する．振戦せん妄では痙攣がせん妄の初期ないし独立にみられる．しばしば痙攣に引き続き，重度の錯乱や興奮，振戦，交感神経過活動による頻脈や血圧の易変動，真に迫るような幻覚がみられる．同様な症状や経過はベンゾジアゼピン系やバルビツレート系など鎮静的薬物の中止後にも生じうる．

振戦せん妄の診断にあたっては，大酒家が脳出血や硬膜下血腫，肝性脳症など類似の症候を示しうる他の脳疾患を起こしやすいことに注意すべきである．

メモ2 肝性脳症：通常，肝性脳症は急性肝炎（肝細胞壊死）による意識障害に用いられる．黄疸，出血傾向などの内科的症状と共に，無関心，構成障害，錯乱，興奮などが現れ，進行すると傾眠状態に陥る．この段階でしばしば姿勢保持困難 asterixis（上肢の震えは羽ばたき振戦と呼ばれているが，神経生理学的には陰性ミオクローヌスである）がみられる．さらに進行すれば昏睡となる．脳波で三相波がみられる．同様の神経症状は門脈と下大静脈のシャント形成のあるときにもみられ，シャント脳症（猪瀬型肝性脳症）と呼ばれる．肝硬変に伴っても同様の神経症状がみられるが，その機序は肝機能低下とシャント形成の両方の要素からなる．

（福武敏夫）

【文献】

1) 原田憲一．精神症状の把握と理解．中山書店，東京，2008
2) Cummings JL, Mega MS. Neuropsychiatry and behavioral neuroscience. Oxford University Press, Oxford, 2003
3) Devinsky O, D'Esposito M. Neurology of cognitive and behavioral disorders. Oxford University Press, Oxford, 2004

69. 意識をめぐる特殊な病態の診かた

本項では特殊な意識障害（1，2）と一見意識障害を思わせるが，意識障害ではない病態（3）を扱う．

1. 失外套症候群と無動無言症

高度で特殊な意識障害として，失外套症候群 apallic syndrome と無動無言症 akinetic mutism が知られている．概念の基になった病態はそれぞれ，大脳白質の広汎な病変と第三脳室の類表皮嚢胞である．これらの病変は意識を形成する主要な部位である大脳皮質全体と脳幹網様体賦活系とにそれぞれ対応している．両者の鑑別は難しく，両者とも，外的刺激に対しほとんど動きも発語もない．睡眠と覚醒の区別は可能で，瞬目や追視がみられ，一見すると外界を認知しているようにみえる．筋緊張や原始反射などに違いがみられる（表1）．

失外套症候群は主にドイツ語圏で，無動無言症は英語・フランス語圏で普及したので，両者の関連が議論されることは稀で，ほぼ同一として扱われるようにもなった．最近では，2つの概念の相異点よりも共通点に力点を置いて，遷延性植物状態という概念も提唱されている．

❶ 失外套症候群の診かた（図1）

失外套症候群は Kretschmer（1940）が大脳白質脳炎例を基に臨床病理学的に提唱した概念である．大脳白質の広汎な病変により，外套（大脳皮質）が脳の下部構造（大脳基底部や脳幹など）と機能的に遮断された状態を指す．

患者は睡眠・覚醒のリズムを有しており，その覚醒状態では開眼し，視線は固定したままか，固定せずあちこちへ動かすが，眼前に物を差し出しても反応がない．会話や応答はなく，習得された意味のある行為を遂行できない．咀嚼・嚥下反射は保たれ，吸い付き反射や把握反射などの原始反射がみられる．四肢は除脳姿勢をとることが多い．必発ではないが随伴症状として，錐体路・錐体外路症候，排尿障害などの脳の局所症状を伴うことがある．

原因疾患はびまん性脳炎，白質ジストロフィー，低酸素脳症，一酸化炭素中毒，広汎な脳小血管病などである．

❷ 無動無言症の診かた（図2）

無動無言症は上記より1年遅れて，Cairns ら（1941）が第三脳室の類表皮嚢胞の14歳少女例で記載した特有の精神神経症状である．

意識は傾眠，昏迷，昏睡と経過し，手術後は過眠状態にあったが，刺激により容易に覚醒した．痛み刺激などにより四肢の屈曲，逃避運動がみられるが，自発運動はない．覚醒時には開眼し，追視し，音の方向を向くことがある．咀嚼・嚥下は可能だが，囁くような単綴り語の応答がみられることはあっても会話はない．両便失禁である．

原因疾患は，中脳から視床にかけての腫瘍，血管障害，脳炎などである．

（註） akinetic mutism はしばしば無動性無言と直訳されるが，無動によって無言をきたすのではなく，無動と無言とは一組の形で生ずるので，無動無言症と訳すのが妥当である．

2. 植物状態の診かた

植物状態 vegetative state とは，生命維持機能すなわち植物機能は保たれているが，動物機能すなわち運動・感覚機能をほとんど喪った状態である．すなわち，①意思疎通不能：外界からの刺激に対する反応や自発運動はない．②視覚性認知不能：移動する物体を眼で追うことはあっても物体の認知はできない．③発語不能：意味ある発語はない．④自力移動や摂食不能．⑤両便失禁．なお脳波では電気的活動がみられる（徐波，平坦化傾向）．

植物状態は重度の急性疾患の回復過程でも進行性疾患の進行過程でも生じるが，通常3ヵ月以上持続するような場合にこの用語を用いる．植物状態は症候的には失外套症候群や無動無言症と共通，類似性があるが，植物状態はある程度長い期間持続する状態を指し，他の症候はある時点での状態を指し，区別する必要がある．失外套症候群や無動無言症が持続した場合，植物状態に移行することはありうる．

（註） 植物状態と脳死とは全く異なる概念であり，「脳死に近い状態」などという表現は臨床的にも科学的にも完全な誤りである（→71項）．

3. 閉じ込め症候群 locked-in syndrome の診かた（図3）

閉じ込め症候群は Plum・Posner（1972）により脳底動脈閉塞症例で記載された．橋底部が広汎に破壊されているが，橋被蓋の脳幹網様体は免れるため，体動は一切不能であるが，意識は清明である．

覚醒・睡眠のリズムは保たれているが，覚醒時でも四肢や口部は完全に麻痺し，開閉眼と眼球の上下運動以外には意思疎通が図れない．無動無言症と一見類似してみえるが，意識が保たれ，意志疎通が可能であり，文字盤などを用いて（あるいはコンピュータを利用して）知的活動を表現することができる点が決定的に異なる．

筋萎縮性側索硬化症患者に人工呼吸器が使われた場合，最終的に全ての意志表出手段が喪われるので，全閉じ込め症候群 totally locked-in syndrome と呼ばれることがある（脳波信号で意志表出ができれば，意識障害はないと判断できる）．

（福武敏夫）

69. 意識をめぐる特殊な病態の診かた

表1　無動無言症と失外套症候群（松永1998より）

		無動無言症	失外套症候群
共通点	意識状態	睡眠覚醒の区別可能，閉眼時でも意識障害あり	
	情動反応	みられない	
	意思表示	みられない	
	眼球運動	追視する例もしない例もあり	
	開閉眼	一般に不随意性	
	随意運動	無言，四肢の自発運動なし	
	嚥下反射	残存例が多いが，障害例もあり	
	排泄	両便失禁	
相異点	睡眠	過眠傾向あり	リズムの障害
	眼球運動	追視する例多い	固定または不規則
	筋緊張	弛緩例多い	亢進例多い
	原始反射	少ない	出現例多い
	異常肢位	少ない	往々あり
	主病変	前頭葉：帯状回・脳梁・眼窩面／視床-脳幹：網様体賦活系	大脳白質，皮質：いずれかまたは双方の広汎な病変
	病態	網様体賦活系と前頭葉の遮断，前頭葉皮質の機能停止	大脳半球の広汎な機能障害（複合性器質障害）

図1　失外套症候群の病変模式図（平山2006より）

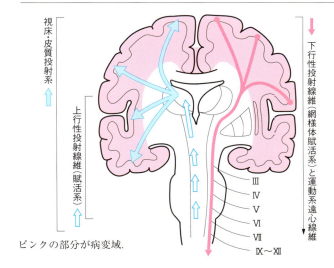

ピンクの部分が病変域．

図2　無動無言症の病変模式図（平山2006より）

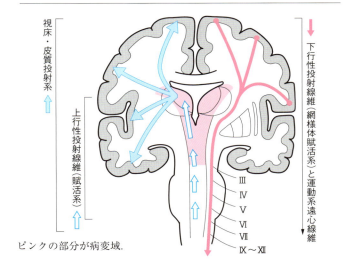

ピンクの部分が病変域．

図3　閉じ込め症候群の病変模式図（平山2006より）

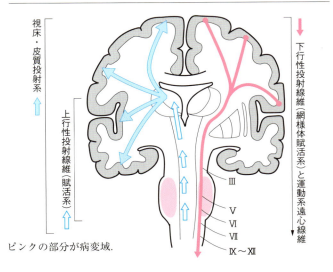

ピンクの部分が病変域．

【文献】

1) 松永宗雄．無動性無言と失外套症候群．
Clin Neurosci 16：242-243．1998

70. 睡眠障害の診かた

1. 睡眠障害の病型

睡眠の生理学的機序などは本書の範囲を超えているので省略する．睡眠の異常は以下のように分けられる．

①不眠症：寝入りが悪い，睡眠中に覚醒しやすいなど，十分に睡眠がとれないもの．狭義の睡眠の障害．

②過眠症：（目覚めが悪く），日中でも傾眠をきたしやすく，適切な覚醒状態が得られないもの．覚醒の障害．

③睡眠時異常呼吸：睡眠中の呼吸障害により，睡眠・覚醒が障害されるもの．睡眠時無呼吸症候群など．

④睡眠時異常行動：入眠時や睡眠中に生じる異常な行動．夢遊症など．

2. 不眠症をきたす特異な神経疾患

❶ 下肢静止不能症候群（図1）

最初 Ekbom（1940）によって記載された．入眠を妨げたり，睡眠早期に生じて睡眠障害を起こす．欧米ではかなり多い疾患であるが，日本を含むアジア人では比較的稀である．俗に「むずむず脚症候群」と称されるが，これでは restless（脚を動かしてしまう）という中核的症状を表現できていない．

症状の特徴は，①下腿や大腿に不快なむずむずする，引っ張られるような感じを訴え，虫が這うよう，などと表現される．②異常感覚は就眠時のような安静時に強くなり，脚を動かすとすぐに，一時的に軽減する．当初は就眠時に目立つが，進行すると日中椅子に坐っているときにも出現する．③そのため，衝動的に脚を動かさざるをえなくなり，時には立ち上がって歩き回ることもある．ごく短時間動くのを止められるが，ついには静止できなくなる．④神経学的診察で異常は捉えられない．⑤疲労による筋肉痛や有痛性筋攣縮（こむら返り）と一見類似するが，下肢を衝動的に動かすことで区別できる．下記の❷とは動きが類似し，合併も稀でないが，異常感覚の有無で区別できる．

本症候群は通常良性，特発性である．ニューロパチー，特に尿毒症や低フェリチンを伴う鉄欠乏性貧血，甲状腺疾患，妊娠，喫煙，抗うつ薬や抗ヒスタミン薬，静脈瘤などと関連することがある．大脳基底核における鉄欠乏が病態機序に関連すると言われ，ドパミン受容体アゴニストが治療に用いられる．

❷ 睡眠誘発性ミオクローヌス（夜間ミオクローヌス，睡眠時周期性下肢異常運動症）（図2）

睡眠時（多くは入眠時）に，足首のピクピクする動き～下肢の三重屈曲が自発性に生じるもので，運動は大きくなく，患者は自覚していないこともあり，「足が震える」と訴えることもある．入眠（睡眠）障害の原因になることも多い．

ごく軽度のものは健常者でもみられる（高齢者ほど多い）．脳・脊髄の各種疾患が原因となりうるが，尿毒症や透析治療中の患者で高頻度に観察される．下肢静止不能症候群，ナルコレプシー，睡眠時無呼吸症候群，三環系抗うつ薬，選択的セロトニン再取り込み阻害薬，レボドパと関連することがある．

3. 過眠症をきたす疾患

過眠症とは眠り込みやすい病的状態である．覚醒させることができれば，その時点では意識は清明である．原因として，ナルコレプシー，睡眠時無呼吸症候群，慢性呼吸不全，各種代謝性脳症，視床内側梗塞（脳底動脈先端症候群），薬物の副作用などがある．原因が特定できない場合，特発性過眠症と呼ぶ．

❶ ナルコレプシー（図3）

ナルコレプシーは睡眠発作と脱力発作を特徴とする疾患である．入眠時幻覚や睡眠麻痺（いわゆる金縛り）を伴うことがある．発症は10歳代が多く，5～50歳の幅がある．中核症状である睡眠発作は異常な傾眠と抗し難い睡魔からなる．包丁を使う仕事中や大事な面談中など普通は寝入ることのない状況でも寝入ってしまう．数分～数十分で覚醒し，覚醒後はすっきりする．脱力発作は意識があっても起こり，身体の緊張が低下して，手に持った物を落としたり，膝折れから転倒したりする．情動の変化で生じることが多く，瞬間的な場合から数十分持続する場合まである．REM睡眠調節の異常であり，視床下部のオレキシンの低下で説明され，遺伝的素因が証明されることが多い（HLA型でDQB1*0602が陽性）．特発性のもの以外に頭部外傷後など二次性のものもある．

❷ 特発性過眠症

他の過眠症を十分鑑別してから診断する．多くは10歳代に徐々に発症し，慢性の経過をとる．夜間睡眠が延長し，朝に覚醒しにくく，日中も眠い．睡眠によって疲労が回復しない．脱力発作や入眠時幻覚，睡眠麻痺を伴わない．

4. 睡眠時無呼吸症候群（図4）

睡眠中に無呼吸状態が頻発し，日中の傾眠と夜間の睡眠障害をきたす病態である．40～60歳の肥満傾向の中高年男性に多くみられ，女性例は少ない．

10秒以上の無呼吸を毎夜30回～数百回起こす．無呼吸以外に激しい鼾（いびき），夜間自動症，日中傾眠・夜間不眠，朝方に目立つ頭痛・頭重感がみられ，高血圧症の合併も多い．

病型として，気道閉塞型，中枢型，その混合型に分けられる．閉塞型の原

70. 睡眠障害の診かた

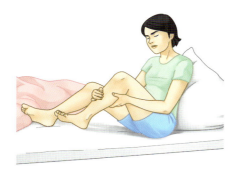

図1　下肢静止不能症候群

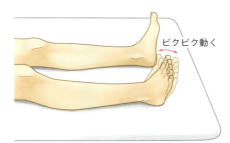

図2　睡眠誘発性ミオクローヌス

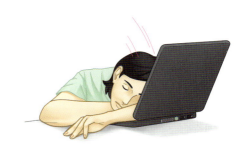

図3　ナルコレプシー

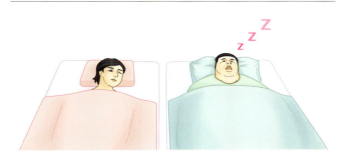

図4　睡眠時無呼吸症候群

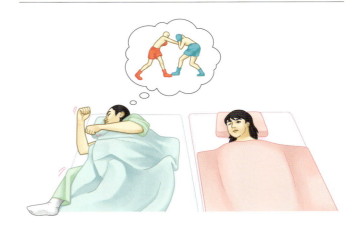

図5　REM睡眠行動障害

因には扁桃腺肥大，小下顎，肢端肥大症，著明肥満などがある．中枢型の原因には延髄外側症候群，多系統萎縮症（Shy-Drager症候群，オリーブ橋小脳萎縮症，線条体黒質変性症），Arnold-Chiari奇形，筋強直性ジストロフィーなどがある．混合型は多系統萎縮症でみられる．

5. REM睡眠行動障害（図5）

成人，特に高齢者にみられる代表的睡眠時異常行動であり，小児期の夢遊症とは関連がない．ありありとした夢に伴って，激しい，時には危険な動作が現れる．頻度は様々である．

叫びを伴って怒るような寝言，自分自身やベッドパートナーが怪我することもある暴力がみられ，そのときに起こすと，攻撃されていた，喧嘩していた，逃げようとしていたなど，夢を詳しく述べることができる．これらはREM睡眠時に現れ，終夜ポリグラフでREM睡眠で通常にみられる筋緊張低下が消失している．

60％の例では特に他の疾患に移行しない．Parkinson病や多系統萎縮症などのいわゆるsynucleinopathyや進行性核上性麻痺，Machado-Joseph病に進行することがある．逆にParkinson病で発症前や発症早期にREM睡眠行動障害を呈する例が1/3にも及ぶ．

（福武敏夫）

71. 脳死の診かた

1. 脳死の医学的・社会的背景

　脳死は，近年になって人工呼吸器や血圧維持器などの発達により，蘇生医療，延命医療の進歩に伴って，人為的につくりだされた病態である．この状態では身体臓器の機能は保たれているが，それを制御する脳機能が衰退すれば（脳損傷が回復することがなければ），早晩，心肺機能も失われ死に至る．この期間が脳死の状態である．このような病態が存在しうるということが医学的に確保されるには1950年代～1980年代に至る長い期間を要した．

　人の死は，従来，呼吸停止と心停止をもって判定されてきた．これはどこでも通用する死の概念である．これに対して脳の機能停止をもって人の死とする概念が脳死である．この問題は当初，医学・生物学的関心から始まったものであったが，脳死をもって人の死と認められるなら，その患者の臓器を移植に用いることに着眼して，ここに脳死-臓器移植という概念が生まれた．心肺停止以前の臓器移植の方が心肺停止後のそれより成績が優れていることによる．このような背景から，臓器移植の成果を上げようとするあまり，脳死状態に至っていない患者を脳死と判定することは許されない．（過去には疑わしい場合もあって）そのため脳死判定を厳格に行うことが，医学界に求められ，脳死判定基準が設けられるに至った．

2. 脳死の定義

　以下の条件を満たす場合に脳死と定義される．

　①脳死は蘇生医療なしに生じるものではない．すなわち蘇生医療後に生じた状態である．

　②脳の病変により人としての「生活」の全機能（意識，知能，情緒，運動，感覚，反射）を喪失した（深）昏睡状態にある．

　③個体（患者）自身による「生命」維持の植物機能（呼吸，循環，体温など）の喪失は永続的であり，非可逆的である．

　④やがて心停止に至る．

　このような病態は通常，脳の広汎な障害によって生じる（全脳死）が，脳幹だけの障害によっても生じうる（脳幹死）．このいずれを採用するかは国家レベルの判断によるが，脳幹（網様体）が障害されると，大脳機能が喪失してしまうので，症候の上でこの2つを区別できない．従って，我が国のように全脳死の立場に立つとき，脳波の平坦化をもって脳機能の喪失と判断する．

3. 脳死にみられる症候

　①自発呼吸はなく，人工呼吸によりなされ，血圧は昇圧薬により維持されており，体温は外界からの保温により保たれている．従って，外見上は死の様相を呈しない．

　②意識は深昏睡状態にあり，呼びかけや強い痛み刺激（眼窩上縁の三叉神経第一枝に加える）への反応は喪失している．

　③知能，情緒，運動，感覚，反射などの脳機能は喪失しているが，診察により全ての機能が喪失していることを証明することはできない．全脳死でも脳幹死でも，ある時点までは脊髄機能が保たれるので，これによる自動運動，反射運動が生じることがあるからである．一方，大脳，脳幹に由来する徴候，すなわち痙攣や脳由来の不随意運動，（刺激による）除皮質姿勢や除脳姿勢の出現は脳死の定義に反する．

　④眼球は正中に固定し，1)対光反射（図1a），2)角膜反射（図1b），3)頭位変換眼球反射（人形の眼現象），4)前庭眼反射（カロリック試験）（図1c），5)咽頭反射（図1d），6)咳漱反射などの脳幹反射が消失している（詳細→各別項）．

　⑤腱反射や皮膚反射は消失していることが多いが，消失は必須事項ではなく，脊髄性自動運動がみられることがある．脊髄性自動運動は脳幹が完全に障害されているのに，脊髄がなお機能しているときに稀に出現する．この運動は脳死の概念・定義と矛盾しない．脳死に陥って早期に自発的にみられたり，早期の人工呼吸の中止時（無呼吸テスト時を含む）に出ることがある．下肢のピクッとするミオクローヌス様運動や，胸郭の呼吸様運動，Lazarus徴候（上肢が胸から顔の近くまで動く）などが知られている．

4. 法的脳死判定の要件と概略

　臓器の移植に関する法律の施行後，法的脳死判定が行われている．2010年の改正では，本人の生前の意思表示がなくても，家族の承諾による判定や15歳未満児における判定も可能となった．判定は，救急医療を含み高度の医療が行われている施設で，適正な脳死判定がなされる人的かつ物的体制があるときに，脳死判定に習熟した医師（脳神経外科医，神経内科医，救急医，麻酔・蘇生科・集中医療医または小児科医であって，それぞれの学会専門医・認定医の資格を持ち，脳死判定に豊富な経験を有し，臓器移植に関わらない医師2名）によってなされる．

　法的脳死判定に先立ち，本人の生前の意思がある場合，18歳未満の場合は虐待の疑いがないこと，CTスキャンなどの画像検査などから器質的脳障害の存在が確認され，かつ行いうる全ての適切な治療をもってしても回復の見込みが全くないことが判断される必要がある．さらに神経学的な前提として，1. 深昏睡，2. 瞳孔が固定し，瞳

71. 脳死の診かた

図1　脳死の判定に用いられる代表的脳幹反射とその脳内経路

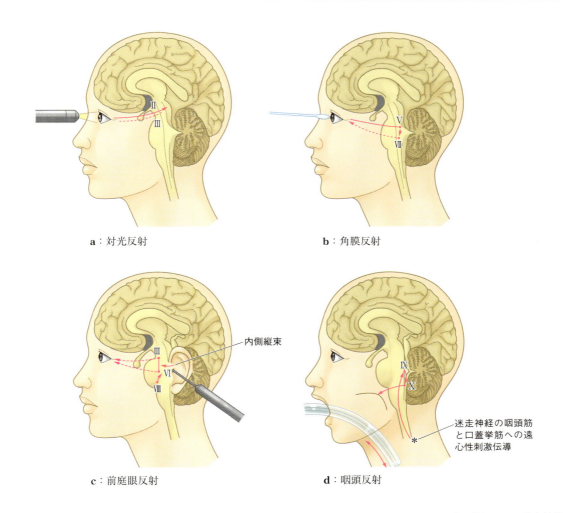

a：対光反射　　b：角膜反射　　c：前庭眼反射　　d：咽頭反射

Ⅱ：視神経，Ⅲ：動眼神経，Ⅴ：三叉神経，Ⅵ：外転神経，Ⅶ：顔面神経，Ⅷ：前庭神経，Ⅸ：舌咽神経，Ⅹ：迷走神経．

孔径が左右とも4mm以上であること，3. 脳幹反射の消失，4. 平坦脳波，の4項目が確認されている必要がある（臨床的脳死）．

脳死と類似した状態になりうる症例は当初から除外される．すなわち，急性薬物中毒と代謝・内分泌障害（肝性昏睡，糖尿病性昏睡など）である．問題となりうる薬物としては中枢神経作用薬（静脈麻酔薬，新製薬，鎮痛薬，向精神薬，抗てんかん薬）や筋弛緩薬がある．このほかに，知的障害など意志表示が困難となる障害を有する者，被虐待児または虐待が疑われる18歳未満の児童，年齢不相応の血圧や低体温のある場合も除外される．

判定にあたっては改めて上記1～4の確認の後に，無呼吸テストにより自発呼吸の消失が確認された場合に，第一回の脳死判定がなされる．その後，6歳以上では6時間経過後に，6歳未満では24時間経過後に，同様の確認がされた（第二回脳死判定）時点で，脳死と判定される．

（福武敏夫）

【文献】

1) 福武敏夫，平山惠造．脳死判定の臨床的問題点：判定基準の行間にあるもの．臨床神経 33：1325-1327, 1993

72. 知能障害・記憶障害の診かた

1. 知能障害

❶ 知能障害とは

知能障害には痴呆（認知症）と精神発達遅滞が含まれる．精神発達遅滞は幼児や小児が対象であり，成人に持ち越されることがあるが，本書では成人の痴呆を扱う．痴呆とは，脳機能がいったん発達した後に，せん妄などの意識障害がないのに，知能・情動・意欲・言語・認知・記憶・人格などの精神機能・高次脳機能が広汎に持続的に障害された状態と定義できる．どこからを病的な程度と定めるかには幾つかの考えがあるが，家庭生活，社会生活，職業的能力などに支障をきたす程度と定める方法（DSM-Ⅳなど）が受けいれられている．痴呆とは言えないが，正常な老化の範囲とも言えない程度の障害を「軽度認知障害 mild cognitive impairment」と呼ぶ．そのような症例がその後どのように変化していくかを追跡することも有意義である．

❷ 知能に関連する脳解剖

知能には脳のあらゆる領域が関連する（大脳皮質領域を図1に示す）．ヒトの知的活動は，頭頂連合野・側頭連合野で視覚・聴覚・体性感覚など諸感覚の統合がなされ，既に側頭葉などに貯蔵されている記憶と照合して，補足運動野を経て運動として表現され，それと共にこれら感覚・運動の全てを前頭前野で取捨選択し，高次の判断がなされる．その過程で皮質下の大脳基底核・視床，Papezの回路などとも相互の連絡がなされる（記憶に関する解剖は後述）．

> **メモ 1** 大脳連合野：大脳皮質には発生学的に早熟部，中間部，晩熟部がある．早熟部には聴覚野，視覚野，体性感覚野（中心後回）などの一次感覚野と一次運動野（中心前回）があり，それぞれ大脳皮質の中での感覚系の入口と運動系の出口である．これら一次感覚野と運動野との間にあって，相互間の連絡系をなす領域が連合野である．各葉の連合野を前頭-，頭頂-，後頭-，側頭連合野と呼ぶ．これら連合野は発生学的に晩熟部に属し，前述の各野を連絡し，感覚入力から運動出力までの間に，諸情報，機能を分析，統合する場と理解されている．連合野の病変部位により，そこ固有の臨床症候を呈する．

❸ 知能障害の診かた

知能障害は物忘れ，異常言動，判断障害などの形で現れる．しかし症状の表現が難しく，何か変，精彩がないという場合もある．このようなときは，病歴聴取時にまず，できるだけ具体的な事例を聞き出すことが大切である．例）物忘れ：家族に同じことを何度も聞き返す／重要な用件を忘れる．異常言動：（もはや存在しない）実家へ帰ると言う／夜中に引き出しの中味を出したり入れたりする．判断障害：隣が火事ならどうするかという問いに「水をかける」．元の知的レベルの参考に学歴・職業歴，社会的活動状況を確認しておく．

知能障害のチェック事項に下記のものがある．

- 注意・集中力：数列の順唱・逆唱，7シリーズ（100から7を引いていく）
- 記憶力（下記2.参照）
- 見当識：現在の時（年・月・日・曜日，季節，朝夕），場所（ベッドの上などの即物的回答はレベルが低い），付き添いの人（人間関係）
- 言語力，読解力，書字力（→74項）
- 計算力：簡単な加減（引き算，割り算ほど困難；九九は語呂での記憶）
- 物品使用能力（→77項）
- 構成力：透視立方体，星型五角形，時計の文字盤などを書かせる．
- 判断力：有名なことわざの説明，2つの物の類似点・相違点の説明（即物的な説明はレベルが低い）
- 異常行為：季節にそぐわない重ね着，脱抑制的行動，徘徊，断りなく立ち去る，常同行為

以上の項目をバランスよく含んだスクリーニングテストが考案されている（詳細→5項）．

2. 記憶障害

❶ 記憶とは

記憶とは「己れが過去に貯えた経験を現在に再現できるもの」，あるいは「各人の脳の中に刻み込まれている個人の経験」などと言われる．

「記憶」は神経学と心理学とにまたがるので，特有な用語が用いられる．まず，それらを簡潔に説明する（本文中に説明があるものを除く）．

受容：知覚受容とも言う．記憶に残るにはまず対象からの感覚情報が感覚受容器で受容され，それを分別して知覚となる．知覚受容しただけでは記憶に残らない．

学習：入力された知覚情報を記憶に残そうとする過程である．漢字を覚える（**知的記憶**），技術を習得する（**手続き記憶**）などの努力過程を言う．

記銘：記憶しようとする新しい事柄（対象）を記憶の中に取り込み，覚え込もうとする（過程）を言う．覚え込んだ**記憶**とは区別される．

保持と把持：学習して取り込んだもの（情報）は脳内で一時期保たれる．この状態（保持）は不安定で，記憶として残るものもあるが，消えるものもある．この不安定な状態で他の刺激が加わると（これを**干渉**と言う）記憶として残らなくなる（暗誦中に声をかけられると覚えられなくなる）．保持よりさらに確かな状態を把持と言う．

登録：記銘からさらに学習などを経

図1　大脳皮質領域（平山・河村1993より）

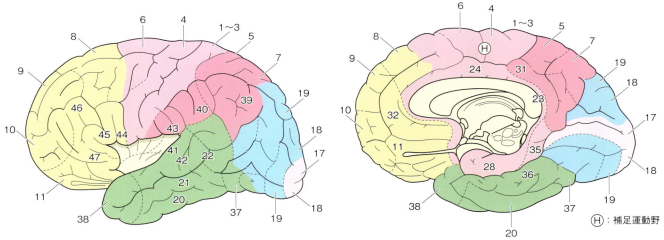

数字はBrodmannの脳地図番号．

図2　時間軸による記憶の分類

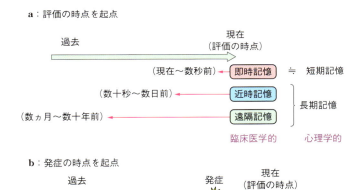

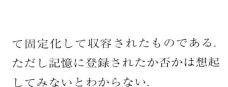

図3　記憶の内容による分類

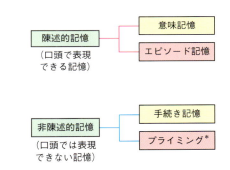

*プライミング： 2語の組み合わせを呈示し，後にその一方を示し，他方を想起させるようなこと．
2語は互いに関連が深い場合（海-船）と関連がない場合（ほたる-切符）に分ける．
三宅式記銘検査が代表的検査法である．

て固定化して収容されたものである．ただし記憶に登録されたか否かは想起してみないとわからない．

貯蔵：ある事柄が把持からさらに強固になり，記憶として貯えられた状態を貯蔵と言う．強い印象のものほど強固に貯蔵される（記憶の**固定**）．

想起：貯蔵された記憶を思い出すのが想起である．思い出されなくては記憶の有無がわからない．想起には**再認**と**再生**がある．過去に遭遇した事柄と同じ場合が再認で，頭の中に思い出すのが再生である（指した将棋の局面を再現するには再生・再認が必要である）．

逆向性・前向性：時間経過の中で，ある時点から過去の方へ戻る方向を逆向性，その時点から前へ進む方向を前向性と言う．

記憶には，記銘・登録（知覚や課題の受容を刻印する）→保持・貯蔵→想起・再生の過程が含まれる．

記憶は，まず記銘されてから再生されるまでの時間的経過（長・短）により分類されている（図2a）．心理学的には，短期記憶と長期記憶に分けられる．短期記憶とは，課題提示のあと，干渉をおかずに直ちに（およそ60秒以内に）再生されるものである．臨床医学的に言う即時記憶にほぼ相当する．不規則な数系列を用いて再生試験をすると，健常者では7桁（±2）まで再生できる．健忘症候群ではこれが保たれる．長期記憶とは，受容から再生までに分単位から年単位の時間を経て再生されるものである．臨床医学的に言う近時

記憶と遠隔記憶がこれに含まれる．これらは新しい記憶に関わっており，記憶の前向性過程をなす．

記憶はその内容からも分類される（図3）．すなわち，言葉やイメージで表明できる陳述的（宣言的）記憶とそれができない非陳述的記憶である．

陳述的記憶にはエピソード記憶と意味記憶が含まれる．エピソード記憶とは，自分がいつどこで何をしたかという生活史上の出来事の記憶であり，いわば「日記」に相当する（健忘症候群の主題はこのタイプの記憶である）．意味記憶とは，事象や単語の意味，数字や概念，絶対的事実（円周率は3.14／正常な体温は36℃程度／北海道は東京より北／徳川家康が江戸幕府を始めた）の記憶であり，いわば「百科事典」に相当し，知識とも言い換えられる．

非陳述的記憶とは，意識にのぼることなく，体験・学習の反復により獲得される記憶であり，その代表は手続き記憶である．手続き記憶とは，自転車に乗れるとかの運動や技能における習熟を指す．これらはいずれも遠隔記憶であり，記憶の逆向性過程をなす．

以上の分類とは別に，作業記憶 working memory という概念がある．会話や思考，動作や意思決定などの場面における一時的な情報の保持や処理の仕組みを指す．電話をかけるときに手帳を見てその場では番号を覚えるがすぐに忘れる．これが通常（正常）であり，むやみに記憶に残ってしまうのは異常である．このほかに，行為の意図を把持しておく機能を回顧的記憶と対置して展望記憶と言うことがある．

❷ 記憶に関連する脳解剖

記憶形成の中核的な解剖学的基盤は大脳辺縁系にある（→メモ2）．特にPapezの回路（海馬体・海馬傍回-脳弓-乳頭体-乳頭視床束-視床前核-帯状回（後部）-海馬体・海馬傍回）が重要視されている（図4）．一方，Yakovlevの回路（側頭葉極部-扁桃体-視床背内側

核-前頭葉眼窩部・帯状回前部-側頭葉極部）は主に情動に関わるが，情動と記憶とは密接に関連する．手続き記憶はParkinson病や進行性核上性麻痺などで障害され，線条体-前頭葉系との関係が重視されている．意味記憶は語義失語（→74項）との関連が深く，側頭葉極部との関連が重視されている．

メモ2 大脳辺縁系：大脳半球を正中矢状断面でみると，第三脳室と脳梁が一見脳の出入口のように見え，その周辺部の脳回がその辺縁をなすことからP. Brocaが辺縁回（後に辺縁葉）と称した．一般の脳解剖での帯状回と海馬傍回を含んでいる．一方，ここは同時に脳の外套部の辺縁に相当し，辺縁は二重の意味をもっている．この辺縁葉を含む系は特異な機能をもつことから大脳辺縁系と称して扱われるようになった．

❸ 記憶障害とは

記憶障害は上記の記憶機能の色々な側面において現れる．まず疾患の発症時点を起点として前向性健忘と逆向性健忘が区別される（図2b）．前向性健忘は，新しく記憶することの障害であり，短期記憶と長期記憶に障害が現れるが，検査場面では即時記憶障害と近時記憶障害として捉えられる．逆向性健忘は，疾患の発症前に起こった印象や出来事を再生・想起できないことを指す．その出来事の時間間隔はせいぜい数時間と短い場合と年の単位ほど長い場合がある．前者は記銘過程が完成しなかったことで，後者は想起・再生過程の障害で説明しうる．後者は遠隔記憶の障害と重なる．

エピソード記憶の障害を中核とするものとして，健忘症候群という概念がある．これは意識障害がなく，他の認知障害もなく，即時記憶は保たれていることを前提とするが，記憶障害の中味には色々な定義がある．これとは別

に，手続き記憶や意味記憶がそれぞれ主に障害されることがある．

❹ 記憶障害の診かた

まず「物忘れはありますか」などと聞き，記憶障害に対する病識を明らかにする．次いで，日時や場所の見当識障害の有無を確認する．その後に，即時記憶，近時記憶，遠隔記憶に分けて，下記のように診察する．必要に応じ，事実でないことを尋ね，作話傾向があるかを明らかにする（HDS-R：長谷川式簡易知能スケール）．

- 即時記憶：3単語即時再生，5物品再生（HDS-R）．数列の復唱（健常者では7 ± 2桁可能）やその逆唱（順唱より1桁少なくて可）
- 近時記憶：3単語遅延再生（HDS-R；干渉課題をはさむ）．来院日の天候や交通手段を尋ねる．習慣的行動については聞かない．
- 遠隔記憶：個人史を遡るようにして，就職や結婚の年，手術や大きな事件について聞く（予め家人に確かめておくとよい）．社会的に注目されたニュースや人について聞く（例：東日本大震災の時期や被害状況，現役または過去の首相名）．

検査法については別項を参照（→5項）．

❺ 記憶障害を主体とする代表的症候群

（1）一過性全健忘：一過性全健忘 transient global amnesia（TGA）は，突然に始まる重篤な前向性健忘と，その時点から遡るある時点までの逆向性健忘を生じる一過性の病態である．明らかな脳血管障害や外傷，てんかんによるものは除外される．特殊例として片頭痛に伴うものがあるが，別に扱う．

60歳前後の発症が多く，40歳以下は稀である．大部分は12時間以内である（平均6〜9時間）．再発は少ない．誘因として，遠出，冷水との接触，性交，重要な行事への参加など身体的・精神的ストレスと関連あることが多

図4　大脳辺縁系の解剖とPapezおよびYakovlevの回路（小野2012より）

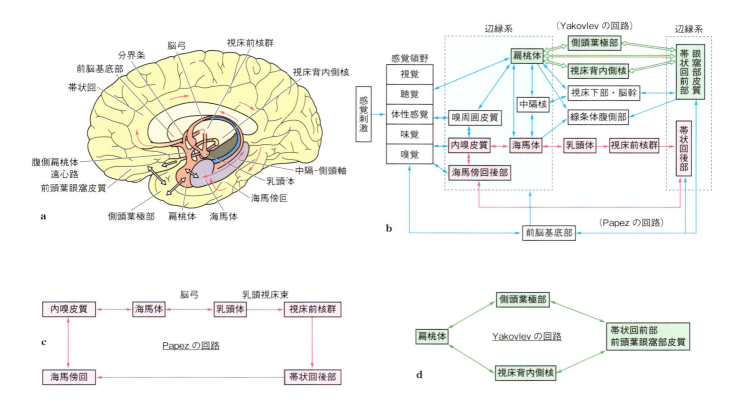

い．造影検査や内視鏡検査などの医療処置に続発することもある．発作中は，意識障害，認知障害を伴わず，手続き記憶は保たれているので，合目的な行動は可能である．即時記憶は正常であるが，時々刻々の体験を記憶できない（前向性記憶障害）ために，同じ質問「ここはどこ」「これは何」「これは誰の」などを繰り返し，記憶障害に気付かない．自分自身の見当が付かなくて不安や驚きを訴えることもあれば，逆に無関心なこともあり，本人と周囲の態度の違いが対照的である．逆向性健忘は，古いことから改善し，発作回復からしばらくすると，発作中の記憶障害のみが残る．

病態はまだ完全に解明されていないが，発作中や発作直後に側頭葉内側面などに血流低下が認められたり，発作数日後にMRI拡散強調画像において海馬に点状の高信号域が認められる例が多く，通常の虚血とは異なる代謝機能不全が推定されている．

（2）Korsakoff症候群：Korsakoff症候群はWernicke脳症と共に慢性アルコール中毒で生ずることからWernicke-Korsakoff症候群とも呼ばれたが，それぞれ独立に生じうる．共にビタミンB₁欠乏による．ビタミンB₁欠乏はアルコール依存症以外にも，妊娠悪阻（特にビタミンB₁を加えない輸液を受けた場合），消化管手術後，尿毒症，高カロリー輸液などが誘因となる．MRIで乳頭体や第三脳室周囲に病変がみられる．

症状は，重篤な前向性健忘，逆向性健忘，見当識障害，作話，病識の欠如が特徴的である．作話では，近時記憶の障害を補うように，過去の記憶が無秩序に混じる．自発的な作話と質問に応じた作話がある．内容はつじつま合わせ（当惑作話）や願望を現象化するもの（空想作話）などである．

（3）意味記憶障害：失語症では単語の意味記憶が不安定になり，語義失語で顕著に現れる．名称はわかるが，その内容（意味）がわからなくなる．「利き手はどちら？」と聞くと，「利き手って？」という反応がみられる．前頭側頭葉変性症で認められ，病変が左側優位例では言葉の意味が障害され，右側優位例では，視覚的な意味記憶の障害が目立つ．

（福武敏夫）

【文献】
1）平山惠造，河村　満．MRI脳部位診断．医学書院，東京，1993
2）小野武年．脳と情動―ニューロンから行動まで―．朝倉書店，東京，2012

73. 痴呆の診かた

1. 痴呆とは

「痴呆症」（病名）という言葉は，今日，社会的に「認知症」と言い換えられるようになったが，「痴呆」（症候名）という学術用語に相当する言い換え語はない．痴呆と認知障害とは同義ではない（→75項）．認知能力は，意欲，注意，感覚認知，行為，記憶，情動，言語，判断，遂行（実行）など様々な個別的能力の集合体である．さらに広く，知能や学習能力，人格の保持も含まれる．これらの能力の障害はそれぞれ，意欲障害，注意障害，失認，失行，健忘，情動障害，失語，判断障害，遂行機能障害，知能障害，学習障害，人格変化と呼ばれる．痴呆は，「脳機能がいったん成熟した後に，後天的な脳の疾患によってこれらの機能，能力が広汎に，持続的に障害された状態」と定義できる．さらに実践的には，痴呆は「日常生活や社会生活に支障をきたしている状態」を加えるのがわかりやすい．従って，痴呆とは単独の認知機能が障害されているものではない．認知機能障害があるからといって，痴呆であるとは言えない．また，痴呆性疾患ごとに特徴は異なっているので，日常診療では，痴呆一般を診断するのではなく，疾患として診断することになる．

2. 痴呆と鑑別すべき状態

❶ 生理的健忘（正常老化による物忘れ）

加齢と共に，記憶障害や他の認知機能障害が軽度に出現して緩徐に進行するのは，あくまでも生理的変化である．この場合は物忘れなどに病識があり，物忘れではとっさに思い出せない度忘れのかたちをとる．初めて食事をした食堂名を思い出せないことがあっても，食事の種類やそのときあったエピソードは忘れることはない．また，日常生活・社会生活に支障がない．物忘れ外来へも一人で受診することが多く，自らAlzheimer病へ進行するのではないかという懸念を訴える．

❷ 軽度認知障害 mild cognitive impairment（MCI）

正常ではなく，痴呆とも言えない状態をいったん捉えておいて，その後どのように変化するか経過をみることは診療していく上で大きな意義を有している．1996年にPetersenらはそのような状態をMCIと呼び，診断基準として①記憶障害の訴えがある，②日常生活活動は正常である，③記憶を除く全般的な認知機能は正常である，④年齢から予測される記憶力よりも明らかに低下している，⑤痴呆症（認知症）ではない，を提唱した．その後に概念の変遷があり，当初のものは現在では記憶障害型MCIにあたる．2003年の診断基準では，表1のように定義され，記憶障害の有無と認知機能障害の領域が1つか複数かの組み合わせで4つの亜型も定義されている．

❸ せん妄（→68項）

せん妄は意識の変容であり，急性に一時的に現れ，変動する点で，発症時点が不明瞭で恒常的に現れる痴呆と区別される．多くは全身性の内科的疾患の背景がある．しかし，せん妄と痴呆は相反する病態ではなく，痴呆患者が入院などを契機にせん妄を呈することがあるし，しばしば夕方から夜間にかけて行動がまとまらず，不安や興奮，不穏や徘徊が顕著になる．びまん性Lewy小体病では症状の日内/日差変動が特徴の一つをなしている．

❹ うつ状態

中高年者はうつ状態に陥りやすい年代にあるが，抑うつ気分の訴えがなかったり，捉えにくかったりすることがあり，動作や思考の緩慢や集中力の低下が前景に立ち，そのため，記銘力障害を訴え，検査上も記憶力や判断力の低下がみられることがある（偽性痴呆）．この場合，痴呆との鑑別は困難であり，抗うつ薬による治療的診断や精神科への併診が必要なことが多い．一方，痴呆性疾患患者がうつ状態を呈することもあるし，びまん性Lewy小体病ではうつ状態で発症することがある．

うつ状態（偽性痴呆）では，物忘れの自覚があり，むしろ誇張的に/繰り返し訴える．妄想を呈する場合，心気妄想が多く，Alzheimer病での被害（物盗られ）妄想とは異なる．

❺ 感覚性失語（→74項）

Wernicke失語などの感覚性失語では，理解力低下がある上に，錯語を伴って脈絡なく話すことがあり（重度ではジャーゴンと言われる），一見，痴呆様にみえる．

3. 痴呆をきたす代表的疾患の臨床的特徴と診かた

❶ Alzheimer病・Alzheimer型老年痴呆（図1，2）

Alzheimerによって最初に記載された症例は46歳発症（55歳死亡）の女性であるが，65歳以上の高齢者に多く，しばしばそれより若い年齢（若年）でも発症する．女性優位である．記憶障害，特に近時記憶障害と何らかの認知機能障害で発症する．日付を答えられないときに，「このごろ新聞を読まないから」などと言い訳することが多く，その場の状況に何とか合わせようとするなどの取り繕い反応がしばしばみられる．のっぺりとした緊張感のない，精彩を欠いた表情がみられ，人前ではにこにこしていることが多い．比較的早期から，病識の欠如が現れ，記憶障害の進行に伴い，古い記憶に依拠して実家に帰りたがったり，当初の目的を忘れて徘徊したり，自分で片付けてしまい込んだことを忘れて「物盗られ妄想」

73. 痴呆の診かた

表1 軽度認知障害の総合的診断基準

1. 正常ではなく，痴呆症（認知症）でもない（DSM-ⅣやICD-10の痴呆（認知症）診断基準を満たさない）
2. 認知機能低下
   - 本人および/または第三者からの申告，および客観的認知検査における障害が認められる
     および/または
   - 客観的認知検査において経時的に成績が低下している証拠がある
3. 基本的な日常生活動作は保たれている/複雑な手段的日常生活機能の障害は最小限に留まっている

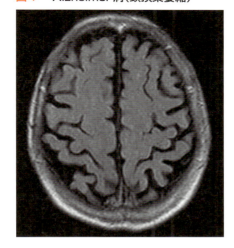

図1 Alzheimer病（頭頂葉萎縮）

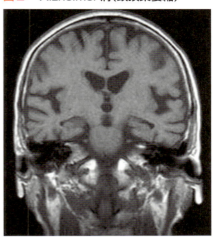

図2 Alzheimer病（頭頂葉萎縮）

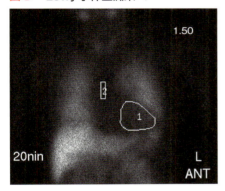

図3 Lewy小体型痴呆-1

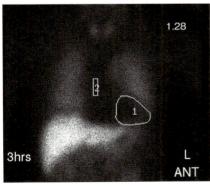

図4 Lewy小体型痴呆-2

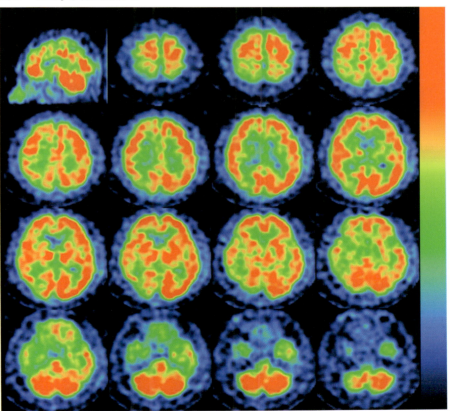

図5 Lewy小体型痴呆-3

図3, 4　^{123}I-MIBG心筋シンチグラフィー．早期像（20分）と後期像（3時間）ともMIBGの心筋への取り込み（心筋/上胸郭比）が低下している．

図5　SPECT（^{123}I-IMP）．右頭頂-後頭葉の血流低下がみられる．

を呈したり，事態の因果関係が理解できないために家人に責任を求めて易怒性がみられるようになる．

進行すると，注意障害や遂行機能障害，健忘失語（「あれ」「これ」の代名詞の多用），構成障害や視空間失認（地誌的障害），着衣失行，などの特定の認知機能の進行性の障害が加わる．さらに，地誌的障害や判断障害により異所性排尿・排便が出現し，独語や家人の誤認も現れる．

小血管病変を伴うものについては後述参照（→❽(6)）．

❷ Lewy小体型痴呆・痴呆を伴うParkinson病（図3～5）

Lewy小体型痴呆はAlzheimer病に次いで多い疾患で，男女差はなく，高齢者に多い．中核的特徴として，①注意や意識レベルの顕著な変動を伴う動揺性の認知機能障害，②繰り返し出現する具体的でありありした幻覚（幻視，幻触），③明らかな原因を指摘できないparkinsonism，がみられる．記憶障害は比較的軽度で，しばしば前日の幻覚の内容を説明できる．うつ症状で始まることもあり，parkinsonismがみられなければ，うつ病と鑑別が困難である．その他に示唆的な特徴として，REM睡眠行動異常や向精神薬に対する過敏性，自律神経症状（特に起立性低血圧）がある．変動は日差でみられ，月単位のこともあるが，日内変動もある．Parkinson病の経過中に痴呆が加わってくる場合にはLewy小体型痴呆と同様と考えられる場合とAlzheimer病との合併と考えられる場合がある．

❸ Creutzfeldt-Jakob病（図6，7）

脳に異常なプリオン蛋白が沈着し，脳神経細胞の機能が障害される一群の病気は，プリオン病と呼ばれる．Creutzfeldt-Jakob病（CJD）は，その代表的なもので，急速に進行する痴呆を呈する．100万人あたり年間1名程度の稀な疾患である．プリオン病には，このCJDのほかにGerstmann-Straussler-Scheinker症候群と致死性家族性不眠症がある．病理学的には大脳皮質の海綿状変化が特徴的である．めまい感や視覚の異常などの非特異的な症状で始まり，週単位で急速に痴呆，意志疎通困難，運動障害（錐体路・錐体外路症状，運動失調）などが進行する．一時期ミオクローヌスが目立ち，その時期には脳波で特徴的な周期性同期性放電がみられる．早期から脳MRI拡散強調画像で皮質・基底核の高信号がみられるので診断価値が高い．髄液14-3-3蛋白やタウ蛋白の高値などの所見が知られている．もっと稀に視床型と呼ばれる病型や緩徐進行性の病型もある．

❹ 嗜銀顆粒性痴呆

病理学的にグレイン grain と呼ばれる嗜銀性顆粒が脳内に出現する疾患概念であり，剖検例の5～9％を占める決して稀でない疾患であるが，臨床的に特徴的な症状はなく，生前診断は困難である．それでも，痴呆症状に先立って，感情の易変化性や頑固さ，拒否的・易怒的傾向がみられることが多い．

❺ 前頭側頭葉変性症

これはAlzheimer病，Lewy小体型痴呆に次いでよくみられる疾患であり，脳の前方部（前頭葉，側頭葉）に原発性の変性をきたし，特有の人格・行動変化や失語などの言語症状を特徴とする．臨床-病理学的な概念や分類には歴史的変遷がある．発症は比較的若く，65歳以下のことが多い．以下のような症候を呈する病型が知られている．

（1）前頭側頭型痴呆（図8～10）：発症時から経過全体を通じて，性格（人格）変化と社会的な行動異常が目立つ．一方，記憶，視空間認知能力，行為などは比較的保たれる．脱抑制型，無欲型，常同型に分ける考え方もある．病識がなく，行動異常として，清潔保持の悪化，柔軟性の欠如，注意散漫，紋切り型行動・時間表的生活，使月行動・環境依存症候群などがみられ，言語ではしばしば反響言語がみられる．人に話しかけられるとすぐに逃げていく「立ち去り行動」がみられることもある．悲哀感や睡眠障害，取り繕い反応はみられない．

（2）意味性痴呆（語義失語型）（図11）：言語障害，特に喚語困難，意味性錯語，語理解の障害で初発し，言語の意味記憶に選択的な障害（語義失語）をきたす．例えば，「利き手はどちらですか？」という質問に「利き手って何ですか？」という反応がみられる．初期には使用頻度の少ない語（「礼服」「人工衛星」），形の定まらないやや抽象的な・一般的な語（「季節」「花見」「酒のさかな」）から障害される．長谷川式知能スケールなどの検査時に，「逆順」などの言葉が理解できないための減点がみられるが，エピソード記憶は比較的保たれる．発話は流暢であり，音韻性錯語や文法的誤りはみられない．視空間認知は相対的に保たれ，立体的な絵を上手く描けたり，病前以上に芸術性がみられることがある．進行すると性格（人格）変化と行動異常も目立ってくる．

語義失語では左側頭葉前方の萎縮が目立つが，右側優位例では性格（人格）変化や行動異常で発症し，顕著になっていく例と，意味記憶，特に相貌認知などにおける視覚的な意味記憶の障害が目立つ例とがある．この場合，脳梗塞などによる相貌失認と異なり，声を聞いても認知できない．

（3）進行性非流暢性失語：発話の障害で初発し，それ以外の認知機能は正常か比較的よく保たれる．発話障害の特徴は自発話が非流暢性であり，失文法，音韻性錯語，失名辞のいずれかを伴う．表出は努力性で，復唱や書字・読字も障害されるが，発症早期には語の理解は保たれる．進行すると，理解障害も加わり，行動異常も出現するが，次第に緘黙状態になる．

図6 Creutzfeld-Jakob病-1
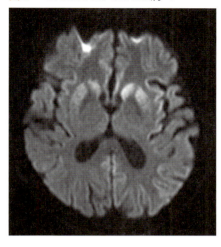

図7 Creutzfeld-Jakob病-2
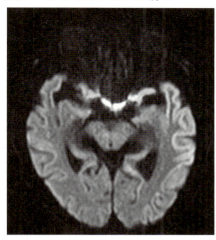

図8 前頭側頭型痴呆-1
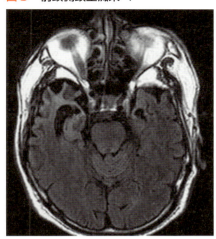

図9 前頭側頭型痴呆-2
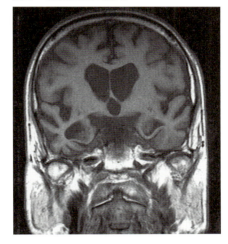

図10 前頭側頭型痴呆-3
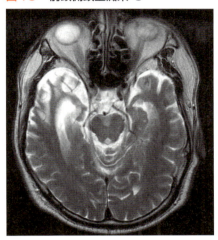

図11 意味性痴呆
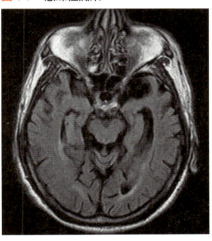

図12 辺縁系脳炎
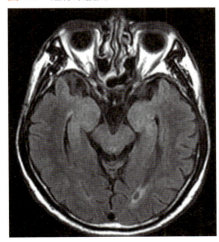

図13 血管性痴呆（戦略的領域：視床）-1
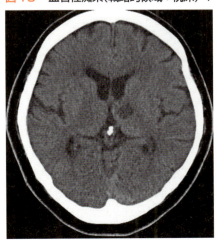

図14 血管性痴呆（戦略的領域：視床）-2
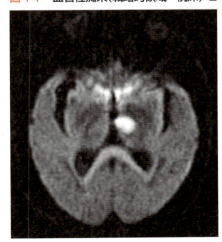

❻ 辺縁系脳炎（図12）

単純ヘルペス脳炎に似て，海馬や島皮質などの大脳辺縁系が障害され，亜急性に意識不鮮明で発症し，人格変化や気分障害，痙攣，幻覚，記憶障害などが出現する．肺小細胞癌などに伴うもの（傍腫瘍性；抗神経抗体がみられうる）と自己免疫性のもの（VGKC抗体など；NMDA受容体抗体がみられる場合は卵巣腫瘍・精巣腫瘍が合併していることが多い）とがある．MRIにて海馬などに高信号が認められる．

❼ 進行性核上性麻痺と大脳基底核変性症

2疾患は前頭側頭葉変性症の範疇でも論じられることもある．互いに鑑別が問題になる疾患である．痴呆に関しては，前者では認知機能の障害がしばしば早期からみられ，経過と共に進行し，痴呆に至る．核上性麻痺とは眼球運動の核上性麻痺に代表される．この痴呆は皮質下性痴呆の代表的疾患であり，思考の遅さ（精神緩慢），意欲低下・無感情（アパシー）・多幸・無頓着などを伴う性格変化，獲得された知識をうまく扱えない遂行機能障害を呈する．

後者でも遂行機能障害が最も多くみられる．語の流暢性が低下し，緩徐進行性の失語を呈する例もある．うつ傾向や無感情（アパシー），易刺激性もよくみられる．

両者とも，物忘れもあるが比較的軽度で，Alzheimer病と異なり，ヒントや手がかりで改善される傾向がある．

❽（脳）血管性痴呆

発症や進行に脳血管障害が関わる病態を指すが，臨床症状は決して一様ではなく，少なくとも以下のような病型ごとに互いにかなり異なる．

（1）戦略的領域の障害（図13, 14）：視床や海馬，角回，前頭葉眼窩面・内側面など，記憶や認知に重要な部位に障害が生じると，その部位に応じた特有の記憶・認知障害が現れる．

（2）大梗塞・大出血，多発梗塞・多発出血：中大脳動脈領域の大梗塞や混合型（被殻・視床）の大出血後には各種認知機能の低下がみられる．これとは別に，皮質梗塞や皮質下出血を繰り返していくうちに，階段状に認知機能の広汎な低下がみられることがある．このいずれでも，記憶障害，注意力障害，自発性低下，脱抑制，失語・失行・失認，前頭葉症候などが色々な組み合わせでみられる．

（3）多発ラクナ状態：穿通枝のラクナ梗塞が積み重なると，血管性parkinsonismと共に皮質下性痴呆が生じてくる．

（4）Binswanger型：平均55歳くらいに発症する．大脳白質の広汎な灌流障害とラクナ梗塞が合わさり，緩徐進行性，時に階段状に自発性低下，注意力低下，感情鈍麻・無感情（アパシー），感情失禁，易怒性，無関心・無為が現れる．明らかな巣症状（失語・失行・失認など）は呈さない．

（5）遺伝性小血管病（CADASILとCARASIL）（図15〜17）：Binswanger型と同様の症状を呈するが，共に発症年齢が若い（CADASIL：平均45歳，CARASIL：平均30歳）．前者では気分障害（抑うつ）が比較的特徴的であり，ラクナ梗塞の多さに従い，皮質下性痴呆の特徴も示す．後者では自発性の低下が目立ち，白質（髄質）性痴呆の典型像を示す．（CADASIL＝cerebral autosomal dominant arteriopathy with subcortical infarcts and leukoencephalopathy，CARASIL＝cerebral autosomal recessive arteriopathy with subcortical infarcts and leukoencephalopathy）

（6）小血管病変を伴うAlzheimer病（図18, 19）：最近の疫学的・臨床-病理学的データによれば，脳血管障害とAlzheimer病との間には相当の重なりが示唆される．認知機能の低下には両方の病理過程の相加的・相乗的影響があると思われる．老化脳とAlzheimer病とに最も高頻度にみられる血管病理は脳アミロイド・アンギオパチーと小血管病である．

❾ いわゆる「治療可能な」痴呆性疾患

進行性の神経変性疾患や血管障害によるのではなく，原因に応じた治療により改善が期待される複数の疾患がある．これらは治療可能，すなわち改善しうる疾患であるので，「痴呆性」というのは相応しくないが（冒頭1. 参照），痴呆性疾患（認知症）との鑑別上注目すべきものであるのでこのように扱われる．

原因は，薬物性，うつ病，代謝性・内分泌性（ビタミンB_{12}欠乏症，甲状腺機能低下症など），正常圧水頭症，慢性硬膜下血腫，下垂体腫瘍などである．

慢性的に経過するもの，画像所見が正常であるものでは発見が遅れることが多く，その場合は診断できても治療反応性は乏しい．

（1）薬物性：高齢者では肝・腎機能が低下しており，薬物の代謝・排せつが遅延しやすい上に，投与薬数が増加する傾向にあり，薬物の副作用として，認知機能障害が生じやすい．最も経験するのは消化器病薬（スルピリド（ドグマチール™），H_2ブロッカー，プロトンポンプ阻害薬）であり，次いで抗コリン薬である．

（2）ビタミンB_{12}欠乏症：胃手術後や慢性胃疾患患者に多い．特異的症状はなく，記憶障害，見当識障害，性格変化，うつ状態，興奮，不安，偏執症などが記載されている．

（3）甲状腺機能低下症：気力低下やうつ状態で発症する．精神・運動の緩慢がみられ，精彩を欠く．痴呆症状そのものはAlzheimer病と区別しにくい上に，甲状腺機能亢進症と共に，Alzheimer病の危険因子に挙げられている．

（4）正常圧水頭症（→92項）

（福武敏夫）

73. 痴呆の診かた

図15 血管性CADASIL-1
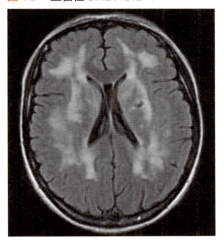

図16 血管性CADASIL-2
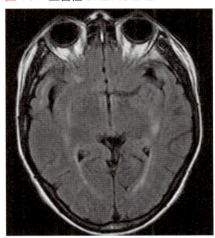

図17 血管性CADASIL-3
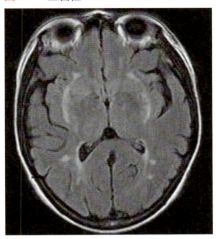

図18 小血管病変を伴うAlzheimer病-1
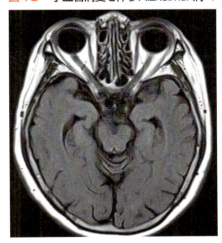

図19 小血管病変を伴うAlzheimer病-2
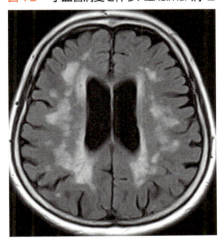

【文献】
1) 福武敏夫. 神経症状の診かた・考えかた —General Neurologyのすすめ. 医学書院, 東京, 159-190, 2014
2) Winblad B, Palmer K, Kivipelto M, Jelic V, Fratiglioni L, Wahlund LO, Nordberg A, Bäckman L, Albert M, Almkvist O, Arai H, Basun H, Blennow K, de Leon M, DeCarli C, Erkinjuntti T, Giacobini E, Graff C, Hardy J, Jack C, Jorm A, Ritchie K, van Duijn C, Visser P, Petersen RC. Mild cognitive impairment-beyond controversies, towards a consensus: report of the International Working Group on Mild Cognitive Impairment. J Intern Med 256: 240-246, 2004
3) Fukutake T. Cerebral autosomal recessive arteriopathy with subcortical infarcts and leukoencephalopathy (CARASIL): from discovery to gene identification. J Stroke Cerebrovasc Dis 20: 85-93, 2011

74. 失語症の診かた

1. 失語症とは

　失語症とは，大脳半球の一定の領域（言語野）の脳病変により，会話言語によるコミュニケーションの際に語の選択や文法，理解が障害されることである．

　歴史的にはBroca失語やWernicke失語などの失語の型とその責任病巣との関連が論じられてきた．現在ではこれらの失語型は単一・均質の症候で規定されるものでなく，中核となる症状がそれぞれにあるとしても，実際には複数の症候からなる症候群である．侵された病変の広がりと程度によって症例・症状にはかなりの多様性がある[1]．従って，失語症を診る場合，失語型を決めるのが大切ではない．換言すれば，Broca失語やWernicke失語あるいは伝導失語などの失語型を細かく規定して，それにあてはめようとするのではなく，各症例の失語像を構成している要素，症状を把握することこそが大切である．それにより，病巣の局在や広がりをかなりの確率で推定することが可能になり，その治療方針や予後を検討することができる．

　言語には会話言語（音声言語）と文字言語の二側面がある．会話言語の障害である失語は文字言語である書字に反映する．従って音声言語にみられる障害と同様の障害（錯語や文法障害など）が文字言語に現れ，これを確認することが大切である．発話ができない患者では書字によって失語かどうかを判断する．

　失語症をきたす疾患はその多くが脳血管障害であるが，変性疾患に伴う語義失語などの特殊な失語型も知られており，遭遇することが少なくないので，特徴を知っておくべきである．

2. 言語野の解剖学的基盤

　失語を形成する各症状にはそれぞれ解剖学的基盤が想定されている（図1）．

3. 失語症の診かた

　失語症として評価すべき項目は，自発語，呼称，復唱，聴理解，読字・書字の5項目である．

❶自発語

　氏名，住所，職業，生年月日などを尋ね，自発語を引き出す．さらに，病歴を聞き出す際に観察できる．詳しくは漫画絵や情景画の説明を求めて評価する．

- 流暢性：自ら話す言葉を自発語と言い，これが滑らかに話せるのを流暢と言う．発病前と同程度に滑らかな場合に流暢性が保たれているとし，それが喪われた場合を非流暢性とする．流暢性を規定する因子は，一息で言える語数，韻律（プロソディ），会話速度（1分間の語数），努力性，休止，構音であり，これらを組み合わせて評価する．
- 失構音（anarthria）：語音，すなわち言葉をなす音声，の歪みであり，発語が渋滞し，音韻が変化し，意味のない音節が繰り出される．構音の誤りに一貫性が乏しい．構音障害（dysarthria）とは区別される（→22項）．
- 錯語：言い誤りのことであり，語性錯語（意味性錯語）と音韻性錯語（字性錯語）とがある．語性錯語とは，言いたい単語が別の単語に置き換えられてしまうことである（例：ぼうし→めがね）．音韻性錯語とは，単語の一部が他の音節に置き換えられてしまうことである（例：ぼうし→ほうる）．伝導失語では主に音韻性錯語がみられる．
- 新造語：意味を持たない無意味な幾つかの音節からなる単語様の言葉である（例：ころなるとがあって，なんかそしりして）．
- ジャルゴン：錯語が高度になり，発話全体が意味不明になったものをジャルゴン jargon と言う．ジャルゴンは，未分化ジャルゴン（個々の語音も十分弁別できない），新造語ジャルゴン（新造語の多発），意味性ジャルゴン（個々の単語は実在するが，文として全く無意味）に分けられる．ジャルゴンとはわけのわからない言葉を意味するフランス語で，そのまま用いられる．
- 喚語障害：喚語困難，失名辞とも呼ばれる．言いたい（意図した）単語，思っている単語を発見できず，発話できない状態である．主として名詞に現れるが，動詞や形容詞などにみられることもある．意図した単語が出ずに，それを文章で説明することがある（迂言）．最初の音（語頭音）を提示すると正しく喚語できることがある．
- 保続：課題や話題が変わっても，同じ答をする現象である．
- 失文法：発話中の言葉の文法を誤り，正しく言えなくなる状態であり，助詞の脱落や助動詞の障害がみられる．そのため，文体が電文様（電文体）になる（例：私，そこ，行く）．

❷呼称

　物品そのものや，物品や動物の絵を見せて，その名前を言わせる．日常的に高頻度に用いられるもの（時計，鉛筆，眼鏡，電車，犬，猫）から低頻度のもの（押しピン，ロケット，ライオン）まで10種以上を検査する．反応が遅い場合（遅延反応）も異常である．

❸復唱

　検者が口頭で言った音声（刺激）を患者に模倣させる．刺激には，単音，短

図1　言語の解剖学的基盤(相馬・田邉2003より改変)

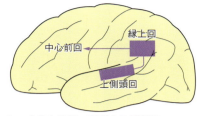

a：発話を実現する脳領域

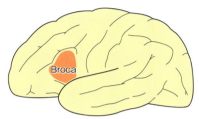

b：音韻を選択・配列する脳領域

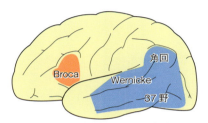

c：文法的理解に重要な脳領域

d：喚語(語想起)に関与する脳領域

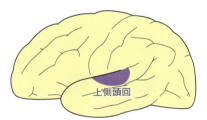

e：語音の認知に関与する脳領域

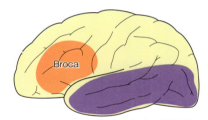

f：単語の聴覚的理解に関与する脳領域

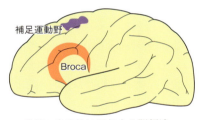

g：発話の自発性に関与する脳領域

い単語，長い単語，短い文章，長い文章，無意味音列などの順で用いる．ことわざや俳句，数字列も使うことがある．復唱は超皮質性失語以外の失語では障害される．超皮質性失語では，一般に復唱は保たれるが検者の刺激をそのままに繰り返し復唱したり(反響言語，オウム返し)，刺激に続くと想定される言葉を発語することがある(補充現象：月火水→木金土；犬も歩けば→棒に当たる)．あるいは刺激語も含めて発語することがある(月火水→月火水木金土)．

❹ 聴理解

検者の言葉の内容について，患者の理解の有無，程度を調べる．その種類，方法は，①会話の理解，②動作指示

(例：右手を挙げてください；左耳に触ってください)，③指示問題(複数の物品・絵の中から検者の指示したものを選ばせる)，④yes-no問題(検者が提示した命題文「豚は空を飛ぶか」の正誤判定を言葉か首振り動作で答える．

聴理解障害には，語音レベル(語音認知)，単語レベル(語義理解)，言語性の短期記憶レベル，文章のレベル(統語理解)などの障害が区別される．

❺ 読字・書字

読字には音読と読解がある．単語(漢字，仮名)と文章で行う．書字は，自発書字，書き取り，写字で調べる．

4. 失語型の診断

発語面から考案された失語型診断のチャートを図2に示す．

5. 古典的失語型

❶ Broca失語(図3)

発話の障害を主体とする症候群であり，以下の諸要素からなる[1]．
① 非流暢性発話，失構音(anarthria)，電文体
② 音韻性錯語，言語性短期記憶の低下
③ 喚語困難，語性錯語
④ 文章の聴理解障害(文法理解の障害)
⑤ 書字障害，読字障害

Broca失語の主病巣はBroca領域と中心前回下部にあり，Broca領域だけ

の病巣では③④が出現する．①②は中心前回下部に由来する．

❷ Wernicke失語（図4）

聴理解の障害を主体とする症候群であり，以下の諸要素からなる[1]．
　①流暢性発話
　②音韻性錯語，言語性短期記憶の低下
　③語音認知障害
　④喚語困難，語性錯語
　⑤語義理解障害
　⑥読字障害，書字障害

Wernicke失語の病巣はWernicke領域に限局しておらず，通常は中側頭回，下側頭回，頭頂葉に広がっている．従って，伝導失語や超皮質性感覚失語の要素が内在している（後述❸❹参照）．

❸ 伝導失語

音韻性錯語を主体とする失語型である．音の誤りは子音に目立つ（例：めがね→ねがめ）．言語性短期記憶の低下も含み，これらの症状はBroca失語やWernicke失語にも含まれる（上記のそれぞれの②）．発話は比較的流暢で，音韻性錯語に対し，言い直しがしばしばなされるのも特徴的である（接近現象）．

❹ 超皮質性失語

復唱が保たれる失語群であり，聴理解や発語も色々な程度に障害される．反響言語（オウム返し）がみられうる．分水界梗塞でみられることが多く，言語野（Broca領域とWernicke領域およびその連絡路）とそれ以外の大脳領域との間の離断症候群と捉えることができる．次の3型がある．

・超皮質性運動失語：自発語が極端に減少し，非流暢で努力性となる．聴理解は保たれる．物品呼称は保たれるが，カテゴリーごとに喚語困難がみられる．病巣はBroca領域の前・上方にあり，言語野と補足運動野の離断による．

・超皮質性感覚失語：発語は流暢で，錯語があり，Wernicke失語と同様に聴理解や呼称が障害される．病巣はWernicke領域に接する頭頂後頭部にあり，側頭葉と頭頂葉の離断による．

・超皮質性混合型失語（言語野孤立症候群）：全失語に似て，自発語はないかあっても非流暢で，聴理解も呼称も読字・書字も高度に障害されている．意味性錯語や反響言語（オウム返し）が目立ち，補充現象も観察される．病巣は中大脳動脈と前および後大脳動脈の分水界全体に広がり，あたかも言語野が孤立した形となる（図5）．原因として内頸動脈閉塞が多い．

❺ 全失語

言語活動全てにわたる広汎で重篤な障害であり，Broca失語とWernicke失語の合併とみなしうる．中大脳動脈領域の広汎な梗塞や被殻大出血などで生じる．後にBroca失語やWernicke失語の病型になる例の超初期にはしばしば全失語がみられる．

6. 特殊な失語症候群

❶ 交叉性失語

右手利き者の右半球病変（あるいは左手利き者の左病変）により生じる失語であり，聴理解や呼称，復唱が比較的保たれ，ジャルゴンがないなどの特徴がある．

❷ 皮質下性失語

被殻や視床の損傷によって生じる失語であり，失語の要素的症状が様々な程度に認められる．特徴は，復唱が比較的良好であり，復唱時の構音の歪みが自発語や呼称により改善する．

❸ 語義失語

単語レベル（語義）の障害が選択的に生じる症候群であり，超皮質性感覚失語の亜型とも考えられ，復唱は良好であるが，喚語障害と聴理解障害を呈する．すなわち，物品名が言えず，物や人の名前を聞いても意味がわからない．「利き手はどちらですか」という問いに「利き手って何ですか」という反応が返ってくる．脳血管障害ではなく，前頭側頭葉変性症の一型（語義痴呆）や単純ヘルペス脳炎の後遺症でみられる．

❹ 緩徐進行性失語症候群

一般に脳血管障害では急性期に失語が現れ，程度はともあれ，次第に改善していくのに対し，慢性進行性に失語を主症状とする一群がある．前頭側頭葉変性症の一型（原発性進行性失語）や大脳基底核変性症などでみられる．

（福武敏夫）

【文献】

1) 相馬芳明，田邉敬貴．失語の症候学．医学書院，東京，2003
2) 大槻美佳．言語野の神経学．神経内科 68 (Suppl 15)：166-173，2008

74. 失語症の診かた

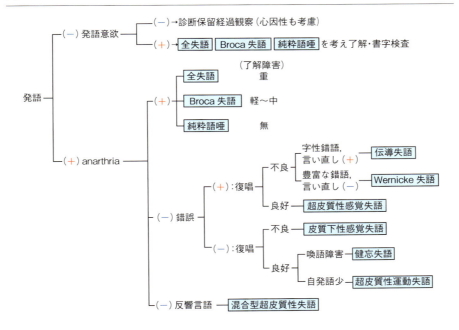

図2　発語面からみた失語型診断(相馬・田邉2003より改変)

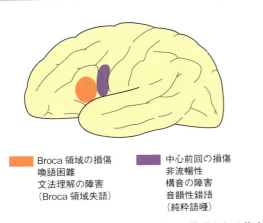

図3　Broca 失語の病巣(相馬・田邉2003より)

■ Broca 領域の損傷
　喚語困難
　文法理解の障害
　(Broca 領域失語)

■ 中心前回の損傷
　非流暢性
　構音の障害
　音韻性錯語
　(純粋語唖)

Broca 失語は少なくとも2種類の言語症候群から構成される複合症候群である．

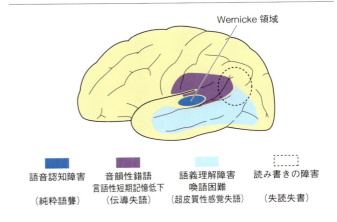

図4　Wernicke 失語の病巣(相馬・田邉2003より改変)

■ 語音認知障害
　(純粋語聾)

■ 音韻性錯語
　言語性短期記憶低下
　(伝導失語)

■ 語義理解障害
　喚語困難
　(超皮質性感覚失語)

□ 読み書きの障害
　(失読失書)

Wernicke 失語は少なくとも4種類の言語症候群から構成される複合症候群である．

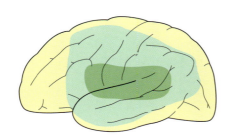

図5　言語領域とその周辺(Benson 1979 より)

Sylvius 裂周囲の言語領域(中央の濃緑色部)が障害されると，Broca 失語，伝導失語，Wernicke 失語などの復唱が不良な失語型が生じる(傍 Sylvius 裂失語症候群)．それよりも外側の病巣(ドーナツ状の淡緑色部)では復唱の良好な超皮質性失語が生じる．前方損傷では超皮質性運動失語が，後方損傷では超皮質性感覚失語がみられる．両方が損傷されると超皮質性混合型失語(言語野孤立症候群)を呈する．

203

75. 認知障害の診かた

認知とは明確に定義しにくい一般的用語であるが，「知る」ことのいろいろな性質（側面）を指すと理解され，認知機能には記憶，見当識，注意力，抽象的思考，判断力，推理力/想像力，感覚認知，行為，言語使用，計算などが含まれる．記憶障害は痴呆の必発症状であるが，早期から目立つ場合と他の障害より遅れて顕在化してくる場合がある．また痴呆は記憶障害のみではなく，<u>他の複数の機能障害を伴う</u>（→73項）．本項では認知障害の幾つかの側面について述べるが，次の障害についてはそれぞれの項を参照のこと．記憶障害（→72項），行為障害のうちの失行（→77項），遂行機能障害（→91項），感覚認知障害のうちの片側空間無視（→76項），言語使用障害（→74項）．

❶ 見当識の診かた

問診で人物（自分が誰で，同伴者がいればそれが誰か），今いる場所（建物名），今の時（年，月，日，季節）の3つの要素について訊ねる（図1）．場所が答えられないときは，ホテルか事務所か病院かと選択肢を与える．時間ついては「カレンダーを見ないから」とか「新聞を読まないから」のような言い訳をすることがある（Alzheimer病で多い）．一般に障害は時→場所→人の順で現れる．患者のレベルに応じて，診察者や陪席のスタッフ，住所や階数・病棟名・病室番号，1日の中の時間（朝・昼・夕・夜），現在の状況について尋ねる．見当識障害は痴呆に特有な症状ではなく，記憶障害だけのときや精神疾患でもみられ，さらにせん妄の特徴的症状である．

❷ 注意力の診かた

注意力が低下していると，他の認知機能（試験）にも影響する．覚醒しているようにみえても，特に代謝性脳症などでは，実際は注意力が低下し，気が散り，集中できていないことがある．数字の順唱は注意力と即時記憶の簡便で優れた検査法である．逆唱はそれより複雑であり，ワーキング・メモリーに関連する．ワーキング・メモリーとは，電話をかけるときに，電話帳を見て電話番号を一時的に頭に留め，実際に利用し，すぐに忘れてもよいような短期記憶のことである．前頭前野背外側部が働く．正常であれば，順唱は7桁，逆唱は5桁可能である（図2）．逆唱が順唱よりも3桁以上少ないときは異常である．7シリーズ（100から7を次々に引いて答えさせていく）は計算力やワーキング・メモリーが保たれていることが前提ではあるが，注意力を診るのに有用な試験である．文中の特定の仮名を選ばせる仮名拾い試験や線分消去試験も有用である．

❸ 抽象的思考

抽象的思考は知的レベルの判断に重要であるが，言語能力が保たれていることが前提であり，教育歴や文化的背景の影響を受ける．抽象的思考を診る方法としては，具体性をもった2つのもの（動物や果物，乗り物や家具など）の類似性（共通性）と差異性を述べさせるのが簡便で有用である．「金魚と猫の共通性は？」（図3）には「動物である」とか「ペットになる」とかの回答が期待されるが，痴呆やせん妄では「眼がある」，「口がある」などの具体的・即物的な反応がみられる．さらに高度な抽象的思考を診るには，「音楽」と「絵画」の共通性，うそとミスの差異性などを尋ねたり，「猫に小判」や「一石二鳥」などのことわざの意味を尋ねたりするとよい．抽象的思考は様々な病態で障害されるが，特に前頭葉-皮質下ネットワークの障害ではしばしば認められる．奇妙な答えは統合失調症などの精神疾患を示唆する．

❹ 判断力

判断力を知るには，家人からの病歴聴取により不適切な行為がみられているか，それはどのようなものかを聞くのが大切である．判断力を診る質問としては，「困っていることは何ですか」（病識の有無），「隣の家から火が出ているのを発見したらどうしますか」（図4），「友人が傘を忘れていったのに気づいたらどうしますか」，「歩道に鞄がぽつんと置かれてあったらどうしますか」などが用いられる．記憶障害があっても判断力に影響しないこともあるが，しばしば影響がある．判断力は様々な病態で障害されるが，前頭葉眼窩面の病変では目立つことが多い．病識は右半球病変の方が障害されやすい．

❺ 構成行為障害の診かた

視空間機能（障害）の一つである構成行為（構成失行）を診るには，立方体図形や五角形重なり図形の模写が用いられる．時計描画試験（図5）はA4判用紙を眼前に置いて，患者に「紙の大きさに見合った大きさの丸時計を描き，数字を全部記入してから，10時10分になるように針を描いてください」と指示する．視空間機能（構成行為）だけでなく，概念性（意味性）障害など多種の認知機能障害の評価に有用である．非常に複雑な絵であるRey-Osterrieth図形（図6）の模写は軽微な構成失行・遂行機能障害を診るのに用いられる（この模写3分後に記憶によって描かせるのは非言語的記憶の評価に用いられる）．

構成失行は前頭葉または頭頂後頭葉の左右いずれの病変でも認められやすく，通常特発性の精神疾患ではみられない．

❻ 計算力の診かた

計算力はまず暗算で（次いで筆算で）簡単な足し算，掛け算で判定する．九九は計算ではなく，記憶（知識）であることに留意する．引き算，割り算の順に課題は難しくなる．2〜3桁の加

75. 認知障害の診かた

図1 見当識の3要素

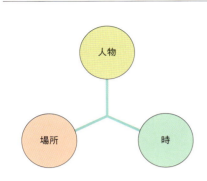

図2 数の順唱と逆唱（例）

6－2－8
3－5－2－9
2－5－1－3－6
9－3－6－1－4－7
8－5－3－7－2－6－9
1－4－2－9－8－6－5－3
7－2－4－6－1－9－5－3－8

図3 「金魚と猫の共通点は？」（抽象的思考）

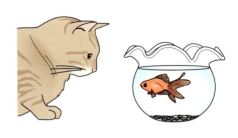

図4 「隣家が火事だ．どうしますか」（判断力）

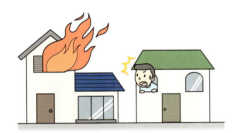

図5 時計描画試験（Alzheimer病の例）

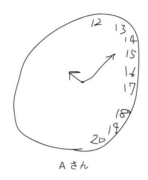
Aさん

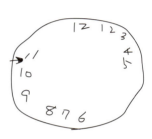
Bさん

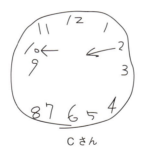
Cさん

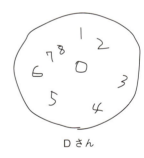
Dさん

図6 Rey-Osterrieth図形

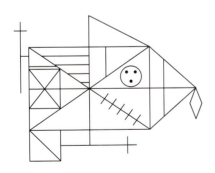

図7 繰り上がりの誤り例

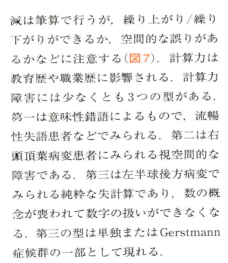

減は筆算で行うが，繰り上がり／繰り下がりができるか，空間的な誤りがあるかなどに注意する（図7）．計算力は教育歴や職業歴に影響される．計算力障害には少なくとも3つの型がある．第一は意味性錯語によるもので，流暢性失語患者などでみられる．第二は右頭頂葉病変患者にみられる視空間的な障害である．第三は左半球後方病変でみられる純粋な失計算であり，数の概念が喪われて数字の扱いができなくなる．第三の型は単独またはGerstmann症候群の一部として現れる．

（福武敏夫）

【文献】

1) Campbell WW. DeJong's The neurologic examination, 7th ed. Wolters Kluwer, Philadelphia, 75-86, 2013
2) Sunderland T, Hill JL, Mellow AM, Lawlor BA, Gundersheimer J, Newhouse PA, Grafman JH. Clock drawing in Alzheimer's disease. A novel measure of dementia severity. J Am Geriatr Soc 37 : 725-729, 1989
3) Caffarra P, Vezzadini G, Dieci F, Zonato F, Venneri A. Rey-Osterrieth complex figure : normative values in an Italian population sample. Neurol Sci 22 : 443-447, 2002
4) 古本英晴：計算障害について教えて下さい．河村 満（編）：高次脳機能障害Q＆A症候編．新興医学，東京，64-68，2011

76. 無視症候群の診かた

1. 無視とは――認知障害（失認）との相違点

対象となる物を認知するには，対象に応じて視覚，聴覚，体性感覚，など，それ相応の感覚を用いる．熟知している対象を認知するにあたって，視覚でも触覚でも可能なもの（例：バナナ）や，視覚や聴覚で可能なもの（例：家族）がある．このように，本来は複数の感覚情報のいずれでも熟知対象を認知できるのに，その一方の感覚情報で熟知対象を認知できなくなった症候を認知障害（失認agnosia）と言う．例えば，バナナを見てはわからないが，触るとわかるのは視覚性認知障害（失認）であり，また隣室にいる家族の声を聞いて誰かわからないが，目で見ればわかるのは聴覚性認知障害（失認）である．すなわち認知障害（失認）とは，熟知している対象をある感覚情報では認知できないが，他の感覚情報ではその対象を認知できる（代償性認知が可能な）症候である．なお，感覚情報を伝える機構が健全である（感覚・知覚障害がない）ことが前提である．これに対し，もともと対象を認知するのに一つの特定の感覚情報しか関与しない（すなわち，代償性認知がない）場合に，その認知障害を特に無視neglectと言う．

無視には，その対象内容により，下記の幾つかのものが挙げられる．

2. 無視症候群の解剖学的基礎（図1）

古典的には特に右下頭頂小葉ないし側頭-頭頂接合部の皮質性の病変が無視を生じると言われてきた．しかし，前頭葉下部病変でも，また左頭頂葉病変や右半球の頭頂葉以外の前頭前野，前頭眼野，上側頭回，前帯状回，線条体，内包後脚，視床（枕），などの病変でも無視が生じる．最近では側頭葉内側面も注目されている．無視症候群をきたすのは単一の病巣ではない．

皮質下-皮質ネットワークの障害によると考えられる．

3. 空間無視

❶ 片側（半側）空間無視（一側性空間無視）

空間無視患者の診察はまずその自発行動の観察から始める．以下のような特徴に着眼する．

- 頭部や視線が病変側を向く．
- 正面や病変の反対側から話しかけると，患者は病変側の方を向いて探そうとする．
- 病変の反対側にあるものや人に気付かない．病変と反対側の肩をドアにぶつけたりする．
- 手や眼で探索するとき，病変と同側のみを探し，反対側を探さない．
- 食事のときに病変の反対側に配置された皿に手をつけない／各皿で病変の反対側のおかず半分を残す．

＜試験法＞　ベッドサイドでできる簡単なものから試みる．→はよくみられる誤反応である．これらの試験の成績は必ずしも並行しない．片側空間無視と半盲が合併することがあるが，注意深く診る必要がある．半盲だけでは速度は遅いことはあっても，全体を探索する．

- 聴診器のゴムの部分を患者の正面に水平に提示し，その中点を掴ませる．→掴む点が病変の反対側へ寄る．
- 20cmの線分を描いた紙を正面に置き，二等分させる（線分二等分試験）．→分点が病変の反対側に片寄る．
- 短い線分や文字・記号を散在させた用紙を準備し，線分または特定の文字・記号に印を付けさせる（抹消試験）．→左半分で脱落する；文字・記号課題の方が感度が高い（図2, 3）．
- 横書きの単語や文章を読ませる．→「朝日新聞」を見て「新聞」と答える．
- 花や家の絵を模写させる（模写課題）．→全体の左側の部分や各部の左側が脱落する（図4）．
- 時計の文字盤部分に数字を書き入れさせる（時計記入試験）．→障害側で完成できない／病変側に偏倚する．

メモ　hemispatial neglectの翻訳として半側空間無視が慣習的に使用されてきたが，半側は漢字の語法に合わない．半（分）か片（側）で，半側はない（hemisphere = 半球，hemiplegia = 片麻痺）．左片側または右片側を意味する用語である．一方，unilateral spatial neglectも内容はこれと同様であるが，これは一側性空間無視と訳すのが普通である．

❷ 片側身体無視

前記の片側空間無視が身体外空間であるのに対し，この片側身体失認は身体内空間である．すなわち，病変の反対側の己れの半身を自分のものとして認知できない状態である．時にはその半身が他人のものであるということもある（病態否認）．着衣や脱衣の際に，その無視上下肢を己れのものとして使用しない．健常側の手で病態側の身体に触れるよう指示しても実行しない．

4. （片側）運動無視

脳病変の反対側の半身の筋力は保たれているのに使用しない病態である．自発的な動作で，使用しないか乏しいもので，指示されれば使用する．これに伴う種々の症候がある（省略）．病変は反対側の頭頂葉，前頭葉，視床などが注目される．

5. （片側）知覚無視

身体の片側それぞれについての感覚は正常に認められるが，左右同時に対称的部位について診ると，一方のみを答え，他方（脳病変の反対側）が無視さ

76. 無視症候群の診かた

図1　無視症候群の解剖学的基礎（Husain 2008 より）

（縁上回／上頭頂小葉／頭頂間溝／角回／下頭頂小葉／側頭-頭頂接合部／中前頭回／下前頭回）

図2　片側空間無視――線分抹消試験の実例

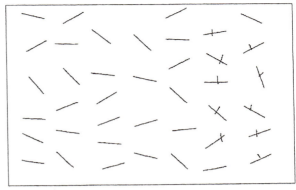

説明本文参照．

図3　片側空間無視――文字抹消試験の実例

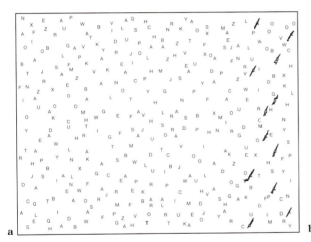

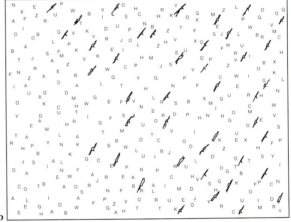

右半球の脳梗塞1週後（**a**）と6週後（**b**）にAという文字を抹消させた結果．

図4　片側空間無視――絵の模写（障害）の実例

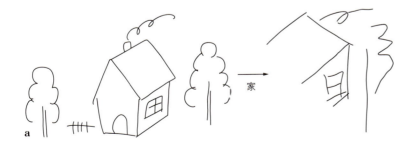

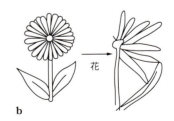

れる（これ自体を消去現象とも言う）．多くは体性感覚（触覚，痛覚）についてみられるが，視覚（左右半視野），聴覚についてもみることができる．一般的には反対側の頭頂葉病変が注目される．

（福武敏夫）

【文献】
1) 福武敏夫：神経症状の診かた・考えかた――General Neurology のすすめ．医学書院，東京，198-203, 2014
2) Husain M. Hemispatial neglect. Handb Clin Neurol 88：359-372, 2008

77. 失行の診かた

1. 失行とは

失行とは，運動麻痺，運動失調，不随意運動などの要素的運動障害がなく，体性感覚，視覚，聴覚などの感覚も十分保たれている上に，なすべき（目的志向の）動作・行為を十分に了解しているのに，それができない状態である．それは運動表現の一種の高次障害である．

2. 失行の診かた（→5項）

（1）診察の前提：複雑な運動の障害を有する患者を診察する場合，まず理解の障害がないか言語的にチェックする（口頭ないし文書による）．失語のない患者では検者の言語指示を復唱して，それを説明するように求める．運動性失語の患者では「はい」「いいえ」でチェックする．

（2）簡単な指示動作を診る：失行の診察はまず「上を向いて」とか「眼を閉じて」とかの簡単な言語指示から始める．「立って」とか「ぐるっと回って」とかの指示も体軸の運動機能だけでなく理解の程度を診るのに役立つ．

（3）診察の種類：診察は，身振り，（検者の）模倣，物品使用に分けて行う．四肢について行い，必要に応じ口舌顔面，体軸についても行う．

（4）身振り（象徴的動作/自動詞的動作）の診察：身振りは，言語指示により象徴的な意味を持つ自動詞的動作をさせて判断する（警察官の敬礼，じゃんけん，「サヨナラ」，「オイデオイデ」など）（図1）．言語指示をしてできないときには模倣をさせる．検査場面でできない場合でも，退室時に「サヨナラ」など自然にできることがある（自動性と意図性の乖離）．

（5）他動詞的動作の診察：言語指示，次いで（検者の）模倣で（実際の物品を用いずに）他動詞的動作（パントマイム）をさせる（歯ブラシで歯を磨く，金槌で釘を打つ）（図2）．障害があると，姿態形態（手の形）の誤り，不適切な身体部位の使用，保続（前の動作を繰り返す），動作でなく言語で応答する，手指を道具の形にして使う誤り（body part as object）（図3）などがみられる（観念運動性失行）．一般に言語指示によるパントマイムに比して模倣は良好であることが多い．

（6）物品や道具の実使用：実際に物品や道具を使わせる．その際，物品名，物品の機能の知識があるか確かめておく．物品は一般的な道具使用（金槌，のこぎり）と，自己の身体部位を対象とする再帰的使用（歯ブラシ，櫛，眼鏡）をみる．単純な物品（スプーン，ドアノブ）から，二段階以上の複雑な操作を必要とする物品（扇子，傘，水鉄砲），さらに（複数の）物品の系列的使用（金槌で釘を板に打ち付ける，便箋を封筒に入れる，マッチをすってローソクに火をつける）をみる（図6参照）．障害があると，物品を掴む位置や掴む方向の誤り，物品にそぐわない動作，物品同士や物品とその対象との空間的関係の乱れ，行為の順序の誤りや脱落がみられる（観念性失行／道具使用失行）（図5参照）．最後に多くの物品や道具を用意しておき，言語指示で使用するのに適切なものを選ばせる．

3. 失行の種類と診かた

❶ 目的運動が拙劣になる失行

（1）肢節運動失行：体肢の習熟動作が障害され，不器用になるのが特徴である．ポケットに手を入れる，ビーカーの中の玉を掴む（手が入る適当な大きさの缶でもよい），などの動作で現れやすい（図4）．一見運動失調に似るが，運動がおおざっぱで，習熟さがみられず，粗削りでぎこちなく，運動の発端が見出せない．小指などがビーカーやポケットの入り口に引っかかる．この失行は自発運動，言語指示動作，模倣動作，物品使用にもみられる．動作の保続（同じ動作を繰り返す）や錯行為（誤った動作），系列動作（一連の順序をなす動作）の順序の誤りはみられない．病変は障害肢の反対側の中心領域（中心前回，中心後回）にある．

（2）観念運動性失行：日常生活で自動的に行う動作には問題ないが，言語指示や模倣による動作が障害される．単一動作や系列行為の障害はなく，物品使用は相対的に良好である．自動性（自然に行う）動作と意図性動作との乖離があり，象徴的動作（図1）が障害されるのが特徴である．両手にみられる場合の病変は左下頭頂小葉（主に縁上回）にある．その他に，左運動前野の病変で左手の失行と右手の麻痺が生じ，脳梁病変で左手の失行が生じることがある．

メモ1 巧緻動作と習熟動作

この領域で巧緻動作という言葉が使われることがある．実際は日常生活で行っているボタンがけ，書字，箸使い，など習熟した動作のことである．巧緻とは精巧で緻密な意味で，そのような動作とは印形を彫るとか，時計の機械を組み立てるなど，特殊な訓練で得られるものである．失行でみられる動作障害は日常生活動作でみられるもので，チェックするのもその範囲の習熟した動作を診るもので，特殊な難しい動作ではない．

77. 失行の診かた

図1　象徴的意味を持つ自動詞的動作

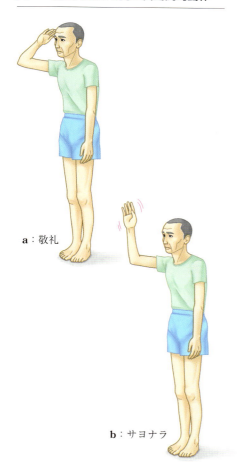

a：敬礼

b：サヨナラ

図2　他動詞的動作

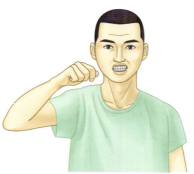

a：歯磨きのマネ

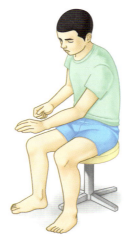

b：ノコギリを引くマネ

図3　手指を道具代わりにする

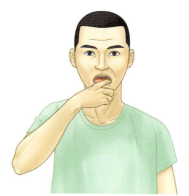

a：歯磨きのマネの指示で

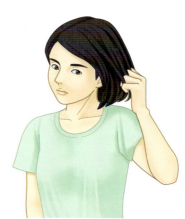

b：櫛を使うマネの指示で

図4　肢節運動失行

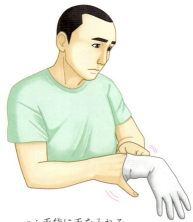

a：手袋に手を入れる（小指が残ったりする）

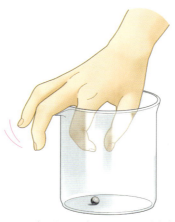

b：ビーカーの中のパチンコ玉を取る（指が引っかかったりする）

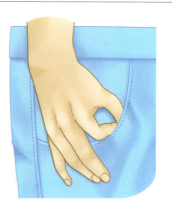

c：ポケットに手を入れる（指がうまく入らない）

❷ 目的と運動が結び付かない失行（道具使用失行）

観念性失行：日常的な物品の操作や道具の使用ができなくなるのが特徴である．単一物品の単純な操作でもみられることがあるが，複雑な物品，複数の物品の操作で現れやすい．動作は物品やその対象にそぐわないが，動作そのものは円滑になされる（図5）．Liepmann以来系列動作に力点が置かれてきたが，道具が使えないことを強調するため，道具使用失行という用語も使われる．病変は（右手利きの）主に左頭頂葉後部にあるが，同側の後頭葉・側頭葉や反対側の頭頂葉後部への広がりも重視されている．

❸ その他の失行

（1）**口舌顔面失行**：自然にはできる口舌顔面の動作が言語指示や模倣指示ではできない状態である．火を吹き消す，上口唇をなめる，挺舌などをさせて調べる．動作ができないのに言語化（言葉で説明）して応じる（ふっと吹く動作を真似る，という指示に対して「ふー」と発音する）のが特徴である．病変は左前頭葉弁蓋部，島回前部，側頭葉上部にある．

（2）**着衣失行**：着衣は幼少時から慣れ親しんできた行為である．衣服が折り畳まれたりして変形している場合でも衣服に本来備わっている空間的要素を理解して，身体に合わせたり，諸要素を順序よく行う必要がある（首や腕を通すべき所に適切に通し，羽織ってからボタンを止める）．その行為を正当に行うことができない（図7）．空間認知が要求される（→メモ2）．病変は右頭頂葉後部にある．観念性失行や観念運動性失行の部分症状としてもみられることがあり，その場合，病巣は左半球にある．

（3）**構成失行**：空間における構成（組み立て）能力の障害であり，図形描写・模写，マッチ棒や積み木を用いた組み立てなどで正しい構成ができない．二次元図形（五角星，ラテン十字）や三次元図形の二次元化の描画（立方体斜め俯瞰図），組み合わせ（五角形の組み合わせ），などで検査する（図8a）．身体の部分を組み合わせて，ある種の姿態を作ることも含める場合がある（「鳩」「象の鼻」）（図8b, c）．病態機序は様々であるが，視空間認知の障害とも捉えられ，病変は左（右）の頭頂葉であることが多い．

メモ2　空間認知

空間の定義は難しいが，一般に言う空間は目で見る広がりを指し，これを視空間と称する．これに対し，己れの体の中にも空間を想定できる．前者を身体外空間，後者を身体内空間と表現する．身体外空間は視覚を介して，身体内空間は体性感覚を介して知ることができる．これらを総括して空間認知と称する．

❹ 失行と呼ばれている症候

「失行」の定義（前記1.）に反するが，失行とされてきた症候に下記のものがある．言い換えるのが難しく，そのまま慣用されている．

- **歩行失行**：歩行に際し下肢を適切に使えない状態とされ，歩行時に床から足を離せず，磁石に吸い付けられているような様相を呈する．歩行以外にもボール蹴りや足による書字動作も障害されている．自動性と意図性の乖離がみられないなどの点で，失行の範疇に入れるのは問題がある．病変は前頭葉前方にあり，正常圧水頭症などで観察される．

- **開眼失行・閉眼失行**：特に意識しない開閉眼は可能であるが，意図的な場合に障害される．進行性核上性麻痺やParkinson病などでみられる．錐体外路系の機能障害として解釈可能であり，失行の範疇に入れるのは問題がある．開眼失行（図9a）と眼瞼攣縮（図9b）とを鑑別する．開眼失行では前額部に努力性の筋収縮に伴う皺と眉の挙上がみられるが，眼瞼攣縮ではそれらがみられず，むしろ眉は下方に引かれる．

（福武敏夫）

【文献】
1) 河村　満，山鳥　重，田邉敬貴．失行．医学書院，東京，2008
2) Fukutake T. Apraxia of tool use：an autopsy case of biparietal infarction. Eur Neurol 49：45-52, 2003

77. 失行の診かた

図5　観念性失行（道具使用失行）の誤反応例（Fukutake 2003 より）

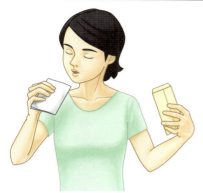
a：対象と動作のミスマッチ（封筒ではなく，便箋の方をふっと吹いている）

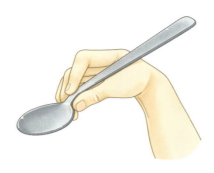
b：掴む位置の誤り

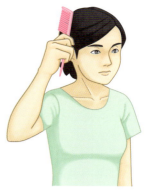
c：使う方向の誤り（櫛の歯が逆）

図6　系列的使用に使う物品例

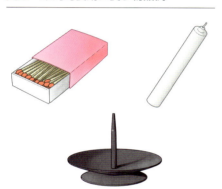

図7　着衣失行

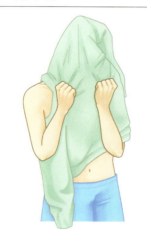

図9　開眼失行(a)と眼瞼攣縮(b)の対比

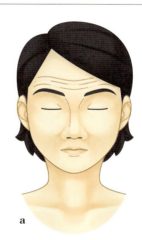
a

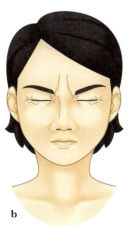
b

図8　構成失行を調べるのに使う図形(a)と身体で作る姿態(b, c)

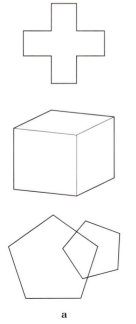
a

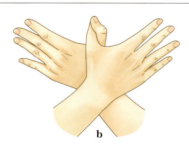
b

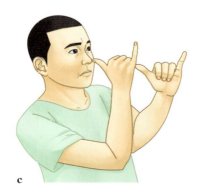
c

211

78. 自律神経系［予備知識］

1. 概念

　自律神経系とは，感覚系や運動系との接点はあるものの，生命維持に関与する特有の機能を持つ神経系である．感覚系，運動系が全く機能を失っても，自律神経系が機能を有する限り脳死（状態）と判定されないことからも理解される．自律神経系が感覚系，運動系と異なり，脳幹と脊髄に主体があるのもこのような機構の現れである．

　自律神経系は交感神経系 sympathetic nervous system と副交感神経系 parasympathetic nervous system の2系統からなり，瞳孔，腺分泌，発汗，皮膚血流や，心，肺，消化器，膀胱，生殖器などの各臓器の機能を調整している．一般に，交感神経系は心，肺，瞳孔（散瞳）に促進的に働き，胃，腸，膀胱，腺分泌に抑制的に働く．副交感神経系はおよそこの逆に働く．皮膚（汗腺，血管，立毛筋）にはもっぱら交感神経系が促進的に作用する．交感神経系と副交感神経系とは機能解剖がかなり異なる．

2. 機能解剖（総論）

❶ 視床下部（上位機構）

　脳幹・脊髄に起始を持つ自律神経系に対し，その上位にあって，視床下部は特に交感神経系に深く関与し，内分泌機能や情動などとの接点でもある．交感神経，副交感神経を駆動するのは，視床下部のほかに，脳幹（脳神経）を介するなどの感覚系入力の関与もある．

❷ 脳幹，脊髄と交感神経幹

　交感神経系と副交感神経系の解剖機構は全く異なる．

　(1) 交感神経系は胸・腰髄の脊髄中間外側核（側柱細胞）から出る節前ニューロン（細胞および節前線維）は交感神経幹（神経節）に至る．ここで節後ニューロンとシナプス連絡し，ここから出る節後線維は体性神経の末梢神経と共に各目的器官に達する（図1a）．節前線維は有髄線維で，節後線維は無髄線維である．

　(2) 副交感神経系は脳幹と仙髄から出て，各臓器に至るまでの節前ニューロンをなし，各臓器内でシナプス連絡して節後ニューロンを形成する（図1b）．

　(3) 化学的伝達物質：節前ニューロンは両系ともアセチルコリンである．節後ニューロンは交感神経系では発汗系を除きノルアドレナリンである．副交感神経系と発汗系はアセチルコリンである．

3. 機能解剖（各論）（図1）

　自律神経系の各臓器・組織別の機能解剖，生理機能，障害時の症候を以下の要領で示す．

❶ 瞳孔

Ⓢ交感神経系

・上位機構（一次ニューロン）：視床下部（中枢）に始まり，脳幹網様体，頸髄を下行し，節前ニューロンに達する．

・節前ニューロン（二次ニューロン）：毛様体脊髄中枢（Budge-Waller）に始まり，下，中頸神経節を通過して，上頸神経節（節後ニューロン）に達する．

・節後ニューロン（三次ニューロン）：上頸神経節に始まり，瞳孔散大筋と瞼板筋に至る．

☆機能：瞳孔散大，眼裂拡大．

★症候：縮瞳（Horner症候群の一部）．

Ⓟ副交感神経系

・上位機構（一次ニューロン）：網膜の光刺激を視神経を経て中脳視蓋前域に伝える．

・節前ニューロン（二次ニューロン）：視蓋前域の諸核からなり，これらを通じて次の節後ニューロンへ連絡する．

・節後ニューロン（三次ニューロン）：瞳孔括約筋核（Edinger-Westphal）と正中核から出る節後線維は毛様体神経節でニューロンを替え（四次ニューロン），瞳孔括約筋と毛様体筋に達する．

☆機能：瞳孔の縮小（縮瞳），輻輳，調節．

★症候：散瞳（対光反射消失），輻輳，調節障害（近見反射消失）．

❷ 涙腺

Ⓢ交感神経系

関与は明らかでない．

Ⓟ副交感神経系

・求心性ニューロン（一次ニューロン：三叉神経第一枝）：自律神経ではない．角膜，鼻粘膜からの感覚情報が三叉神経第一枝，橋の三叉神経核を介して二次ニューロンに伝えられる．

・節前ニューロン（二次ニューロン）：橋の涙腺鼻粘膜核から中間神経として発し，大浅錐体神経，翼突管神経を経て翼口蓋神経節に達する．

・節後ニューロン（二次ニューロン）：翼口蓋神経節に始まり，上顎神経，頬骨神経，涙腺神経を経て涙腺に達する．

☆機能：涙液分泌．

★症候：涙液分泌減退・消失．

❸ 唾液腺

・上位機構（一次ニューロン）は交感・副交感神経に共通である．味覚の求心路：舌神経と中間神経が関与する．嗅覚・視覚も関与する．

Ⓢ交感神経系

・節前ニューロン（二次ニューロン）：外頸動脈周囲神経叢を経て上頸神経節に達する．

・節後ニューロン（三次ニューロン）：上頸神経節から耳下腺，顎下腺，舌下腺に至る．

78. 自律神経系［予備知識］

図1 自律神経系機能解剖：交感神経系と副交感神経系（平山2010より一部改変）

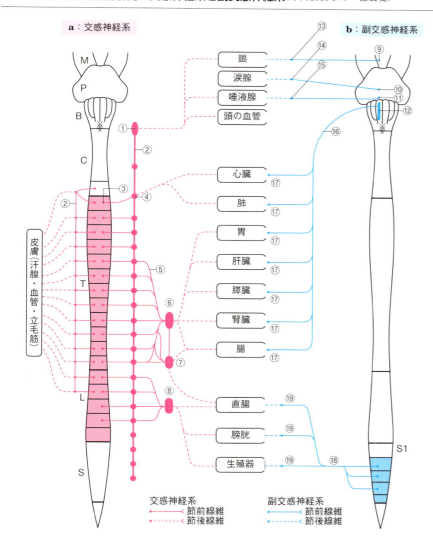

M：中脳
P：橋
B：延髄
C：頸髄
T：胸髄
L：腰髄
S：仙髄
① 上頸神経節
② 交感神経幹（縦に連なる球は神経節）
③ 脊髄中間外側核［T1～L4，T1は毛様体脊髄中枢(Budge-Waller)］
④ 星状神経節
⑤ 大内臓神経
⑥ 腹腔神経節
⑦ 上腸間膜動脈神経節
⑧ 下腸間膜動脈神経節
⑨ Edinger-Westphal核
⑩ 涙腺鼻粘膜核
⑪ 上唾液核
⑫ 迷走神経背側核
⑬ 毛様体神経節
⑭ 翼口蓋神経節
⑮ 耳神経節
　　顎下神経節
⑯ 迷走神経
⑰ 各臓器内の神経節（それ以降が節後線維）
⑱ 下腹神経叢（仙骨神経由来）
⑲ 骨盤神経叢（節）

図2 交感神経：節前線維と節後線維の走行（Johnson・Spalding 1974より一部改変）

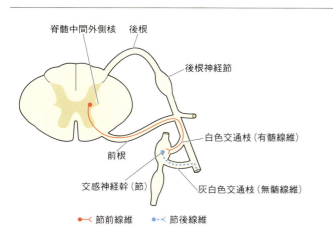

図3 交感神経系と副交感神経系の比較

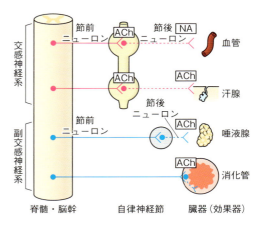

ACh：アセチルコリン，NA：ノルアドレナリン．

☆機能：粘稠性唾液分泌とされている．
★症候：明確ではない．
Ⓟ副交感神経系
・節前ニューロン（二次ニューロン）：①橋の上唾液核から中間神経，鼓索を経て顎下神経節に至る．②橋の下唾液核から舌咽神経，鼓室神経を経て耳神経節に至る．
・節後ニューロン（三次ニューロン）：①顎下神経節内でニューロンを替え舌下腺，顎下腺に至る．②耳神経節内でニューロンを替え，耳下腺に至る．
☆機能：唾液分泌．
★症候：唾液分泌減退．

❹心血管系
心臓と血管とを分けず，総体として心血管系として扱う．
Ⓢ交感神経系
・中枢性線維（一次ニューロン）：延髄の心血管運動中枢へは孤束核を介して頸動脈圧受容器からの情報が伝えられ，一次ニューロンはそれに対応し，情報を二次ニューロンに伝える．
・節前ニューロン（二次ニューロン）：起始は脊髄側角の中間外側核である．対象が2つあり，(a)心臓に対するものと，(b)四肢・腹腔の血管に対するものとである．
(a)脊髄中間外側核（T1〜T4）から交感神経幹（上頸神経節〜T4）へ向かうもの．
(b)脊髄中間外側核（T2〜L2）から交感神経幹（腹腔神経節T2〜L2）へ向かうもの．
・節後ニューロン（三次ニューロン）：交感神経幹内で二次ニューロンから三次ニューロンにシナプスして，(a)→心臓へ，(b)→四肢・腹腔血管に至る．
☆機能：心拍数増加，心収縮力増強，血管収縮，血圧上昇．
★症候：心拍数減少（徐脈），心収縮力減弱，血管弛緩，血圧低下．
Ⓟ副交感神経系
・中枢性線維（一次ニューロン）：交感神経系と同様に頸動脈圧受容器からの情報は孤束核を介して迷走神経疑核と背側核に伝えられる．
・節前ニューロン（二次ニューロン）：迷走神経疑核と背側核から発し，迷走神経となり，心臓神経叢内および心臓内在の神経節に達し，節後ニューロンとシナプスする．
・節後ニューロン（三次ニューロン）：心臓に作用し，心拍を調整する．
☆機能：心拍数減少．
★症候：心拍数増加（頻脈）．

❺消化器
Ⓢ交感神経系
・中枢性線維（一次ニューロン）：視床下部に始まり，脳幹，脊髄を下降し，二次ニューロン起始核の脊髄中間外側核に達する．
・節前ニューロン（二次ニューロン）：上下2部に分けられる．
(a)脊髄中間外側核（T5〜T12）からの二次ニューロンは大・小内臓神経を形成し，次の三次ニューロンに達する．
(b)脊髄中間外側核（L1〜L3）からの二次ニューロンは腰内臓神経を形成し，次の三次ニューロンに達する．
・節後ニューロン（三次ニューロン）：
(a)の続きの腹腔神経節，上腸間膜動脈神経節から三次ニューロンを形成し，胃，肝，膵，小・大腸に分布する．
(b)の続きの腰内臓神経は下腸間膜動脈神経節などを介して直腸に分布する．
☆機能：上記器管の機能抑制．
★症候：一概に論じられない．
Ⓟ副交感神経系
上下2つの系統からなる．
(a)延髄由来：
・節前ニューロン：迷走神経背側核から発し迷走神経となり，腹腔内に入り，各臓器（肝，胆，膵，胃，十二指腸，小腸，結腸右半）に至る．臓器近傍または臓器内で神経叢を形成し，節後ニューロンとシナプスする．
・節後ニューロン：各臓器の血管，腺細胞，平滑筋を支配する．
(b)仙髄由来：
・節前ニューロン（S2〜S4）：仙骨神経，骨盤神経を経て骨盤神経叢の神経節に至る．
・節後ニューロン：骨盤神経叢神経節から節後線維が結腸左半と直腸に分布する．
◎腸壁神経系（腸管神経系）：腸壁の筋層間にある神経叢（Auerbach）と粘膜下層にある神経叢（Meissner）は交感・副交感神経の支配を受けているが，自律性を有するので，このように称される．
☆機能：(a)機能抑制，(b)機能促進．
★症候：(a)下痢，(b)便秘．

❻皮膚／発汗
・皮膚の神経支配：感覚神経の髄節支配と交感神経の神経節支配とでは支配領域（分布）がかなり異なる．病変部位推定にはこれらを考慮する．
・発汗：別項（80項）で詳述されるので，それを参照されたい．

❼膀胱・尿道
・別項（81項）で詳述されるので，それを参照されたい．

（北　耕平）

【文献】
1) 平山惠造．神経症候学，改訂第二版，第Ⅱ巻．文光堂，東京，1023-1080，2010
2) Johnson RH, Spalding JMK. Disorders of the autonomic nervous system. Blackwell Scientific Publications, Oxford, 1-22, 1974

78. 自律神経系［予備知識］

図4　内臓（心臓・消化器・膀胱）の自律神経支配（平山2010より）

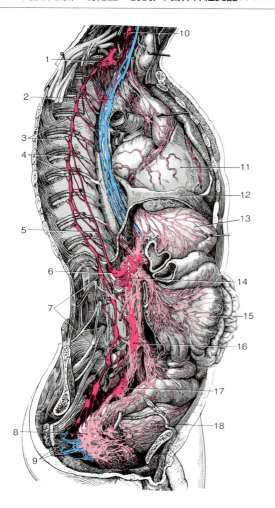

1：星状神経節
2：迷走神経
3：交通枝
4：神経節間枝
5：大内臓神経
6：腹腔神経節
7：交感神経幹
8：下下腹神経叢（骨盤神経叢）
9：第3・4仙骨神経
10：中頸神経節
11：心臓
12：横隔膜
13：胃
14：上腸間膜動脈神経節
15：腸
16：下腸間膜動脈神経節
17：上下腹神経叢
18：膀胱（その後方に直腸）
赤色：交感神経系
青色：副交感神経系
ピンク：交感神経，副交感神経の入り混じっている部分を表す．

図5　皮膚（汗腺・血管・立毛筋）の交感神経支配（Johnson・Spalding 1974より改変）

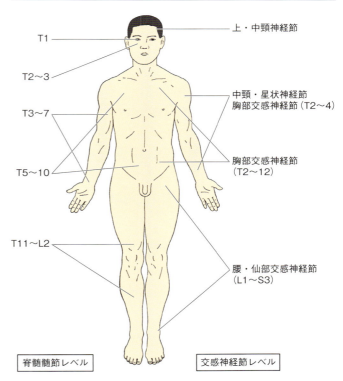

感覚系（脊髄髄節）の神経支配と交感神経支配とでは分布が大きく異なる．

215

79. 心血管系機能異常の診かた

1. 心血管系機能の基礎知識

心血管系の圧受容器反射機構と中枢調節機構を図に示す(図1).

2. 心血管系機能異常の診かた(症状・徴候)と診断(病態・疾患)

血圧と脈拍を安静時と起立時で測定する.臥床休息させ,2分後に血圧と脈拍を測定した後,起立させ,立位維持2分後に再度,血圧と脈拍を測定する.安静時血圧は収縮期140mmHg以上または拡張期90mmHg以上を高血圧,収縮期90mmHg以下または拡張期60mmHg以下を低血圧と判定する.安静時脈拍は90拍/分以上を頻脈,50拍/分以下を徐脈と判定する.

❶安静時高血圧

(1)症状:頻脈または徐脈を伴うときがある.高度の高血圧では,頭痛,動悸,胸中苦悶感を訴えることがある.

(2)病態・疾患:

①延髄心血管運動中枢に対する中枢性制御の障害:脳血管障害急性期,てんかん,脳炎などでみられる.頻脈,発汗,発熱なども伴うことが多い.

②圧受容器反射の入力系の障害:脱髄性多発神経炎(Guillain-Barré症候群,慢性炎症性脱髄性多発ニューロパチーなど)でみられる.脱髄性病変が脊髄神経レベルから舌咽神経(Ⅸ)や迷走神経(Ⅹ)に及ぶと,頸動脈や大動脈の圧受容器から孤束核を介する延髄心血管運動中枢への抑制性制御が減弱し,心血管運動中枢の活動が高まり,高血圧と頻脈をきたす.

③脊髄の自律神経反射亢進:脊髄外傷後の慢性期(数ヵ月後)でみられる.T6(内臓神経が出る高さ)より上の病変で強くみられ,自律神経反射亢進と言われる.脊髄損傷部位より下位の脊髄からの各種刺激で血管運動が増大して突発性(反射性)に血圧が上昇する.

❷安静時低血圧

倦怠感,「朝起きられない」,「食後だるい」,めまい,頭痛などを訴えることがあるが,無症状のことも多い.

起立性低血圧をきたす病態で多くみられる.延髄の心血管運動中枢に始まる交感神経系の機能低下を意味する.

❸起立性低血圧(図2)

(1)症状・徴候:臥位から急に起立したときや,ある時間立ち続けたときに,血圧が低下して,立ちくらみや失神をきたす.失神に前駆して,霧視(霧の中のように見える),視野白濁,眼前暗黒などの視覚障害を呈することが多い.臥位になればこれら一連の症状は素早く回復する.慢性の起立性低血圧では,起立時血圧低下が高度でも,立ちくらみは目立たず,めまい感(浮動性めまい),倦怠感,耳鳴り,肩こり,頭重感,後頸部〜両肩の痛み(コートハンガー痛:起立時の僧帽筋の慢性虚血症状)を訴える.頭部前屈姿勢(脳虚血を防ぐ)もみられることがある.

(2)起立性低血圧の判定:収縮期血圧が立位で臥位より20mmHg以上低下する場合.血圧下降は起立後直ちに起こるものと,徐々に起こるものとがある.代償性の脈拍増加が認められる場合と,認められない場合とがある.

(3)病態・疾患:

①末梢神経疾患:自律神経ニューロパチー[急性炎症性 acute pandysautonomia,糖尿病性,遺伝性(アミロイドニューロパチー,遺伝性感覚自律神経ニューロパチー,Fabry病)]で,交感神経節後線維の障害による顕著な起立性低血圧がみられる.

②中枢神経疾患:進行性自律神経機能不全症(Shy-Drager症候群,純粋自律神経機能不全症など)で,交感神経節前線維(一部節後線維)の障害による顕著な起立性低血圧がみられる.多系統萎縮症(オリーブ橋小脳萎縮症,線条体黒質変性症),Parkinson病,第四脳室腫瘍,延髄腫瘍などでも起立性低血圧がしばしばみられる.

③薬物性障害:降圧薬(交感神経遮断薬)の副作用としてみられる.

④体質性の起立性低血圧:起立性調節障害orthostatic dysregulation(OD)とも呼ばれ,小児〜青年期に多くみられ,一部は成人になっても持続する.

❹臥位高血圧

起立性低血圧症の患者が長い時間立位をとった後に臥位になると,血圧が顕著に上昇することがある.圧受容器反射弓の障害や二次的に生じた心血管系交感神経受容体の脱神経過敏性が関係すると考えられる.

❺食事性低血圧(図3)

食事中〜食事後に,血圧が低下して,めまい感,霧視,失神などの症状をきたす.低血圧の出現と回復は,起立性低血圧に比して緩徐であり,血圧低下は食事開始10〜20分後に出現し,30〜60分後に最大となり,食後1〜2時間持続し,徐々に回復する.収縮期血圧が食前より20mmHg以上低下する場合,食事性低血圧と判定される.

食事中は内臓血流量が増大し,静脈還流量が減少する.また食事の刺激で消化管ペプチド,インスリンが血液中に放出され,四肢血管が拡張する.健常者ではこれらの血圧降下因子に対して,圧反射機構を介して心交感神経機能の促進による心拍出量の増加と,血管運動神経機能の促進による末梢血管収縮が起こり,血圧下降が防がれ,血圧が維持される.これに対して食事性低血圧症患者では,圧反射機構を含むこれらの反応が障害され,低血圧症状が起こる.起立性低血圧症患者ではしばしばこの食事性低血圧を合併する.圧反射機構の障害が共通するからである.原因疾患は起立性低血圧のそれと

図1　心血管系の圧受容器反射機構と中枢調節機構

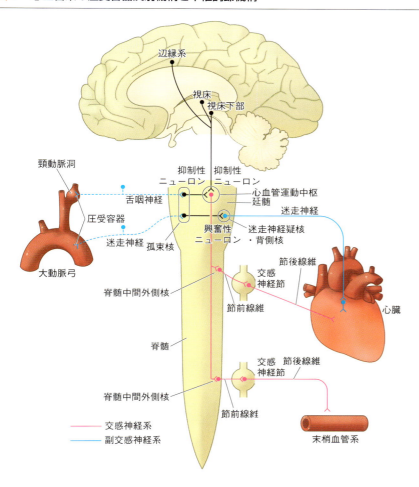

1) **心血管系の圧受容器反射機構**

健常者では立位をとると，血液が下肢や腹部臓器に貯留し，心臓への環流が減少し，心拍出量も減少する．これに伴い頸動脈洞，大動脈弓の圧受容器 baroreceptor から延髄への興奮性入力が減弱する．頸動脈洞からの情報は舌咽神経（副交感神経）を介して，大動脈弓からの情報は迷走神経（副交感神経）を介して，延髄の孤束核に伝えられる．孤束核ニューロンは，一方では迷走神経の疑核と背側核の副交感神経機能を抑制する．他方では延髄の心血管運動中枢の交感神経機能を促進し，この情報が脊髄側索（交感神経系）を下行して脊髄中間外側核→節前線維→交感神経節→節後線維→心臓・末梢血管系へと伝えられる．このようにして，圧反射 baroreflex が作動し，心拍数の増加（心交感神経機能）と末梢血管収縮による血管抵抗の増大（血管運動神経機能）により，血圧下降が防がれ，血圧が維持される．

2) **心血管系の中枢調節機構**

延髄の心血管運動中枢に対して，大脳（辺縁系）や間脳（視床，視床下部）から中枢性制御がなされている．この制御は主に抑制的である．

図2　起立性低血圧（北2007より）

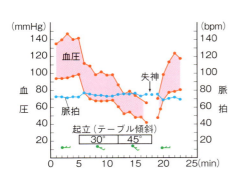

起立時に高度の血圧下降が認められる．代償性の脈拍増加はほとんど認められない（心交感神経機能障害）．Shy-Drager症候群（60歳男性）．

図3　食事性低血圧（北2007より）

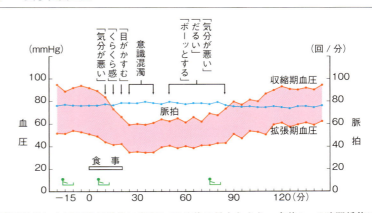

食事開始後に血圧下降が緩徐に出現し30分後に最大となり，食後1〜2時間緩徐に改善しつつ持続する．Shy-Drager症候群（60歳女性）．

共通するが，糖尿病性ニューロパチー，Parkinson病で好発する．

（北　耕平）

【文献】
1) 北　耕平．自律神経症候の診察法．日本自律神経学会 編．自律神経機能検査，第4版．文光堂，東京，89-93，2007
2) 國本雅也．自律神経障害の病巣診断：心・血管系．日本自律神経学会 編．自律神経機能検査，第4版．文光堂，東京，104-110，2007
3) 平山惠造．神経症候学，改訂第2版，第Ⅱ巻．文光堂，東京，1034-1039，2010

80. 発汗異常の診かた

1. 発汗の基礎知識

❶ 発汗の神経機構（図1）

　発汗は交感神経系で支配される．汗腺を直接支配するのは交感神経の節後線維で，コリン作動性である．発汗には暑いときに起こる温熱性発汗と精神的緊張時に起こる精神性発汗がある．

　(1) 温熱性発汗系：深部体温（血液温）が視床下部で感受され，一次ニューロン（発汗中枢→脳幹被蓋→脊髄側索）→二次ニューロン（脊髄中間外側核→節前線維）→三次ニューロン（交感神経節→節後線維）→汗腺へと刺激が伝わり，手掌足底を除く全身に発汗が起こる．

　(2) 精神性発汗系：精神的緊張の刺激が大脳前運動野や大脳辺縁系から視床下部へと伝わり，温熱性発汗と同様に交感神経系を刺激し，手掌足底に発汗が起こる．

❷ 発汗の交感神経支配の皮膚分節（図2）

　脊髄交感神経（中間外側核）は胸髄（T2）～腰髄（L2）から全身の皮膚に分布するので，その髄節性支配は感覚神経のそれと相当に異なる．脊髄髄節レベルでは，顔面はT2, 3, 上肢はT3～6, 体幹はT3～12, 下肢はT11～L2で支配される．

　交感神経節レベルでは，顔面は上頸・中頸交感神経節，上肢は中頸・星状～上胸部交感神経節，体幹は上～下胸部交感神経節，下肢は腰部～仙部交感神経節で支配される．交感神経節性支配は感覚神経の末梢神経支配にかなり近似する．

2. 発汗異常の診かた（症状・徴候）（表1）

　発汗異常には発汗減少（または発汗消失/無汗）と発汗過多（または多汗/多汗症）がある．

❶ 発汗減少（発汗消失/無汗）

　発汗減少には全身型と部分型とがある．

　発汗減少は緩徐に進行する場合，初期には気付かれにくいので，発汗が起こりやすい条件下（夏期，運動後，入浴後）での発汗減少の範囲・程度を問診する．

　部分型発汗減少領域がある場合，健常な部位の発汗が代償的に亢進するので，代償性発汗過多が発汗減少より先に気付かれやすい（例：Shy-Drager症候群で「上半身に汗をかく」，脊髄空洞症で「半身のみに汗をかく」など）．

　無汗部位は皮膚乾燥のため，触診で健常部位に比較して皮膚の湿潤がみられず，さらさらしている．汗腺疾患である特発性全身性無汗症では無汗部位に痒みを伴う皮疹（汗疹の一種）がみられることがある．

　全身型発汗消失（体表の80％以上）では，夏期の高温環境下での熱不耐性heat intoleranceがみられ，うつ熱（体温上昇）が起こる．

　部分型発汗減少には，片側型，下半身型，局所型，遠位型などがある．正確な無汗領域の診断のためにはヨード澱粉試験（Minor法）が必要である．

❷ 発汗過多（多汗/多汗症）

　発汗過多には全身型と部分型がある．

　温熱性，運動後，精神的緊張，食事性などどのような条件で起こるかを確認する．診察室の普通の条件では発汗過多はわかりにくいことが多く，運動負荷や精神的緊張を与えて発汗を誘発して診察する必要がある．多汗部位では皮膚の湿潤や「玉なす汗」が認められる．

　全身型発汗過多は患者の訴え（以前に比べて汗が多い）によることが手がかりになる．

　部分型発汗過多には，片側型，下半身型，局所型などがある．これらには本来の発汗過多と代償性発汗過多とがある．

3. 発汗異常の診断（疾患・病態）（表2）

❶ 発汗減少（発汗消失/無汗）

　(1) 全身型発汗減少（図3）：全身性の広範囲（体表の80％以上）の無汗で，自律神経系変性疾患（Shy-Drager症候群，純粋自律神経不全症），自律神経ニューロパチー（急性汎自律神経異常症，アミロイドニューロパチー，家族性自律神経異常症/Riley-Day症候群，Fabry病），全身性汗腺疾患（特発性全身性無汗症，無汗性外胚葉形成不全）でみられる．無汗野には豹紋状の発汗残存野が認められることがある（斑状発汗）．

　(2) 片側型発汗減少（図4）：大脳，脳幹，脊髄の疾患（血管障害，多発性硬化症，腫瘍，脊髄空洞症など）でみられる．病変部位の特定は発汗異常のみでは難しいことが多い．

　(3) 下半身型発汗減少：脊髄横断性病変（脊髄損傷，横断性脊髄炎），多発ニューロパチーでみられる．

　(4) 局所型発汗減少（図5）：脊髄，節前線維，交感神経幹，交感神経節，節後線維（末梢神経）の局在性病変でみられる．病変部位に対応して，皮膚上の一区域（交感神経支配の皮膚分節）に様々な形の無汗をきたす．髄節・根型，末梢神経型などがある．

　(5) 遠位型発汗減少：四肢末梢優位，腹部正中前面優位の無汗で，多発ニューロパチーでみられる．境界は不明瞭である．

❷ 発汗過多（多汗/多汗症）

　(1) 全身型発汗過多：全身性の広範囲の多汗で，内分泌異常（甲状腺機能亢進症，褐色細胞腫，副腎皮質機能亢進症），更年期障害などでみられる．

図1　発汗の神経機構

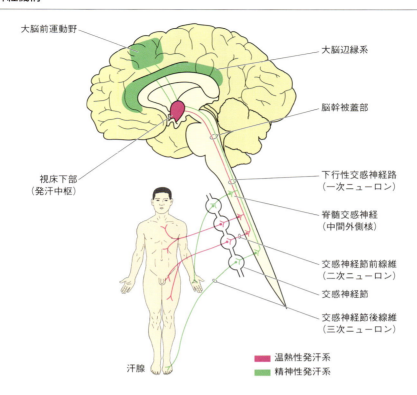

図2　発汗の交感神経支配の皮膚分節

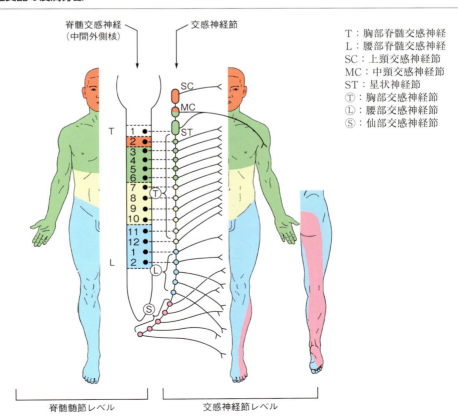

表1　発汗異常の診かた（症状・徴候）

症　状	徴　候	発汗異常
全身に汗をかかない．「夏ばて」症状	全身の無汗・皮膚乾燥・熱不耐性（衰弱・体温上昇）	全身型発汗消失
身体の一部に汗をかかない	身体の一部の無汗	部分型発汗消失
全身の汗が多い	全身の発汗過多	全身型発汗過多
身体の一部の汗が多い	身体の一部の発汗過多	部分型発汗過多
身体の一部の汗が多い	発汗消失部位以外の発汗過多	代償性発汗過多

表2　発汗異常の診断（疾患・病態）

発汗異常	疾患・病態
全身型発汗消失	・自律神経系変性疾患（Shy-Drager症候群，純粋自律神経不全症）
	・自律神経ニューロパチー（急性汎自律神経異常症，アミロイドニューロパチー，家族性自律神経異常症，Fabry病）
	・全身性汗腺疾患（特発性全身性無汗症，無汗性外胚葉形成不全）
片側型発汗消失	・大脳，脳幹，脊髄疾患（血管障害，多発性硬化症，腫瘍，脊髄空洞症）
下半身型発汗消失	・脊髄横断性病変（脊髄損傷，横断性脊髄炎），多発ニューロパチー
局所型発汗消失	・脊髄，節前線維，交感神経幹，交感神経節，節後線維（末梢神経）病変
遠位型発汗消失	・多発ニューロパチー
全身型発汗過多	・内分泌異常（甲状腺機能亢進症，褐色細胞腫，副腎皮質機能亢進症）
片側型発汗過多	・脳卒中急性期，脳外傷急性期，てんかんの片麻痺側
下半身型発汗過多	・脊髄横断性損傷（T6以上）の病変レベル以下（皮膚刺激時，膀胱充満時）
局所型発汗過多	・手掌足底発汗過多（原因不明），味覚性発汗過多（唾液腺手術・外傷後，糖尿病性ニューロパチー）
代償性発汗過多	・片側性（脳脊髄病変'健側'），上半身性（Shy-Drager症候群　糖尿病性ニューロパチー），斑状（自律神経ニューロパチー，特発性全身性無汗症），道化師harlequin症候群（健側顔面）

(2) 片側型発汗過多：脳卒中急性期，脳外傷急性期，てんかんの片麻痺側にみられる．

(3) 下半身型発汗過多：脊髄横断性損傷に際して，特にT6（内臓神経が脊髄から出る高さの上端）以上の頸髄/胸髄病変で，病変レベル以下の下半身に皮膚刺激時や膀胱充満時にみられる．

(4) 局所型発汗過多（図6，7）：身体の一部の領域に多汗がみられる．

手掌足底多汗症は原因不明の皮膚交感神経活動の亢進をきたす疾患であり，精神的緊張，手掌足底接触刺激などによって，容易に手掌・足底に発汗過多が生じる．

味覚性多汗症は食事中に顔面の異常な発汗をきたすものであり，原因不明のほか，唾液腺（耳下腺，顎下腺）手術・外傷後，糖尿病性ニューロパチーなどでみられる．

(5) 代償性発汗過多：代償性多汗は全身性無汗の初期の回復期，あるいは部分性無汗での健常領域での発汗が代償的に亢進するものである．異常は発汗過多部位ではなく，無汗部位である．

片側性発汗過多は脳病変，脊髄病変などで病変側片側の無汗に対して，反対側（健側）にみられる．

上半身性発汗過多はShy-Drager症候群，糖尿病性ニューロパチーでみられる．

斑状発汗過多は自律神経ニューロパチーや特発性全身性無汗症の発汗残存野が斑状に発汗過多をきたすものである．

道化師harlequin症候群はT2，3に由来する顔面の交感神経の片側障害時に，反対側（健側）顔面に突発性の紅潮と多汗が出現する．

（北　耕平）

80. 発汗異常の診かた

図3 全身型発汗消失(無汗)(北ら1983より)

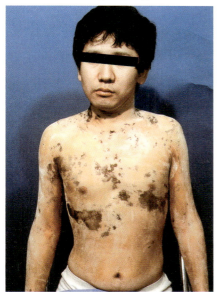

全身性の広範囲の発汗消失と代償性斑状発汗．温熱発汗試験(Minor法)による．急性汎自律神経異常症(25歳男性)．

図4 片側型発汗消失(無汗)(北2007より)

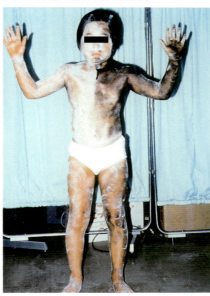

右半身の発汗消失と左半身の代償性発汗過多．温熱発汗試験(Minor法)による．脊髄(頸髄)空洞症(12歳男性)．

図5 局所型発汗消失(無汗):(髄節・根型)

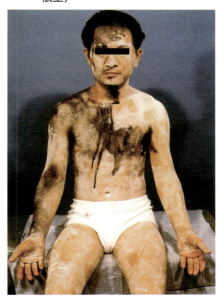

左側の顔面，頸部，上胸部，上肢の発汗消失．温熱発汗試験(Minor法)による．左頸胸髄病変(多発性硬化症疑い)(35歳男性)．

図6 局所型発汗過多(1)(北2007より)

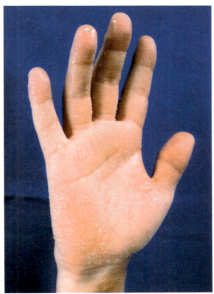

手掌の著明な発汗過多．汗が水滴となって溢れ出るのが認められる．手掌足底発汗過多(21歳男性)．

図7 局所型発汗過多(2)(北ら1997より)

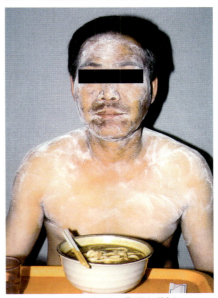

食事開始後数分で顔面に著明な発汗．Minor法による．味覚性発汗過多(47歳男性)．

【文献】
1) 北　耕平．自律神経症候の診察法．日本自律神経学会(編)．自律神経機能検査，第4版．文光堂，東京，89-93，2007
2) 北　耕平，平山惠造，伊藤直樹．Acute idiopathic pandysautonomia．4自験例での検討．自律神経 20：67-75，1983
3) 北　耕平，平山惠造，師尾　郁，畠山温子，川口直樹，服部孝道．味覚性(食事性)発汗における顔面発汗過多の病態．局所発汗量連続記録による検討．発汗学 4：31-33，1997

81. 膀胱・尿道機能障害の診かた

1. 膀胱・尿道機能の基礎知識

❶ 膀胱・尿道の機能解剖（図1，2）

（1）膀胱：膀胱は膀胱体部と膀胱頸部からなる．膀胱体部は膀胱本体の大部分に相当し，尿を蓄える機能（蓄尿機能）と排尿時に尿を押し出す機能（排出機能）を持つ．膀胱体部の筋肉（排尿筋）は排尿時の主役をなし，副交感神経に対するアセチルコリン（ムスカリン）受容体を持つ．膀胱頸部は膀胱の内尿道口の周辺部に相当し，尿道近位部と一体となって，尿保持機能を持つ．膀胱頸部の筋肉には交感神経に対するαアドレナリン受容体が存在する．排尿終了直後に膀胱内に残っている尿を残尿と言う．

（2）尿道：尿道は近位部と遠位部からなる．尿道近位部は膀胱頸部と共に尿保持機能と尿排出制御機能を持つ．尿道近位部には内尿道括約筋部と外尿道括約筋部とがある．内尿道括約筋部は膀胱頸部から3cmほどであり，この部の尿道内圧は膀胱内圧より高く，蓄尿を維持するように働いている．内尿道括約筋部にはαアドレナリン受容体が存在する．外尿道括約筋部は近位尿道のおよそ下半（男性では前立腺下端から尿生殖隔膜まで）で，内層の平滑筋と外層の横紋筋からなる．横紋筋には運動神経に対するアセチルコリン（ニコチン）受容体が存在し，急激に膀胱内圧が上昇したとき，速やかに尿道を収縮させ，尿漏れを防止する．尿道遠位部には特別な機能はない．

メモ1 膀胱・尿道の筋肉の受容体（図2）：交感神経に対してはαとβアドレナリン受容体があり，副交感神経に対してはアセチルコリン（ムスカリン）受容体がある．また，運動神経に対してはアセチルコリン（ニコチン）受容体がある．アセチルコリン受容体はその薬理学的性質に基づいて2型に分けられる．ムスカリンに反応するムスカリン受容体は平滑筋や腺に存在し，ニコチンに反応するニコチン受容体は自律神経節や横紋筋（骨格筋）に存在する．

❷ 膀胱・尿道の神経機構（図2）

（1）交感神経：交感神経は膀胱体部平滑筋（排尿筋）を弛緩，内尿道括約筋部の平滑筋を収縮し，蓄尿の機能の主体をなす．節前ニューロンは胸腰髄中間外側核（T11～L2）から始まり，前根を経て各々のニューロンで異なるが，下記の3つの部位のいずれかの神経節でシナプスを形成し，それぞれ節後ニューロンに接続する．すなわち，これら全体は前根→腰部交感神経幹→下腹神経叢→（下腹神経）→骨盤神経叢（膀胱神経叢）［膀胱尿道周囲壁内］を経て，節後ニューロンは膀胱・尿道に分布する．神経伝達物質はノルアドレナリンである．受容体は膀胱体部ではβ優位，膀胱頸部・近位尿道ではα優位である．

（2）副交感神経：副交感神経は膀胱体部平滑筋（排尿筋）を収縮し，排尿機能の主体をなす．節前ニューロンは仙髄中間外側核（S2～S4）から始まり，前根→陰部神経叢→骨盤神経（下腹神経と合流）を経て骨盤神経叢（膀胱神経叢）［膀胱尿道周囲壁内］に達し，節後ニューロンに接続する．節後ニューロンは膀胱に分布する．神経伝達物質はアセチルコリンで，受容器はムスカリン受容体である．

（3）体性神経：体性神経は外尿道括約筋を持続性に収縮し，蓄尿に寄与する．運動ニューロンは仙髄前角（S2～S4，Onuf核）から始まり，前根→陰部神経叢→陰部神経を経て外尿道括約筋に達する．神経伝達物質はアセチルコリンで，受容器はニコチン受容体である．

（4）排尿・蓄尿の上位機構（図3～5）：脳幹（橋・延髄）には膀胱収縮中枢と弛緩中枢があり，両中枢からの下行路は脊髄側索（網様体脊髄路）を経て，胸腰髄・仙髄と連絡する．膀胱収縮中枢は膀胱収縮・近位尿道弛緩により排尿に促進的に働き，膀胱弛緩中枢は膀胱弛緩・近位尿道収縮により蓄尿する方向に働く．大脳では，大脳基底核は排尿筋に抑制的に働き，前頭葉（上前頭回，帯状回前部，中心傍小葉）は排尿に関与するとされている．上位機構については，上位になるほど，十分に明らかにされていない．

2. 膀胱・尿道機能障害の診かた（症状・徴候）

神経機構の機能不全により機能障害に陥った膀胱を神経因性膀胱と言う．神経因性膀胱には蓄尿障害と排尿障害がある．

❶ 蓄尿障害

（1）頻尿：排尿回数が常習的に1日8回以上のものを言う．また常習的に夜間睡眠中2回以上排尿するものを夜間頻尿と言う．頻尿は有効膀胱容量（最大容量―残尿）の減少により起こる．

メモ2 夜間多尿：夜間の尿量が増加（400mL以上）することを言い，視床下部の抗利尿ホルモン（バゾプレシン）分泌の減退により起こる．夜間頻尿とは異なり，区別される．

（2）尿意切迫：尿意が生ずると直ちに排尿したくなり，我慢し難いものを言う．これには2種類ある．膀胱の排尿筋の過活動による運動性尿意切迫と，尿意感覚が過敏なための感覚性尿意切迫とである．尿意切迫には頻尿や切迫性尿失禁を伴うことが多い．

（3）尿失禁：排尿を意図しないのに，

図1　膀胱・尿道の機能解剖（平山2010より改変）

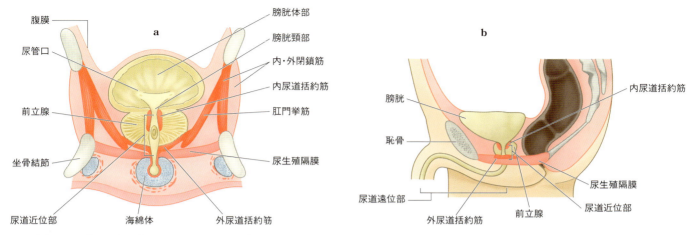

a：傾斜前頭断面模型図（男性），b：正中断面模型図（男性）．

図2　膀胱・尿道の神経機構（Ropper・Brown 2005より改変）

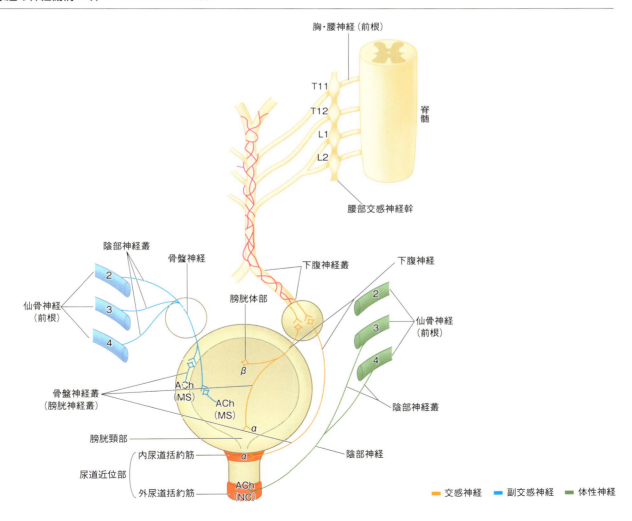

ACh（MS）：アセチルコリン（ムスカリン）受容体，ACh（NC）：アセチルコリン（ニコチン）受容体，α：αアドレナリン受容体，β：βアドレナリン受容体．説明メモ1参照．

無意識のうちに排尿されるものを言う．蓄尿中に膀胱内圧が尿道内圧を上回った場合に起こる．これには3種類ある．

①切迫性尿失禁：尿意切迫を伴い，尿意を催してから排尿の準備が間に合わず起こる．排尿筋の収縮力が尿道括約筋の収縮力に勝るためである．

②腹圧性尿失禁：急激な腹圧上昇（咳，くしゃみ，爆笑など）により起こる．尿道括約筋の尿道内圧保持機能の低下による．

③溢流性尿失禁：尿閉で多量の尿がたまっている場合に，尿が尿道の抵抗に打ち勝って溢れ出ることにより起こる．排尿筋収縮力の低下のため残尿が多くなる場合に生ずる．

メモ3 遺尿症（夜尿症）：小児で4歳以降になっても，睡眠中に排尿するものがあり，これを遺尿症と言う（夜尿症とも言うが，夜とは限らず，睡眠中に生ずるものを言う）．排尿制御機構の未完成によるものと心因性のものがある．一方，成人での遺尿症は二分脊髄など腰部先天性奇形によるものなどがある．高齢者での夜間睡眠中の排尿は尿失禁で遺尿症とは言わない．

❷ 排尿障害

（1）排尿困難：排尿がしにくい症状の総称である．排尿開始遅延（なかなか尿が出始めない），排尿時間延長（尿流の勢いが悪く，排尿が長引く），排尿終末時尿滴下（排尿の切れが悪く，ボタボタする）などがある．排尿筋の収縮力低下や尿道括約筋の筋弛緩不全（排尿筋括約筋協調不全）により起こる．神経因性ではないが前立腺肥大症（泌尿器科的原因）でも起こる．

（2）尿閉：排尿が全くできないか，あるいは不完全で多量の残尿がある状態を言う．膀胱の感覚鈍麻を伴うときは，500mLの膀胱容量を超えて蓄尿されても苦痛を感じない．尿閉では溢流性尿失禁を伴うことがある．

3. 膀胱・尿道機能障害の診断（病態・疾患）

❶ 核上型神経因性膀胱

骨盤神経の核上性障害，すなわち大脳（前頭葉排尿中枢）から仙髄（骨盤神経の起始核）に至る経路の障害により起こるものを言う．上位排尿・蓄尿機構が障害されるため，排尿筋の急激な不随意の収縮（無抑制収縮）が起こり，頻尿，尿意切迫，切迫性尿失禁などの症状が現れる．

（1）脳血管障害：脳卒中急性期（意識障害下）には尿失禁をきたす．時に尿閉になり，溢流性尿失禁がみられる．慢性脳血管障害（特に多発性ラクナ梗塞）で頻尿・失禁・尿閉が多くみられる．一側性限局性病変では排尿障害はほとんどみられない．

（2）痴呆性疾患：Alzheimer病，広汎性脳血管障害，正常圧水頭症などで頻尿・失禁がみられる．

（3）脳腫瘍：前頭葉上内側部やその後方の中心傍小葉の腫瘍で頻尿・失禁をきたす．

（4）Parkinson病：頻尿・切迫性尿失禁がみられ，Parkinson症状の進行に伴い頻度が増加する．抗Parkinson病薬は排尿障害を改善する方向に作用する．

（5）多系統萎縮症：Shy-Drager症候群では，頻尿・尿失禁は病初期から全例にみられ，尿閉も多い．原因病変は脳幹排尿中枢以下（網様体脊髄路），副交感神経の節前・節後線維にある．オリーブ橋小脳萎縮症では，頻尿・尿失禁は発病後2～3年後に出現し，徐々に増悪するが，Shy-Drager症候群よりは軽症である．線条体黒質変性症では，排尿障害はさらに軽微であり，自覚されることも少ない．

（6）多発性硬化症：排尿障害はしばしば発現し，多彩である．脳病変では，頻尿・尿失禁，尿閉が，脊髄病変では頻尿・切迫性排尿がみられる．

（7）脊髄障害：急性脊髄障害（脊髄血管障害，脊髄損傷）では，急性期（脊髄ショック期）には排尿筋反射が消失し，無緊張性膀胱となり，尿閉になる．慢性期には排尿筋反射が亢進し，頻尿・失禁傾向を呈する．慢性脊髄障害（変形性頸部脊椎症，脊髄腫瘍など）では，排尿筋反射の亢進による頻尿をきたす．

❷ 核・核下型神経因性膀胱

骨盤神経節前ニューロン（核）～骨盤神経（核下）の障害により起こるものを言う．下位の排尿反射機構が障害されるため，排尿筋の収縮不全が起こり，排尿困難，尿閉などの症状が現れる．感覚求心路が障害されると尿意消失の症状が現れる．

（1）仙髄（脊髄円錐）障害：腫瘍，先天性形成不全，血管奇形などで，尿意消失，尿閉がみられる．

（2）馬尾障害・下位腰椎病変：馬尾障害，下位腰椎病変（二分脊椎，外傷など）では，S2神経根以下の病変が下位排反射機構に関与するので，尿意消失，排尿障害（排尿困難，尿閉）となる．

（3）自律神経ニューロパチー：急性汎自律神経異常症 acute pandysautonomia，アミロイドニューロパチー，糖尿病性ニューロパチーなどで，末梢交感神経および副交感神経線維の障害をきたし，尿意消失，排尿障害（排尿困難，尿閉）となる．

（4）骨盤内病変：骨盤内臓器病変（子宮癌，直腸癌）またはその術後に骨盤神経の節前線維の障害により，排尿障害（排尿困難，尿閉）をきたす．放射線照射，慢性膀胱炎などによる膀胱筋組織の線維化で膀胱の伸展性がなくなり，排尿障害をきたすこともある．

（北　耕平）

81. 膀胱・尿道機能障害の診かた

図3 橋の膀胱収縮中枢（A）と弛緩中枢（B）（de Groat 1992 より改変）

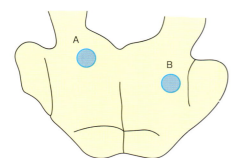

図4 脊髄の排尿・蓄尿支配遠心路（下行路）（Nathan・Smith 1958 より改変）

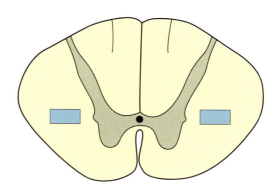

図5 大脳の排尿・蓄尿に関与する領域（Andrew ら 1966 より改変）

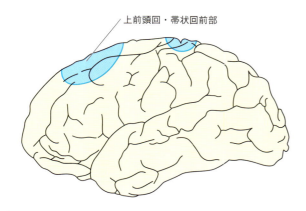
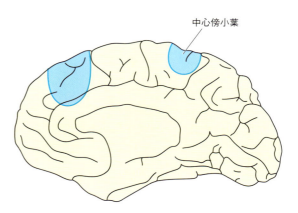

【文献】

1) 平山惠造. 神経症候学, 改訂第2版, 第Ⅱ巻. 文光堂, 東京, 1044-1050, 2010
2) Ropper AH, Brown RH. Adams and Victor's principles of neurology, 8th ed. McGraw-Hill, New York, 468, 2005
3) de Groat WC. Neural control of the urinary bladder and sexual organs. in Bannister R, Mathias CJ (eds). Autonomic Failure: A Textbook of Clinical Disorders of the Autonomic Nervous System, 3rd ed. Oxford University Press, Oxford, 1992
4) Nathan PW, Smith MC. The centrifugal pathway for micturition within the spinal cord. J Neurol Neurosurg Psychiat 21: 177-189, 1958
5) Andrew J, Nathan PW, Spanos NC. Disturbances of micturition and defaecation due to aneurysms of anterior communicating or anterior crebral arteries. J Neurosurg 24: 1-10, 1966

Ⅲ章 症候を手がかりに
──病態/疾患を考える

82. 頭痛の診かた（付：顔面痛）

頭痛を主訴に受診する患者の診察では，神経学的所見で異常が認められないことが多く，頭痛の臨床診断には問診が極めて重要になる．

問診：最初に尋ねなければならないのは，頭痛の既往の有無，日常的な頭痛であるか否かである．「これまでにも同じような頭痛がありましたか？」などといった問診により，日常的な頭痛であることが判明すれば，多くの場合は一次性（機能性）頭痛であり，二次性頭痛のうちで緊急性を有する危ない頭痛である可能性が少なくなる．

具体的には，
①発症様式：急性，発作性・反復性，亜急性，慢性など
②部位：全般性，片側性，限局性
③性質：拍動性，鈍痛，神経痛様
④随伴症候：発熱，髄膜刺激症候，欠落症候，意識障害など
⑤誘因
などを確認する．

頭痛の分類：国際頭痛分類があるが，本項では頭痛の発現様式から主要な原因疾患を分類し，説明を加える．

痛み：頭蓋骨，脳実質，硬膜・軟膜のいずれも痛みを感じないが，頭蓋底硬膜，小脳天幕には痛みの感受性があり，さらに，硬膜に分布する動脈，静脈洞では痛みを感じるとされている[1]（図1）．

1．急性発症

急性発症の頭痛の中で突発的に発症し，発症1分以内に痛みの強度が最大になる激しい頭痛は雷鳴頭痛 thunderclap headache と呼ばれ，くも膜下出血を代表とする血管性病変（❶〜❼）等で認められる．危険度の高い頭痛であり，鑑別が重要である[2]．

❶ くも膜下出血

外傷を除くと，80％は囊状動脈瘤破裂による．高血圧症の既往があり，活動時や精神的緊張時に突発的に極めて強い頭痛が発現する．初め後頭部に生じ，項部や背部に放散する．強い頭痛に前駆して数日前に弱い頭痛がみられることがある（minor leak）．随伴症候として嘔気・嘔吐，項部硬直，発熱，片麻痺，動眼神経麻痺などがみられる．

痛みは脳軟膜の刺激，血管の牽引・拡張・破綻などによるものと考えられている．急性期に頭部画像検査でくも膜下腔の出血を確認するか，腰椎穿刺で血性の脳脊髄液を確認する．

❷ 脳内出血

頭痛の頻度は虚血性脳血管障害より多いが，通常，局所神経学的所見は意識障害により隠される．頭痛の機序は頭蓋内圧亢進よりも，随伴するくも膜下腔への出血および局所圧迫によることが多い．

❸ 脳梗塞

脳梗塞に随伴する頭痛としては，内頸動脈系より椎骨脳底動脈系で多い．その中でも延髄外側症候群（Wallenberg症候群）における頻度が高く，病変側後頭部の拍動性頭痛が多い．他の神経症候の発現と同時のものと，それに前駆するもの（多くは数日前）がある．痛みの原因には動脈壁解離などが考えられている．

❹ 頸部の動脈解離

頸動脈，椎骨動脈に動脈解離が起こると，解離症状として強い頭痛または頸部痛が生じ，それに遅れて脳虚血症候が認められる．

❺ 静脈洞血栓症

血栓症に伴う頭蓋内圧亢進症状の一つとして頭痛は初期から高頻度で認められる．頭痛は頭部全体にみられ，高度であり，進行性である．

❻ 高血圧性脳症

高度な高血圧症により正常な脳循環自動調節能がなくなり，血管内皮の透過性が高まり，脳浮腫が生じると高血圧性脳症をきたす．頭部全体の拍動性頭痛と共に，視覚障害，意識レベルの低下，痙攣などが認められる．子癇または子癇前症による頭痛も同様な機序が考えられている．頭部MRI上では後頭葉白質を中心に浮腫像が認められる．

❼ 可逆性後頭葉白質脳症 posterior reversible encephalopathy syndrome（PRES）

悪性高血圧や薬物（免疫抑制薬など）に伴う血管内皮細胞の障害により，後頭葉中心に生じる可逆性の白質脳症である．神経症候と頭部MRI所見は❻と同様であり，血管攣縮を伴うことが多い[3]．類縁疾患に可逆性脳血管攣縮症候群 reversible cerebral vasoconstriction syndrome（RCVS）があるが[4]，機序はPRESと同様と考えられる．

❽ 急性髄膜炎

細菌性髄膜炎，ウイルス性髄膜炎などでは発熱，悪心・嘔吐，光過敏，項部硬直などと共に頭痛が出現する．頭痛は頭部全体にあるが，時に顔面にもある．痛みは強く，持続性，拍動性であり，体動で増強する．

❾ 慢性副鼻腔炎の急性増悪

感冒症状と共に鼻から眉間，前額部にかけての頭痛（顔面痛）を呈する．前頭洞炎に限らず篩骨洞炎も原因となる．慢性副鼻腔炎の既往や混濁した鼻汁の有無を確認する．

❿ Tolosa-Hunt症候群

有痛性眼筋麻痺とも呼ばれ，海綿静脈洞およびその近傍の非特異的な炎症性肉芽腫により，病側の眼球後部の持続性疼痛と眼筋麻痺を呈する．第Ⅲ，Ⅳ，Ⅴ₁，Ⅵ脳神経が種々の組み合わせで障害される．ステロイド薬が著効する．

図1　硬膜・硬膜動脈と神経支配（平山2006より）

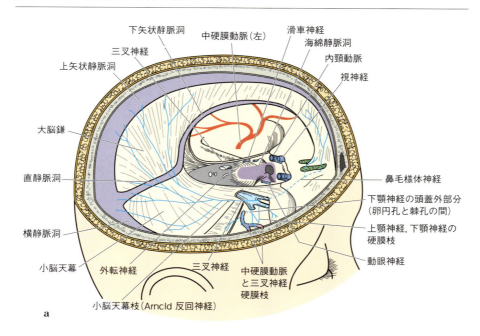

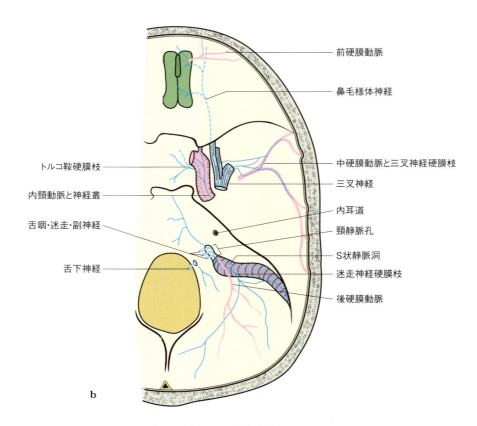

a：右外側から見る（天蓋部右半を除去），b：頭蓋底を見る．

2. 発作性・反復性

❶ 片頭痛

頭痛発作を繰り返し，前兆を伴うものと伴わないものとがある．前兆として視野暗点，異常感覚（多くは一側上肢のしびれ感），片麻痺，失語があり，数分～10，20分ほど続く．

(1) 眼性片頭痛：視覚性前兆（暗点）が一般的であり，閃輝暗点として出現することが多い[5]（図2）．固視点付近にジグザグした形が現れ，次第に左右へ拡大していく．前兆発現時に，脳血流減少が後頭部大脳皮質から始まり，前方へ波及していくことが知られている（皮質拡延性抑制）．

前駆症状が消えると共に頭痛が始まる．頭痛は一側の眼窩，前頭部から始まり，やがて同側の片側頭全体に及ぶ．稀には両側の頭全体に広がる．痛みは拍動性で，中等度～重度の強さで，光・音・体動で増悪する．このため，患者は薄暗い静かな部屋で臥床していることが多い．しばしば嘔気・嘔吐を伴う．頭痛は半日～1日，時に数日持続する．睡眠をとると頭痛は軽減・消失することが多い．

(2) 片麻痺性片頭痛：運動麻痺を含む前兆のある片頭痛は家族性の有無により，それぞれ家族性・孤発性片麻痺性片頭痛と呼ばれている．

(3) 脳底型片頭痛：片頭痛の前兆の責任病巣が脳幹または両側大脳半球にあると考えられるものは，脳底型片頭痛と呼ばれている．主な前兆として，構音障害，回転性めまい，耳鳴り，難聴，複視，小脳性運動失調，両側性の感覚障害などがある．若年成人に多くみられる．

(4) 眼筋麻痺性片頭痛：以前このように呼ばれていたものは，頭痛の持続時間が長く，頭痛と眼筋麻痺発現までの潜伏期間が長く，現在，片頭痛の異型とは考えられておらず，色々な器質的病因が疑われてきた．再発性脱髄性脳神経障害の可能性が示唆されている．

❷ 群発頭痛（顔面紅痛症）

「頭痛」と呼ばれているが，実際は顔面主体の痛みである．これは「頭」と「顔」の和・欧での呼称の仕方に原因がある[1]（図3）．そのため片頭痛の亜型，類型とされた．顔面の自律神経症候を呈することが特徴である．

顔面痛発作が数週間～数ヵ月群発して続き，寛解期が通常半年～数年ある．一側の眼窩部，眼窩上部，側頭部などの重度の痛みが15分～2，3時間持続する．発作頻度は1回/2日～数回/日であり，特に夜間入眠後や早朝に起こりやすい．痛みと共に同側の顔面紅潮，結膜充血，鼻漏，眼瞼浮腫，発汗，縮瞳や眼瞼下垂を伴う．痛みはピーク時には極めて重度となり，臥床していられず，歩き回ることが多い．20～40歳の男性に多く，アルコールで誘発されやすい．機序としては，後視床下部灰白質の活性化が考えられている．

❸ 後頭神経痛

後頭部に限局した痛みで，発作的に出現する．ピリピリとした鋭い痛みで，時に電撃痛様に痛むが，瞬時の痛みであることが多く，一度鋭い痛みが治まると重苦しい鈍痛に変わることがある．痛みは間歇的に繰り返される．大後頭神経（C2神経後枝），小後頭神経と大耳介神経の分布域の神経痛である．症候性のものとしては上部頸椎病変のほかに，帯状疱疹の初期であることがあるので，同部位の皮疹に注意する．

❹ 睡眠時無呼吸性頭痛

再発性の頭痛であり，1ヵ月に15日を超えて発現する頭痛である．両側性，圧迫性の頭痛であり，起床時に頭痛があるが，30分以内に消失することが多い．悪心，光・音過敏は伴わない．頭痛の機序として，低酸素血症，高炭酸ガス血症，睡眠障害が疑われている．

❺ 褐色細胞腫による頭痛

血圧の急激な上昇と共に発作性頭痛が生じる．前頭部または後頭部の拍動性・持続性の高度の頭痛であるが，発作時間が1時間以内と短いのが特徴的である．発作中，顔面は蒼白あるいは紅潮し，恐怖・不安感，視覚障害，腹痛・胸痛，悪心・嘔吐などを伴うことが多い．血圧が正常に戻ると，頭痛も消失する．

3. 亜急性・進行性

❶ 亜急性髄膜炎

結核性髄膜炎あるいは真菌性髄膜炎では，未だ髄膜炎症候が明らかでない時期に，食思不振，全身倦怠感，不眠，無気力などの前駆症状と共に頭痛が認められることが多い．

❷ 梅毒性髄膜炎

第二期・第三期梅毒の髄膜炎で頭痛を呈する．

❸ 巨細胞性動脈炎

側頭動脈炎，Horton病とも呼ばれる．60歳以上の高齢者で全身症状（発熱，食思不振，全身倦怠感など）と共に頭痛が認められる．頭痛は一側性あるいは両側性に起こり，特に側頭部を中心とした拍動性の痛みであり，側頭動脈は蛇行・拡張し，皮下に浮き出す．触知すると肥厚し，拍動がなく，圧痛を伴う．網膜中心動脈の障害により失明するが，迅速なステロイド治療で防止できる．頭痛を伴う反復性の一過性黒内障は本疾患を示唆し，緊急の精査・治療を要する．脳動脈に障害が及ぶと脳血管性痴呆を呈する．

4. 慢性

❶ 緊張型頭痛

多くは両側性の頭痛で，性状は圧迫感または締め付け感であり，強度は軽度～中等度であり，日常的な動作により増悪しない．頻度により，稀発反復性，頻発反復性，慢性に分けられ，反復性から進展した形が慢性緊張型頭痛

図2 閃輝暗点（Garcin・Halbon 1934より）

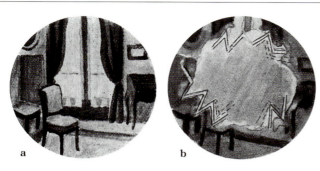

a：正常．b：中心型の閃輝暗点．
説明本文参照．

図3 頭部（頭痛）と顔部（顔面痛）の区分（平山2006より）

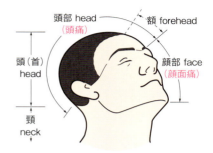

英語では解剖学的にneck（頸）より上をhead（首）と言う．
head（首）は狭義のhead（頭）とface（顔）を含む．日本で
はheadache（頭部の痛み＝頭痛）もfacial pain（顔面の痛
み＝顔面痛）も頭部と訳され，誤解を招くことがある．

であり，数分〜数日間持続する頭痛が連日または頻繁に発現する．軽度の悪心はあっても嘔吐することはない．

❷ 薬物乱用頭痛（薬物誘発頭痛）

過剰に使用された治療薬と感受性のある患者の間の相互作用であり，頭痛頓挫薬の乱用により頭痛が引き起こされる．薬物にはトリプタン，鎮痛薬，麦角製剤，オピオイドなどがある．頭痛は1ヵ月の半分以上認められ，鎮痛薬を3ヵ月以上定期的に乱用している．慢性緊張型頭痛には薬物乱用との関連が示唆されるものがある．

❸ 脳腫瘍

頭部全体の非拍動性頭痛で，悪心，嘔吐を伴い，身体活動や咳・くしゃみ（頭蓋内圧亢進をきたす）により増悪する．頭痛は水頭症と時期的に一致して出現することが多い．頭痛の機序は腫瘍に起因した頭蓋内圧亢進によるが，髄膜癌腫症による場合もある．

❹ 特発性頭蓋内圧亢進症

良性頭蓋内圧亢進症，偽性脳腫瘍とも呼ばれる．頭部全体の持続性・連日性の頭痛であり，多くは非拍動性である．咳や息みにより増悪する．頭痛と共に頭蓋内圧亢進症候として，乳頭浮腫，盲点拡大，視野欠損，外転神経麻痺を伴うことがある．原因不詳であるが，頭蓋内圧亢進をきたす代謝・内分泌性疾患，中毒（薬物，ビタミンAなど），静脈洞血栓症などを除外することが必要である．若年肥満女性で起こりやすい[6]．

❺ 特発性頭蓋内圧低下症

坐位または立位をとると15分以内に増悪する頭痛であり，臥位になると頭痛は軽減・消失する．頭部全体の鈍い痛みであり，項部硬直，耳鳴り，聴力低下，光過敏，悪心，複視（外転神経麻痺）を伴うことがある．器質的病変（疾患）と鑑別を要する．坐位での髄液圧は60mmH$_2$O未満であり，造影MRIで硬膜の増強効果が認められる．合併症として慢性硬膜下血腫などがある．頭痛の機序は脳脊髄液量の減少であると考えられる[7]．

5．その他

頭痛の発現状況からその原因が比較的明瞭なものとして，以下のようなものがある．頭頸部外傷（外傷後頭蓋内血腫，むち打ち損傷など），高山性頭痛，潜水時頭痛，透析頭痛，一酸化炭素中毒，食品（アイスクリーム，中華料理など）・アルコール摂取後，てんかん発作後頭痛，硬膜（腰椎）穿刺後頭痛など．

〈小島重幸〉

【文献】

1) 平山惠造．神経症候学，改訂第2版，第Ⅰ巻．文光堂，東京，2006
2) Purdy RA, Ward TN. Dangerous and thunderclap headaches. Headache 52 (Suppl 2)：56-59, 2012
3) Feske SK. Posterior reversible encephalopathy syndrome. Semin Neurol 31：202-215, 2011
4) Ducros A. Reversible cerebral vasoconstriction syndrome. Lancet Neurol 11：906-917, 2012
5) Garcin R, Halbron P. Contribution à l'étude des migraines accompagnées et en particulier de la physiopathologie des migraines ophtalmiques accompagnées. Ann Med 36：81-114, 1934
6) Kosmorsky GS. Idiopathic intracranial hypertension：pseudotumor cerebri. Headache 54：389-393, 2014
7) Schievink WI. Spontaneous spinal cerebrospinal fluid leaks. Cephalalgia 28：1345-1356, 2008

83. めまい(感)の診かた

1. めまいとは

「めまい」を眩暈と表記し「げんうん」と読む．眩暈の字義からめまいとは目がくらんで頭がふらふらする感じのことを言う．めまいの性質・病態からめまいを回転性めまいと浮動性めまい，その他に分ける．①回転性めまい(真のめまい；vertigo)は，周囲のものが回転して見える，天井が回って見えるという視覚異常のほかに，体が回転している感じで真っ直ぐに立てない，よろける，片寄るなどの体感覚を伴い，平衡異常がみられる．②浮動性めまい(めまい感；dizziness, giddiness)は，真のめまいのような視覚異常を伴わず，体がふらつく，体が揺れている感じ，雲の上を歩いている感じなどの体感覚を認め，平衡異常を認めず，あってもごく軽度である．③本来の「めまい」でない立ちくらみや動揺視をめまいと訴えることがある．鑑別上留意する．

2. 機能解剖[1] (図1〜3)

「めまい」は前庭感覚と視覚と体性感覚との不一致が原因であるとされる．前庭系は小脳，脊髄，眼球運動系に情報を送り，頭部，身体，眼球の運動の協調を司る．めまいはこれらの系の障害により生じ，前庭器官，前庭神経の障害による末梢性前庭系めまいと，前庭神経核，前庭小脳，大脳(前庭皮質)などの障害による中枢性前庭系めまいに大別される．

他方，これらの前庭神経系とは直接関係のない「めまい感」が大脳や身体の病態によりもたらされる．

3. めまいの診かた

めまいは患者の訴え(症状)であり，必ずしも平衡異常(徴候)と対になり認められるものではない．実際の診療では，患者が訴えるめまいがどのような種類のものか，めまいの内容を病歴(問診)で明確にすることが重要である．

❶ 回転性めまい(真のめまい)

自分の周囲の物が回って見え，めまいが強い場合には自分の体自体が回転しているように感じる．めまいが比較的軽く，直立していられる場合には体が一方向へ傾き，歩行をすると一方向へ寄っていく．

回転性めまいは内耳(前庭系)障害，すなわち末梢性前庭系病変と関係が深い．眼振は一方向性で，速期は病変と反対向きである．水平性の要素に軽度の回旋性要素が加わる．固視により眼振は抑制され，Frenzel眼鏡をかけると眼振は増強する．

中枢性前庭系(脳幹・小脳)病変でも生じるが，末梢性病変に比べ，めまいは軽く，眼振が強い．眼振は一方向性，水平性(回旋混合性)のこともあるが，注視方向性，垂直性，回旋性(純回旋性)の場合は中枢性を示唆する．固視により眼振は抑制されない．

❷ 浮動性めまい(めまい感)

実際には体は安定しているのに，自分では体がふらついているように，あるいは揺れているように感じる．雲の上を歩いているようでしっかりした感じがしないなどと訴える．時に，回転性めまいと浮動性めまいとを峻別し難いこともある．浮動性めまいは回転性めまいと反対に，中枢性前庭系(脳幹，小脳，脊髄，大脳)病変で生じることが多い．末梢性前庭系病変でも病変が軽い場合には浮動性めまいを訴える．

❸ 立ちくらみ fainting (faintness)

正しくは「めまい」と区別される(上記)．失神の前段階で，坐位や臥位から急に立ち上がると，頭や体がふらっと感じ，不安定感を覚える(めまい感)．多くは数秒間で症状が消失する．しかし，症状が進み，気が遠くなるように感じ，眼前がぼやけて白濁したり暗黒になれば，起立性低血圧症に伴う立ちくらみであり，意識が消失すれば失神である．立ちくらみや失神は脳の一過性循環不全による．

❹ 動揺視 oscillopsia

正しくは「めまい」と区別される．①眼球の細かい動揺のため(眼振など)，視線が動揺して，視力低下や霧視として感じる．②頭を動かすと対象物が動いて見える．前庭眼反射障害による．

4. 種類と病因

❶ 前庭系病変(「めまい」と「めまい感」)[2]

(1) 末梢性前庭系(主に「めまい」)[3,4]：良性発作性頭位めまい benign paroxysmal positional vertigo(BPPV)が最も多く，頭位の変化で回転性めまいが生じ，難聴・耳鳴を欠き，めまいは数秒から1，2分の短時間で消失する．その他，Ménière病，前庭神経炎，薬物中毒(アミノグリコシド系抗菌薬)など．

(2) 中枢性前庭系「めまい」または「めまい感」：脳血管障害(脳幹・小脳[5])，脳腫瘍，多発性硬化症，頭蓋・頸椎移行部奇形(Chiari奇形など)など．

(3) 立ちくらみ(めまい感)：高血圧症，起立性低血圧症，不整脈，血管迷走神経反射，貧血，低血糖など．

(4) 動揺視(めまい感)：多発性硬化症，小脳疾患，薬物中毒(フェニトインなど)など．

(5) その他：片頭痛[6]，てんかん，頭部外傷，薬物性(抗てんかん薬，鎮静薬，抗癌薬；シスプラチンなど)．

❷ 身体疾患(主に「めまい感」)

(1) 器質的障害

○ 血液疾患：貧血，赤血球増加症
○ 心血管疾患：大動脈炎症候群(高安

83. めまい(感)の診かた

図1　めまいと平衡異常との関係(平山2006より)

前庭系病変では回転性めまいと平衡異常をきたし，大脳・身体性病変では浮動性めまい(めまい感)を訴えるが，平衡異常は目立たず，脊髄以下の病変では平衡異常のみでめまいはない．

図2　内耳器官(膜迷路)の方位性(水平，垂直)とその神経伝導系全体像の模式図(平山2006より)

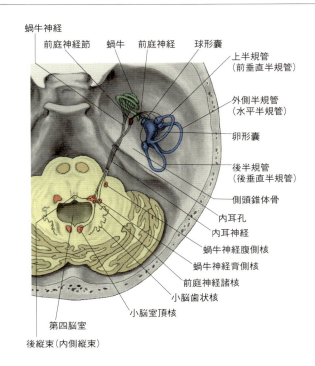

図3　大脳のめまい感覚皮質[説](平山2006より)

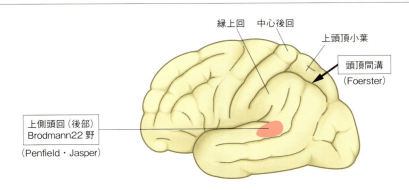

病)など
- 眼科的障害(屈折異常，調節障害)

(2) 身体的調整障害
- 睡眠障害：入眠障害，深眠障害，早朝覚醒，リズム障害(原因様々)
- 脱水状態：潜在性水摂取不足(自覚せず)，日常的水補給による症状改善．発現背景：特定疾患なし，初老・老年の通常日常生活中，体動(起立，歩行)に伴う，血圧値と連動性なし，夏期高気温，冬季暖房(皮膚乾燥)，循環血漿量減少(ヘマトクリット値，尿素窒素値の上昇傾向)．

(小島重幸)

【文献】

1) 平山惠造．神経症候学，改訂第2版，第I巻．文光堂，東京，656-663，2006
2) Halmagyi GM. Diagnosis and treatment of vertigo. Clin Med 5：159-165, 2005
3) Furman JM, Cass SP. Benign paroxysmal positional vertigo. N Engl J Med 341：1590-1596, 1999
4) Hotson JR, Baloh RW. Acute vestibular syndrome. N Engl J Med 339：680-685, 1998
5) Lee H, Sohn SI, Cho YW, Lee SR, Ahn BH, Park BR, Baloh RW. Cerebellar infarction presenting isolated vertigo. Frequency and vascular topographical patterns. Neurology 67：1178-1183, 2006
6) von Brevern M, Zeise D, Neuhauser H, Clarke AH, Lempert T. Acute migrainous vertigo：clinical and oculographic findings. Brain 128：365-374, 2005

84. 脳卒中の診かた

1. 脳卒中とは

　脳卒中とは，意識・運動・感覚が急激に喪失し，その状態が持続する臨床症候名であり，最も特徴的なことは症状が急激に起こり，倒れることである．脳卒中が，しばしば脳血管障害全般を代表する言語として，あるいはその代用語として使われるが，誤りである．脳卒中の原因として脳出血や脳梗塞があるが，それらが全て脳卒中をきたすとは限らない．

　意識障害が慢性進行性に徐々に起こるものを脳卒中と呼ぶべきではないし，急激に意識障害が起きても一過性であり，運動・感覚障害を伴わない失神・欠神あるいはてんかん（大発作）を脳卒中とは言わない．他方，意識障害を伴わず，急速に運動麻痺や感覚障害を呈したものもしばしば軽い脳卒中と言われるが，正しくはない．

2. 脳卒中の診かた

❶ 前駆症状

　脳卒中には前駆症状がみられることがある．めまい，立ちくらみ，耳鳴り，四肢のしびれ感・脱力感・だるさ，言語障害，顔面蒼白・紅潮，頭重・頭痛，悪心・嘔吐など様々である．

❷ 意識消失

　突然で，患者が立っていたときは崩れ落ちるように倒れる．椅子に腰掛けていた場合は机の上に急にうつ伏せになったり，椅子からずり落ちる．畳の上に坐っていた場合には，前後・左右へ倒れる．

　意識障害の程度は Japan Coma Scale（3-3-9度方式）や Glasgow Coma Scale（GCS）を用いると便利である．最初に，開眼しているか否か，呼びかけに反応するか否かを診る．開眼していなければ，疼痛刺激を加えて反応を診る．通常は眼窩内側上縁の三叉神経第一枝の出口を圧迫してみる．胸骨を圧迫することもある．

❸ 運動麻痺，感覚鈍麻

　随意運動も感覚も消失するが，完全な意識消失でない場合には，痛み刺激を加えれば，逃避運動がみられ，顔をしかめたり，時に目的のありそうな動きがみられることがある．意識障害が強い場合に，上肢の運動麻痺を診るには，仰臥位で患者の腕を顔の上から離すと，麻痺側の腕は抵抗なしに自分の顔に落ちる（腕落下試験；図1）．下肢の運動麻痺を診るには，仰臥位での下肢の肢位に注目する．片麻痺がある場合，麻痺側の下肢は外旋位を呈する．また，患者の両膝を揃えて立ててみると，麻痺側の下肢は外旋，伸展し倒れる（膝立て試験；図2）．感覚鈍麻は侵害刺激でわかることがあるが，一般には評価し難い．

❹ 顔面麻痺

　片麻痺がある場合，その側の鼻唇溝は浅く，顔筋は弛緩性で，その側の頬が呼吸に際して膨らんだり，凹んだりするのがみられることがある．急性期には大脳半球病変による核上性麻痺でも顔面の上半も下半も同様に麻痺する．

❺ 眼球運動異常と瞳孔異常

　（1）両眼共同偏倚 conjugate deviation：両眼が大脳半球の病変側に偏倚し，多くは頭部の回旋を伴う[1,2]（図3）．これは持続性でなく，一時的であることに留意する．なお，水平性注視麻痺 horizontal conjugate gaze palsy は意識清明時の注視麻痺（随意性）であり，混同してはならない．

　（2）視床性内斜視 thalamic esotropia：内斜視を呈し，視床出血を示唆する．視床出血では下方ないし下内方共同偏倚[3,4]（図4）を呈することもある．

　（3）眼球彷徨 roving eye movement：両眼球が揃って水平方向にゆっくりと行きつ戻りつ動くもので，脳幹が障害されていないことを意味し，天幕上病変（大脳基底核の出血など）を示唆する．

　（4）自発性垂直性眼振：昏睡状態でのこの眼振は中脳出血を示唆する．

　（5）斜偏倚 skew deviation：左右の眼が上下方向へずれる眼位で，脳幹部病変を示唆する[3,5]（図5）．眼球偏倚と病変側との関係は，下位の眼球側が病変側であることが多いが，必ずしもこの限りではない．

　（6）眼球浮き運動 ocular bobbing：両眼が速やかに下転し，徐々に水平位に戻る．天幕下病変（橋，小脳出血）を示唆する．

　（7）針穴瞳孔 pinhole pupil：両側性の瞳孔の著しい（針で穴を開けたほどの）縮小は脳橋出血を示唆する[3]（図6）．

❻ 反射異常

　麻痺側で腱反射が保たれ，Babinski 徴候が陽性である場合は，反対側の脳病変であることが多いが，陰性のこともある．両側で Babinski 徴候が陽性である場合は，脳幹病変あるいは脳ヘルニアの徴候を示唆し，一般に予後不良である．

❼ 自律神経機能異常（眼症候を除く）

　脳卒中が重度な場合，病初期から膀胱障害（尿失禁）がみられ，次第に呼吸・循環障害などの生命維持機能の障害が認められるようになる．

3. 病因

　脳出血，虚血性脳血管障害（脳血栓，脳塞栓）で重篤なものが原因になる．

（小島重幸）

【文献】
1) 平山惠造．神経症候学，改訂第2版，第Ⅰ巻．文光堂，東京，2006
2) Singer OC, Humpich MC, Laufs H, Lanfermann H, Steinmetz H, Neumann-Haefelin T. Conjugate eye deviation in acute stroke: incidence, hemispheric asymmetry, and lesion pattern. Stroke 37：2726-2732, 2006

84. 脳卒中の診かた

図1　腕落下試験（右片麻痺）

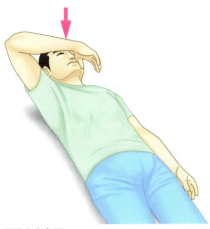

説明本文参照．

図2　膝立て試験（右片麻痺）

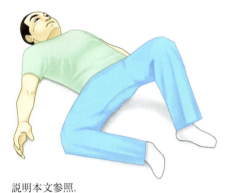

説明本文参照．

図3　両眼共同偏倚（平山2006より）

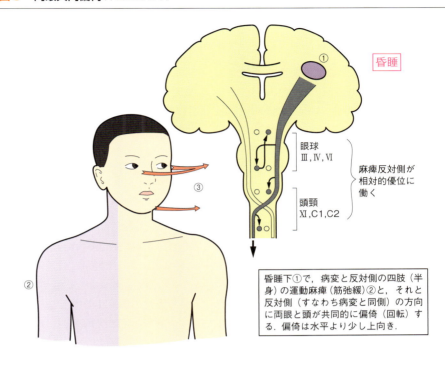

眼球 Ⅲ, Ⅳ, Ⅵ
頭頸 ⅩⅠ, C1, C2
麻痺反対側が相対的優位に働く

昏睡

昏睡下①で，病変と反対側の四肢（半身）の運動麻痺（筋弛緩）②と，それと反対側（すなわち病変と同側）の方向に両眼と頭が共同的に偏倚（回転）する．偏倚は水平より少し上向き．

図4　下内方共同偏倚（高木ら1994より）

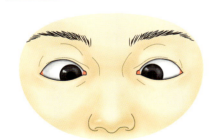

説明本文参照．

図5　斜偏倚（高木ら1994より）

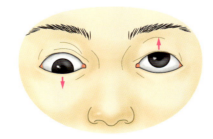

説明本文参照．

図6　針穴瞳孔（高木ら1994より）

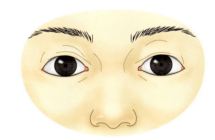

説明本文参照．

3) 高木康行, 厚東篤生, 海老原進一郎. 脳卒中ビジュアルテキスト, 第2版. 医学書院, 東京, 1994
4) Choi K-W, Jung DS, Kim JS. Specificity of "peering at the tip of the nose" for a diagnosis of thalamic hemorrhage. Arch Neurol 61：417-422, 2004
5) Brandt T, Dieterich M. Skew deviation with ocular torsion：a vestibular brainstem sign of topographic diagnostic value. Ann Neurol 33：528-534, 1993

85. 脳血管障害の診かた

1. 脳血管障害とは

　脳血管障害とは脳血管の急激な循環障害により生じる病態・疾患であり，脳血管の狭窄・閉塞により脳組織が壊死に陥る虚血性脳血管障害(脳梗塞)と，脳血管の破綻により血管外へ血液が漏出する出血性脳血管障害に大別される．

❶虚血性の脳梗塞

　起源が血管閉塞か，血栓形成か，などにより，アテローム血栓性脳梗塞，ラクナ梗塞，心原性脳塞栓症の3型に大別される．①アテローム血栓性脳梗塞は，脳へ灌流する主幹動脈にアテローム硬化が存在し，同部位の狭窄・閉塞が原因になる脳梗塞である．②ラクナ梗塞は脳深部を走行する穿通枝の細動脈硬化(微小粥腫，リポヒアリノーシス)が原因で，血管閉塞をきたした小さな梗塞(最大径15mm未満)である．③心原性脳塞栓症は，心房細動，弁膜疾患，人工弁，心筋梗塞など心臓に血栓を形成する疾患が基礎にあり，その心腔内に生じた血栓が，脳動脈へ飛来し，血管閉塞をきたす．

　脳梗塞の前段階の状態にあるものに一過性脳虚血発作 transient ischemic attack(TIA)がある．TIAは局所的な脳・脊髄・網膜虚血により神経障害を生じる一過性の発作で，急性脳梗塞を伴わないものと定義される．症状の持続時間は数分〜15分程度のことが多い．臨床的に重要であるのは，発作後の短期間に脳梗塞を発症する率が高いことである[1,2]．

❷出血性脳血管障害

は，脳実質内へ出血する脳出血，くも膜下腔へ出血するくも膜下出血に大別される．①脳出血の約80％は高血圧症が原因であり，穿通枝が細動脈壊死に陥り，その血管が破綻することにより生じる[3]．②くも膜下出血の約80％は脳動脈瘤の破綻が原因である[4]．

2. 機能解剖

　脳血管障害の病態を考えるには脳の主要血管の解剖を知ることが必要である[5](図1)．脳血管障害の部位診断には頭部CTあるいはMRIの読影が必須である．頭部CT/MRIでの脳の水平断面と主要血管の支配領域との関係を模式図で示す[5](図2, 3)．

3. 脳血管障害の診かた

　脳血管障害はその障害の程度，分布の広さにより，意識障害と運動・感覚障害とを伴う"脳卒中"を呈するものもあれば，意識障害を伴わないもの，また運動麻痺を認めず，感覚障害，言語障害，眼球運動障害のみを呈するものなど様々なものがある．

　脳血管障害は急性発症，突然発症が要件で，危険因子を有する者が急激に脳の症候，局所神経症候を呈することから疑われる[6]．発症形式を問診で確認することが重要である．意識障害を呈している場合には，その場にいた目撃者に問診する．

　日常生活中に突然発症し，意識はあり，局所神経症候が数秒ないし数分でピークに達する場合は脳塞栓症が疑われる．塞栓原因として心房細動，僧帽弁障害などを考える．神経症候は，片麻痺のほかに失語・失認などの皮質巣症候や半盲などが認められる．TIAが前駆している場合は，内頸動脈などの壁在血栓が剥がれて塞栓をきたした脳血栓塞栓症の可能性が高い．

　日中活動中に急性発症し，片麻痺，意識障害などの症候が数分，数時間で急激に進行する場合，いわゆる脳卒中を呈した場合は脳出血が考えられ，高血圧症が原因である場合が多い．今までに経験したことがないような激しい頭痛で突然発症する場合はくも膜下出血が多い．

　安静時に急性発症し，局所神経症候が数時間，数日で階段状に進行する場合は脳血栓症が考えられる．TIAが前駆している場合が多い．朝，起床時に片麻痺などを起こしていたという場合は，脳血栓症が疑われ，ラクナ梗塞も同様なパターンを呈することが多い．

　脳血管障害が疑われた場合は，必ず，頭部CT(MRI)を撮影することが望ましい．脳出血やくも膜下出血などの頭蓋内出血は発症早期から頭部CTで描出できるし，脳梗塞においては，超早期(発症3時間以内)のrt-PA投与の適応の判定に欠かせないからである[7]．

　脳の主幹動脈の障害(閉塞)とそれに伴う主な神経症候を表にまとめる(表1)．

4. 種類と病因

❶脳梗塞

(1) 脳血栓症：アテローム硬化(高血圧，糖尿病，脂質代謝異常など)．

(2) ラクナ梗塞：持続性の高血圧症，脳動脈硬化．

(3) 脳塞栓症：心原性のものに心房細動，心臓弁膜症(僧帽弁狭窄・逸脱など)，人工弁，卵円孔開存，洞不全症候群，心筋梗塞など．

(4) その他：Trousseau症候群(傍腫瘍性)，動脈解離，血管炎(全身性エリテマトーデス，結節性動脈周囲炎，巨細胞動脈炎症など)，血液疾患(播種性血管内凝固症候群，凝固因子欠乏症など)など．

❷脳出血

　高血圧症のほかにアミロイド血管症，もやもや病，血管炎，抗凝固薬，白血病などが原因となる．

❸くも膜下出血

　脳動脈瘤破裂が多いが，そのほかに，脳動静脈奇形などもある．

(小島重幸)

図1a　前大脳動脈とその主な分枝（側面像）（久留・真柳1986より）

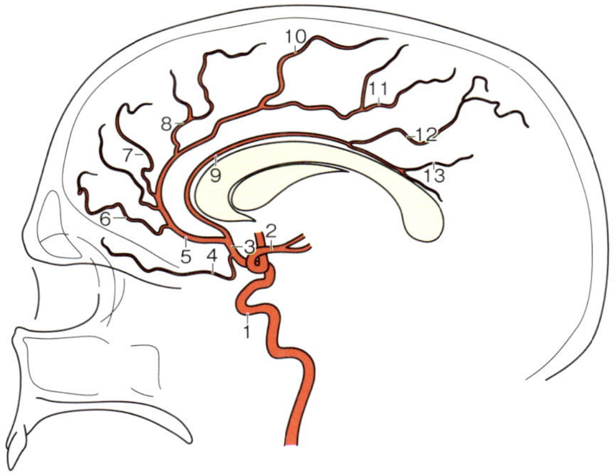

1：内頸動脈，2：中大脳動脈の枝，3：前大脳動脈，4：内側前頭底動脈，5：脳梁辺縁動脈，6：前頭極動脈，7：前内側前頭動脈（前内前頭動脈），8：中内側前頭動脈（中内前頭動脈），9：脳梁周囲動脈，10：後内側前頭動脈（後内前頭動脈），11：中心傍動脈，12　上楔前動脈（上内側頭頂動脈），13：下楔前動脈（下内側頭頂動脈）．

図1b　中大脳動脈とその主な分枝（側面像）（久留・真柳1986より）

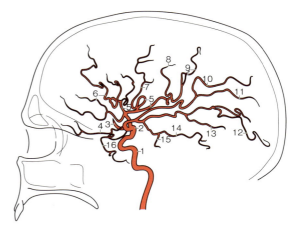

1：内頸動脈，2：中大脳動脈，3：前大脳動脈，4：外側前頭底動脈，5：島葉動脈群，6：前頭極動脈，7：前中心溝動脈（前Rolando動脈），8：中心（溝）動脈（Rolando動脈），9：前頭頂動脈，10：後頭頂動脈，11：角回動脈，12：側頭後頭動脈，13：後側頭動脈，14：中側頭動脈，15：前側頭動脈，16：側頭極動脈．

図1c　後大脳動脈とその主な分枝（側面像）（久留・真柳1986より）

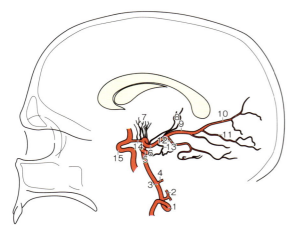

1：椎骨動脈，2：後下小脳動脈 posterior inferior cerebellar artery（PICA），3：脳底動脈，4：前下小脳動脈 anterior inferior cerebellar artery（AICA），5：上小脳動脈の分岐部，6：後大脳動脈，7：後内側と後外側中心動脈群（視床穿通動脈群），8：内側と外側後脈絡動脈，9：内側後頭動脈（内後頭動脈），10：頭頂後頭動脈，11：鳥距動脈，12：外側後頭動脈（後頭側頭動脈），13：側頭動脈，14：後交通動脈，15：内頸動脈．

図1d　椎骨・脳底動脈とその主な分枝（側面像）（久留・真柳1986より）

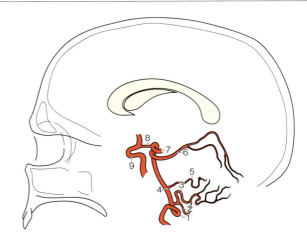

1：椎骨動脈，2：後下小脳動脈（PICA）起始のバリエーション，3：後下小脳動脈（PICA），4：脳底動脈，5：前下小脳動脈（AICA），6：上小脳動脈，7：後大脳動脈，8：後交通動脈，9：内頸動脈．

図2 脳の水平断面と主要血管の支配領域(久留・真柳1986より改変)

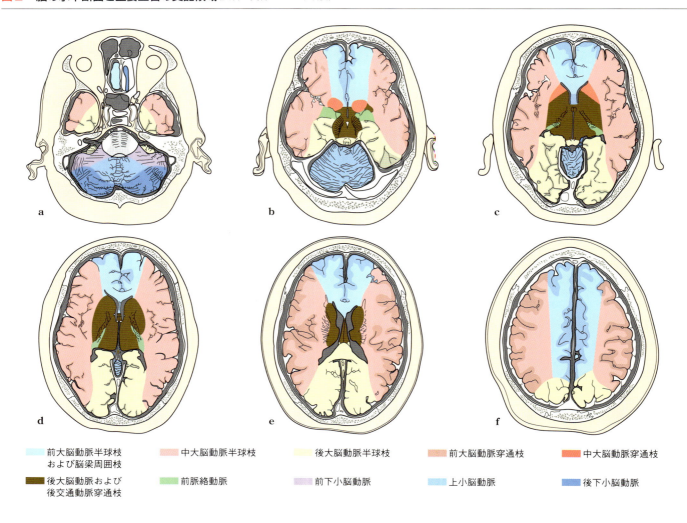

前大脳動脈半球枝および脳梁周囲枝　中大脳動脈半球枝　後大脳動脈半球枝　前大脳動脈穿通枝　中大脳動脈穿通枝
後大脳動脈および後交通動脈穿通枝　前脈絡動脈　前下小脳動脈　上小脳動脈　後下小脳動脈

図3 各小脳動脈の支配領域(久留・真柳1986より改変)

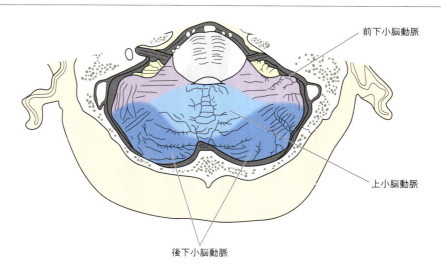

表1　脳の主幹動脈閉塞による主な神経症候

I．前大脳動脈	皮質枝	1. 下肢に強い片麻痺と感覚障害 2. 運動性失語（優位半球） 3. 無為（運動・感情活動の減退）
	穿通枝（Heubner動脈）	1. 顔面，上肢に強い片麻痺 2. 無為
II．中大脳動脈	主幹部	1. 意識障害と病変側への眼球共同偏倚 2. 片麻痺 3. 半身の感覚障害 4. 全失語（優位半球） 5. 片側（半側）空間無視（劣位半球） 6. 同名性半盲
	皮質枝　前方域	1. 片麻痺 2. 運動性（Broca）失語（優位半球）
	中央域	1. 上肢，顔面に強い片麻痺 2. 半身の感覚障害
	後方域	1. 同名性半盲 2. 感覚性（Wernicke）失語（優位半球） 3. Gerstmann症候群（優位半球） 4. 着衣失行，片側身体失認（劣位半球）
	穿通枝（レンズ核線条体動脈）	1. 上肢遠位に強い片麻痺 2. 半身の感覚障害 3. 同名性半盲または四分の一盲 4. 失語（優位半球），片側（半側）空間無視（劣位半球）などの皮質巣症状
III．後大脳動脈	皮質枝	1. 同名性半盲，皮質盲（両側） 2. 純粋失読（優位半球） 3. 記憶障害（特に優位半球） 4. 相貌失認（劣位半球）
	穿通枝（視床膝状体動脈）	1. 視床症候群（Dejerine-Roussy症候群）
IV．椎骨・脳底動脈	脳幹症候群の項を参照	

（註）半身，片，半については，（　）で指摘あるもののほかは病変反対側．

【文献】

1) Donnan GA, Fisher M, Macleod M, Davis SM. Stroke. Lancet 371：1612-1623, 2008
2) 小張昌宏．一過性脳虚血発作の症状．神経内科 72：562-568, 2010
3) Qureshi AI, Tuhrim S, Broderick JP, Batjer HH, Hondo H, Hanley DF. Spontaneous intracerebral hemorrhage. N Engl J Med 344：1450-1460, 2001
4) Suarez JI, Tarr RW, Selman WR. Aneurysmal subarachnoid hemorrhage. N Engl J Med 354：387-396, 2006
5) 久留　裕，真柳佳昭（訳）．CT診断のための脳解剖と機能系．医学書院，東京，1986
6) Hand PJ, Kwan J, Lindley RI, Dennis MS, Wardlaw JM. Distinguishing between stroke and mimic at the bedside：The brain attack study. Stroke 37：769-775, 2006
7) Yamaguchi T, Mori E, Minematsu K, Nakagawara J, Hashi K, Saito I, Shinohara Y. Alteplase at 0.6 mg/kg for acute ischemic stroke within 3 hours of onset. Japan Alteplase Clinical Trial（J-ACT）. Stroke 37：1810-1815, 2006

86. 片麻痺の診かた

1. 片麻痺とは

身体の片側に麻痺が分布するものを片麻痺hemiplegiaと言い，「へんまひ」と読む．片麻痺は通常，錐体路病変の存在を示唆している．片麻痺には幾つかの型があり，顔面の麻痺を含む場合（病変が反対側の橋より上）[1]（図1a），顔面の麻痺を含まない場合（病変が脳幹下部または頸髄）[1]（図1b），脳神経麻痺と上下肢片麻痺とが反対側にある交叉性片麻痺（病変は脳幹）[1]（図1c），片麻痺が左右両側に生じた両側性片麻痺[1]（図1d）がある．

2. 機能解剖

錐体路と皮質脊髄路とは同じものと誤解されている．延髄錐体を通る神経線維束を錐体路と言う．錐体路を構成する神経線維には太いもの（大径），細いもの（小径）がある[1]（図2）．大径線維は大脳運動皮質にあるBetz（巨大）細胞に由来する．これを皮質脊髄路と言う．これは錐体路の3％に過ぎないとされている．一方，小径線維は運動皮質以外のものはその起源は明らかでない．錐体路は内包後脚，大脳脚（中脳），橋底部，延髄錐体を通り，大部分の線維は延髄下部で反対側へ交叉し，脊髄側索（外側皮質脊髄路）を下行する．錐体交叉をしない線維は同側の脊髄前索（前皮質脊髄路）を下行し，終止する前角細胞の直上で左右交叉する．

3. 片麻痺の診かた

❶昏睡性片麻痺

片麻痺と意識障害とが同時に突然に発症した場合で，脳卒中である．昏睡時の片麻痺側の判定は必ずしも容易ではない．昏睡のために麻痺そのものの判定ができないので，麻痺に伴う筋緊張減退などから判断する．片麻痺の顔面，上下肢の麻痺の診かたは84項「脳卒中の診かた」を参照．

眼位と頭位が片麻痺の判定に参考になる．脳卒中の急性期には，意識障害と共に，上下肢の麻痺側とは反対方向に，一時的に両眼が共同性に側方に偏倚することがある．同時に頭も同方向へ回転することがある．病変は共同偏倚と同側の大脳半球にある．大脳病変により，反対方向への眼球回転が麻痺するため，両眼が病変側へ引かれ偏倚することになる．時に，大脳病変が刺激的に作用して，反対側上下肢の痙攣と共に両眼もその方向（病変と反対側）に偏倚することがある．

❷弛緩性片麻痺

昏睡性片麻痺から軽快して移行する場合と，意識障害がなくて現れる場合とがある．弛緩性片麻痺では麻痺側に著明な筋緊張減退を伴う．顔面は急性期には片側全体が侵されていたものが，上半分が軽快し下半分が残る．麻痺側の鼻唇溝が浅く，口を大きく開けると，下唇は健側に引かれ，口が変形する（斜め卵円口）．強く閉眼させると，健側に比べ麻痺側で睫毛が十分に眼裂内に隠れず，残存する（睫毛徴候）．

上肢では遠位ほど運動障害が強く，母指の対立，指の屈伸，手首の進展，上腕の回外が強く侵される．下肢では趾と足の背屈筋，下腿および大腿の屈筋群が強く侵される．

❸痙性片麻痺

弛緩性片麻痺から移行する場合と，潜行性に初めから痙性片麻痺をきたす場合がある．四肢を受動的に動かし，被動性の観察により痙縮が認められる．上肢では屈曲姿勢を，下肢では伸展姿勢をとる傾向があり，その状態が持続すると，その筋肉は結合線維化・短縮し，放置すると筋拘縮をきたす．麻痺は一般に四肢遠位部が強く侵され，従って痙縮，拘縮も四肢遠位部に強くみられる．痙縮により，四肢は特有な姿勢をとる．上肢では上腕は外転，肘屈曲，前腕回内，手首はほぼ真っ直ぐで指屈曲の肢位をとり，下肢は全体に伸展し，大腿はやや外転し，足は内反尖足を呈する[1]（Wernicke-Mann肢位；図3）．この肢位には広汎性連合運動が加わり，臥位ではあまり目立たず，立位，歩行で顕著になる．拘縮をきたすと臥位でもみられるようになる．

❹純粋運動性片麻痺 pure motor hemiplegia

一側の顔面，上下肢の運動麻痺のみをきたし，他の大脳症候（感覚障害，視野障害，失語など），脳幹症候（めまい，複視，小脳性運動失調など）を伴わない片麻痺である．内包後脚と橋底部の小梗塞によることが多い[2,3]．

❺小脳性片側発作と運動失調・不全片麻痺 ataxic hemiparesis

①小脳性運動失調が半身を襲う発作，②小脳性運動失調と錐体路症候（不全片麻痺）とが片側性，同側性に生ずる，③上肢の小脳性運動失調と下肢の不全麻痺とが片側性同側性に生ずる，の三臨床型がある．内包後脚と橋底部の小梗塞によることが多い[4]．

❻交叉性片麻痺

病変と反対側の片麻痺と共に，病変と同側の脳神経麻痺（Ⅲ，Ⅵ，Ⅶ）を伴うものであり，脳幹病変で認められる．片麻痺は錐体路病変によるものであるが，脳神経麻痺は核・核下性病変によるもので，錐体路性麻痺ではない．

4. 片麻痺の病因

片麻痺の病変部位としては，大脳皮質（運動野），大脳皮質下（白質），内包，脳幹（中脳・橋・延髄），頸髄（Brown-Séquard症候群など）がある．病因としては，急性発症のものとして脳血管障害，多発性硬化症，膠原病による血管障害などが，慢性発症のものとしては慢性硬膜下血腫，脳腫瘍，脳膿瘍な

図1　片麻痺の分布様式（平山2010より）

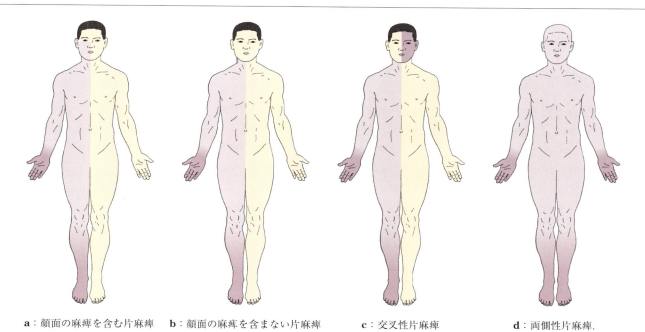

a：顔面の麻痺を含む片麻痺　　b：顔面の麻痺を含まない片麻痺　　c：交叉性片麻痺　　d：両側性片麻痺．

図2　錐体路（健常者）の大径・小径線維（平山2010より）

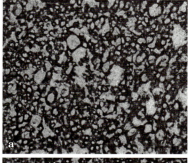

錐体路の中の大径有髄線維がまとまって見られるところを示す（髄鞘に囲まれている）．髄鞘に囲まれず，白く大きく抜けて見えるのはグリア細胞．

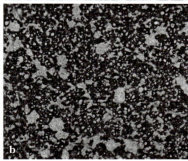

錐体路の中の小径有髄線維（白く大きく抜けているのはグリア細胞）．

図3　Wernicke-Mann肢位（平山2010より）

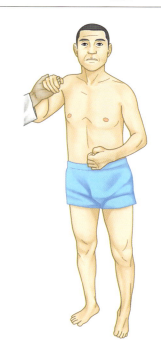

どがある．

（小島重幸）

【文献】
1) 平山惠造．神経症候学．改訂第2版．第Ⅱ巻．文光堂，東京，2010
2) Nighoghossian N, Ryvlin P, Trouillas P, Laharotte JC, Froment JC. Pontine versus capsular pure motor hemiparesis. Neurology 43：2197-2201, 1993
3) Arboix A, Padilla I, Massons J, García-Eroles L, Comes E, Targa C. Clinical study of 222 patients with pure motor stroke. J Neurol Neurosurg Psychiatry 71：239-242, 2001
4) Gorman MJ, Dafer R, Levine SR. Ataxic hemiparesis：critical appraisal of a lacunar syndrome. Stroke 29：2549-2555, 1998

87. 四肢麻痺と対麻痺の診かた

A 四肢麻痺 quadriplegia

1. 四肢麻痺とは

　四肢麻痺とは左右上下肢の麻痺を言い，この型の麻痺は上位運動ニューロンの障害（核上性麻痺）によるものも，下位運動ニューロンの障害（核・核下性麻痺）によるものも含まれる．なお，筋肉病変によるものは四肢麻痺とは言わず，四肢筋脱力と言う（→メモ）．片麻痺が一側に生じ，後に他側にも生じて左右両側になった場合は両側性片麻痺 bilateral hemiplegia と言い，麻痺が4肢でも四肢麻痺とは言わない．

メモ　（運動）麻痺と（筋）脱力：運動麻痺（motor）paralysis とは，その運動活動を行う筋肉自体は健全であるのに，それを支配する運動系（上位/下位運動ニューロン）の障害で運動が減退，喪失したものを言う．筋肉自体が障害されて筋力が低下，喪失したものは筋力低下，筋脱力（muscular）weakness と言い，運動麻痺と区別する．

2. 機能解剖

　上位運動ニューロン（錐体路，皮質脊髄路）の機能解剖は86項を参照．下位運動ニューロンは脳神経核運動細胞または脊髄前角運動細胞と，それから出る神経線維とからなる．その軸索突起は末梢神経として，それぞれ脳神経，脊髄神経を形成し，支配筋に達する．

3. 四肢麻痺の診かた

　四肢麻痺は脳，脊髄，末梢神経の病変で生じ，さらに筋肉の病変で四肢筋脱力を生じるので，発症様式のほかに麻痺は四肢の遠位に優位か近位に優位かなどが参考になる．

❶ 急性四肢麻痺

　脳幹あるいは頸髄で左右の錐体路が同時に損傷される病変で生じる．外傷によるもののほかは血管障害である．血管障害では，左右の錐体路が比較的接近し，同一の動脈からの分枝がこれらを支配している脳幹や頸髄病変で生じる[1,2]．意識障害，感覚障害を伴うことが多く，麻痺は一般に四肢遠位部に強く，Babinski 徴候を示すことが多い．発病初期は弛緩性麻痺であるが，やがて（数週間後）痙性麻痺に移行する．

❷ 上行性四肢麻痺

　両下肢の麻痺から始まり，麻痺が上行するものである．

　（1）急性上行性：Guillain-Barré 症候群をはじめとする急性多発神経（根）炎で認められ，麻痺は四肢遠位部に優位である[3-5]．麻痺は急性期から終始弛緩性（筋緊張減退）であり，腱反射は減弱・消失している．感覚障害を伴うこともある．病変の進行により，脳神経麻痺や呼吸筋麻痺を生じる．その他，脊髄（頸髄）の脱髄・炎症性疾患でも認められる．

　（2）緩徐上行性

　①慢性多発神経（根）炎：（1）と同様な所見を呈するが，慢性経過をたどる．呼吸筋麻痺や脳神経麻痺をきたすことは少ない．

　②脊髄病変：病態の進行と共に，痙性対麻痺から痙性四肢麻痺へ広がる．弛緩性へ移行するものがある．Foix-Alajouanine 病で代表される脊髄血管奇形[6]，筋萎縮性側索硬化症（下肢型）で認められる．

❸ 痙性四肢麻痺

　（1）両側性片麻痺：片麻痺が時を別にして左右両側に生じ，両側性に痙性片麻痺が生じるものである．

　脳血管性病変が多いが，稀に多発性硬化症などでもみられる．偽性球麻痺を伴い，構音・嚥下障害を呈するほかに，感情失禁，強制泣き笑い等の症状もみられる．

　（2）緩徐進行性：大脳のびまん性病変や脊髄の進行性病変（上部頸髄から大後頭孔にかけての各種病変，筋萎縮性側索硬化症）では，完成された病態として痙性四肢麻痺を呈することがある．

4. 四肢麻痺の病因（表1）

　（1）大脳病変：脳血管障害，脳炎，プリオン病（Creutzfeldt-Jakob 病），中毒・代謝性疾患（一酸化炭素中毒，無酸素脳症，副腎白質ジストロフィーなど），脳腫瘍など．

　（2）脳幹病変：脳血管障害（脳底動脈閉塞による閉じ込め症候群，延髄傍正中症候群など），橋中心髄鞘崩壊症，脳腫瘍（脳幹神経膠腫）など．

　（3）頸髄病変：外傷，血管病変（髄内出血，前脊髄動脈症候群など），脱髄・炎症性疾患，変形性脊椎症など．

　（4）末梢神経病変：免疫介在性の Guillain-Barré 症候群，重症疾患に伴う critical illness polyneuropathy，慢性炎症性脱髄性多発ニューロパチーなど．

　（5）筋肉病変：四肢麻痺とは言わないが（→メモ），四肢麻痺の鑑別上，取り上げる．進行性筋ジストロフィー，多発筋炎などで四肢筋脱力を呈する．

B 対麻痺 paraplegia

1. 対麻痺とは（付，両麻痺）

　両下肢の麻痺を対麻痺と言い，両下肢の核上性麻痺（上位運動ニューロンの障害）によるものも，核・核下性麻痺（下位運動ニューロンの障害）によるものも含まれる．

　上肢や顔面の両側性の麻痺は，対麻痺と区別して，両麻痺 diplegia と言う．顔面両麻痺，両上肢麻痺（上肢両麻痺）

表1　四肢麻痺の病変部位と主な病因

1. 大脳病変[*1]
   1) 脳炎：単純ヘルペス脳炎，結核性髄膜炎
   2) プリオン病：Creutzfeldt-Jakob病
   3) 中毒・代謝障害：無酸素脳症，一酸化炭素中毒，脳性小児麻痺，副腎白質ジストロフィー
   4) その他：神経Behçet病，脳腫瘍（両側大脳半球病変）
2. 脳幹病変[*2]
   1) 血管障害：閉じ込め症候群（脳底動脈閉塞），延髄傍正中症候群，橋出血
   2) 代謝障害：橋中心髄鞘崩壊症
   3) 腫瘍：脳幹部腫瘍（橋グリオーマ）
3. 脊髄（頸髄）病変[*2]
   1) 血管障害：前脊髄動脈症候群（脊髄梗塞），髄内出血
   2) 外傷：脊髄損傷
   3) 腫瘍・膿瘍：脊髄・脊椎腫瘍，脊髄硬膜外膿瘍
   4) 変性：筋萎縮性側索硬化症（頸髄と共に腰髄前角細胞が障害された場合）
   5) 脊椎変性：変形性頸部脊椎症，後縦靱帯骨化症
   6) 脱髄・炎症：多発性硬化症，視神経脊髄炎，急性散在性脳脊髄炎，脊髄炎
4. 末梢神経病変；弛緩性麻痺
   1) 免疫介在性：Guillain-Barré症候群，慢性炎症性脱髄性多発ニューロパチー，Crow-深瀬症候群
   2) 代謝・栄養障害：糖尿病，尿毒症，アミロイドーシス，ビタミンB_1欠乏症，ニコチン酸欠乏症
   3) 中毒：薬物，有機溶剤（n-ヘキサン，トルエン，エタノール），重金属
   4) 変性：Charcot-Marie-Tooth病
   5) その他：critical illness polyneuropathy
5. 神経・筋接合部病変（筋脱力）；重症筋無力症，Lambert-Eaton症候群，ボツリヌス中毒
6. 筋肉病変（筋脱力）[*3]；進行性筋ジストロフィー，筋強直性ジストロフィー，多発筋炎，周期性四肢麻痺

[*1]：急性期には意識障害が前景に立ち，症状の改善と共に四肢麻痺（痙性）が明らかになることが多い．
[*2]：血管障害，外傷，脱髄・炎症，代謝障害など急性発症の場合，病初期には弛緩性麻痺を呈し，やがて痙性麻痺へ移行することが多い．
[*3]：筋肉疾患については鑑別参考上，併記してある．

表2　対麻痺の病変部位と主な病因

1. 大脳病変[*1]
   1) 血管障害：両側前大脳動脈閉塞症（中心傍小葉病変），両側上矢状静脈洞血栓症（Rolando静脈閉塞）
   2) 腫瘍：大脳鎌髄膜腫（中心傍小葉病変）
   3) 中毒・代謝：脳性小児麻痺，副腎白質ジストロフィー（特にadrenomyeloneuropathy）
   4) その他：神経Behçet病（脳幹病変）
2. 脊髄病変（胸髄・腰髄）[*]
   1) 血管障害：前脊髄動脈症候群（脊髄梗塞），髄内出血
   2) 外傷：脊髄損傷
   3) 腫瘍・膿瘍：脊髄・脊椎腫瘍，脊髄硬膜外膿瘍
   4) 感染：急性脊髄前角炎（ポリオ）（弛緩性）
   5) 変性：筋萎縮性側索硬化症（偽性多発神経炎型；Patrikios型），家族性痙性対麻痺
   6) 脊椎変性：変形性頸部脊椎症，黄色靱帯骨化症
   7) 脱髄・炎症：多発性硬化症，視神経脊髄炎，急性散在性脳脊髄炎，脊髄炎，HTLV-I関連脊髄症
   8) 代謝障害：亜急性脊髄連合変性症
   9) その他：放射線脊髄症，脊髄血管形成異常
3. 末梢神経病変；弛緩性麻痺
   1) 免疫介在性：Guillain-Barré症候群，慢性炎症性脱髄性多発ニューロパチー，Crow-深瀬症候群
   2) 代謝・栄養障害：糖尿病，尿毒症，アミロイドーシス，ビタミンB_1欠乏症，ニコチン酸欠乏症
   3) 中毒：薬物，有機溶剤（n-ヘキサン，トルエン，エタノール），重金属
   4) 変性：Charcot-Marie-Tooth病
   5) その他：critical illness polyneuropathy
4. 神経・筋接合部病変（筋脱力）[*2]；重症筋無力症，Lambert-Eaton症候群
5. 筋肉病変（筋脱力）[*3]；進行性筋ジストロフィー，筋強直性ジストロフィー，多発筋炎，周期性四肢麻痺

[*1]：血管障害，外傷，脱髄・炎症などの急性発症の場合，病初期には弛緩性麻痺を呈し，やがて痙性麻痺へ移行することが多い．
[*2]：血管障害，外傷，脱髄・炎症，代謝障害など急性発症の場合，病初期には弛緩性麻痺を呈し，やがて痙性麻痺へ移行することが多い．
[*3]：筋肉疾患については鑑別参考上，併記してある．

は，核・核下性，すなわち下位運動ニューロンが同じ高さで両側性に障害されて生じる特殊な病変を示唆する．両下肢の麻痺には両麻痺を用いない．なお，筋肉病変によるものは対麻痺と言わず，筋脱力と言う（→メモ）．

2. 機能解剖

上記A-2.を参照．

3. 対麻痺の診かた

❶ 弛緩性対麻痺

両下肢の対称的な運動麻痺と筋緊張の減退，腱反射の減弱・消失が特徴である．運動麻痺は不全麻痺から完全麻痺まで程度は様々である．一般に麻痺は下肢近位部より遠位部に強いが，時に近位部に目立つ場合もある．

病変が錐体路にある場合は（腱反射が減弱しているにもかかわらず），Babinski 徴候がみられることがある．また足底の感覚障害が強いときには，錐体路障害があっても Babinski 徴候が認められないことがある．

❷ 移行性対麻痺

脊髄性対麻痺の病態が改善する過程で，急性期の弛緩性対麻痺から痙性対麻痺へと移行するものがある．随意運動が足趾のわずかな動きや下腿の筋収縮としてみえるようになり，しばしば腱反射が現れるようになる．

この途中の過程で脊髄自動反射 spinal automatism（下肢三重屈曲現象）がみられることがある．これが一過性で消失していくときは病態の改善を示唆し，逆に明瞭になるときは病態の悪化，進行を示す．

❸ 痙性対麻痺

上位運動ニューロンの障害，すなわち両側性錐体路病変により痙性対麻痺が生じる．両下肢の筋脱力，筋緊張亢進（痙縮），腱反射の亢進が認められ，両下肢を伸展し，膝も足首も伸びた尖足位をとる[7]（図1，2）．発現様式としては，弛緩性対麻痺から移行するものと，初めから（麻痺が明らかではない）痙縮状態から始まるものとがある．下肢の腱反射は亢進し，膝間代や足間代を伴う．Babinski 徴候も通常は陽性にみられる．感覚障害は病変の広がり，種類により様々である．頻尿，尿意切迫などの排尿障害を伴うことが多い．

❹ 屈曲性対麻痺

両下肢が股・膝・足関節で三重屈曲した対麻痺を屈曲性対麻痺と言う．病変が錐体路のみならず，錐体外路系などをも巻き込んだものと理解され，病変の重篤化を示しており，数週，数ヵ月を経て，徐々に完成される．伸展性（痙性）対麻痺から徐々に移行するものと，痙性片麻痺から徐々に下肢が屈曲性対麻痺へと移行するものとがある[7]（図3，4）．

4. 対麻痺の種類・病因（表2）

❶ 大脳病変

両側の中心傍小葉（下肢運動野）が損傷を受けるものとして，大脳鎌に発生した髄膜腫，両側の前大脳動脈閉塞症など．大脳白質病変で両下肢に関係した皮質脊髄路が障害されるものとして，大脳基底核部の血管病変（多発性小窩状態，脳性小児麻痺（Little 病））など．上矢状静脈洞血栓症（Rolando 静脈閉塞）では，一方の下肢から両下肢へと麻痺が進行し，対麻痺に至ることがある（Merwarth 症候群）．大脳鎌髄膜腫などとの鑑別上，留意する．

❷ 脊髄病変

（1）急性対麻痺：弛緩性対麻痺，両下肢全体の完全麻痺を呈する（脊髄ショック）．胸髄病変であることが多い．病因には，外傷（脊髄損傷），脊髄血管障害（前脊髄動脈症候群）[7]（図5），脊髄内出血，腫瘍続発性軟化[7]（図6）など），多発性硬化症，急性散在性脳脊髄炎，感染後脊髄炎，感染性脊髄炎（急性脊髄前角炎など）など．

（2）慢性対麻痺：急性病変（1）から移行するものと，潜在性進行性病変によるものとがある．いずれも痙性対麻痺の形をとる．病変が腰髄レベル（前角）に及べば両下肢の筋萎縮を呈し，痙性から弛緩性へ移行する．進行性病変の病因には脊髄腫瘍，頸椎症性脊髄症[7]（図7），亜急性脊髄連合変性症，放射線脊髄症，HTLV-Ⅰ関連脊髄症，Foix-Alajouanine 病（亜急性壊死性脊髄炎）など脊髄血管奇形，家族性（遺伝性）痙性対麻痺など．

❸ 末梢神経病変

急性，慢性発症のいずれも弛緩性対麻痺を呈する．筋萎縮を呈することがある．感覚障害は病変の内容により様々である．急性対麻痺の病因には免疫介在性と考えられる Guillain-Barré 症候群（脱髄型，軸索型），亜急性・慢性対麻痺の病因には免疫介在性の慢性炎症性脱髄性多発ニューロパチー，糖尿病などの代謝性疾患，ビタミンB群欠乏症などの栄養障害，薬物性，中毒性，傍腫瘍性，遺伝性（Charcot-Marie-Tooth 病など）など．

❹ 筋肉病変（両下肢脱力）

対麻痺とは言わないが，対麻痺の鑑別上，取り上げる．筋原性病変では脱力は下肢の遠位より近位の方が強く障害されることが多い．急性発症の病因には低カリウム性周期性四肢麻痺，慢性発症の病因には進行性筋ジストロフィー（肢帯型）などがある．

（小島重幸）

【文献】

1) Nikić PM, Jovanović D, Paspalj D, Georgievski-Brkić B, Savić M. Clinical characteristics and outcome in the acute phase of ischemic locked in syndrome: case series of twenty patients with ischemic LIS. Eur Neurol 69：207-212, 2013

2) 小林 禅, 日野太郎, 金澤俊郎, 横手裕明, 横田隆徳, 神田 隆, 水澤英洋. 一側下肢の単麻痺で発症し, 対麻痺を経て四肢麻痺にいたった両側延髄内側梗塞の1例. 臨床神経 43：195-198, 2003

3) van Doorn PA, Ruts L, Jacobs BC. Clinical features, pathogenesis and treatment of Guillain-Barré syndrome. Lancet Neurol 7：939-950, 2008

4) Lunn MPT, Willison HJ. Diagnosis and treatment in inflammatory neuropathies. J Neurol Neurosurg Psychiatry 80：249-258, 2009

5) 上田昌美, 楠 進. 免疫性末梢神経障害の診断・治療と最近の話題. Brain Nerve 63：549-555, 2011

6) 平山惠造. 亜急性壊死性脊髄炎（Foix-Alajouanine 病）—1926年—（第1回）. 神経進歩 14：208-225, 1970

7) 平山惠造. 神経症候学, 改訂第2版, 第Ⅱ巻. 文光堂, 東京, 2010

87. 四肢麻痺と対麻痺の診かた

図1　脳性痙性対麻痺(尖足歩行)（平山2010より）

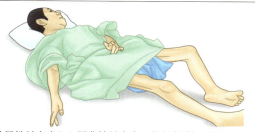

脳萎縮，両側脳室拡大を呈する．

図2　脊髄性痙性対麻痺(尖足歩行)（平山2010より）

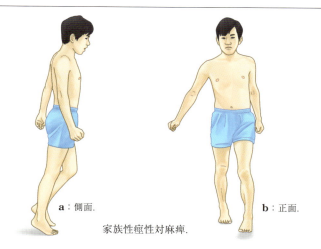

a：側面．　　　　　　　　　　　　　b：正面．
家族性痙性対麻痺．

図3　脳症による屈曲性対麻痺（平山2010より）

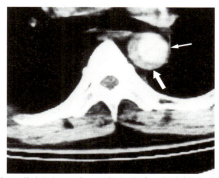

通常の伸展性対麻痺から屈曲性対麻痺へ移行(病態の進展を示す)．

図4　脊髄症による屈曲性対麻痺（平山2010より）

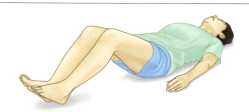

ヒトTリンパ球向性ウイルス脳症(HAM)発症2年後．

図5　前脊髄動脈症候群の原因となった下行大動脈の壁解離（平山2010より）

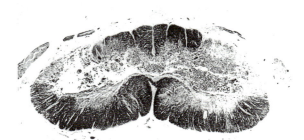

大動脈造影CT像(発症翌日)．下行大動脈の真腔(細矢印)の高濃度造影剤，と低濃度の壁解離(太矢印)が認められる．

図6　鉛筆芯状軟化の病理像（平山2010より）

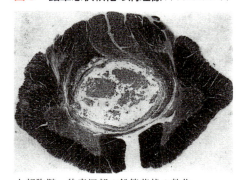

上部胸髄，後索深部の鉛筆芯状の軟化．

図7　変形性頸部脊椎症による脊髄病変と正常対象(第5頸髄)（平山2010より）

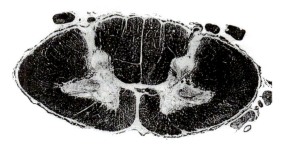

a：両側錐体路を含み横軸方向に組織破壊．全体に前後に扁平化．　　　　b：正常対照．

245

88. 頭蓋内圧（脳脊髄液圧）亢進の診かた

1. 頭蓋内圧亢進とは

　頭蓋内圧の測定を行うには，通常は腰椎穿刺により脳脊髄液圧を測定しているので，脳脊髄液圧と言うべきところであるが，長年の慣習から頭蓋内圧と呼んでいる．通常，脳脊髄液圧は横臥位で測定し，生理的な正常値は60〜180 mmH$_2$Oであり，200 mmH$_2$O以上を頭蓋内圧（脳脊髄液圧）亢進と呼んでいる．

2. 機能解剖

　脳脊髄液は脳室およびくも膜下腔を満たしており，その量は成人では約150 mLである．成人の脳脊髄液の産生量は約500 mL/日で，脳脊髄液は主に脳室内脈絡叢の上皮性脈絡板の細胞から分泌産生され，脳室，くも膜下腔（脊髄くも膜下腔，脳底部脳槽など）を循環し，最終的に前頭部，頭頂部の傍正中部にあるくも膜顆粒で吸収され，上矢状静脈洞へ排出される[1]（図1）．

　頭蓋内圧（脳脊髄液圧）亢進は，頭蓋腔内の病変と共に脊柱管内の病変で生じうる．その発現機序としては，脳脊髄液の循環障害（脳室からの流出障害，くも膜顆粒での吸収・排出障害），頭蓋内血管床の増大，脳・脊髄浮腫が考えられている．

3. 頭蓋内圧亢進の診かた

❶ 頭痛

　頭部全体の痛みが多いが，比較的好発する部位は，前頭上眼窩部と後頭項部である．頭痛の性状は鈍痛ないし頭重感のことが多く，初めは間歇的，発作的に出現するが，次第に持続的になる．早朝覚醒時，咳，排便時の息み，臥位での頭の挙上などで痛みは増悪する．

❷ 嘔吐

　頭痛発作と共に嘔気・嘔吐が認められる．嘔気で苦しむ等の前駆症状なしに，噴出性嘔吐をするのが特徴的である．脳幹の自律神経中枢への圧迫によると考えられる．

❸ こめかみ徴候

　患者のこめかみの部分を検者が一方の手で第1指と第2・3指で両側から挟み付けるように圧迫する．健常者でも多少痛みの表情を示すことはあるが，頭蓋内圧亢進患者では比較的軽い圧迫でも，眼を強く閉じ，苦悶様のしかめ顔を呈する[1]（図2）．

❹ 眼症候

　（1）視力低下：頭蓋内圧亢進によりうっ血乳頭を認めても，しばらくの間は視力障害をきたさないが，うっ血乳頭がある期間持続すると検眼鏡で乳頭萎縮を認め，視神経障害を呈し，視力が急速に低下する．

　（2）眼底所見：頭蓋内圧亢進によりうっ血乳頭を呈する．初めに認められる変化は血管であり，静脈が怒張する（動脈の太さは正常である）．乳頭は辺縁がぼやけ，生理的な乳頭の陥凹部がなくなり，乳頭は赤みを帯びる（うっ血）．次いで，乳頭は発赤し，次第に乳頭の輪郭がぼやけてくる．静脈は怒張，蛇行し，乳頭周辺部に出血斑，浸出液が現れる[1]（図3）．

　（3）複視（外転神経麻痺）：外転神経は，橋延髄の境から出て脳底部を前方へ長い距離を走るので，頭蓋内圧亢進により動眼神経，滑車神経よりも早く，強く影響を受けやすい．しばしば両側性に外転神経麻痺が現れるが[1]（図4），当初は一側性の場合もある．

❺ めまい感と平衡障害

　回転性めまいvertigoではなく，めまい感dizzinessが出現する．前庭神経が障害されるため，起立・歩行が不安定になり，よろける．

4. 病因

　（1）腫瘍性脳病変[2]：脳腫瘍は最も多い原因である（膠芽腫，転移性脳腫瘍，脳膿瘍など）．

　（2）脳血管障害：脳内出血，くも膜下出血，広範な脳梗塞[3]，静脈洞血栓症[4]など．

　（3）慢性硬膜下血腫

　（4）頭部外傷

　（5）悪性高血圧症

　（6）頭蓋内感染症：脳炎，髄膜炎など．

　（7）水頭症

　（8）偽性脳腫瘍[5]（→82項）：①内分泌・代謝障害：ビタミンA過剰症，ビタミンD欠乏症，Addison病，粘液水腫，副甲状腺機能低下症，②薬物：テトラサイクリン，フェニトインなど，③静脈洞血栓症，④妊娠，経口避妊薬，⑤血液疾患：鉄欠乏性貧血，悪性貧血，真性赤血球増加症，⑥原因不明（特発性）．

　（9）脊髄腫瘍

　（10）多発根神経炎：Guillain-Barré症候群，慢性炎症性脱髄性多発ニューロパチー，Crow-深瀬症候群など．

　付1）頭蓋内圧低下症：脳脊髄液の産生低下（脱水など）や漏出（外傷など）の二次的脳虚血による．腰椎穿刺後，外傷後の髄液漏出等の二次的なものと特発性のものとがある（→82項）．

　付2）正常圧水頭症（→92項）

（小島重幸）

【文献】

1) 平山惠造．神経症候学，改訂第2版，第Ⅰ巻．文光堂，東京，2006
2) Behin A, Hoang-Xuan K, Carpentier AF, Delattre J-Y. Primary brain tumours in adults. Lancet 361：323-331, 2003
3) Gupta R, Connolly ES, Mayer S, Elkind MSV. Hemicraniectomy for massive middle cerebral artery territory infarction. A systemic review. Stroke 35：539-543, 2004
4) Pfefferkorn T, Crassard I, Linn J, Dich-

88. 頭蓋内圧（脳脊髄液圧）亢進の診かた

図1　脳脊髄液の循環模式図（平山2006より）

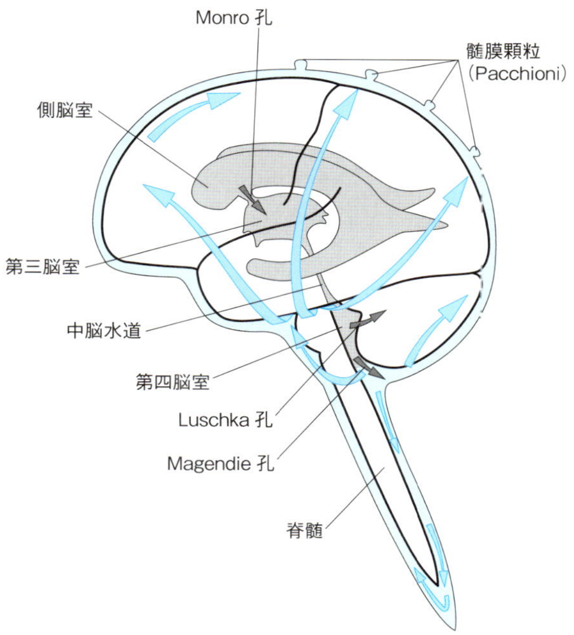

脳脊髄液は左右側脳室内の主に脈絡叢で作られ，第三脳室，中脳水道を通り，第四脳室に入る．その正中部にあるMagendie孔と左右外側部にあるLuschka孔よりくも膜下腔に達する．そこから脳および脊髄周囲のくも膜下腔を灌流し，頭頂部の髄膜顆粒から吸収される．

図2　こめかみ圧迫試験（こめかみ徴候）（平山2006より）

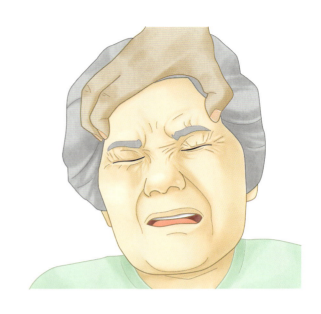

頭蓋内亢進のあるとき，こめかみを圧迫すると，強くしかめ面をする．

図3　脳腫瘍によるうっ血乳頭（平山2006より）

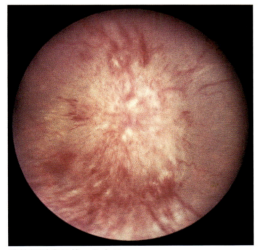

聴神経腫瘍に伴ったもの．

図4　髄膜炎における両外転神経麻痺（平山2006より）

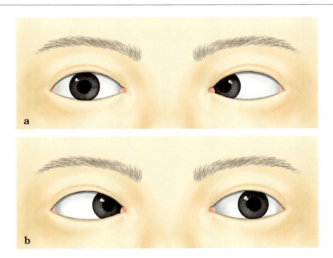

a：右方視．b：左方視．脳底髄膜炎によると共に頭蓋内圧亢進が加担され，両外転神経麻痺が出現したと考えられる．クリプトコッカス髄膜炎症例．

gans M, Boukobza M, Bousser MG. Clinical features, course and outcome in deep cerebral venous system thrombosis：an analysis of 32 cases. J Neurol 256：1839-1845, 2009
5) Wall M. Idiopathic intracranial hypertension (pseudotumor cerebri). Curr Neurol Neurosci Rep 8：87-93, 2008

89. 髄膜(刺激)徴候の診かた

1. 髄膜(刺激)徴候とは

髄膜症候 meningeal sign and symptomとは，髄膜の病変により引き起こされる症候を指し，必ずしも髄膜炎の症候を意味するものではない．症状 symptom（自覚的なもの）と徴候 sign（他覚的なもの）とを含むので，症候と表現する方が妥当である．

2. 機能解剖

髄膜は外層（硬膜 dura mater），中層（くも膜 arachnoidea），内層（軟膜 pia mater）の3層からなる．これらとは別に pachymeninx（厚い膜）と leptomeninx（薄い膜）とに分けられ，日本語ではそれぞれ硬膜，軟膜と訳されるが，軟膜は pia mater と leptomeninx（arachnoidea + pia mater）とを指す場合があるので留意する．

脳硬膜は髄膜の外層にあり，骨膜に密着，融合しており，頭蓋腔へ突出する大きなひだ（大脳鎌，小脳テント）を有し，幾つかの硬膜静脈洞を形成している．くも膜は軟らかな半透明の膜であり，硬膜と同様に脳を袋状に緩く包む．くも膜と硬膜との間には硬膜下腔があり，静脈がそこを通って硬膜静脈洞に入る．軟膜は脳の表面に密着する薄い膜であり，くも膜と軟膜との間はくも膜下腔があり，脳脊髄液が流れている．なお，脊髄硬膜はその上部と下部では強固に骨と付いているが，その中間部（脊椎部）は粗に結合している[1]（図1）．

3. 髄膜症候の診かた

❶ 髄膜症状

（1）頭痛：脳脊髄膜症状の最も基本的な症状である．通常は頭部全体に及ぶが，その中で前頭部，こめかみ，あるいは後頭部に強いことが多い．頭痛の強さは色々である．頸の屈曲，眼球や頸静脈の圧迫，光・音刺激により痛みが増強する．頭痛が項部に放散したり，背部に痛みを伴う場合は，病変が脊髄腔レベルにも及んでいることを示唆する．頭痛の病態機序としては，髄膜病変による髄膜腔の血管の拡張や攣縮，あるいは感覚神経への直接的侵襲，その他，髄膜病変に伴う二次的な頭蓋内圧亢進によるものが考えられる．

（2）嘔吐と便秘

（3）感覚過敏：皮膚の表面に何かが触れると，痛みとして感じるような感覚過敏がみられる．視覚，聴覚も過敏になり，羞明，聴覚過敏がみられる．

（4）全身症状：高熱，徐脈，呼吸障害など．

❷ 髄膜徴候

（1）項部硬直 nuchal rigidity（nuchal stiffness）：髄膜性筋硬直徴候の中で最も早く現れ，他の症候より診断的価値が高い．軽度の項部硬直を見逃さないように，検者は患者の頭側に立ち，両手で診察をすることが大切である．仰臥位の患者の後頭下に手を入れて，頸部を受動的に前屈していくと，徐々に抵抗が強くなり，項筋の収縮が起こり，痛みを訴えるようになる．さらに進めると頸が硬くなって，頭が固定される（図2）．通常，健常者では頤部が胸骨上部に接するが，両者間の距離が2～3横指以上である場合を項部硬直とみなす．本徴候は項部すなわち後頸部の硬直（rigidity）であり，頸部の筋強剛（rigidity）ではない［用語に注意する］．頸部の筋強剛では全方向に抵抗がみられる（→30項）．

（2）Kernig 徴候

①起坐位（Kernig 原法）：患者を仰臥位から上体を起こし起坐位にすると，両下肢は膝関節で半屈し，検者が膝を圧下しようとしても抵抗があって伸ばせない[1]（図3）．

②仰臥位（Kernig 変法）：今日，普通に用いられている手技であるが，Lasègue 徴候の手技と共通なので，両徴候が混同されやすい．患者は仰臥位で下肢を伸展し，検者は踵を持って下肢を挙上する．股関節が曲がるに従って膝が屈曲してくる．検者が他方の手で上から押えても，膝を伸展させることは難しい[1]（図4）．下肢筋の反射性収縮（攣縮），すなわち筋硬直のためである．これに伴い，患者は筋肉の痛みを感じることもあるが，痛みのために膝を曲げるのではない．本徴候は通常，両側性に認められる．

（3）Brudzinski 徴候：検者が一方の手で患者の胸を上から押え，他方の手を患者の後頭部に添え，頸を受動的に前屈していくと，手の抵抗が増強していくと共に両側の股関節と膝関節が屈曲してくる[1]（図5）．

4. 病因

（1）くも膜下出血[2]．

（2）髄膜炎：化膿性髄膜炎[3]，ウイルス性髄膜炎，結核性髄膜炎，真菌性髄膜炎など．

（3）反応性髄膜炎：硬膜外膿瘍，静脈洞血栓症，薬物性髄膜炎など．

（4）肥厚性脳硬膜炎[4]：結核，非特異的肉芽腫，膠原病など．

（5）腫瘍性髄膜症：髄膜癌腫症[5]，悪性リンパ腫・白血病による髄膜浸潤．

（6）全身性疾患による髄膜症：サルコイドーシス，Vogt-小柳症候群，Behçet病など．

（小島重幸）

【文献】
1) 平山惠造．神経症候学，改訂第2版，第I巻．文光堂，東京，2006
2) Suarez JI, Tarr RW, Selman WR. Aneurysmal subarachnoid hemorrhage. N Engl J Med 354：387-396, 2006
3) van de Beek D, de Gans J, Tunkel AR, Wijdicks FM. Community-acquired bacterial meningitis in adults. N Engl J Med

89. 髄膜(刺激)徴候の診かた

図1　脳硬膜と脊髄硬膜の模式図（平山2006より）

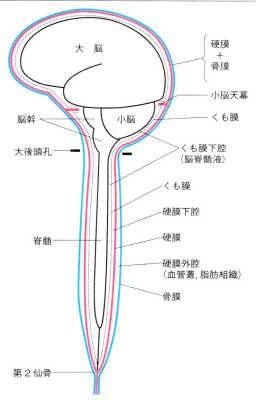

脳硬膜は骨膜と一体化し，頭蓋骨に密着している．脊髄硬膜は大後頭孔付近で骨膜と遊離し，第2仙骨部で再び密着する．この間では脊椎骨と相対的に移動可能である．

図2　項部硬直

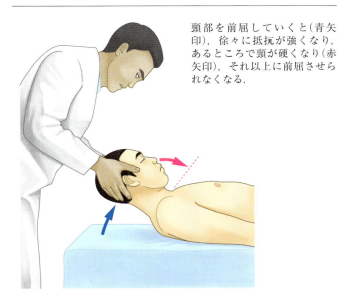

頸部を前屈していくと（青矢印），徐々に抵抗が強くなり，あるところで頸が硬くなり（赤矢印），それ以上に前屈させられなくなる．

図3　Kernig原法（平山2006より）

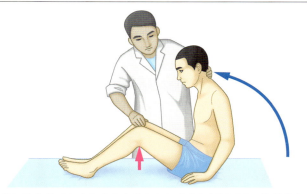

患者に膝を伸ばさせたまま坐位をとらせると（青矢印），膝が持ち上がってくる（赤矢印）．検者が膝を圧下しようとしても抵抗がある．

図4　Kernig変法（平山2006より）

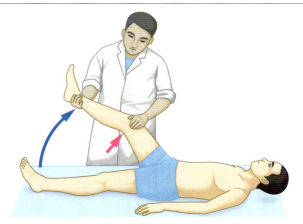

足を持ち上げると（青矢印），膝が曲がってきて（赤矢印），検者がこれを伸ばそうとしても，抵抗があり伸展させにくい．反射性筋収縮（攣縮）による筋硬直のためである．Lasègue徴候と異なり，痛みのためではない．

図5　Brudzinski徴候（項部徴候）（平山2006より）

首を持ち上げると（青矢印）膝が上がり，下肢が屈曲してくる（赤矢印）．

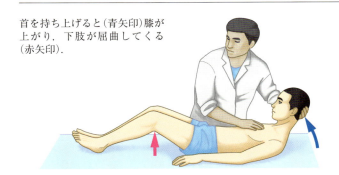

354：44-53, 2006
4) Kupersmith MJ, Martin V, Heller G, Shah A, Mitnick HJ. Idiopathic hypertrophic pachymeningitis. Neurology 62：686-694, 2004
5) Balm M, Hammack J. Leptomeningeal carcinomatosis. Presenting features and prognostic factors. Arch Neurol 53：626-632, 1996

90. 髄膜炎・脳炎の診かた

1. 髄膜炎・脳炎とは

髄膜炎とは，くも膜下腔を形成している脳・脊髄の周囲を取り囲む2つの膜，軟膜とくも膜に生じた炎症性疾患と定義される．髄膜に炎症がみられる場合には，多かれ少なかれ脳実質にも炎症を伴っており，逆に脳実質に炎症がみられる場合には，しばしば髄膜にも炎症を伴っている．多くの場合，病理学的には髄膜炎と脳炎の併発した髄膜脳炎である．しかし，臨床的には髄膜症候が前景に出ている場合を髄膜炎と言い，脳症候が前景に出ている場合を脳炎と称している．両症候が同様にみられるときに髄膜脳炎と呼ぶ．

2. 機能解剖

→89項.

3. 髄膜炎・脳炎の診かた

髄膜炎ではいわゆる髄膜(刺激)症候を呈し，髄膜脳炎では髄膜症候に脳炎による症候が重畳する．以下，本項では脳炎による症候を中心に述べる(髄膜症候は前項(89項)を参照されたい)．なお，髄膜炎の病初期に抗菌薬が投与された場合，髄膜症状としては頭痛を訴えるのみで，筋硬直の徴候を示さないことがあり，脳脊髄液の検査所見が修飾されることがあるので留意する．

❶意識障害

病変の強さ・広がりなどにより色々である．錯乱・せん妄・行動異常を伴う．脳実質病変(脳炎)によると共に，脳炎による頭蓋内圧亢進(脳浮腫)，髄膜炎に伴う水頭症の併発などが原因である．

❷筋緊張異常

髄膜炎により，項部硬直，Kernig徴候，などの髄膜性筋硬直がみられるが，脳炎により意識障害が高度(昏睡状態)になると筋緊張は減退し，さらに進行すると筋緊張亢進に置き換わることがある．筋緊張亢進を伴った昏睡(髄膜脳炎)は重篤であり，除皮質姿勢，除脳姿勢はその一つである．日本脳炎やコクサッキーなどのウイルス性脳炎では大脳基底核病変により，Parkinson症候の一部である筋緊張亢進(筋強剛)を認めることが多い．

❸不随意運動

(1)痙攣：病初期には焦点性の部分痙攣が起こり，次第に全身性痙攣へ移行する．何らかの意識障害を伴うことが多い．化膿性髄膜炎，各種髄膜脳炎・脳炎などにみられる．

(2)ミオクローヌス：静止時自発性律動性で，四肢・体幹・顔面にみられる．Creutzfeldt-Jakob病，亜急性硬化性全脳炎(麻疹による遅発性ウイルス性脳炎)，単純ヘルペス脳炎などでみられる．

(3)振戦・舞踏運動：日本脳炎などでみられる．

❹局所神経症候

片麻痺，半身の感覚障害，失語，記憶障害，人格・情動変化，脳神経障害などが認められる．

4. 病因

❶急性髄膜脳炎

(1)化膿性(細菌性)髄膜炎[1](表1)：起因菌は年齢により異なるが，成人では肺炎球菌が最も多い．

(2)無菌性髄膜脳炎：多くはウイルス性であるが，起因ウイルスが不明なことが多い．①髄膜炎：ムンプス，エンテロウイルス(エコー，コクサッキー)，水痘・帯状疱疹ウイルスなど．再発性髄膜炎(Mollaret髄膜炎)の病因は単純ヘルペス2型(HSV-2)が多い．②脳炎：単純ヘルペスウイルスが最も多い(図1)．その他，サイトメガロウイルス，EBウイルス，エンテロウイルス，水痘・帯状疱疹，日本脳炎など．

❷急性・亜急性髄膜脳炎

神経ボレリア症(Lyme病)，梅毒性髄膜炎など．

❸亜急性・慢性髄膜脳炎

(1)結核性髄膜脳炎[2](表1).

(2)真菌性髄膜脳炎：クリプトコッカス，アスペルギルス，カンジダ．

(3)その他：亜急性硬化性全脳炎，Creutzfeldt-Jakob病，後天性免疫不全症候群(AIDS)にみられるAIDS脳症など．

❹肥厚性脳硬膜炎

通常，髄膜炎はleptomeningitis(軟膜炎)を指すが，本症は脳硬膜の肥厚を伴う亜急性炎症性疾患である[3](図2)．頭痛，脳神経症状，運動失調などを認める．病因は，外傷，中耳炎，梅毒，結核，Wegener肉芽腫，サルコイドーシスなど．

付1) 単純ヘルペス脳炎(表1)と非ヘルペス性辺縁系脳炎

単純ヘルペス脳炎は，単純ヘルペス1型(HSV-1)による脳炎で側頭葉を中心として大脳辺縁系が特異的に障害され，髄膜(刺激)症候のほかに意識障害，意識の変容(幻覚・妄想など)，痙攣，性格変化，記憶障害等を呈する．急性脳炎であるが，時に亜急性の発症様式を呈する[4]．

一方，単純ヘルペスの感染によらない辺縁系脳炎があり，非ヘルペス性辺縁系脳炎と称される一群がある[5]．病因は傍腫瘍性症候群，自己免疫性疾患(Sjögren症候群，全身性エリテマトーデス)，代謝障害(橋本病)，human herpes virus-6(HHV-6)などのウイルス感染等が考えられている．

付2) AIDS脳症

AIDS脳症はヒト免疫不全ウイルス1型 human immunodeficiency virus type 1(HIV-1)による慢性脳炎である．AIDSでは免疫不全に伴う中枢神経系

90. 髄膜炎・脳炎の診かた

表1 代表的な髄膜炎・脳炎の臨床的特徴と検査所見

		化膿性（細菌性）髄膜炎	単純ヘルペス脳炎	結核性髄膜脳炎
病因		成人：肺炎球菌，髄膜炎菌，インフルエンザ菌，リステリア菌など	HSV-1型	結核菌
発症様式		急性	急性・亜急性	亜急性・慢性
主要症候		頭痛，発熱，易刺激性，髄膜刺激徴候，脳神経症状（第Ⅲ，Ⅷ脳神経など），意識障害，痙攣など	頭痛，発熱，髄膜刺激徴候，異常行動，記憶障害，意識障害，痙攣など	頭痛，発熱，全身倦怠，髄膜刺激徴候，脳神経症状（第Ⅲ，Ⅵ脳神経など），意識障害，痙攣など
合併症		水頭症 血管炎による脳梗塞 ADH分泌異常症候群 脳膿瘍	急性散在性脳脊髄炎 Klüver-Bucy症候群	水頭症 血管炎による脳梗塞 ADH分泌異常症候群 肺結核 脳内結核腫
脳脊髄液検査	一般	混濁，時に膿性 細胞：増加（多核球優位） 蛋白：増加 糖：著明な低下 塗抹・培養検査	水様，時にキサントクロミー 細胞：増加（単核球優位） 蛋白：増加 糖：正常 PCR（特にnested PCR）	水様 細胞：増加（単核球優位） 蛋白：増加 糖：低下 塗抹・培養検査
	その他	ラテックス凝集法 PCR（肺炎球菌など）	各種抗体	ADA増加（ADA-isozyme） PCR クオンティフェロン
頭部MRI所見		脳髄膜の増強効果	側頭葉内側・前頭葉下面を中心とした大脳辺縁系の病変	脳底槽の不整・増強効果 水頭症の所見

髄液糖／血糖比＝0.6以下で髄液糖の低下と判定する．
ADH：antidiuretic hormone, PCR：polymerase chain reaction, ADA：adenosine deaminase.

図1 単純ヘルペス脳炎の頭部MRI（FLAIR；水平断像）

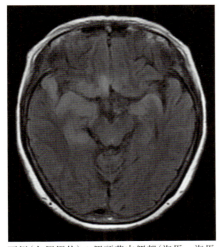

両側（右側優位）の側頭葉内側部（海馬，海馬傍回，扁桃体，鉤回など）および右側の眼窩回にびまん性の高信号病変が認められる．

図2 亜急性肥厚性脳硬膜炎の造影MRI（平山2006より）

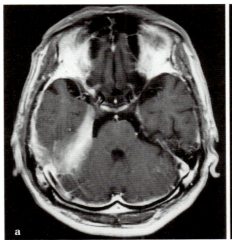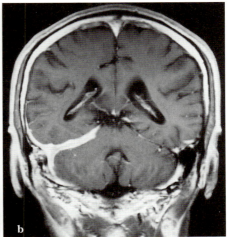

a：水平断像，b：前額断像．硬膜の肥厚性病変が主に小脳天幕（右），頭頂から後頭にかけて増強される．生検で硬膜肥厚，形質細胞増生（Castleman病疑い）．

の日和見感染症を生じ，クリプトコッカス髄膜脳炎，サイトメガロウイルス脳炎のほかに，JCウイルスによる進行性多巣性白質脳症，寄生虫のトキソプラズマ脳炎などが合併しやすい．その他，中枢神経系悪性リンパ腫を合併しやすい．

（小島重幸）

【文献】
1) van de Beek D, de Gans J, Tunkel AR, Wijdicks EFM. Community-acquired bacterial meningitis in adults. N Engl J Med 354：44-53, 2006
2) Garg RK. Tuberculous meningitis. Acta Neurol Scand 122：75-90, 2010
3) 平山惠造．神経症候学，改訂第2版，第Ⅰ巻．文光堂，東京，2006
4) 日本神経感染症学会（編）．ヘルペス脳炎，診療ガイドラインに基づく診断基準と治療指針．中山書店，東京，2007
5) 庄司紘史．非ヘルペス性辺縁系脳炎の臨床．Brain Nerve 62：853-860, 2010

91. 前頭葉症候の診かた

1. 前頭葉症候とは

　前頭葉はヒトでは大脳の1/3を占める最大の皮質であり，特に前頭前野は脳の後方領域における諸感覚情報の統合と側方領域の記憶機能を基に，最高次の統合・判断・選択をして，その後方の中心前回を通じて行為として発現する機能を担っている(図1).

　かつてはこの領域の病変で神経学的診察でほとんど異常を示さないこと，直接電気刺激でも行為に変化がみられないことなどから，脳の「沈黙野(無症候野)」と言われた．左半球の前頭前野を切除された患者が正常な記憶やIQ 150を示すことすらある．しかし，両側の前頭葉損傷の患者が，ベッドサイドでの簡単な試験で異常がみられないのに，家族は異常を感じている．患者は停車位置を越えて止めたり，やかんが煮えたぎっているのに関心を示さなかったり，些細なことにこだわって行為を進められなかったり，無精でだらしなくなったり，当人の前でその肉体的欠陥の冗談を言ったり，暴力的になるかと思えばすぐに穏やかになったり，街路で放尿したりする．これらから前頭葉(前頭前野)が注意，運動，言語，記憶，思考，情動などの重要な働きをしていることがわかってきた．「前頭葉症候群」と総称するが内容は多岐にわたり，アプローチの仕方により，異なった解釈がある．

2. 解剖生理

　3つの主な前頭葉回路(サーキット)がある(図2)．それぞれの中心は前頭葉背外側面，前頭葉眼窩面，前頭葉内側面(前帯状回)にある．全ての回路は視床背内側核につながっている．背外側面回路は行為の組織化や計画性，注意機能に，眼窩面回路は社会的に適切な行動や共感に，内側面回路は主に動機付けに関わっている．

3. 前頭葉症候とその診かた

❶ 一次的な障害

　運動麻痺や言語障害以外に以下のような症候が出現する．

　(1)眼球共同偏倚：中前頭回後部に前頭眼野があるので，急性病変で同側への眼球共同偏倚ないし偏倚しやすい傾向が生じる．頭部の同側への回旋を伴いやすい．慢性期には反対側への共同注視を維持しにくくなる現象がみられる(運動維持困難).

　(2)原始反射：把握反射や吸引反射(口唇に物が触れたときの口の吸引運動)が出やすくなる．

❷ 行為障害

　(1)強制把握と強制摸索：手掌に物(検者の指など)を載せると，本人の意思ではなく，指がそれを握って長時間離さない(強制把握)(図3)．偶然触れた物(ベッド柵や自分の麻痺手)を握り続けていることもある．強制摸索とは目の前に物をかざすと，本人の意思ではなく，手でそれを掴まえようとする現象である．強制把握と強制摸索とは一緒に発現することはあるが，前者の方が出やすい．これらの把握現象は病変の反対側の上肢に出やすい．前頭葉内側面から帯状回前部の病巣との関連がある．

　(2)運動性保続：単純な動作を不随意に反復し，意図的に止められない状態である．意図性保続(前の行為が繰り返される)と間代性保続(一つの行為が繰り返される)に分けられる(図4)．前頭葉内側面を含む病変でみられる．

　(3)模倣行為：指示されないのに，また自己の意志でもなく，検者の仕草や動作を模倣してしまう現象である．病巣は前頭葉内側面にある．

　(4)使用行為：目の前にある物品を使用してしまう行為である．禁止しても行為はなされる．病巣は一側または両側の前頭葉眼窩面から尾状核頭部にある．

　(5)道具の強迫的使用：上記の使用行為が右手に生じるが，左手はこれを制止しようとして，両手間に抗争がみられる．左前頭葉内側面の広汎な病巣で生じる．

　(6)濫集行動 forced collection：周囲の物品を集めて，ためてしまう抑えの利かない要求(貯蔵行動)である．前頭葉内側面の損傷例でみられる．前頭前野背外側部が障害されないため計画性が保たれている．

　(7)常同行為 stereotyped behavior：毎日決まった店で決まった物を買う，同じ経路を同じ時間に散歩するという常同的な行為で，前頭側頭葉型痴呆でみられる．前頭葉眼窩面が想定されている．

　(8)運動開始困難：自動的に可能な運動を意図したときに開始できない状態である．開眼，閉眼，歩行の開始困難も含まれる．閉眼失行は(右)前頭葉の広汎な病変や偽性球麻痺に伴って出現する．

❸ 遂行機能障害

　目的に応じて目標を設定し，企図し，施行し，結果を評価し利用する機能のことを遂行機能と言う．遂行機能の障害は上記の行為障害と密接に関連しているが，以下のような要素が取り出されている．

　(1)概念・セットの転換の障害(柔軟性の障害)：いったん心に抱かれたり操作された概念や心の構え(セット)から，他の概念やセットに移ることが障害される．一種の保続である．

　(2)ステレオタイプの抑制の障害：日常的，習慣的に確立した行為や認知傾向の抑制が困難になる．一種の常同行為である．

　(3)複数の情報の組織化の障害(計画

図1 前頭前野の位置付け

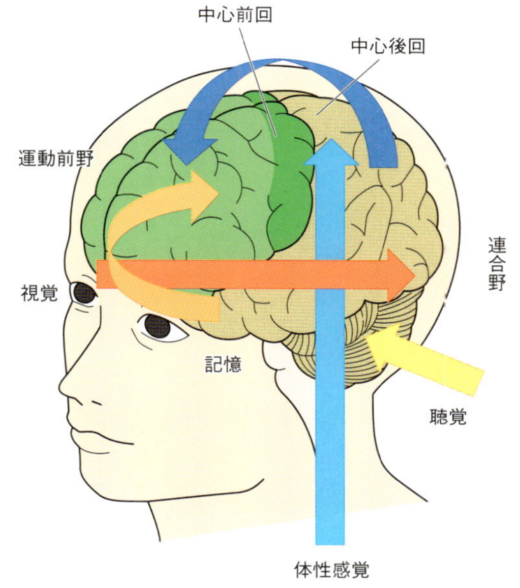

図2 前頭葉（回路サーキット）(Devinsky・D'Esposito 2004 より)

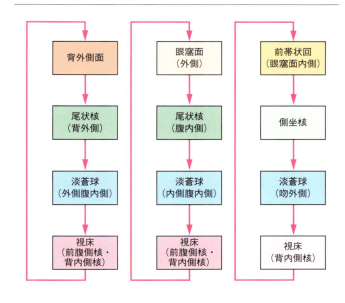

図3 強制把握

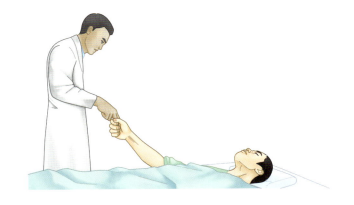

図4 間代性保続の実例

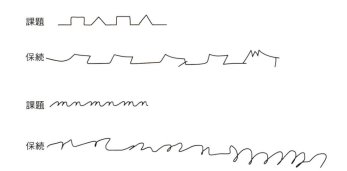

性/平行処理の障害）：複数の情報の組織化が障害される．

（4）流暢性の障害：1つのカテゴリーに属する成分を（系統的に）次々挙げることが障害される．左半球病変では言語性の，右半球病変では非言語性の列挙能力が低下する．

4. 前頭葉症候群の原因疾患

前頭葉症候群の諸症状が強く現れるのは前頭葉前部の両側性障害の場合であり，頭部外傷，前大脳動脈領域動脈瘤破裂後が典型的である．その他の原因疾患として，前頭側頭葉変性症，前大脳動脈領域梗塞，内頸動脈閉塞による前方分水界梗塞，前頭前野白質の皮質下出血，（正常圧）水頭症，髄膜腫，慢性硬膜下血腫，副腎白質ジストロフィーなどがある．視床背外側核が含まれる小梗塞でも観察される．

（福武敏夫）

【文献】

1) Devinsky O, D'Esposito M. Neurology of cognitive and behavioral disorders. Oxford University Press, Oxford, 2004

92. Parkinson病とParkinson症候群

序論

Parkinson病（PD）でみられる特有な一連の症候をParkinson症候（群）と言う．すなわち，①振戦（休止時・静止時振戦），②筋強剛，③動作緩慢・無動の三徴，または④姿勢反射障害を加えた四徴を言う．これらの症候はPD（の完成期）で最もよくみられるが，他の錐体外路系の疾患でも（部分的に）みられるので，これらの症候を呈する諸疾患をParkinson症候群と総称する．すなわち，Parkinson症候群（parkinsonism）はこれら複数の症候を指すこともあれば，これを呈する諸疾患を指すこともある．

1）Parkinson病[1]

Parkinson病（PD）は中年以降に四肢の震えや手の運動障害あるいは歩行障害で発症し，上記の三徴または四徴を呈する錐体外路系疾患の代表的な疾患であり，多くは孤発性である．

症候は片側の上肢または下肢から始まり，次いで同側の下肢または上肢へ，そして反対側の上・下肢へと（Nまたは逆N字形に）伸展する特徴を有している．

初発症状は片側上肢または下肢の振戦であることが多く，4～6Hzの静止時振戦が特徴的である．母指と示指，中指で薬を丸めるような振戦はpill rolling tremorと言われる．下顎にみられる場合もある．病初期には四肢の筋強剛や動作緩慢に左右差が認められることが多い．

筋強剛は鉛管様lead pipe, plastic typeが主体で，これに歯車様cogwheelの抵抗が重なる．病状の進行と共に体軸の前傾，前屈，四肢の屈曲傾向がみられる[2]（図1）．運動症状の発現時期より前に，便秘，うつ症状，嗅覚障害，REM睡眠行動障害などの非運動症状がみられることが多い[3]．

画像検査では特記するほどの所見を示さない[2]（図2）．異常が認められる場合はむしろ後述する「症候群」の検討を要する．

原因は不明（特発性）であるが，病理学的には黒質緻密部のメラニン含有神経細胞の消失，α-シヌクレインを含むLewy小体（細胞質内の封入体）の出現が特徴的で，線条体のドパミン欠乏が認められ，レボドパなどの抗PD薬で上記症状の改善が認められる．

家族性（遺伝性）のものがあり（約5～10％），神経症候は本質的には孤発性と大きな差異はないが，痴呆，ジストニー，sleep benefit（睡眠で症状改善）等を伴うものがある．家族性PDの遺伝形式には常染色体優性と劣性のものがあり，それぞれ責任遺伝子が同定されつつある．一般に，家族性PDの発症年齢は孤発性PDよりは年齢が若い発症が多く，病気の進行は遅く，少量のレボドパあるいはドパミンアゴニストによく反応するが，ジスキネジーが早期に出現しやすい．

2）Parkinson症候群

Parkinson症候群に属する疾患は「症候性」と「連合性」とに大別される[4]．「症候性」のものはその原因で全ての患者がParkinson症候を呈するものでなく，その一部の患者がParkinson症候を呈するものである．一方，「連合性」に属する疾患の患者では全て，早晩，Parkinson症候が発現する（三徴，四徴の全てが揃うとは限らない）ものである．A．症候性Parkinson症候群とB．連合性Parkinson症候群とに分けて記述を進める．

A 症候性Parkinson症候群

1．血管性Parkinson症候群

1929年にCritchleyが動脈硬化性parkinsonismとして提唱した概念であり，現在では，大脳基底核の多発性小梗塞，大脳白質の虚血病変などにより，PDと類似の症候を呈する病態を指している（図3）．主な症状は筋強剛，仮面様顔貌，歩行障害（小刻み歩行）のParkinson症候であり，さらに錐体路症状，構音・嚥下障害，強制泣き・笑いなどの偽性球麻痺症状，痴呆や両便失禁などが認められることが多い[5]．

筋強剛は鉛管様であり，PDでみられる歯車様現象を伴うことは少ない．時に錐体路徴候である痙縮が加わる．歩行障害は両足を広げ（wide based），両下肢はやや外旋し（図4），小股歩行からさらに小刻み歩行démarche à petits pasを呈するに至る．足底をあまり床から上げずに，当初は小股で，さらには小刻みですり足で歩く．PDでみられる前傾・前屈姿勢はみられない．

2．脳炎後Parkinson症候群

1917年にvon Economoにより報告された嗜眠性脳炎後に出現したParkinson症候群を指したことに始まる．嗜眠性脳炎はオーストリアで発生した後，ヨーロッパ全域を中心にほぼ全世界に流行したが，1940年以降は消滅した．嗜眠性脳炎の病原体は不明である．脳炎後Parkinson症候群では，仮面様顔貌，流涎，自発運動の減少，歩行時の突進現象，筋強剛（歯車様または鉛管様）などが認められる[6]．日本脳炎やコクサッキーなどのウイルスによる脳炎後遺症でもParkinson症候をきたす場合（症例）があり，これらも脳炎後Parkinson症候群に含まれる．

92. Parkinson病とParkinson症候群

図1　Parkinson病での立位姿勢（平山2010より）

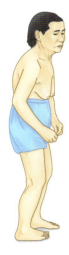

全身性屈曲姿勢を呈する．すなわち体幹の軽い前傾前屈のほかに，頸，肘，指，腰，膝などが全体に屈曲．

図2　Parkinson病における脳MRI，T1強調画像（平山2010より）

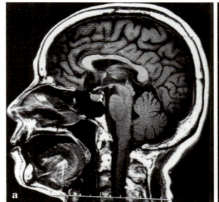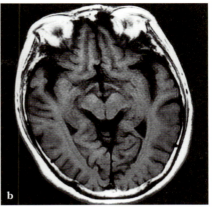

a：正中矢状断．b：中脳を通る水平断．年齢的な一般的な異常所見のみで，特定の異常はみられない．67歳，女性．

図3　血管性Parkinson症候群の頭部MRI，T2強調画像

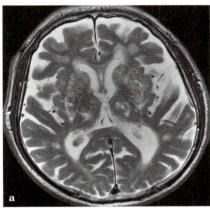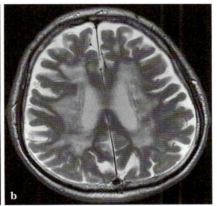

a：両側の線条体（被殻，尾状核）と視床に小梗塞を示唆する高信号病変が多数，認められる．
b：両側の側脳室体部周辺の深部白質にはびまん性の高信号病変（虚血巣）が認められる．

図4　血管性Parkinson症候群の起立姿勢

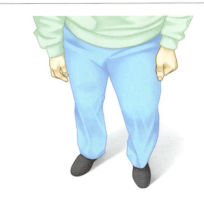

開脚位 wide based であるが，前傾姿勢を呈していない．

図5　正常圧水頭症の頭部MRI，T2強調画像

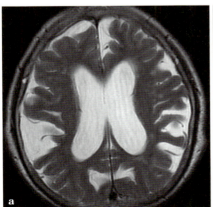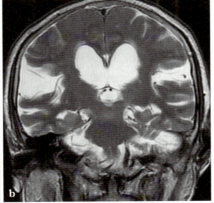

a：水平断．b：前額断．両側の側脳室の拡大と共に，両側のSylvius溝とそれ以下の脳溝の開大が認められる．高位円蓋部においては，脳溝とくも膜下腔の狭小化が認められる．

図6　小刻み開脚歩行（慢性二次性水頭症）（平山2006より）

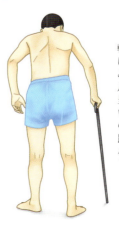

軽い前傾姿勢をとり，歩幅は一足長を越えられず小刻みである．両足を左右に一足長以上開き，開脚歩行を呈する．腕も左右に開いている．動揺性，不安定で杖の補助を必要とする．錐体路・錐体外路性の要素と，小脳・前庭性要素とが混在している．

3. 正常圧水頭症 normal pressure hydrocephalus (NPH)

NPHは脳室拡大があるものの，頭蓋内圧あるいは脊髄腔圧が正常であり，痴呆，歩行障害，尿失禁を三徴とする症候群である．シャント術により症状の改善がみられることがある．病因には，くも膜下出血，髄膜炎，頭部外傷，脳手術後などにくも膜の癒着・瘢痕が形成され，脳脊髄液の循環路が遮断されて起こる続発性NPHのほかに，原因疾患が見あたらない特発性NPHがある．頭部MRIで特徴的な所見を呈する（図5）．

NPHがParkinson症候群として扱われるのは，特異な歩行障害を呈するためである．歩行が開始できないPDの歩行障害に類似するが，開脚性で動揺性・不安定性の要素がある点で異なる．すなわち，歩行開始に努力を要し，足が床から上がらず，足が地に吸いついたように小刻みで，開脚性 wide based の引きずり足歩行である[7]（図6）．

4. 一酸化炭素（CO）中毒によるParkinson症候群

CO中毒は，以前は炭坑事故や化学工場での災害，家庭用燃料による事故が多かったが，最近では自動車排気ガスによる事故や自殺企図による場合が多い．軽症では，頭痛，悪心・嘔吐，めまい感などの自覚症状のみで回復するが，重症例で意識障害が回復するにつれて精神・神経症候が出現してくるもの（非間歇型）と，中毒症状がいったん回復して，数週間後に精神・神経症候が出現するもの（間歇型）とがある．

非間歇型，間歇型のいずれにおいても，自発性減退，無為，無感情，見当識障害，記銘力障害などと共に，仮面様顔貌，動作緩慢・無動，筋強剛（歯車様ではなく，鉛管様），歩行障害（小刻み歩行）などのParkinson症候を認める[8]．

5. マンガン（Mn）中毒によるParkinson症候群

Mn中毒は，以前はMn鉱山，精錬所などの就労者にみられたが，近年は高純度のMnを取り扱う製鋼所，化学工場，乾電池工場などで慢性的にMnの粉塵の曝露・吸入により発病することが多い．稀に，長期中心静脈栄養中に発症したり，慢性肝不全・腎不全患者に発症する場合がある．

Mn中毒の主な神経症状は，仮面様顔貌，動作緩慢・無動，流涎，構音障害（小声，単調，どもり），筋強剛，前屈姿勢，歩行障害などのParkinson症候と，坐位・立位時にみられる攣縮性斜頸，内反尖足，手指・肘屈曲姿勢などのジストニーである[9]．

6. 薬物性Parkinson症候群

各種薬物の副作用でParkinson症候が出現することがある．代表的な薬物としては，線条体のドパミン受容体遮断作用を有する抗精神病薬，抗うつ薬，胃腸機能調整薬（制吐薬，腸管運動促進薬），カルシウム拮抗薬などが知られている（表1）．

これらの原因薬の服用開始からParkinson症候の発症までの期間は，早い場合は1週間前後，遅い場合は1，2年であるが，通常は数ヵ月である．臨床症状はPDとよく似ており，四徴が出現するが，症状は両側性に始まり，病初期から動作緩慢・無動が目立ち，進行が速く，週・月の単位で歩行困難になることが多い．また，振戦は静止時振戦より姿勢時振戦が目立つことが多い[10]．

B 連合性Parkinson症候群

1. 線条体黒質変性症 striatonigral degeneration (SND)

SNDはParkinson病（PD）から臨床病理学的に分離された疾患であるが，PDと類似した臨床像を呈し，鑑別が困難な例もある．PDと同様に中高年に発症する変性疾患であり，Parkinson症候で発症し，Parkinson症候が中核の症候となるが（特徴が若干異なる：下記），その経過中に排尿障害や起立性低血圧などの自律神経症候，小脳症候などを認める[2,11]（図7）．ただし，その程度は比較的軽微である．

PDと異なり，①発症は左右差が目立たず，両下肢の症状（歩行障害）で始まることが多い．②振戦が認められる頻度は少なく，静止時より姿勢時でみられやすい．③進行が速い．④レボドパの効果が乏しい，という特徴を有している．頭部MRIで被殻外側にスリット状の変性所見が認められることがある[2]（図8）．

2. オリーブ橋小脳萎縮症 olivopontocerebellar atrophy (OPCA)

小脳性運動失調で発症し，小脳性運動失調が中核の症候であるが，その経過中に筋強剛，振戦などのParkinson症候が重畳し，場合によってはそれに置き換わる．後期の現症のみを診ると診断を誤る．初期，早期症状を確認する．その経過中に自律神経症候を認める[11]．

3. Shy-Drager症候群（SDS）

排尿障害や起立性低血圧症，発汗障害などの自律神経症候で発症し，同症状が中核症候になるが，その経過中にParkinson症候，小脳性運動失調を認める[11]．

表1　薬物性Parkinson症候群を起こしうる薬物

Ⅰ．抗精神病薬	1) ブチロフェノン系	ハロペリドールhaloperidol（セレネース）
		スピペロンspiperone（スピロピタン）
	2) フェノチアジン系	クロルプロマジンchlorpromazine（ウインタミン）
		フルフェナジンfluphenazine（フルメジン）
		ペルフェナジンperphenazine（トリオミン，PZC）
	3) 非定型抗精神病薬	リスペリドンrisperidone（リスパダール）
		オランザピンolanzapine（ジプレキサ）
Ⅱ．抗うつ薬	1) 三環系抗うつ薬	イミプラミンimipramine（トフラニール）
		アミトリプチリンamitriptyline（トリプタノール）
	2) 四環系抗うつ薬	マプロチリンmaprotiline（ルジオミール）
		ミアンセリンmianserin（テトラミド）
Ⅲ．ベンザミド系薬物（主に胃腸機能調整薬など）		メトクロプラミドmetoclopramide（プリンペラン）
		スルピリドsulpiride（ドグマチール）
		シサプリドcisapride（アセナリン）
		クレボプリドclebopride（クラスト）
		ドンペリドンdomperidone（ナウゼリン）
		チアプリドtiapride（グラマリール）
Ⅳ．カルシウム拮抗薬，抗不整脈薬		フルナリジンflunarizine（発売中止）
		シンナリジンcinnarizine（発売中止）
		ジルチアゼムdiltiazem（ヘルベッサー）
Ⅴ．降圧薬		レセルピンreserpine（アポプロン）
		α-メチルドパalpha-methyldopa（アルドメット）
Ⅵ．その他		バルプロ酸valproic acid（デパケン）
		ドネペジルdonepezil（アリセプト）

（　）内は代表的な商品名．赤文字：一般内科医に多用され，注意を要するもの．特に太字は重要である．

図7　Parkinson病（PD）と線条体黒質変性症の歩行比較（平山2010より）

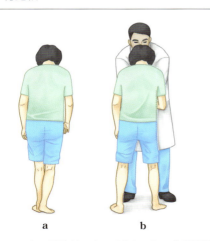

a：PD．両脚は閉脚性である（速歩にしても閉脚性のまま）．b：SND．閉脚性にみえる場合でも，検者が手を引いて少し速く歩くと開脚性になる（潜在性小脳症候）．

図8　線条体黒質変性症の頭部MRI，FLAIR（平山2010より）

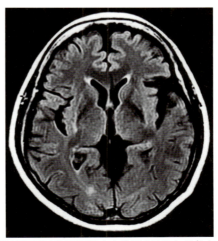

本症は両下肢（歩行障害）から発病することが多く，被殻の体性機能局在と符合する．MRIで両側の被殻外側縁（特に後方）のスリット状の高信号が組織変化（壊死）を示唆している．

自律神経症状についての問診不足で見逃すことがあり，診断を誤る．起立性低血圧のチェックは容易であり，疑わしければ他の臨床検査でも確認する．

上記のSND，OPCA，SDSの3疾患は，病理学的には多系統（錐体外路系，小脳系，自律神経系）にまたがる共通の病変を有していることから，多系統萎縮症 multiple system atrophy（MSA）としてまとめられることがある（詳細→106項）．

4. 進行性核上性麻痺 progressive supranuclear palsy（PSP）

PSP は 1964 年に Steele, Richardson らにより臨床病理学的に確立された疾患であり[12]，核上性眼球運動麻痺と共に頸部と上部体幹のジストニー，偽性球麻痺，痴呆などを呈し，これらが慢性進行性に経過するが，臨床像は必ずしもPDを思わせるものではない．歩行の不安定さと易転倒性（特に後方への易転倒性）で発症することが多く，四肢の筋強剛は後期に認められるが，それ以前に頸部の筋緊張亢進が出現する．この頸部筋緊張亢進はPDで認められる筋強剛とは異なり，頸は伸展（後屈）位を呈し，頸筋は受動的な前屈・後屈で固いが，回旋するにはそれほど固くない．本症でみられる頸部の筋緊張亢進はPDの筋強剛と異なり，むしろ除脳固縮に近い（両者の相違→30項）（図9）．

しかし，その後，PDと臨床診断した症例の中に病理学的にはPSPであったとの報告や，逆に病理学的にPSPと診断された例の中に，レボドパに反応するPDに類似した例があることが報告されてきた．これらのことからPSPがPDの鑑別に挙がるようになった．

最近の検討によると，病理学的にPSPと診断された病初期の臨床像の検討から，PSPを①PSP原著の病型である Richardson症候群，②PSP-parkinsonism；核上性眼球運動障害を欠くが，四肢筋強剛，振戦，非対称性の進行，レボドパの反応を伴うなどPDと類似の病型，③純粋無動などに分類している[13]．②，③では眼球運動障害は病初期には認められず，晩期になると認められるようになり，PSPではいずれも垂直方向の眼球運動障害がみられる．その特徴は，核上性の眼球運動障害である．随意的な運動障害がみられるが，反射的な運動（人形の目試験）では運動が保たれる点である．この点が本症に「核上性」の名が用いられた大きな理由である．この徴候が認められない時期には「疑い」に留まる．

頭部MRIではPSPに特徴的な中脳被蓋の萎縮所見が認められる（図10）．これは本症の中核症状である核二性（眼球運動）麻痺に対応する．

5. 大脳皮質基底核変性症 corticobasal degeneration（CBD）

前頭葉と頭頂葉に強い大脳皮質変性と，大脳基底核，黒質などに変性をきたす疾患である．臨床的には大脳反質症状である失行で始まり，次第に基底核・黒質症状のParkinson症候が加わる．病初期は失行症状，特に中心領域（中心前回，中心後回）の障害による肢節運動失行で始まるが，左右差があり一側優位である．手が不器用になり，ペンや箸の使用，ボタンの留めはずしなどが困難になる．物品使用の障害である観念性失行（頭頂葉症状）などもみられる．頭部MRIやSPECTでは，大脳皮質症状の左右差を反映した病変が認められる（図11）．

失行症状に遅れて，障害側の上下肢（特に上肢）に筋強剛と動作緩慢・無動などのParkinson症候が出現する．四肢の振戦も認められるが，安静時ではなく，姿勢時や動作時に認められることが多い．しかし，CBDとPSPの両症候を呈する症例の存在，病理診断されたCBDの臨床像の多様性から[14]，最近はCBDは病理診断に用い，臨床的には corticobasal syndrome（CBS）を用いる傾向にある．

6. Lewy小体型痴呆（びまん性Lewy小体病）

PDと異なり，黒質・青斑核・無名質などのほかに，大脳皮質や扁桃核に多数の Lewy 小体が出現し，痴呆やParkinson症候を主症状とする疾患である．臨床的には Alzheimer型痴呆と同様に物忘れで始まり，痴呆が徐々に進行し，途中で筋強剛や無動・動作緩慢などのParkinson症候が加わる場合が多い．Parkinson症候で発症し，経過中に皮質性痴呆が加わる場合もある．

病初期から特有な幻覚（生々しい具体性を帯びた幻視など）と妄想を伴い，Parkinson症候を認める場合に注意を要する疾患である[15]．

〔小島重幸〕

【文献】

1) Lees AJ, Hardy J, Revesz T. Parkinson's disease. Lancet 373：2055-2066, 2009
2) 平山惠造．神経症候学，改訂第2版，第Ⅱ巻．文光堂，東京，2010
3) Langston JW. The Parkinson's complex：Parkinsonism is just the tip of the iceberg. Ann Neurol 59：591-596, 2006
4) 平山惠造．Paralysis agitans とParkinsonism ―その史的展開と疾病分類（Nosology）．平山惠造（編），パーキンソン病とパーキンソン症候群．内科 MOOK No. 23. 金原出版，東京，1-5, 1984
5) Benamer HTS, Grosset DG. Vascular parkinsonism：A clinical review. Eur Neurol 61：11-15, 2009
6) Dickman MS. von Economo encephalitis. Arch Neurol 58：1696-1698, 2001
7) 平山惠造．神経症候学，改訂第2版，第Ⅰ巻．文光堂，東京，2006
8) Choi IS. Parkinsonism after carbon monoxide poisoning. Eur Neurol 48：30-33, 2002
9) 井上尚英．重金属中毒による神経障害，特に職業性マンガン中毒について．Brain

図9 進行性核上性麻痺での頸部後屈と回旋
（平山 2010 より）

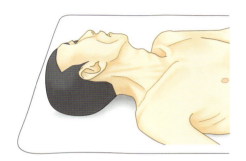

立位での頸部後屈姿勢が，病状の進行と共に筋拘縮を伴い，臥位でも後屈姿勢を呈し，そのため頸部が回旋位を呈するに至る．

図10 進行性核上性麻痺の MRI，T1 強調像（平山 2010 より）

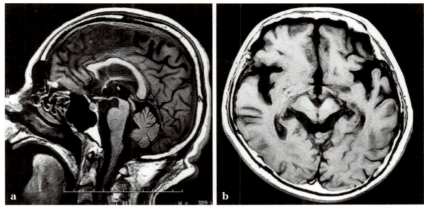

a：正中矢状断像．橋底部は前方へ十分な膨らみを呈するのに対し，被蓋部は延髄も含め萎縮して第四脳室底（前面）が陥凹し，下方の正中口（Magendie 孔）も拡大している．中脳被蓋部の萎縮により中脳先端部が鳥の嘴状を呈する．視蓋部も扁平化し，中脳水道が広くみえる．b：中脳・大脳水平断像．中脳被蓋・視蓋の萎縮が明らかで，その周囲脳槽が拡大している．Sylvius 裂の開大は大脳基底部構造の萎縮と加齢による可能性を窺わせる．経過2年半．71歳，男性．

図11 大脳皮質基底核変性症の頭部 MRI と SPECT

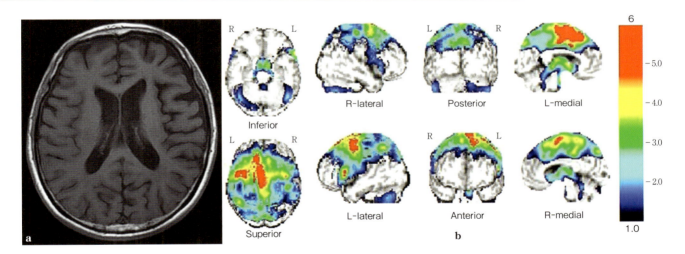

a：頭部 MRI，T1 強調画像．左側優位で大脳皮質の軽度の開大が認められる．b：SPECT の eZIS（easy Z-score imaging system）解析．左側優位で前頭葉・頭頂葉に，顕著な血流の低下が認められる．右側優位に神経症候を呈した症例である．

Nerve 59：581-589，2007
10) 葛原茂樹．薬剤性 Parkinson 症候群．医学のあゆみ 186：74-78，1998
11) 平山惠造．Multiple System Atrophy（多系統萎縮症）を含む小脳錐体外路系変性症の病像解析．神経進歩 25：95-105，1981
12) Steel JC, Richardson JC, Olszewski J. Progressive supranuclear palsy. A heterogeneous degeneration involving the brainstem, basal ganglia and cerebellum with vertical gaze and pseudobulbar palsy, nuchal dystonia and dementia. Arch Neurol 10：333-359, 1964
13) Williams DR, Lees AJ. Progressive supranuclear palsy：clinicopathological concepts and diagnostic challenges. Lancet Neurol 8：270-279, 2009
14) Josephs KA, Eggers SD, Jack CR Jr, Whitwell JL. Neuroanatomical correlates of the progressive supranuclear palsy corticobasal syndrome hybrid. Eur J Neurol 19：1440-1446, 2012
15) 小阪憲司，井関栄三，都甲 崇，勝瀬大海．レビー小体型痴呆．精神経誌 107：529-544，2005

93. 脳幹症候群(1)：中脳

1. Parinaud症候群

❶病変部位

中脳の中心灰白質の前方にある内側縦束吻側介在核 rostral interstitial nucleus of MLF (riMLF) から出る神経線維は中心灰白質を一周するように走り，元のriMLFの近傍にある(動眼神経核の)上直筋亜核へ両側性に達する．この間に中脳[視]蓋で左右交叉する[1] (図1)．この中脳視蓋(上丘)が後方からこの部の圧迫や病変で本症候群が生じる．

❷症候

垂直性注視麻痺に輻輳麻痺をしばしば合併する．垂直性注視麻痺の中では上方視麻痺が最も多く，上方視・下方視麻痺がこれに次ぎ，下方視麻痺のみのものは稀である．垂直性注視麻痺は2種類に分けられ，随意性と頭位変換による反射性のいずれも障害される場合と，随意性眼球運動は麻痺するが，反射性眼球運動が保たれる場合とがある．

❸病因

(1) 腫瘍；松果体腫瘍，四丘体腫瘍など．

(2) その他，血管障害，炎症(多発性硬化症，急性散在性脳脊髄炎)，変性疾患(進行性核上性麻痺)．

2. Benedikt症候群

❶病変部位

中脳被蓋で赤核と共に動眼神経根線維が障害されて起こる症候である[2-4] (図2)．赤核症候群とも呼ばれる．赤核病変であるが，上小脳脚の損傷に伴う症候と考えられる．

❷症候

次の三症候からなる．①病変側の動眼神経麻痺．②病変と反対側半身の一見不全麻痺にみえる運動障害，この運動障害は錐体路障害によるものではなく，赤核損傷による筋緊張亢進のため．③病変と反対側上下肢の自発性ならびに動作時の振戦様の不随意運動(舞踏アテトーゼ様)ないしは企図振戦である[2,3] (図3)．

❸病因

結核腫，脳腫瘍，脳出血などで脳梗塞は稀である．

3. Claude症候群

❶病変部位

別名，下赤核症候群と呼ばれており，赤核下部の病変により，赤核に終わるところの上小脳脚と動眼神経根線維が障害される[4,5]．

❷症候

病変側の動眼神経麻痺と反対側上・下肢の小脳性運動失調を呈する．

❸病因

脳梗塞が多い．その他に脳出血，腫瘍などがある．

4. Weber症候群

❶病変部位

中脳腹側を占める大脳脚[底]の病変で，錐体路と動眼神経根線維が髄内で同時に障害されて起こる症候群である[6] (図4)．交叉性片麻痺の一種で，中脳性交叉性片麻痺あるいは上交叉性片麻痺とも呼ばれる．

❷症候

①病変と反対側の顔面を含む片麻痺を呈する．②病変側の動眼神経麻痺を呈する．病変側の眼球は外転位(外斜視)を呈し，複視を生じる．瞳孔は散大し，眼瞼下垂を呈する．動眼神経支配の内眼筋ならびに外眼筋の全眼筋麻痺が起こることもあるが，動眼神経麻痺は部分的な麻痺で，不全型のことが多い．かつては動眼神経の髄外根が脚間窩で障害されるものがあるかのように言われたが，実際にはなく，髄内の病変による．③病変と反対側の半身感覚鈍麻や小脳性協調運動障害を，時として両眼球の共同性側方運動麻痺(Foville症候群)を伴うことがある．これらは，病変が大脳脚から中脳被蓋へ広がり，感覚路，小脳赤核路(上小脳脚)，眼球回転路(傍正中橋網様体の核上性線維)を巻き込んだためである．

❸病因

Weberの原著例では脳出血であったが，その他，脳梗塞，脳動静脈奇形，脱髄疾患[7]，腫瘍，外傷など多岐である．

(小島重幸)

【文献】

1) 平山惠造．神経症候学，改訂第2版，第Ⅰ巻．文光堂，東京，2006
2) Souques A, Crouzon O, Bertrand I. Révision du syndrome de Benedikt à propos de l'autopsie d'un cas de ce syndrome. Forme trémo-choréo-athetoïde et hypertonique du syndrome du Noyau rouge. Rev Neurol Ⅱ：377-417, 1930
3) 吉倉範光．赤核症候群そのほか．神経進歩 4：47-57, 1959
4) Liu GT, Crenner CW, Logigian EL, Charness ME, Samuels MA. Midbrain syndromes of Benedikt, Claude, and Nothnagel：Setting the record straight. Neurology 42：1820-1822, 1992
5) Seo SW, Heo JH, Lee KY, Shin WC, Chang DI, Kim SM, Heo K. Localization of Claude's syndrome. Neurology 57：2304-2307, 2001
6) 平山惠造．神経症候学，改訂第2版，第Ⅱ巻．文光堂，東京，2010
7) Malik NN, Day AC, Clifton A, Wren D. Weber's syndrome as the presenting sign of multiple sclerosis. Neuro-ophtalmology 31：15-17, 2007

図1 垂直性衝動性眼球運動の模式図（平山2006より）

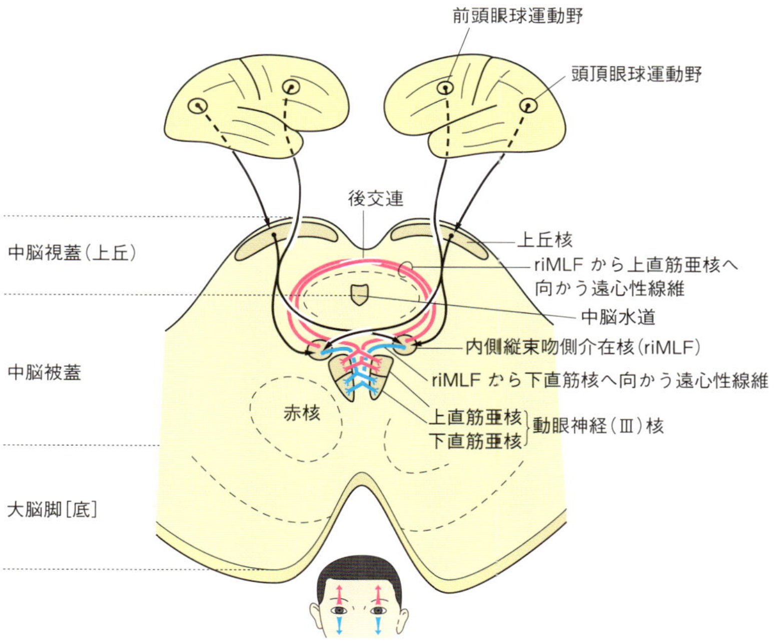

説明本文参照．（付）中脳は中脳水道より後方（背側）を中脳蓋と言い，その中で視覚と関連する上丘は中脳視蓋とも言う．中脳水道より前方（腹側）が中脳被蓋であり，赤核はその中にある．被蓋の前方に錐体路を含む線維束が大脳脚［底］をなし，被蓋と併せて大脳脚と称する（中脳を腹側から見た呼称）．大脳脚は二様に用いられる．

図3 Benedikt 症候群の臨床像（スケッチ）
（Souques ら 1930 → 吉倉 1959 より）

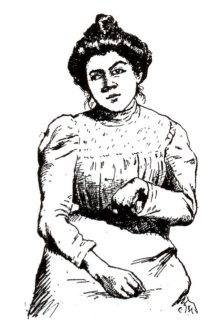

（右赤核部病変による）右動眼神経麻痺と左上肢の屈曲性姿勢．記述によると，左上肢は肘，手，指の筋拘縮が著しい．不随意運動が激しく，不規則で，企図振戦に舞踏様運動が重畳（錐体路性麻痺によるものではない）．

図2 Benedikt 症候群の病理像（スケッチ）
（Souques ら 1930 → 吉倉 1959 より）

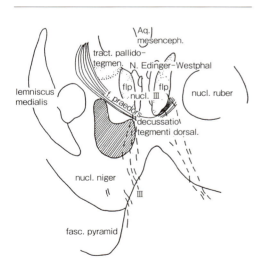

病変（斜線部）は右赤核を破壊する陳旧性軟化巣である．赤核は中央〜腹外側部が損傷され（背内側部は免れ），黒質の内側縁に達する．大脳脚に変化は及ばず，錐体路は正常．視床下核も健常．

図4 Weber 症候群の病変模式図（平山2010より）

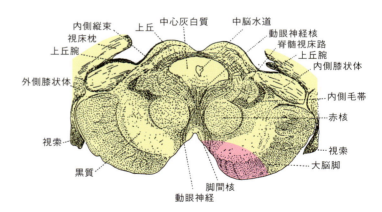

付記：背側は上丘を通る高さで，腹側は中脳下部を通る高さでの斜めの断面．

94. 脳幹症候群(2)：橋

1. 上小脳動脈症候群

❶病変部位

上小脳動脈は脳底動脈の上端の直下で分岐し，橋上部を回って小脳の上部にいくが，①途中で橋被蓋の外側に枝を送り，そののちに内側枝と外側枝に分かれ，②内側枝は前髄帆と上虫部に，③外側枝は小脳半球の上部に分布する．④この外側枝から歯状核動脈が分かれて出る．この上小脳動脈の支配領域である橋上部被蓋外側，小脳半球ならびに歯状核の病変で生じる症候群である[1-3]（図1～3）．

❷症候

病変側の小脳症状（運動失調）と反対側の温痛覚障害が生じる．①運動失調は小脳半球上面，歯状核の障害により，②不随意運動（企図振戦）は上小脳脚の橋上部・中脳下部の被蓋レベルでの障害により，罹病期間が経過すると生じ，③温痛覚障害は橋上部被蓋外側を上行する脊髄視床路の障害による．その他，④病変側（被蓋病変）でHorner症候群を呈することがある．本症候群では錐体路症状はなく，脳神経麻痺を伴わない．

❸病因

脳梗塞，上小脳動脈の閉塞によることが多い．

2. Raymond-Cestan症候群

❶病変部位

橋上部の被蓋を中心とした病変である．内側毛帯，脊髄視床路，内側縦束，中小脳脚等が障害される[4]．

❷症候

病変側の小脳症状（運動失調）と病変側を見る側方注視麻痺，反対側半身の全感覚障害を認める．

❸病因

脳出血，脳腫瘍などの占拠性病変などによる．

3. Millard-Gubler[-Foville]症候群

❶病変部位

橋下部底部の病変により，錐体路と顔面神経の髄内神経根とが同時に障害される．橋底部の病変が外転神経髄内根を巻き込む場合がある．

❷症候

病変と反対側の片麻痺と病変側の顔面神経麻痺とからなる交叉性片麻痺を呈する．なお，病変が外転神経の髄内根を巻き込めば病変側の外転神経麻痺を伴うこともある[3-5]（図4a）．

橋下部の高さで病変が底部からさらに被蓋へ広がると，傍正中橋網様体paramedian pontine reticular formation（PPRF）を巻き込み，上記の症候に加えて，病変側への両眼の共同性側方注視麻痺（Foville症候群）を伴い，Millard-Gubler-Foville症候群と呼ばれる[3-5]（図4b）．

ちなみに，両眼の共同水平性注視麻痺をFoville症候群と呼称するが，上記の橋下部病変によるFoville症候群がその原点である．さらに中脳型，上部橋型，下部橋型のFoville症候群の存在が逐次明らかにされた．

❸病因

脳梗塞，脳出血，脳腫瘍，脳膿瘍などがある．

4. 閉じ込め症候群 locked-in syndrome

橋底部が両側性広汎性に損傷されて，顔面，四肢の完全麻痺をきたし，眼球運動と開閉眼のみが保たれ，会話もできない状態である（詳細→69項）．

5. 橋中心髄鞘崩壊症

橋底部の脱髄（髄鞘崩壊）により錐体路が障害され，当初弛緩性からやがて痙性四肢麻痺になる．偽性球麻痺をきたし，閉じ込め症候群に至るものもある．背景にある病因あるいは病変の拡大（浮腫に伴う被蓋への影響）により意識障害を伴う．時に大脳基底核病変を伴い，Parkinson症候を呈することもある．病因として，慢性アルコール中毒，各種疾患に伴う電解質平衡の障害（特に低ナトリウム血症の急速補正）などがある[6]．

6. 脳幹性片側感覚障害

❶半身(片側)障害型

3型がある．

①脊髄視床路型：温度覚，痛覚鈍麻をきたすが，いわゆる深部感覚，識別感覚は保たれる．

②内側毛帯型：いわゆる深部感覚（自己固有感覚），識別感覚が障害され，温度感覚，痛覚は保たれる．

③全感覚障害型

中脳の高さでは，脊髄視床路と内側毛帯とは接近しており，両者が同時に障害されやすい．橋，延髄の高さでは，脊髄視床路と内側毛帯とが離れており，それぞれ別々に障害を受けることが多い．

❷交叉性障害型

四肢・体幹からの脊髄視床路（脊髄レベルで交叉）と，顔面からの三叉神経脊髄路またはその核（病変側）が障害され，表在感覚（温痛覚，原始性触覚）が鈍麻する．すなわち，病変側の顔面の表在感覚鈍麻と，反対側のそれ以下の表在感覚鈍麻を呈する．代表的なものにWallenberg症候群がある（→95項）．

（小島重幸）

【文献】
1) 平山惠造．神経症候学．改訂第2版，第Ⅱ巻．文光堂，東京，2010
2) Guillain G, Bertrand I, Péron N. Le syndrome de l'artère cérébelleuse supérieure. Rev Neurol Ⅱ：835-843, 1928

94. 脳幹症候群（2）：橋

図1　小脳の動脈支配図（平山2010より）

図2　上小脳動脈の標準的分布（平山2010より）

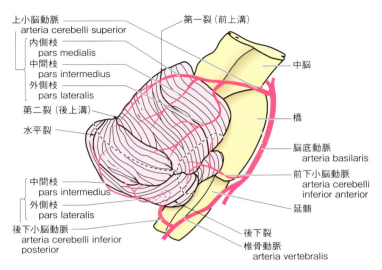

小脳を右外側から見る．各動脈支配の境界域（分水界）を破線で示してある．分水界付近は両動脈の二重支配を受ける．

小脳上面に広く分布．内側枝が虫部，傍虫部に，中間枝，外側枝が半球外側部に分布する．歯状核，上小脳脚もこの領域に含まれる．

図3　上小脳動脈症候群の病変—橋上部
（Guillainら1928→小川・吉倉1957より）

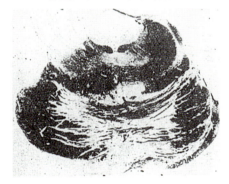

被蓋の右外側に軟化を認める．この部位を通る結合腕と脊髄視床路が障害されている．

図4　橋性交叉性片麻痺の病変模式図（Dejerine 1914→小川・吉倉1957より）

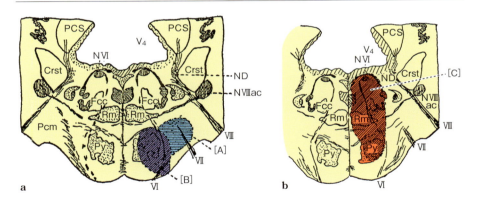

a：Millard-Gubler症候群．病変反対側上下肢片麻痺＋病変側顔面神経（Ⅶ）[A]，＋病変側外転神経（Ⅵ）麻痺[B]．b：Millard-Gubler-Foville症候群（下部橋型Foville症候群）．病変が被蓋にも及び，上記の諸麻痺に病変側の共同性側方注視麻痺（Foville症候群）が加わる[C]．

3) 小川鼎三，吉倉範光．脳幹の血管障害とその臨床(2)．総合臨床 6：707-724, 1957
4) Silverman IE, Liu GT, Volpe NJ, Galetta SL. The crossed paralyses. The original brain-stem syndromes of Millard-Gubler, Foville, Weber, and Raymond-Cestan. Arch Neurol 52：635-638, 1995
5) Dejerine J. Sémiologie des affections du système nerveux. Masson, Paris, 1914
6) Martin RJ. Central pontine and extrapontine myelinolysis：The osmotic demyelination syndromes. J Neurol Neurosurg Psychiatry 75(Suppl Ⅲ)：iii 22-iii 28, 2004

95. 脳幹症候群（3）：延髄

1. Wallenberg症候群

❶ 病変部位

延髄オリーブ後方の陥凹部を底辺として，網様帯へ向かう楔形の梗塞巣で，一部下小脳脚にかかる[1]（図1）．この部位の梗塞巣がもたらす症候がWallenberg症候群である．後下小脳動脈の閉塞が当初注目されたが，動脈のvariationが多い所で，特定の動脈よりは，病変部位の特定（従って症候）が重要である（図2）．

❷ 症候[1]（図3）

（1）感覚障害：三叉神経脊髄路またはその核，外側脊髄視床路が同時に障害され，病変側の顔面と反対側の体幹・上下肢の温痛覚障害（脳幹性交叉性片側感覚障害）を認める．しかし，病変の広がりにより，反対側の顔面・体幹・上下肢の温痛覚障害を示す場合，両側の顔面と反対側の体幹・上下肢の温痛覚障害を示す場合などもある．

（2）軟口蓋・咽頭・喉頭（声帯）の麻痺：病変側の疑核の障害により，軟口蓋・咽頭・喉頭が麻痺して嚥下障害，嗄声を呈する．初期には通常の嚥下はできないが，麻痺が一側であるため，麻痺側を下にした側臥位で嚥下が可能であると言われている．嚥下障害は長期にわたらず回復する（延髄外側症候群との相違は下記2.を参照）．軟口蓋（弓）の態度は色々で，麻痺側が挙上する場合と下垂する場合がある．これとは別に，咽頭後壁は「アー」と発声をさせると健常側へ引かれる．この現象はカーテン徴候と呼ばれる[1]（図4）．舌咽神経麻痺が主役をなす．

（3）Horner症候群：背外側の延髄網様体が障害され，眼交感神経の核上性麻痺により病変側の縮瞳，瞼裂狭小（眼瞼下垂）を呈する．

（4）運動失調・平衡障害：下小脳脚と前庭神経（髄内根）の障害により，急性期に真っ直ぐに歩けず，病変側へ引かれて（lateropulsion），坐位では頭部や体幹が病変側へ傾く[2]．

（5）その他：発症前そして急性期に病変側の後頭部痛がみられ，めまい，嘔気・嘔吐で発症し，急性期に吃逆（迷走神経背側核あるいは孤束核の障害）が出現しやすい．

前庭神経核の障害に伴い，回旋性の眼振が認められることがある．病変が左側の場合は時計回り，病変が右側の場合は反時計回りである．

❸ 病因

原因として当初，血栓症が考えられてきたが，その後の検討で椎骨動脈壁解離による頻度が多いことが判明している．本症候群が比較的若年の男性例に多いこと，発症前・急性期に頭痛を伴う頻度が高いことはこれと関連していると考えられる．その他の病因は出血（海綿状血管腫）など．

2. 延髄外側症候群

Wallenberg症候群と同義のものと誤解される（された）ことがある．延髄内側症候群と対峙する概念で，病変の部位・広がり，症候が多様である．病理解剖所見から発想したものである．

3. 延髄傍正中症候群（延髄内側症候群）

オリーブ核間症候群とも呼ばれ，オリーブ核の高さで傍正中動脈分布領域の病変により，錐体路（錐体交叉の上），内側毛帯，舌下神経髄内根が障害され，病変と反対側の上下肢片麻痺（顔面を除く）と同側の舌下神経麻痺を呈する[3]（図5）．すなわち，交叉性片麻痺を呈し，延髄性交叉性片麻痺，下交叉性片麻痺とも呼ばれる．麻痺側の半身には後索型の感覚障害を認める[4]．病因は延髄傍正中動脈の閉塞で起こり，両側性病変では四肢麻痺を呈する[5]．

〈小島重幸〉

【文献】

1) 平山惠造．神経症候学，改訂第2版，第Ⅰ巻．文光堂，東京，2006
2) Nowak DA, Topka HR. The clinical variability of Wallenberg's syndrome. The anatomical correlate of ipsilateral axial lateropulsion. J Neurol 253：507-511, 2006
3) 平山惠造．神経症候学，改訂第2版，第Ⅱ巻．文光堂，東京，2010
4) Bassetti C, Bogousslavsky J, Mattle H, Bernasconi A. Medial medullary stroke：Report of seven patients and review of the literature. Neurology 48：882-890, 1997
5) Pongmoragot J, Parthasarathy S, Selchen D, Saposnik G. Bilateral medial medullary infarction：a systematic review. J Stroke Cerebrovasc Dis 22：775-780, 2013

95. 脳幹症候群(3)：延髄

図1　Wallenberg症候群の病変部位模式図（平山2006より）

図2　Wallenberg症候群の頭部MRIとMRA

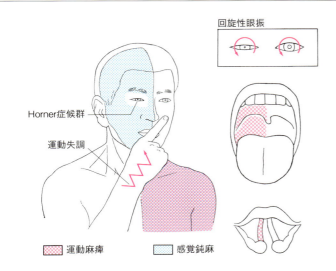

病変には、三叉神経脊髄路(核)，疑核，迷走神経根，オリーブ小脳路，索状体(下小脳脚)全部，外側脊髄視床路が含まれる．

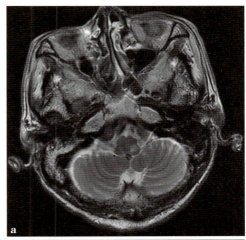

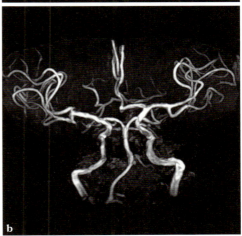

a：頭部MRI T2強調画像．左延髄外側部に高信号病変（梗塞）を認める．b：頭部MRA．左椎骨動脈の閉塞が認められる．

図3　Wallenberg症候群（右側病変）（症候の一部割愛）（平山2006より）

図4　カーテン徴候（平山2006より）

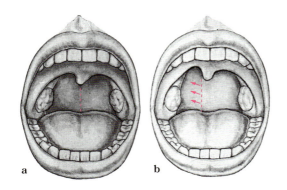

a：静止状態で咽頭後壁縫合部は正中位にある（破線）．b：「アー」と発音すると，咽頭後壁が患側（左）から健側（右）に引かれ（←），発音が終わると共に元に戻るのがみられる．軟口蓋，口蓋垂の動きではない．

図5　延髄傍正中症候群の病変部位模式図（平山2010より）

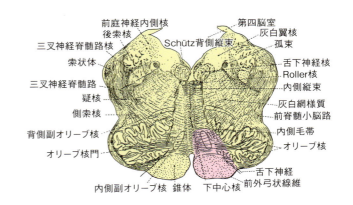

96. 脳幹症候群(4)：脳幹広域

1. 核間性眼筋麻痺（中脳/橋病変）

❶病変部位と症候

中脳または橋の高さで，内側縦束 medial longitudinal fasciculus（MLF）がⅥ核とⅢ核の間の高さで損傷されて生じる特異な眼筋麻痺である．そのため核間性眼筋麻痺 internuclear ophthalmoplegia と言う．図1に沿って説明する．一側のMLFが損傷されると，PPRF（parapontine reticular formation）から反対側のⅢ核の中の内直筋亜核の内転ニューロンへの伝導ができず，病変側の眼の内転が障害され，外転眼のみが外転する（単眼性眼振を呈することもある）．しかし両眼の輻輳運動は保たれる[1]（図1a）．これは内直筋亜核の中に輻輳ニューロンと内転ニューロンが存在することで説明されている．

両側性にMLFが損傷されると，側方注視で，両眼とも内転が障害されるが，輻輳運動は同様に保たれる[1]（図1b）．その特殊な場合として輻輳障害を伴うものがあり，これは内直筋亜核が上位から両側性に障害されるためとされている[1]（図1c）．

本症候はMLFの損傷によるのでMLF症候群とも呼ばれるが，MLFは中脳と脊髄を結ぶ長い線維束で，前庭脊髄反射に関与する成分なども含まれる．この眼球運動に関しては病変部位が眼筋核間（Ⅲ～Ⅵ）に限定されることから核間性眼筋麻痺と言う．

❷病因

一側性の場合は脳血管障害（梗塞）が多く，両側性の場合は多発性硬化症が多い[2]．

2. Foville症候群/側方注視麻痺（中脳/橋病変）

❶病変部位と症候[1]（図2）

脳幹病変による水平性側方注視麻痺を Foville 症候群と称する．病変の高さによる特色があり，3型に分けられる．いずれも病変の広がりで片麻痺を伴いうる．

（1）中脳型：①病変の反対側への随意性の水平性側方注視麻痺．通常一過性．視覚誘導性（対象を眼で追う）の注視運動は保たれる．②病変の拡大で病変と反対側の片麻痺を伴う．

（2）上部橋型：①病変側への随意性の水平側方注視麻痺を呈する．視覚誘導性の注視は保たれる．②病変の拡大で病変と反対側の片麻痺を伴う．

（3）下部橋型：①病変側へ向かう水平注視麻痺で随意性も視覚誘導性も共に障害される．②病変の拡大で反対側の片麻痺を呈する．

この意識清明下でみられる（両眼性の）側方注視麻痺 conjugate gaze palsy は，昏睡時にみられる共同偏倚 conjugate deviation とは逆の関係にある．病変部位も脳幹と大脳と異なる．さらに(1)(2)(3)型の中で病変がPPRFに近い下部橋型での麻痺が最も強い．

3. 交叉性片麻痺（中脳/橋/延髄病変）

脳幹の病変で，病変と同側の脳神経（根）の運動麻痺と反対側の上下肢麻痺をきたすことがあり，これを交叉性片麻痺 hemiplegia alterna〈L〉，crossed hemiplegia と言う[3]．これに該当するのは，中脳では Weber 症候群，橋では Millard-Gubler 症候群，延髄では延髄傍正中症候群である（詳細はそれぞれ当該項参照）．なお，過去においては，延髄下端の錐体交叉部の病変で一側の上肢と他側の下肢が麻痺する交叉性片麻痺があると考えられて hemiplegia cruciata〈L〉と言われたが，想定上のもので実在しない．延髄錐体路では上下肢の topography（部位的局在）がないからである（→97項）．

4. 軟口蓋ミオクローヌス

軟口蓋を中心に，時に咽頭・喉頭筋，舌骨筋，顔面筋，眼筋，横隔膜に広がるミオクローヌスで，その運動は規則的律動性収縮（20～30回/分）である．ミオクローヌスと言われているが，当該筋の静止状態で規則性律動性に発現するので振戦との考え方もある．病変は小脳歯状核，赤核，延髄オリーブ核を結ぶ三角形（Guillain-Mollaret 三角）のうち，特に小脳歯状核（遠心路）と中心被蓋路の病変が重視されている[1,4]（図3）．病因は小脳または橋の血管障害（出血，梗塞），脳腫瘍，多発性硬化症，外傷後，変性疾患[5]などである．

（小島重幸）

【文献】
1) 平山惠造．神経症候学，改訂第2版，第Ⅰ巻．文光堂，東京，2006
2) Keane JR. Internuclear ophthalmoplegia. Unusual causes in 114 of 410 patients. Arch Neurol 62：714-717, 2005
3) Silverman IE, Liu GT, Volpe NJ, Galetta SL. The crossed paralyses. The original brainstem syndrome of Millard-Gubler, Foville, Weber, and Raymond-Cestan. Arch Neurol 52：635-638, 1995
4) Pearce JM. Palatal myoclonus (syn. palatal tremor). Eur Neurol 60：312-315, 2008
5) Samuel M, Torun N, Tuite PJ, Sharpe JA, Lang AE. Progressive ataxia and palatal tremor (PAPT). Clinical and MRI assessment with review of palatal tremors. Brain 127：1252-1268, 2004

96. 脳幹症候群(4)：脳幹広域

図1 核間性眼筋(眼球運動)麻痺の機序模式図(平山2006より)

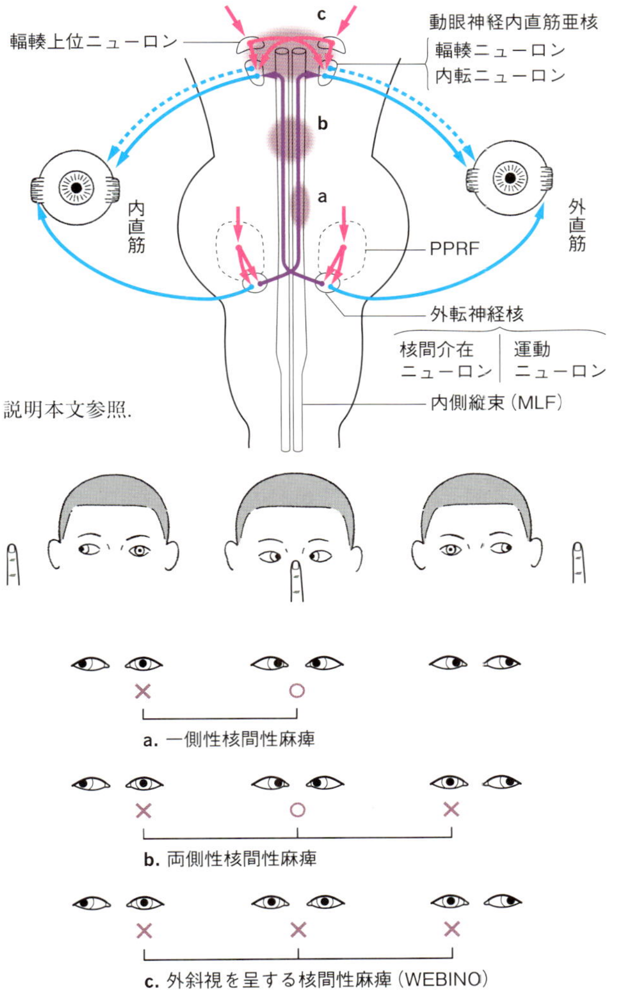

図2 (右)脳幹病変でのFoville症候群(平山2006より)

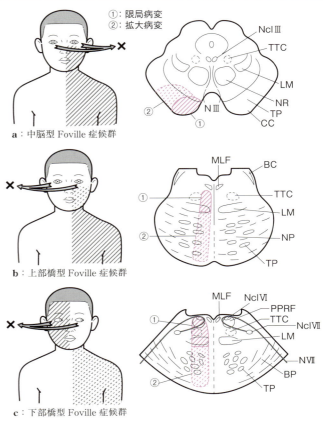

①：限局病変
②：拡大病変

a：中脳型Foville症候群
b：上部橋型Foville症候群
c：下部橋型Foville症候群

a～cは意識清明．BC：結合腕(上小脳脚)，BP：橋腕(中小脳脚)，CC：大脳脚，LM：内側毛帯，MLF：内側縦束，NP：橋核，NR：赤核，NⅢ：動眼神経，NⅦ：顔面神経，NclⅢ：動眼神経核，NclⅥ：外転神経核，NclⅦ：顔面神経核，PPRF：傍正中橋網様体，TP：錐体路，TTC：中心被蓋束．

a. 一側性核間性麻痺
b. 両側性核間性麻痺
c. 外斜視を呈する核間性麻痺(WEBINO)

図3 Guillain-Mollaretの三角(平山2006より)

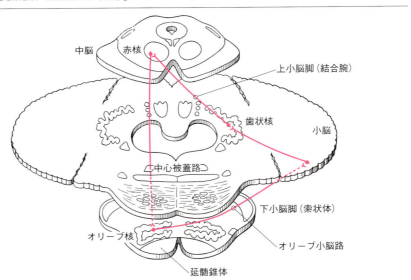

小脳歯状核，赤核，延髄オリーブ核を頂点とする三角を言う．延髄オリーブ核から歯状核へ直達する経路はなく，小脳皮質を介する．

97. 大後頭孔症候群

1. 大後頭孔症候群とは

　大後頭孔 foramen magnum 周辺は髄膜腫 meningioma[1]や神経鞘腫 neurinoma などの腫瘍（髄外腫瘍），Arnold-Chiari 奇形や頭蓋底陥入症などの頭蓋・頸椎移行部奇形などが生じる部位である．同部位，具体的には大後頭孔からC1（環椎），C2（軸椎）の範囲に留まる腫瘍性病変などに伴う一連の症候を大後頭孔症候群と称する．大後頭孔近傍の腫瘍は複雑な神経症候を呈し，以前は早期診断が困難であったが，最近は，MRI などの画像検査の進歩により，同病変の描出が容易にできるようになった．そのためにはまず臨床的にこの病変の存在を疑う必要がある．従って，本症候群の早期診断のためには，その臨床像，症候を念頭に置くことが重要である．

2. 大後頭孔症候群の診かた

❶ 後頭部・後頸部痛

　C2，C3神経根の圧迫・牽引により，病初期に一側の後頭部・後頸部痛，時に上肢の疼痛がみられる[1-3]．持続性の疼痛で頭頸部の運動により増悪するため，患者は頭部をある位置に固定し，斜頸，捻転位がみられることがある．

❷ 感覚障害

　C2，C3レベルの後根の障害により，患側の後頭部（C2領域）または後頸部～肩（C3領域）にかけての髄節性の感覚障害（感覚鈍麻）が認められ，その分布様式から cape distribution と称する[2,3]．病変の進行に伴い，上部頸髄圧迫による脊髄視床路の障害により，片側あるいは両側の頸部以下の温度覚・痛覚鈍麻が認められる．その他，病初期から病変側の上肢遠位部に異常感覚（しびれ感）が認められる．ビリビリする，ジンジンするなどの持続的なしびれ感で，両上肢へ，時に下肢や顔面にも広がる．特に冷感 cold dysesthesia が強調されている[2]．

❸ 手の動作障害

　上位頸髄で後索が障害されて，一側あるいは両側上肢の高度の後索系感覚障害がある場合には，書字やボタンかけなどの動作が拙劣になる．視覚が遮断されるとこの症状は顕著になり，患者は財布やポケットの中の貨幣や物を手で触れて探ってもわからないと訴える（clumsy hand あるいは useless hand）[2,3]．手指を同一平面上に揃えることができず，（閉眼すると）指がゆっくりと動いてしまう（偽性アテトーゼ）．

❹ 上肢の筋萎縮

　しばしば上肢に筋萎縮が認められる．近位筋優位，遠位筋優位の筋萎縮などが約50％に認められる．異常感覚が上肢遠位部優位にみられる（上記❷参照）のと同様に，筋萎縮の分布が上肢遠位部にみられることがあり，病変が下位頸髄にあるかのようであり，偽性局在症候として知られている[4]．病態機序について詳細は不明である．

❺ 四肢の運動麻痺

　両上肢の麻痺が認められたり，一側上肢から始まり同側下肢へ進み，次いで反対側の上下肢へ広がる形，あるいは一側上肢→同側下肢→対側下肢→対側上肢へ進行するU字型の進展がみられるが，その病態機序は明らかではない[3]．なお，Bing，Haymaker による錐体交叉部片麻痺 hemiplegia cruciata（反対側上肢と同側下肢の交叉性片麻痺）は実在しない（→96項）．

❻ 脳神経麻痺

　脳神経麻痺は，脊髄と延髄にまたがり神経根を有する副神経のうちで，大後頭孔を通る脊髄根（XI c 神経）[5]（図1）が障害されて生じる副神経障害の頻度が30～50％で最も高く，胸鎖乳突筋，僧帽筋の筋力低下・萎縮が認められる[2,3]．次いで，頻度は低いが，舌下神経麻痺，三叉神経障害が認められる．三叉神経障害は，三叉神経脊髄路核が脊髄C2レベルまで下方へ伸びているため，同神経路が圧迫され，顔面の温痛覚障害が玉ねぎ型または逆立ち型を示すものと考えられる[6]（図2）.

3. 病因と鑑別診断

　大後頭孔症候群を呈する疾患には，先に述べたように大後頭孔近傍の腫瘍と共に，頭蓋底陥入症，環椎・後頭骨癒合，環椎後頭関節脱臼，Arnold-Chiari 奇形（しばしば脊髄空洞症を合併する）などの奇形がある．

　鑑別すべき疾患に下部頸髄レベルの病変と類似するため頸椎症がある．また症状の寛解・増悪，Lhermitte 徴候がみられ，ステロイド投与や頸部牽引で症状が改善することがあるため多発性硬化症が挙げられる．その他，手根管症候群，筋萎縮性側索硬化症などがある．

（小島重幸）

【文献】

1) Bassiouni H, Ntoukas V, Asgari S, Sandalcioglu EI, Stolke D, Seifert V. Foramen magnum meningioma：clinical outcome after microsurgical resection via a posterolateral suboccipital retrocondylar approach. Neurosurgery 59：1177-1187, 2006
2) 安岡正蔵，高倉公朋．大孔症候群（foramen magnum syndrome）の提唱―大後頭孔近傍腫瘍と奇形について―．脳神経 35：1001-1007，1983
3) 川井 充．大後頭孔症候群―大後頭孔周辺部髄外腫瘍の症候学と画像診断を中心に．神経内科 28：128-140，1988
4) Sonstein WJ, LaSala PA, Michelsen WJ, Onesti ST. False localizing signs in upper cervical spinal cord compression. Neurosurgery 38：445-449, 1996
5) 森田 茂，楠 豊和（訳）．グラント解剖学図譜，第2版（Anderson JE ed. Grant's Atlas of Anatomy, 7th ed）．医学書院，東京，1980
6) 平山惠造．神経症候学，改訂第2版，第Ⅰ巻．文光堂，東京，2006

97. 大後頭孔症候群

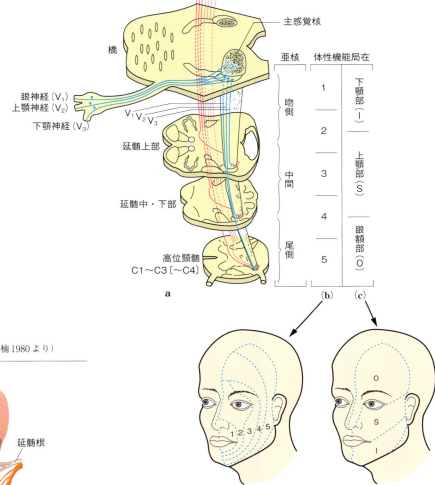

図2 三叉神経脊髄路核(亜核)と体性機能局在（平山2006より）

図1 大後頭孔を通る副神経脊髄神経根（森田・楠1980より）

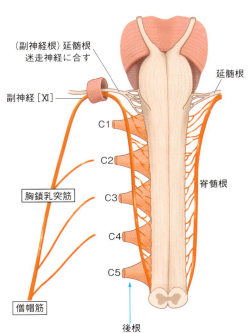

副神経は脳神経根（延髄部）XI b と脊髄神経根（頚髄部）XI c よりなる．脊髄神経根は頚髄〔C(1)2～C(4)5〕の前角背外側にある核から起始し，頚髄の（前根を通らずに）外側溝から髄外へ出たのちに，上下のものが合流，上行して大後頭孔を通り頭蓋内に入る．その後，直ちに頸静脈孔から再び頭蓋腔外へ出て，胸鎖乳突筋と僧帽筋を支配する．すなわち胸鎖乳突筋と僧帽筋は副神経のこの脊髄根と脊髄神経前根を通る頚神経（C2～C4髄節前角）の二重支配を受けている．

98. 変形性頚椎症

1. 変形性頚椎症とは

変形性頚椎症とは加齢や長期にわたる頚部の荷重などにより，頚椎自体の変形（骨棘形成など）あるいは椎間板の変性（ヘルニア）を生じ，神経根や脊髄が圧迫される神経根・脊髄病変である．時に脊髄圧迫と共に血管が圧迫され脊髄（特に灰白質）に循環障害が生じることもある（図1）．病変が前方部の前根や前角にあるときは運動系障害として筋脱力や筋萎縮をきたし，後方部の後根や後角にあるときは感覚系障害をきたす．病変が白質に及べば長経路症候を呈する．変形性頚椎症の多くは下位頚髄の高さで起こるが，稀にC2〜C4椎体の高位でも起こる．

2. 変形性頚椎症の診かた

❶ 根症候

前根が障害されると，その神経支配領域の筋肉に麻痺・脱力，時に筋萎縮をきたす．

後根が障害されると，神経根痛 radicular painと呼ばれる激しい神経痛様疼痛が生じる．C6神経根の障害では前腕外側から第1・2指へ，C7神経根の障害では第3指へ，C8神経根の障害では第4・5指へ痛みが放散する．同時に，障害部位の神経根の皮膚分節に沿ってしびれ感と他覚的感覚障害（鈍麻）が認められる（図2）．

神経根痛の誘発・増強試験として，次の方法が知られている．椎間孔の狭小がある場合に，頚部を患側へ側屈させて椎間孔の狭窄を強めると，神経根が圧迫され，患側の肩〜上肢にかけて強い疼痛が生じる（Spurling試験）（図3）．また，患者の頭頂部を両手で上から押さえ，頚部を強く背屈させると，黄靱帯が後根または後索を後方から圧迫するため，頚部や上肢に疼痛が誘発される（Jackson試験）（図4）．

時に，狭心症と類似した前胸部痛が生じることがあり，cervical anginaなどと呼ばれている[1]．疼痛は労作時ではなく，安静時に生じやすく，持続時間は多くは1〜15分程度であり，発現機序は神経根障害によるとの説があるが，詳細は不明である．

前根あるいは後根が障害されると，その神経支配の筋肉での腱反射は減弱する．頻度は少ないが，T1神経根の障害により胸髄側角からの交感神経節前ニューロンが損傷されて，Horner症候群を呈することがある．

❷ 髄節症候

前角と前根の障害による症候は共通しており，その神経支配領域の筋肉に麻痺・脱力，筋萎縮をきたすが，前角の障害では前根の障害に比べて筋萎縮が顕著に認められる．筋萎縮部位に線維束性収縮が認められることがある．

変形性頚椎症の中には前角または前根が特異的に障害され，頚椎症性筋萎縮症などと呼ばれるが，筋萎縮性側索硬化症に類似した病像を呈するため，両疾患の鑑別は臨床上重要である[2]．上肢の筋萎縮は髄節性・限局性の分布であり，C4-5，C5-6椎体中心の変形性頚椎症では近位筋萎縮（C5，C6髄節支配の三角筋，上腕二頭筋，腕橈骨筋など）がみられ，C5-6，C6-7椎体中心の変形性頚椎症では遠位筋萎縮（C7-T1髄節支配の前腕・小手筋）を呈することが多い．筋萎縮は非対称性であり，完成すると進行しない（進行停止期がみられる）．感覚障害はないか，あっても軽微である．

後角と後根の障害による症候は共通しており，障害部位の神経根・髄節の皮膚分節に他覚的感覚障害（鈍麻）が認められる．

障害された髄節での腱反射は減弱，消失する．

❸ 長経路症候 long tract sign

長経路症候とは，脊髄内を上行あるいは下行する線維束が障害されたときに認められる脊髄白質の症候である．

錐体路の障害により，下肢腱反射の亢進，Babinski徴候（+），下肢の筋緊張亢進（痙縮），痙性（対）麻痺が認められる．上肢の腱反射では，障害された髄節での腱反射は減弱し，それより下位の髄節の腱反射は亢進する．変形性頚椎症はC4/5，5/6椎間に生ずることが多いので，その場合指屈曲反射は亢進する．

両側性に錐体路が障害された場合に，排尿困難や尿閉などの排出障害の形で，あるいは切迫性尿失禁などの蓄尿障害の形での神経因性膀胱がある．

脊髄視床路の障害により，障害レベル以下の上肢・体幹・下肢に温度覚・痛覚の障害が認められる．本症での痛覚鈍麻の確認に境界線（cervical line）[3]（図5）が有用である．

後索が障害されると，上肢または下肢にいわゆる深部感覚障害が生じる．上位頚椎（C3/4椎間など）の障害では，両手のしびれ，使いづらさで発症し，日常生活での手指の習熟動作が障害される[4,5]．

❹ 高位診断

上記の根症候，髄節症候，長経路症候から総合的に判断し，また画像検査などを参考にして病変の高位診断を行う[2,5,6]．その際に次の二点に注意する．第一は脊柱椎体と脊髄髄節の高さにずれがあることである．C3/4椎間はC4髄節に，C4/5椎間はC6髄節に，C5/6椎間はC7髄節に，C6/7椎間はC8髄節に相当する．第二は放射線学的に頚椎の変形を確認しえても，神経症候を呈さないこともある．画像所見と臨床所見とは必ずしも一致（対応）しないことに留意する．

（小島重幸）

図1　変形性頸椎症のMRI

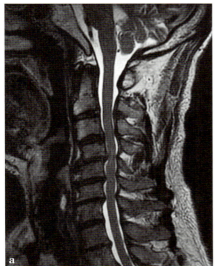

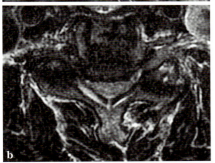

a：T2強調画像，正中矢状断．頸部脊柱管の狭窄と共に，C4/5，C5/6椎間において椎間板の後方突出により頸髄は前方から圧迫されている．同部位では髄内に淡い高信号が認められる．b：T2強調画像，水平断（C4/5椎間レベル）．頸髄は前方から圧排され，特に前方は平坦化している．

図2　しびれ感と痛みの放散する部位

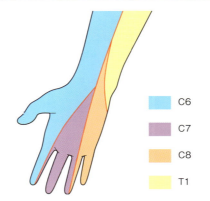

感覚鈍麻を呈する場合は上記の範囲より狭い（境界部は二重支配を受けるため）．

図3　Spurling試験

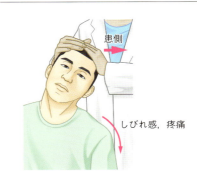

頸部を患側に側屈させると，患側の肩〜上肢にかけてしびれ感と疼痛が生じる（根障害を増強し，障害が悪化することのないよう留意する）．

図4　Jackson試験

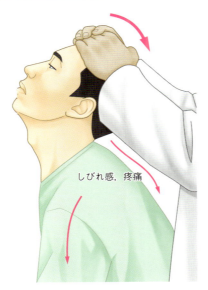

頸部を後屈（背屈）させると，頸部や上肢にしびれ感と疼痛が生じる（根障害を増強し，障害が悪化することのないよう留意する）．

図5　cervical line（平山2010より）

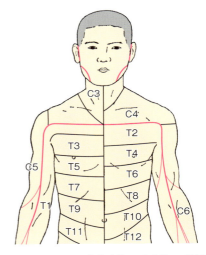

髄節神経根支配の皮膚分節には感覚の不連続線があり，身体前面の頸胸部不連続線（上方はC4，C5，C6の領域で，下方はT1，T2の領域である）に感覚障害の境界があるときにそれをcervical lineと称する．変形性頸椎症など頸胸髄移行部付近の病変でみられる．

【文献】

1) 小鷹昌明，平田幸一．Cervical anginaを呈し，前脊髄動脈症候群を発症した頸椎症の1例．脳神経 56：961-963，2004
2) 安藤哲朗．頸椎症の診療．臨床神経 52：469-479，2012
3) 平山惠造．神経症候学，改訂第2版，第Ⅱ巻．文光堂，東京，2010
4) Good DC, Couch JR, Wacaser L. "Numb, clumsy hands" and high cervical spondylosis. Surg Neurol 22：285-291, 1984
5) 平山惠造，得丸幸夫，坪井義夫，吉山容正．変形性頸椎症の神経障害と臨床病型—108例の分析—．神経進歩 37：213-225, 1993
6) Harrop JS, Naroji S, Maltenfort M, Anderson DG, Albert T, Ratliff JK, Ponnappan RK, Rihn JA, Smith HE, Hilibrand A, Sharan AD, Vaccaro A. Cervical myelopathy. A clinical and radiographic evaluation and correlation to cervical spondylotic myelopathy. Spine 35：620-624, 2010

99. 前脊髄動脈症候群

1. 脊髄血管支配と前脊髄動脈症候群

　脊髄上部，中部，下部の動脈の起源はそれぞれ大動脈から分枝する椎骨動脈，肋間動脈，腰動脈にあり，さらに分枝した前根動脈，後根動脈から灌流されている[1]（図1a～d）．

　前根動脈は数節分が一体となって，脊髄前面正中を縦走する前脊髄動脈となる．脊髄の全長を数個の前脊髄動脈が縦一線に走るが，上下の前脊髄動脈の間には吻合がなく，境界域は分水界をなす．前根動脈の中では，腰髄膨大を含む下部脊髄を灌流するものはほかと比べて太く，Adamkiewicz大前根動脈と言われる[1]（図1b）．

　一方，後根動脈は脊髄後面の左右の後外側溝に沿って縦走する2本の後脊髄動脈になる．上下左右の間で吻合し[1]（図1c），前脊髄動脈に比べて後脊髄動脈の虚血が起こりにくいのはこのためである．

　前脊髄動脈からは各分節ごとに中心動脈と周辺動脈が分枝する．中心動脈は脊髄中心に向かい中心灰白質，前角とその周辺の白質を灌流する．周辺動脈は脊髄周辺部の白質を灌流する．前脊髄動脈はこれらの血管により脊髄のほぼ前2/3～3/4を灌流している．後脊髄動脈は脊髄の約1/3を灌流している[1]（図1e）．

　前脊髄動脈の灌流域が障害されたときの臨床像を前脊髄動脈症候群と呼び，脊髄梗塞の代表的な病像である．脊髄の縦方向では，分水界域にある頸髄膨大部，胸髄中間部，終末動脈としての大前根動脈が支配する腰髄膨大で血流障害が起こりやすい．後脊髄動脈領域では吻合が発達しているので，このような障害は起こり難い．

2. 前脊髄動脈症候群の診かた

❶ 初発症状

　発症は突然で卒中様である．

　初発症状は病巣レベルまたはその下方での疼痛が多く，次いで四肢・体幹のしびれ感や脱力である．疼痛は軽度のものから激烈なものまで色々あり，その原因としては索性または前根性の深部痛と考えられている．また，激痛の場合は，前脊髄動脈症候群の原因となった解離性大動脈瘤自体による疼痛である場合もある．

❷ 乖離性感覚障害

　脊髄視床路が両側性に障害されるため，病変レベル以下の全領域で温痛覚脱失を呈する（図2）．後索は障害されないため，いわゆる深部感覚（自己固有感覚）や識別性感覚は障害されない．

❸ 対麻痺または四肢麻痺

　両側の錐体路が障害されるため対麻痺または四肢麻痺を呈する．前脊髄動脈症候群は，脊髄レベルでは頸髄の中～下部，胸髄下部，円錐部に多く認められる[2]．長軸上の広がりは1～2髄節のものから数髄節以上にわたるものまで様々である．頸髄で生じれば四肢麻痺が，胸髄や円錐部で生じれば対麻痺を生じる．多くの場合は完全対麻痺・四肢麻痺を呈する．また，発症早期から膀胱・直腸障害（尿閉・便秘）を呈する．高位頸髄の障害では呼吸筋麻痺を生じ，人工呼吸器による補助呼吸を必要とする．典型例では乖離性感覚障害も麻痺も両側性であるが，稀に一側性に障害される場合があり[3,4]，Brown-Séquard症候群の不全型を呈する場合もある．

❹ 筋萎縮

　脊髄の灰白質は中心動脈により支配され，特に虚血に対して弱い部位である．頸髄レベルでは頸髄前角障害を生じ，手～前腕，時に上腕にかけて筋萎縮を認める．なお，一般に，上肢の麻痺に比較すると，錐体路障害による下肢の麻痺の方が回復がよい．

3. 病因

　脊髄血管は脳血管と異なり，一般に動脈硬化は起こりにくく，脊髄動脈自体の血栓は少ない．病因としては，根動脈，大動脈など脊髄外血管に起因する場合が多い．以前は梅毒性動脈炎が多いと考えられてきたが，現在では稀であり，主な病因は大動脈瘤，特に解離性大動脈瘤による根動脈閉塞[5]，その他，大動脈や椎骨動脈のアテローム硬化による血栓性塞栓，外傷による大動脈・椎骨動脈・肋間動脈・腰動脈などの損傷，手術的侵襲（大動脈手術での血流遮断など）などがあるが，原因不明の場合[3]もある．

4. 診断・鑑別診断

　典型例では，①突然・急性発症の対麻痺または四肢麻痺，②障害レベル以下の乖離性感覚障害（温・痛覚障害のみ障害され，いわゆる深部感覚や識別感覚は保たれる），③早期からの膀胱・直腸障害，を呈するので，診断は比較的容易である．MRIの解像力の向上により，脊髄梗塞の病巣の描出が可能になり，後脊髄動脈症候群や脊髄横断症候群を呈した脊髄梗塞例もみられる[3,4]．大動脈の病態の有無も確認する．

　その意味では鑑別診断が重要で，特に急性発症の脊髄炎，多発性硬化症，脊髄動静脈奇形などに注意する．脊髄炎，多発性硬化症などが疑われるときは，脳脊髄液検査を施行する．ただし，検査時期が重要である．脊髄炎や多発性硬化症では急性期（発症数日）には細胞数の増加がみられないことがある．一般に脊髄梗塞による前脊髄動脈症候群では，脳脊髄液検査で異常は認められず，たとえ認められても軽度の蛋白

図1 脊髄の動脈支配模式図と概説（平山2010より）

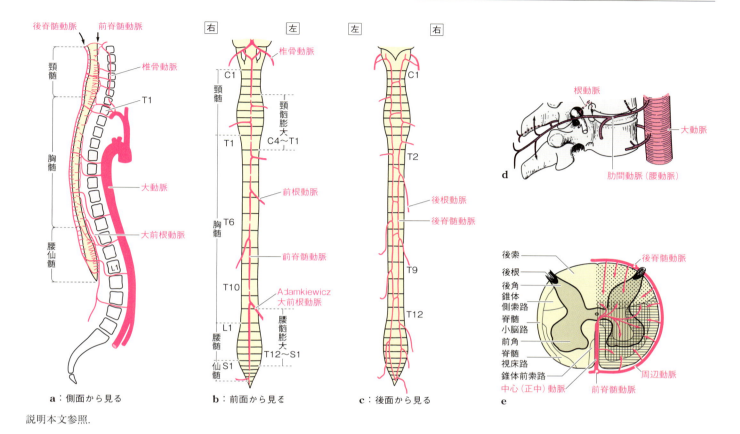

a：側面から見る　　b：前面から見る　　c：後面から見る

説明本文参照．

増加のみであり，細胞数増加はみられない．

（小島重幸）

【文献】

1) 平山惠造．神経症候学，改訂第2版，第Ⅱ巻．文光堂，東京，2010
2) Masson C, Pruvo JP, Meder JF, Cordonnier C, Touze E, de la Sayette V, Giroud M, Mas JL, Leys D, for the Study Group on Spinal Cord Infarction of the French Neurovascular Society. Spinal cord infarction：clinical and magnetic resonance imaging findings and short term outcome. J Neurol Neurosurg Psychiatry 75：1431-1435, 2004
3) Novy J, Carruzzo A, Maeder P, Bogousslavsky J. Spinal cord ischemia. Clinical and imaging patterns, pathogenesis, and outcomes in 27 patients. Arch Neurol 63：1113-1120, 2006
4) Kumral E, Polat F, Güllüoglu H, Uzunköprü C, Tuncel R, Alpaydin S. Spinal ischemic stroke：clinical and radiological findings and short-term outcome. Eur J Neurol 18：232-239, 2011
5) 山崎正子，平山惠造，河村 満，伊藤直樹．大動脈壁解離による前脊髄動脈症候群—one-bolus 静注大動脈造影CT スキャンによる診断と病態機序に関する考察．臨床神経 25：1323-1330, 1985

図2 前脊髄動脈症候群の感覚障害

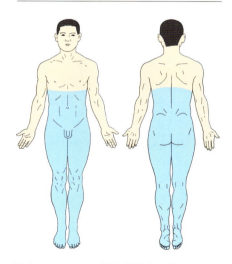

障害レベル以下で温痛覚障害が認められるが，いわゆる深部感覚（自己固有感覚）や識別性触覚は障害されず，乖離性感覚障害を呈する．

100. Brown-Séquard症候群と脊髄横断症候群

A Brown-Séquard症候群

1. Brown-Séquard症候群とは

本症候群は脊髄の横断性半截障害で生じ，感覚障害，運動障害，反射異常，その他からなる．基本的な症候は，病変側の錐体路症候といわゆる深部感覚および識別感覚の障害，病変と反対側の温痛覚の障害である．本症候群は脊髄のあらゆるレベルでみられるものの，典型例は胸髄レベルでの片側障害で認められる．

2. Brown-Séquard症候群の診かた

❶ 完全半截症候群（完全型）[1]（図1a）

（1）病変の同側に生ずる症候

①運動麻痺：錐体路の障害により，病変部以下の半身が麻痺する．急性病変の急性期では弛緩性麻痺であるが，その後（数週間後）痙縮性麻痺に移行する．慢性期病変では当初から痙縮性麻痺を呈する．

②反射異常：錐体路の障害により，急性病変の急性期では病変部以下の腱反射が消失するが，やがて筋緊張の回復と共に腱反射は活発になり，亢進する．慢性期病変では当初から腱反射は亢進する．Babinski徴候は陽性のことが多い．皮膚反射（腹皮，挙睾，肛門など）は消失する．

③感覚障害：後根・後角の障害により，病変（障害部位）の高さに帯状の感覚脱失域が認められる．この感覚脱失帯の直上に接して1〜2髄節分の感覚過敏帯を伴うことがある．これは病変直上の後根・後角の刺激性反応による．後索の障害により，病変部以下でいわゆる位置覚（受動的運動姿勢感覚）障害，振動覚障害が認められる[1]（図2）．帯状の感覚脱失域から下方半身に，急性病変では触覚，痛覚，温度覚過敏を呈することがあるが，その病態機序は明らかではない．

④その他：頸髄膨大部，腰髄膨大部病変では，前角障害により病変の高さに相当して筋萎縮を認める．

（2）病変の反対側に生ずる症候

①表在感覚障害：脊髄視床路の障害により，病変の2〜3髄節下から以下の半身の痛覚，温度覚，触覚の鈍麻・脱失が認められる．

❷ 不全半截症候群（不完全型）

脊髄半截病変が不完全な場合に生ずる症候群であり，実際の臨床では上記の完全型より本症候群の方が多い．錐体路障害が中心になる．

①錐体路障害と脊髄視床路障害[1]（図1b）：病変側の病変以下の半身麻痺と，病変反対側の病変以下の表在感覚鈍麻・脱失[1]（図3）．

②錐体路障害と脊髄後索障害[1]（図1c）：病変側の病変以下の半身麻痺と同側半身のいわゆる深部感覚鈍麻・脱失．

❸ 超半截症候群[1]（図1d）

脊髄横断性病変が半截に留まらず，反対側にも及ぶものである．実際には左右が隣接する脊髄後索が両側性に障害される型である．

3. 病因

脊髄腫瘍（特に硬膜外腫瘍）や脊髄硬膜外血腫・膿瘍などの腫瘤による脊髄圧迫のほかに，多発性硬化症，脊髄炎[2]，外傷，椎間板ヘルニアなどがある．血管障害（脊髄内出血，脊髄梗塞）の頻度は少なく，脊髄梗塞の場合には，前脊髄動脈領域あるいは後脊髄動脈領域の不完全型の場合が多い[3]．

B 脊髄横断症候群

脊髄がある部位において，横断性に完全に障害された時に生じる症候群である．病変レベル以下で体性感覚は全て脱失するが（全感覚脱失）[1]（図4），異常感覚（しびれ感）を伴い，特に病変の高さでは帯状の異常感覚を伴うことがある．その他，病変レベル以下での完全麻痺（四肢麻痺または対麻痺）と膀胱・直腸障害（尿閉・便秘）を呈する．

急性または亜急性さらには慢性（進行性）のものもある．急性期には麻痺は弛緩性で，腱反射は消失し，いわゆる脊髄ショックの状態を呈する．Babinski徴候は陽性である．時期が経つにつれ，麻痺は痙性へ移行する．

感覚障害は病態の進行状況により異なる．一般に運動系よりは感覚系の方が抵抗が強く，運動麻痺より感覚障害が軽く，進行性の病変では遅れて重くなる．分布（上界）は病変の高さに応じ，四肢を含む入浴型（頸髄）[1]（図4），体幹以下（胸髄）などがある．一般に感覚障害の上界が病変の上界を示すが，進行性の病変では徐々に上行するものがある．

病因には脊髄炎（いわゆる横断性脊髄炎）[4]，多発性硬化症，外傷（いわゆる脊髄損傷），脊髄血管形成異常，脊髄内腫瘍などがある．

（小島重幸）

【文献】
1) 平山惠造．神経症候学，改訂第2版，第Ⅱ巻．文光堂，東京，2010
2) 向井栄一郎，長田成幸，岡田 久，小林 麗，横澤俊也．Brown-Séquard症候群を呈した水痘帯状疱疹ウイルス脊髄炎の1例．神経内科 62：481-486, 2005
3) 久我 敦，三谷真紀，舟川 格，陣内研二．Brown-Séquard症候群を呈した後脊髄動脈梗塞の1例．臨床神経 45：730-734, 2005
4) West TW, Hess C, Cree BA. Acute transverse myelitis: demyelinating, inflammatory, and infectious myelopathies. Semin Neurol 32: 97-113, 2012

100. Brown-Séquard症候群と脊髄横断症候群

図1　Brown-Séquard症候群の病変模式図（平山2010より）

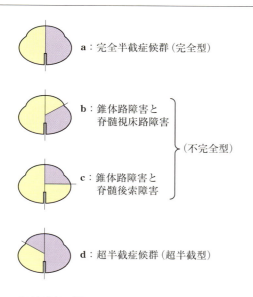

図2　Brown-Séquard症候群（完全型）の感覚障害（平山2010より）

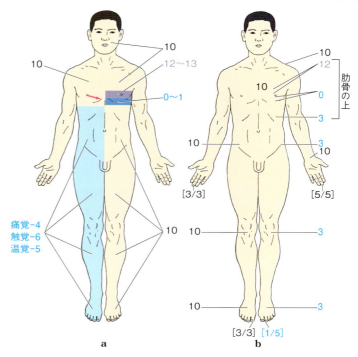

T6髄節左半截病変（赤矢印）．a：表在感覚（痛覚，触覚，温覚）（10点満点法），b：振動覚（10点満点法）と指趾のいわゆる位置覚［正答回数／試行回数］．

図3　Brown-Séquard症候群（不完全半截症候群）の感覚障害（平山2010より）

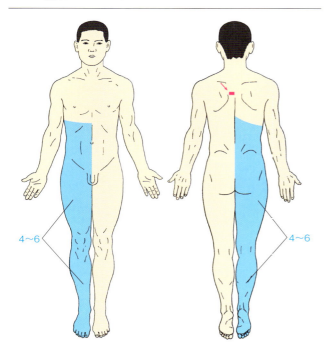

T4不完全半截（前外側部）病変（赤矢印）．脊髄後索の損傷を免れると（図1b参照）感覚障害は病変と反対側の温痛覚のみの障害となる．

図4　脊髄横断性感覚障害（入浴型）（平山2010より）

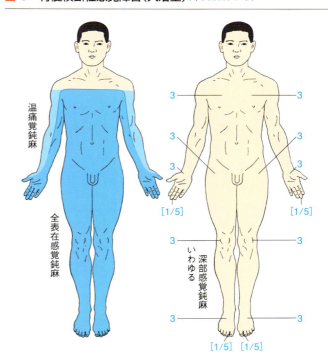

C7脊椎病変による圧迫性脊髄横断症状．数値は図2参照．

101. 脊髄円錐症候群と馬尾症候群

1. 脊髄円錐と馬尾の解剖学的区分

　脊髄円錐conus medullarisは，腰髄膨大部の下が細くなる脊髄下端部のS3髄節以下を言う（通常，L1〜L2脊椎の高さにある）．その上のL5〜S2髄節を上円錐epiconusと言う．脊髄円錐より下方では脊髄神経根のみとなり，この部を馬尾cauda equinaと言う．馬尾は上，中，下に分けられ，上部馬尾はL2〜L4の脊椎高に相当し，中部馬尾はL5〜S2の，下部馬尾はS3以下の脊椎高に相当する[1]（図1）．

　脊髄円錐と馬尾との境の高さは，臨床解剖学的にはL2脊椎の高さにあり，L1神経根とL2神経根との間にある．それゆえに感覚障害がL1領域を含む場合を脊髄円錐症候群[1]（図2），L1を含まずL2領域以下の場合を馬尾症候群[1]（図3a〜c）として区別する．この両者の境界線は体の前面では鼠径線を，後面では仙骨上端の高さをもって指標とする．その他の症候を参考にして，両者の区別を行う（後述）．

2. 脊髄円錐症候群と馬尾症候群の診かた

❶ 脊髄円錐症候群（S3〜Co）

　上記の解剖学的区分で述べたように，L1領域を含み上界が鼠径線，仙骨上端より上に及んだ感覚障害を認める．しかし，脊髄円錐の高さに病変があっても，その高さの症候が全て出るとは限らず，感覚障害が上述した境界線より下に留まっている場合もあることに留意する（上部馬尾症候群と誤ることがある）．

　脊髄円錐には排尿に重要な役割を果たす下位反射機構が存在する．膀胱体部の平滑筋を収縮し，尿排泄機能に関与する副交感神経の仙髄中間外側核（S2〜S4），外尿道括約筋を持続的に収縮し，蓄尿に関与する体性神経の仙髄前角（S2〜S4；Onuf核）が存在している．このため，脊髄円錐病変では早期から高度の排尿障害を呈し，特に副交感神経の障害により尿意が消失し，尿閉になる[2]．性機能障害（インポテンスまたは持続勃起）も呈するが，排便障害は他の障害に比較すると，障害されにくい傾向がある．

❷ 馬尾症候群

　解剖学的知見に基づき，上，中，下に分けられる．

　（1）他覚的感覚障害：

　a．上部馬尾症候群：L2〜L4脊椎高に病変があり，感覚障害はL2神経根以下に広がる（図3a）．すなわち，下肢基部以下の殿下部，会陰部を含む感覚障害を呈し，脊髄円錐症候群と似るが，感覚障害が鼠径線より上へ越えないことから鑑別される．

　b．中部馬尾症候群：腰仙椎関節付近（L5〜S2脊椎高）に病変があり，感覚障害はL5神経根以下にある（図3b）．すなわち，前面では下肢の膝以下で下腿の前外側から足部を含み，後面は下肢全体と殿部，会陰部に感覚障害を認める．感覚障害の境界が不鮮明なときに下肢前面のみから診ると多発神経炎と誤る．

　c．下部馬尾症候群：S3脊椎高以下に病変があり，感覚障害がS3神経根以下にある（図3c）．すなわち，殿下部〜会陰部（外陰部，肛門周囲）に限局した感覚障害を認め，鞍状（サドル状）感覚鈍麻を呈する．

　馬尾は左右へ広がるので，馬尾症候群は左右対称性とは限らず，むしろ非対称性のことが多い．病変によっては片側性馬尾症候群を呈する．

　（2）自覚的感覚障害：馬尾症候群では他覚的感覚鈍麻があるにもかかわらず，刺激症状として自発痛（電撃痛）ないしは異常感覚を認める．腰背部痛や会陰部痛と共に下肢・殿部への放散痛，しびれ感を認める．（中部）馬尾症候群では，歩行中に一側または両側下肢から殿部，会陰に自発痛ないし異常感覚（しびれ感）が生じるために，間歇的に跛行が繰り返される馬尾性間歇性跛行を呈する．この症状は歩行を止めて坐位あるいは蹲踞の姿勢をとると数分で消失するが，歩行を開始すると同様の症状が繰り返される．機序としては歩行姿勢や立位姿勢で腰椎前弯が増強し，馬尾を圧迫するためと考えられる．

　（3）運動障害：上部馬尾症候群で下肢全般の運動麻痺を呈する．下肢の弛緩性（対）麻痺，筋萎縮，下肢の腱反射消失を認める．Babinski徴候は陰性である．馬尾性間歇性跛行でも上部馬尾が関与するものでは下肢の運動麻痺をきたすことがある．中部馬尾症候群では殿筋（中・小殿筋）の麻痺（脱力）をきたし，いわゆる動揺性歩行waddling gaitを呈する．

　（4）排尿障害：S2神経根以下の病変では下位の排尿反射機構が障害されるために，馬尾症候群では排尿障害（尿閉）を呈する．脊髄円錐病変に比較すると，馬尾症候群での排尿障害の程度は比較的軽度である．S2〜S4の仙髄勃起反射弓を形成する副交感神経節前線維が障害されて，刺激症状として間歇性陰茎勃起を呈することがある[3]．

3. 病因

　脊髄円錐[4]・馬尾症候群の病因は主に圧迫性病変である．①脊椎疾患：腰部脊柱管狭窄症，椎間板ヘルニア，変形性腰椎症，黄色靱帯骨化症など，②腫瘍：上衣腫，神経鞘腫，転移性腫瘍，悪性リンパ腫[5]など，③多発性硬化症，④肉芽腫性疾患：結核腫，サルコイドーシスなど，⑤血管障害：脊髄梗塞，脊髄出血，動静脈奇形など．

（小島重幸）

101. 脊髄円錐症候群と馬尾症候群

図1 脊髄円錐と馬尾の解剖模式図（平山2010より）

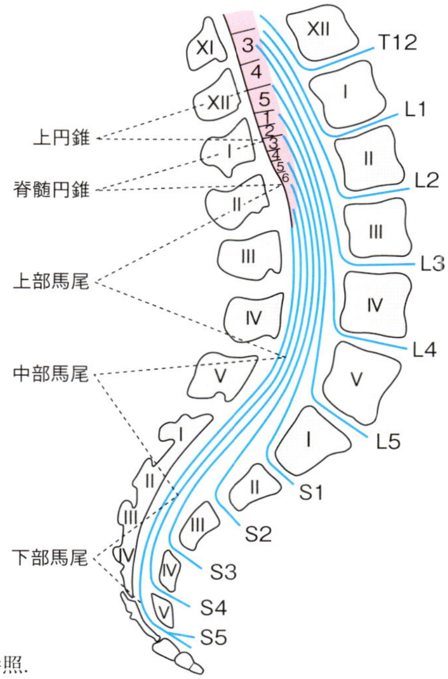

説明本文参照．

図2 脊髄円錐症候群における感覚障害（平山2010より）

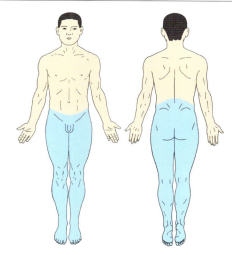

上界が鼠径線より上に及びL1領域を含む．上部馬尾症候群（図3a）との相違に注意．説明本文参照．感覚障害を青塗り（つぶし）で示す．

図3a 上部馬尾症候群における感覚障害（平山2010より）

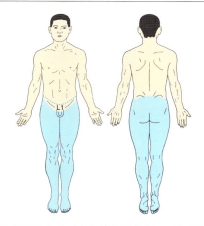

L1領域を含まず鼠径線を越えない．説明本文参照．青点線はL1神経支配の感覚領域を示す．感覚障害を青塗り（つぶし）で示す．

図3b 中部馬尾症候群における感覚障害（平山2010より）

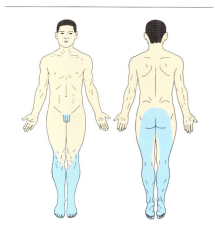

下肢前面のみを診ると感覚障害が下腿部に限られ多発神経炎と誤る．説明本文参照．感覚障害を青塗り（つぶし）で示す．

図3c 下部馬尾症候群における鞍状感覚鈍麻（平山2010より）

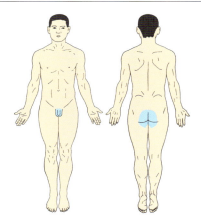

感覚障害が殿下部，会陰部に限られるので見落とすことがある．説明本文参照．

【文献】

1) 平山惠造．神経症候学，改訂第2版，第Ⅱ巻．文光堂，東京，2010
2) Anderson NE, Willoughby W. Infarction of the conus medullaris. Ann Neurol 21: 470–474, 1987
3) 新谷周三，塩沢全司，角田伸一．間歇性陰茎勃起を呈した腰椎管狭窄症の1例．臨床神経 26: 372–378, 1986
4) Ebner FH, Roser F, Acioly MA, Schoeter W, Tatagiba M. Intramedullary lesions of the conus medullaris: differential diagnosis and surgical management. Neurosurg Rev 32: 287–301, 2009
5) Nakahara T, Saito T, Muroi A, Sugiura Y, Ogata M, Sugiyama Y, Yamamoto T. Intravascular lymphomatosis presenting as an ascending cauda equina: conus medullaris syndrome: remission after biweekly CHOP therapy. J Neurol Neurosurg Psychiatry 67: 403–406, 1999

102. 多発神経炎，多発神経根炎，多発性単神経炎

序論

神経炎 neuritis とニューロパチー neuropathy とは同様な意味で使われている．古くは末梢神経の炎症と理解されたが，炎症とは限らないことから病変（-症）pathy が用いられるようになった．しかし日本語では neuropathy を訳した神経症は neurosis と重なるので，片仮名表記が用いられるようになった．本書では神経炎で代表するが，ニューロパチーが汎用されているものにはニューロパチーも用いる．

四肢の末梢神経幹がほぼ左右対称的に障害されて，四肢遠位部優位に運動・感覚障害，時に自律神経障害を呈するものを多発神経炎（多発ニューロパチー）と呼ぶ．それに対して，ほぼ左右対称的に脊髄神経根あるいは脳神経根も障害される末梢神経障害を多発神経根炎と言う．しかし，多発神経炎と多発神経根炎は臨床的には鑑別が困難な場合もあり，両者をまとめて扱う立場もあり，その場合は多発神経[根]炎と表記することがある．

一方，単一の末梢神経が単独に障害されるのを単神経炎と言い，支配領域の感覚障害や支配筋の運動障害が生じるが，病因によっては臨床症候が複数の単神経炎からなるものがあり，それらを多発性単神経炎と呼ぶ．その場合，単神経炎の症候は身体各部位に散在しているのが特徴であり，相隣接する単神経炎の合併を対象としない．

1. 多発神経炎 polyneuritis（-neuropathy）

❶ 臨床症候

多くの場合は急性または慢性に，両下肢から運動・感覚障害が，時に自律神経障害が始まり両上肢へと進行する．原因疾患により，運動障害優位のもの，感覚障害優位のもの，両者いずれも同程度に障害されるもの，自律神経障害が目立つもの[1]などがある（表1）．

運動障害は，通常は両下肢麻痺（時に両上肢麻痺）から始まり[2]（図1），病状が進行すると四肢麻痺を呈する．四肢の麻痺はほぼ左右対称であり，遠位部に優位であり，下肢では足・趾の背屈，上肢では手・指の背屈の麻痺が目立つことが多い．弛緩性の麻痺で腱反射は減弱・消失する．筋萎縮を伴うことがある．

感覚障害は，四肢遠位部優位での自覚的障害（しびれ感，痛み）と他覚的障害（温痛覚障害やいわゆる深部感覚障害）を認める．他覚的障害では温痛覚鈍麻が多いが，時に温痛覚過敏を認める．感覚障害は両上下肢または両下肢に対称性に生じ，遠位部に強く近位部に向かって弱くなるのが特徴で，感覚障害の境界は不明瞭で，健常部に自然に移行する[2]（図2，3）．手袋靴下型 glove and stocking type の感覚障害と記載されている成書があるが，適切ではない．両側の手，足を強調するために用いられるが，手袋や靴下のようには境が明瞭でないので誤解を招く．いわゆる深部感覚障害が認められると，運動失調を呈する．

自律神経障害を伴うと，皮膚症状（乾燥，落屑），血管運動障害（皮膚変色，浮腫），起立性低血圧，下痢・便秘，勃起障害などがみられる．

❷ 原因疾患

①代謝障害：糖尿病，腎障害（尿毒症），アミロイドーシスなど．
②栄養障害：ビタミン B_1・B_{12} 欠乏症，ニコチン酸欠乏症など．
③免疫介在性[3]：Guillain-Barré 症候群[4]，慢性炎症性脱髄性多発神経[根]炎，など．
④腫瘍性：造血器腫瘍（悪性リンパ腫，骨髄腫など）に伴う傍腫瘍性多発ニューロパチー[5,6]など．
⑤薬物：抗癌薬（シスプラチン，ビンクリスチン，パクリタキセルなど），抗結核薬（イソニアジド，エタンブトールなど），免疫抑制薬（タクロリムスなど），抗てんかん薬（フェニトインなど），その他．
⑥中毒：アルコール，n-ヘキサン（シンナー），ヒ素，鉛，タリウムなど．
⑦遺伝性：遺伝性運動感覚ニューロパチー（Charcot-Marie-Tooth 病）など．

2. 多発神経根炎 polyradiculoneuritis（-neuropathy）

❶ 臨床症候

神経根が障害される多発神経根炎の運動・感覚・自律神経障害は，臨床症状は基本的には多発神経炎と同様であるが，神経根の障害により，筋肉の把握痛，Lasègue 徴候や項部硬直が認められることがある．検査所見では，脳脊髄液検査で蛋白細胞乖離（細胞増加がなく，蛋白のみ増加）が認められる（発症直後には細胞増多し，数日後以降に細胞は減少し，蛋白が増加する）．MRI による画像検査で馬尾，腰仙髄あるいは頸髄神経根のガドリニウム増強効果や肥厚が認められることがある[7]．

❷ 原因疾患

①免疫介在性：Guillain-Barré 症候群，慢性炎症性脱髄性多発神経[根]炎など．
②感染性：水痘・帯状疱疹ウイルス，サイトメガロウイルス，EB ウイルス，HIV など．
③腫瘍性：リンパ腫の末梢神経浸潤（neurolymphomatosis）[5]，傍腫瘍性ニューロパチー[6]など．

表1 症候からみた多発神経[根]炎の分類（代表的疾患を列記）

A.	運動神経障害優位	Guillain-Barré症候群
		多巣性運動ニューロパチー
		鉛中毒
		急性間歇性ポルフィリン症
		遺伝性運動感覚ニューロパチー（Charcot-Marie-Tooth病）
B.	感覚神経障害優位	急性感覚性ニューロパチー
		Sjögren症候群
		傍腫瘍性ニューロパチー
		シスプラチン中毒
		アルコール性ニューロパチー
C.	運動・感覚神経障害	慢性炎症性脱髄性多発神経[根]炎
		Crow-深瀬症候群
		ビタミンB_1欠乏症
D.	自律神経障害を伴う	糖尿病性多発神経炎
		アミロイドーシス（家族性，後天性）
		急性自律性感覚性神経炎
		傍腫瘍性ニューロパチー
		HIV関連多発神経炎

図1 多発神経[根]炎の運動麻痺：対麻痺（平山2010より）

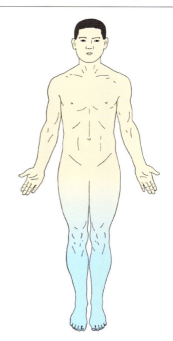

左右両下肢対称性に遠位優位の筋脱力．

図2 多発神経[根]炎の表在感覚障害：両下肢型（平山2010より）

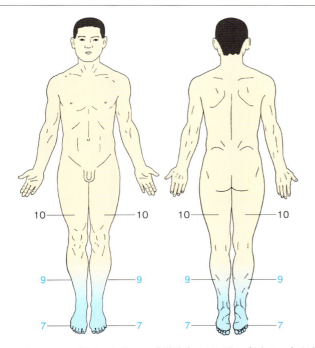

発病早期あるいは軽症のときは，感覚障害は両下肢に留まることがある．下肢は前面も後面も同様に障害され，神経根型の分布をとらない．殿部・会陰部の感覚障害は認められない．数字は10点満点法による採点．

図3 多発神経[根]炎の表在感覚障害：両上下肢型（平山2010より）

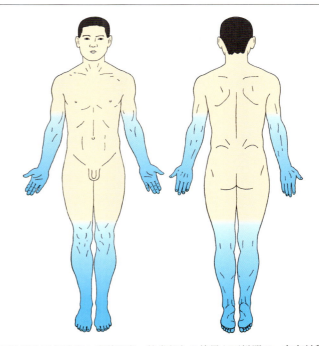

四肢遠位ほど重度の感覚鈍麻．健常部との境界が不鮮明で，左右対称性．

付）Guillain-Barré症候群[4]，Miller Fisher症候群[8]

Guillain-Barré症候群（GBS）は，免疫介在性の機序により急性発症する運動神経優位に障害される多発神経根炎の代表的疾患である．典型例では，前駆症状として発症の1〜3週間前に急性上気道炎などの感冒様症状がみられ，急性に四肢の筋力低下を認め，腱反射が減弱・消失する．四肢の筋力低下は両下肢から始まり両上肢へ広がり，遠位部優位でほぼ左右対称的な筋力低下を呈する．

感覚については，発症初期には四肢遠位部に自覚的感覚障害（しびれ感）を認めることが多いが，他覚的感覚障害は乏しく，あっても軽度である．しばしば，四肢の筋自発痛を伴い，筋把握痛，Lasègue徴候や項部硬直を認めることがある．

四肢の運動神経障害のみならず，顔面神経麻痺や，時に外眼筋麻痺，球麻痺（構音・嚥下障害）などの脳神経麻痺を呈することがある．いずれにせよ，発症4週間以内に症状はピークに達し，以後，自然回復の傾向を示す．

重症例では球麻痺症状と共に呼吸筋麻痺を呈し，人工呼吸器管理を要する．稀に，心・循環系の自律神経障害（発作性頻脈，不整脈，変動の激しい高血圧，起立性低血圧）を伴う．

脳脊髄液検査（発症1週間以降）では高頻度で蛋白細胞乖離を認め，細胞数は正常またはごく軽度の増加（10/μL以下）で蛋白が増加する．発症直後の急性期の検査では細胞が増多し，蛋白はまだ上昇せず蛋白細胞乖離がみられない．末梢神経伝導検査では，脱髄性変化を示唆する伝導速度の遅延が認められる．

一方，軸索性変化を示唆する所見（伝導速度や遠位潜時が正常で，筋活動電位が低値）を認め，運動障害のみを呈する軸索型GBS，別名acute motor axonal neuropathy（AMAN）と呼ばれる病態がある．急性胃腸炎の症状が前駆し，抗GM1抗体陽性例の一部では，回復早期に腱反射が活発になることがある[9]．GBSの急性期の血清中には，血清IgG抗GM1抗体を中心に約2/3の症例で各種ガングリオシド抗体が検出される．

Miller Fisher症候群は，GBSと同様に多くの例で感冒様症状などの前駆症状に引き続いて眼筋麻痺，運動失調，腱反射の消失の三大主徴が急性発症する．眼筋麻痺は外眼筋麻痺が多く，その程度は様々であるが，高度の場合は全外眼筋麻痺や内眼筋麻痺（散瞳）も認められる．GBSとの合併あるいはGBSへ移行したと考えられる症例も多く，本症候群はGBSの亜型と考えられている．検査所見では脳脊髄液検査で蛋白細胞乖離を認め，急性期の患者血清でIgG抗GQ1b抗体が高頻度で検出される．

3. 多発性単神経炎 mononeuritis multiplex, multineuritis

❶ 臨床症候

幾つかの末梢神経が同時に障害されるが，発症時期に多少のずれがあることがある．単神経炎が多発（2つ以上）し，総腓骨神経，脛骨神経，腓腹神経，尺骨神経，正中神経などが障害されやすい．これらの障害された各末梢神経の支配領域では異常感覚（しびれ感，疼痛など）を伴い，同時に他覚的感覚障害を認める[2]（図4）．運動障害はこれら障害された各末梢神経の支配筋で筋力低下，筋萎縮を認める[2]（図5）．上肢にいわゆる深部感覚障害を認めると偽性アテトーゼを呈する[2]（図6）．腱反射は障害された末梢神経に支配される部位で減弱・消失するが，非対称的でばらつきがみられることがある．時に自律神経障害を呈する．

疾患の病勢に伴い，障害される末梢神経領域が広がり，あるいは追加されて非対称性の多発神経［根］炎あるいは対称性の多発神経［根］炎を思わせる臨床像に移行することがありうるので，その経過をよく把握することが大切である．

❷ 原因疾患

内科的全身性疾患によるものが多い．末梢神経を栄養する神経栄養血管vasa nervorum⟨L⟩の病変に起因するもの，血液自体に異常があるもの，などがあり，多発神経炎，多発神経根炎と病態が異なる．

（1）血管炎（膠原病）：Churg-Strauss症候群（アレルギー性肉芽腫性血管炎），結節性多発性動脈炎，Wegener肉芽腫，全身性エリテマトーデス（SLE），側頭動脈炎など．

（2）感染性：Hansen病（らい），HIV（ヒト免疫不全ウイルス）感染症，Lyme病など．

（3）その他：糖尿病，クリオグロブリン血症，Waldenströmマクログロブリン血症など．

（小島重幸）

【文献】

1) Freeman R. Autonomic peripheral neuropathy. Lancet 365：1259-1270, 2005
2) 平山惠造．神経症候学，改訂第2版，第Ⅱ巻．文光堂，東京，2010
3) Lunn MPT, Willison HJ. Diagnosis and treatment in inflammatory neuropathies. J Neurol Neurosurg Psychiatry 80：249-258, 2009
4) Yuki N, Hartung H-P. Guillain-Barré syndrome. N Engl J Med 366：2294-2304, 2012
5) Viala K, Béhin A, Maisonobe T, Léger J-M, Stojkovic T, Davi F, Leblond V, Bouche P. Neuropathy in lymphoma：a relationship between the pattern of neuropathy, type of lymphoma and prognosis? J Neurol Neurosurg Psychiatry 79：778-782, 2008
6) 光井良之，楠 進．傍腫瘍性神経筋疾患Update；ニューロパチー．Brain Nerve 62：387-393, 2010
7) Morgan GW, Barohn RJ, Bazan Ⅲ C, King RB, Klucznik RP. Nerve root enhancement with MRI in inflammatory demyelinating polyradiculoneuropathy. Neurology 43：618-620, 1993
8) Mori M, Kuwabara S, Fukutake T, Yuki

図4 多発性単神経炎の感覚障害（平山 2010 より）	図5 多発性単神経炎の麻痺・筋萎縮

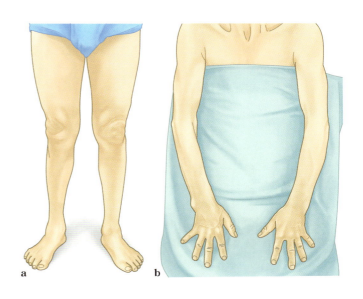

a：上肢と下肢の単神経障害．b：右下肢の中で複数の単神経障害．青点線はこの神経支配の感覚領域を示し，実際の感覚障害は青塗り（つぶし）で示す．

a：両下肢（下腿）の筋脱力・萎縮（深腓骨神経障害），b：右上肢遠位優位の筋脱力・萎縮（橈骨神経・尺骨神経障害）と表在感覚鈍麻を伴う（長胸神経障害）．結節性動脈周囲炎による．

図6 多発性単神経炎の感覚障害：いわゆる深部感覚障害による偽性アテトーゼ

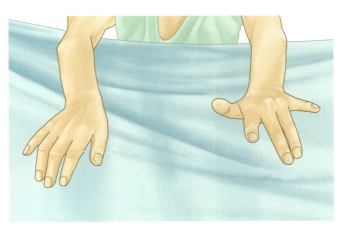

上肢遠位に左側優位に両側性の全感覚障害があり，いわゆる深部感覚障害のために，偽性アテトーゼが左側優位にみられる．結節性動脈周囲炎による．

N, Hattori T. Clinical features and prognosis of Miller Fisher syndrome. Neurology 56：1104-1106, 2001

9) Kuwabara S, Ogawara K, Koga M, Mori M, Hattori T, Yuki N. Hyperreflexia in Guillain-Barré syndrome：relation with acute motor axonal neuropathy and anti-GM1 antibody. J Neurol Neurosurg Psychiatry 67：180-184, 1999

103. 手根管症候群，Guyon 管（尺骨神経管）症候群，肘管症候群

手根管とは，手首掌面で手根骨と屈筋支帯の横手根靱帯で囲まれる管腔を言い，そこを正中神経と指の屈筋腱9本が通る．Guyon管（尺骨神経管）とは，手根部で手根管の尺側にあり，横手根靱帯と掌側手根靱帯ならびに豆状骨などで囲まれる管腔を言い，そこを尺骨神経，尺骨動脈が通る[1]（図1）．手根管の狭窄性病変により正中神経が絞扼，圧迫されると手根管症候群を呈し，Guyon管で尺骨神経が絞扼，圧迫されるとGuyon管症候群を呈する．いずれも代表的な絞扼性神経障害であり，時に両者が合併する．肘管とは上腕骨の下端内側にあり，尺骨神経溝とその近傍の腱膜や靱帯に囲まれた部位であり，ここを通る尺骨神経が絞扼，損傷されると肘管症候群を呈する．

1. 手根管症候群 carpal tunnel syndrome（CTS）[2]

上肢の絞扼性神経障害で最も頻度の高い単ニューロパチーであり，約40％は両側性に障害される．しばしば，頸椎症による脊髄根障害と誤診されることがある．一般人口における有病率は男性で約2％，女性で約3％であり，女性に多い[3]．特に閉経期前後の中年女性に好発するが，妊婦あるいは分娩後にも多く認められる．

正中神経の感覚支配領域，すなわち母指・示指・中指と環指の橈側にしびれ感や痛みで発症する[4]（図2）．手指のしびれ感や痛みは夜間に増強し，夜間睡眠中あるいは早朝にしびれ感や痛みで眼を覚ますことが多い．手指はこわばって腫れたような感じを伴うことがある．手を振ったり，マッサージをしたり，あるいは手の姿勢を変えることにより，しびれ感や痛みは軽減することが多い．裁縫，炊事，自動車や自転車の運転，大工仕事などの手作業でしびれ感が増強する．

正中神経の支配領域の感覚鈍麻が認められる．手根管部をハンマーあるいは手指で軽く叩打すると，正中神経領域の指先にしびれや痛みが放散する（Tinel徴候）．手関節を1分間屈曲位に保つと前記の異常感覚が増強する（Phalen徴候）．

病状が進行すると，短母指屈筋と第一虫様筋の麻痺により，第1，2指の指先で物をつまむ細かな動作が障害される．母指球筋，特に短母指外転筋の筋萎縮が出現する[1]（図3）．筋萎縮が高度になる前に手術を検討する．

検査所見：補助的検査としては末梢神経伝導検査nerve conduction study（NCS）が有用であり，特に感覚神経伝導検査の方が運動神経伝導検査よりも感受性が高いと考えられている．

病因：①全身性疾患・要因として，妊娠・分娩，浮腫，甲状腺機能低下症，原発性アミロイドーシス，糖尿病性ニューロパチーなど，②手根管の内腔を狭める因子として，指屈筋腱の腱鞘炎，関節リウマチによる滑膜炎，人工透析患者のアミロイド沈着，腫瘍やガングリオン，橈骨遠位端骨折後の変形などが挙げられる．

2. Guyon管（尺骨神経管）症候群

感覚鈍麻：尺骨神経の感覚支配域は手掌では手の尺側縁から第4指の中央部まで，手背では手の尺側縁〜第3指の中央部までとされている[4]（図2）．正中神経や橈骨神経の支配域との重なりがあるので，実際の感覚鈍麻は第5指を含む尺側縁に限局することがある．

尺骨神経型鉤指：尺側半の指に麻痺が認められ，特異な指位（姿勢）をとる．すなわち，第4・5指の基節が背屈し，中節・末節が掌屈する．これは第3・4虫様筋と背側・掌側骨間筋が脱力し，その拮抗筋である総指伸筋や浅・深屈筋の力が勝るためである．

新聞徴候：両手の母指，示指の腹で上下から新聞紙を挟み，強く左右に引く動作を行わせる．母指内転筋の麻痺により，母指は基節が背屈し，末節が強く屈曲する[1]（図4）．

筋萎縮：運動麻痺に伴い筋萎縮が出現する．最も早期に第1骨間筋の筋萎縮が出現する．母指球はその内側部が萎縮する．次いで，他の骨間筋や小指球に筋萎縮が出現する．

病因：ガングリオンによるもののほかに，手作業（職業性）による反復外傷が多い．

3. 肘管症候群 cubital tunnel syndrome

肘管症候群はCTSに次いで多い絞扼性神経障害であり，有病率はCTSの約1/6で，CTSが女性に多いのと対照的に男性に多い[5]．肘関節の屈伸を頻繁に繰り返す職種（大工，塗装業，音楽家など）に多くみられる．神経症候は基本的にはGuyon管症候群と同様であるが，感覚障害が手・前腕尺側に生じ，これらの症状に遅れて前腕掌面の尺側の筋群に萎縮が現れる．診察手技として肘屈曲試験があり，屈曲維持により尺骨神経麻痺の症状が増悪する．

病因：特発性のもののほかには，外傷後（上腕骨外顆骨折後など），変形性肘関節症，軟部腫瘍，骨軟骨腫瘍によるものが多い．

（小島重幸）

【文献】
1) 平山惠造. 神経症候学, 改訂第2版, 第Ⅱ巻. 文光堂, 東京, 2010
2) 幸原伸夫. 手根管症候群の診断. Brain Nerve 59：1229-1238, 2007
3) Atroshi I, Gummesson C, Johnsson R, Ornstein E, Ranstam J, Rosen I. Prevalence of carpal tunnel syndrome in a general population. JAMA 282：153-158,

103. 手根管症候群，Guyon 管(尺骨神経管)症候群，肘管症候群

図1 手根管[A]と Guyon 管(尺骨神経管)[B]の解剖模式図―右手の手根部横断
(図の上が掌側)(平山 2010 より)

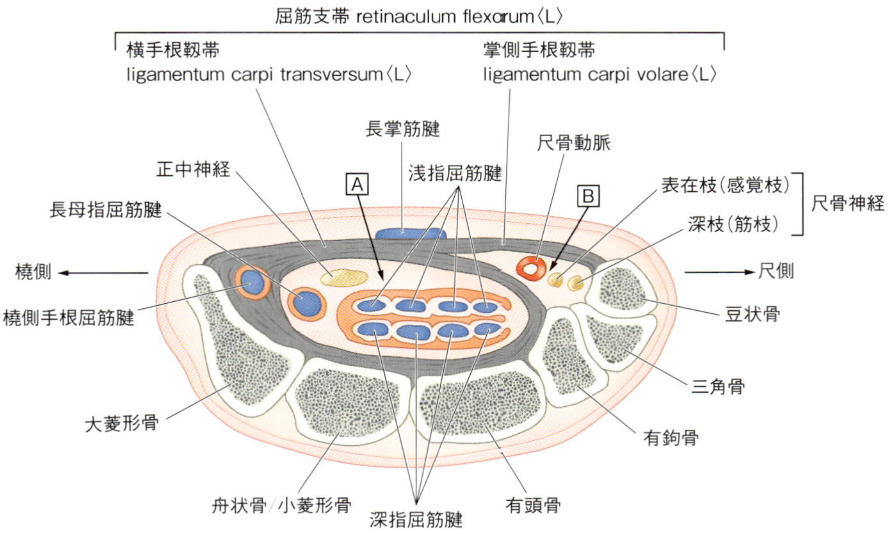

図2 正中・尺骨・橈骨神経の感覚支配領域と障害時に認められるしびれ感の部位(左手)(Rubin・Safdieh 2007 より改変)

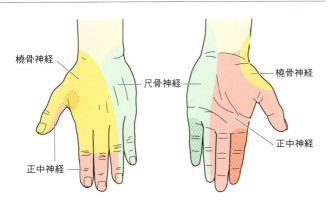

正中神経支配領域をピンク色，尺骨神経支配領域を緑色，橈骨神経支配領域を黄色で示す．メッシュ柄部位はそれぞれの神経障害時に，感覚障害が最も顕著に認められる部位である．

図3 正中神経麻痺．手根管症候群(左手)における母指の麻痺，筋萎縮 (平山 2010 より)

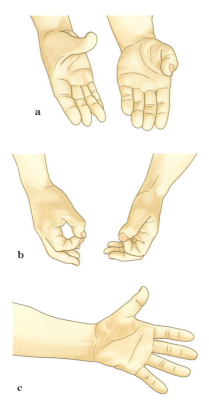

a：母指直立障害，b：つまみ pinch の障害，c：母指球筋萎縮．説明本文参照．

図4 尺骨神経麻痺(平山 2010 より)

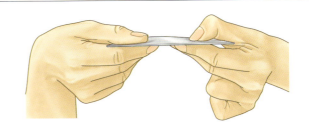

新聞徴候(左母指基節過伸展と末節の強い屈曲)．

4) Rubin M, Safdieh JE. Netter's concise neuroanatomy. Saunders, Philadelphia, 1999
5) Latinovic R, Gulliford MC, Hughes RAC. Incidence of common compressive neuropathies in primary care. J Neurol Neurosurg Psychiatry 77：263-265, 2006

104. 神経に関連する皮膚症状

神経症候と皮膚症候とが合併し，診断，治療に示唆を与える場合がある．神経・皮膚症候は，病態機序から①神経因性皮膚症状，②内科的神経・皮膚障害（免疫・内分泌・代謝障害），③母斑症に大別される．

1. 神経因性皮膚症状

❶皮膚潰瘍；褥瘡 decubitus ulcer

一定の臥位姿勢をとっていると，体の重みによる圧迫で骨と床との間の皮膚，皮下組織の神経・血管機能障害をきたす．当該部が壊死に陥り，潰瘍を形成したものを褥瘡と言う．

発生機序は，圧迫による局所の微小循環不全が局所の組織壊死をもたらし，褥瘡形成に至ると考えられている．その原因に自律神経（血管運動・栄養神経）機能，特に血管運動障害が大きく関与し，褥瘡発生にあたっては循環不全徴候が必ず前駆する．運動麻痺が褥瘡発生の第一条件のごとく理解されがちであるが，発生要因ではなく，促進因子である．運動ニューロン疾患の筋萎縮性側索硬化症では原則的に褥瘡は認められない．感覚鈍麻も促進因子である．その部位はしばしば自律神経（血管運動・栄養神経）障害を合併している．また，感覚鈍麻のためにその違和感を感ずることができず，圧迫を持続させる結果となる．

好発部位は，皮下軟部組織が少なく，骨が皮膚に接近して局所の循環障害をきたしやすい部位である[1]（図1）．これは体位と関係し，仰臥位では仙骨部，踵骨部，肩甲骨部，側臥位では大転子部，足外踝部，腹臥位では膝蓋部，前腸骨棘部，起坐位では坐骨部である．

褥瘡の前兆は，上記好発部位の皮膚が発赤し，圧迫を取り除いても，赤みが容易に引かない．発赤は鮮やかさに欠け，やや紫がかり，生気がなく，退色するのに時間がかかる．褥瘡が形成されると，発赤部に水疱が生じ，やがて表皮が剝がれてびらんとなる（表皮壊死）．壊死が真皮を含み皮膚の全層に及べば潰瘍，すなわち褥瘡である．褥瘡はさらに皮下脂肪層から筋層を経て骨膜，骨に達する．

原因疾患：自律神経障害を伴う運動・感覚障害性疾患であり，急性のものでは脳卒中，脊髄病変（梗塞，炎症）など，慢性のものでは慢性脳脊髄炎，多発性硬化症などがある．

❷帯状疱疹 herpes zoster

末梢神経の走行に沿って，浮腫性の紅斑が帯状に配列し，紅斑の上に小水疱が群生する皮疹である．水痘・帯状疱疹ウイルスが脳神経や脊髄神経の神経節細胞に感染，潜伏（持続感染）し，体調不良等の条件下で，神経節から感覚神経に沿って，炎症性症状（皮疹）が発現するもの，とされている．

皮疹は当初，数mm以内のものが数個と少数であるが，時間の経過と共に神経走行に沿って数を増し，新旧が混在，融合し，帯状に分布する．皮疹は当初は浮腫状に発赤し（紅斑），やがて小水疱を生ずる．水疱はやがて黄色に濁り，膿疱となる（破れてびらんになることもある）．乾いて黒褐色の痂皮を形成する．発疹に先行して，あるいは同時に，いわゆる神経痛の特徴をもつ痛みが出現する．疼痛はかなり激しく，持続性で，疱疹が治癒しても残存することがあるので，早期診断，早期治療が重要になる．当該神経領域の皮膚には痛覚鈍麻がみられる．感覚神経以外に時に運動神経が巻き込まれることがある．神経系合併症として脊髄炎，髄膜脳炎などがある[2]．

好発部位：①眼神経帯状疱疹；三叉神経第一枝（眼神経）は脳神経の中で帯状疱疹が好発する一つであり，その中でも前頭神経[1]（図2），鼻毛様体神経[2]（図3）が侵されることが多い．特に，後者ではしばしば眼球病変を合併する．眼球（結膜，角膜，虹彩）が障害され，眼瞼は腫脹し，結膜は発赤し，角膜輪部周囲に発疹が生じ，角膜実質炎を起こし，角膜混濁をきたす．角膜の感覚鈍麻を伴い，これが神経麻痺性角膜炎の原因になる．稀に眼球運動麻痺（動眼神経の部分麻痺）や視神経障害，脳梗塞を合併する．②膝神経節帯状疱疹；一側の耳，乳様突起部，あるいは外耳道の神経痛様の痛みで発症し，外耳道を含むRamsay Huntの領域に痛覚鈍麻がみられる．帯状疱疹は耳甲介，舌の前2/3の辺縁部，軟口蓋に生じる．発疹に遅れて，あるいはほとんど同時に同側の顔面神経麻痺が現れる．顔面神経管内の狭い腔所で膝神経節に炎症，浮腫が生じたことにより，二次的に顔面神経麻痺がみられるもので，Ramsay Hunt症候群[1]（図4）と呼ばれる．③脊髄神経帯状疱疹；脊髄神経，すなわち，頸神経，胸神経，腰神経[1]（図5）のいずれの領域でも生じ，疱疹と疼痛が出現する．多くは単数または隣接する二，三の神経が侵され，その神経の支配域全域を占める場合もあれば，その一部に留まる場合もある．稀に急性脊髄炎を合併する．

2. 内科的神経・皮膚障害

❶多発筋炎，皮膚筋炎 polymyositis, dermatomyositis[3]

多発筋炎は急性または亜急性に下肢の近位筋の脱力で発症し，徐々に進行し，上肢の近位筋さらに頸部の筋が障害される．罹患筋の自発痛（筋痛）や把握痛を伴い，進行するに従い，同部位の筋萎縮を認める．皮膚筋炎は多発筋炎より進行が速く，特有な皮疹を伴う．初期には両者に留意する．両側または一側の眼瞼の紫紅色浮腫性紅斑はヘリオトロープ疹と呼ばれ，手指関節背面の皮膚萎縮を伴う紫紅色紅斑はGot-

104. 神経に関連する皮膚症状

図1　褥瘡の好発部位（平山2010より）

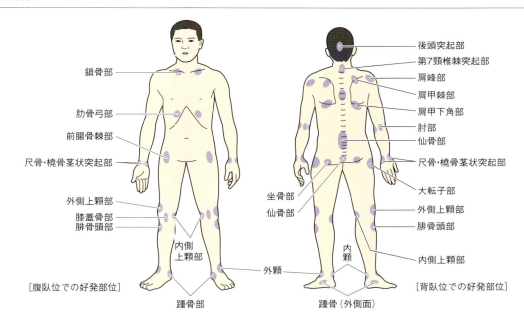

図2　眼神経（前頭神経）帯状疱疹（平山2010より）

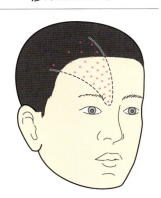

図3　眼神経（鼻毛様体神経）帯状疱疹（平山2010より）

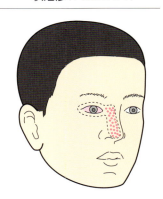

図4　膝神経節帯状疱疹＋顔面神経麻痺（Ramsay Hunt症候群）（平山2010より）

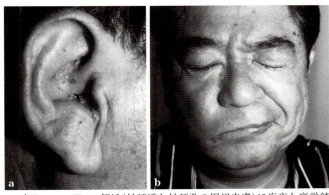

a：右Ramsay Hunt領域（外耳道と外耳孔の周辺皮膚）に疱疹と痛覚鈍麻．b：右顔面神経麻痺．

図5　Sjögren症候群の経過中に生じた腰腹部帯状疱疹（平山2010より）

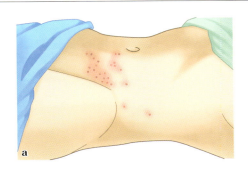
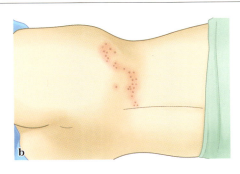

腹部（a）から，腰部（b）にかけて，疱疹が新旧混じって体幹を半周するように，左側T11領域に分布．

tron 徴候と呼ばれている[4]（図6）．両疾患共に膠原病の合併が多く，特に，皮膚筋炎では悪性腫瘍の合併が多い．

❷ 副腎白質ジストロフィー adrenoleukodystrophy（ALD）

脂肪酸の代謝異常により極長鎖脂肪酸が蓄積する伴性劣性遺伝疾患で，知能低下，視力障害，歩行障害などの多彩な神経症状と副腎機能不全症状を呈する．皮膚の色素沈着は Addison 病と同様であり，歯肉，頬粘膜，手掌紋理に沿った黒褐色の色素沈着が特徴的であり，皮膚は全体に浅黒い．

❸ 家族性アミロイドポリニューロパチー familial amyloid polyneuropathy（FAP）[5]

特異なアミロイド蛋白質が神経節を含む末梢神経，自律神経，他の組織に沈着して臓器障害を引き起こす全身性アミロイドーシスの一種である．臨床的に4型に分類され，Ⅰ型はポルトガル，スウェーデン，日本（長野県と熊本県）に大家系が存在する．感覚障害は初期に温度覚・痛覚が強く障害され，いわゆる深部覚は遅れて障害され，乖離性感覚障害を呈する．自律神経障害は下痢と便秘，陰萎，起立性低血圧など多彩な症状を呈する．皮膚症状として色素沈着や魚鱗癬様皮疹などが認められる．

❹ ペラグラ pellagra

葉酸欠乏により，多発性ニューロパチーと共に皮疹，下痢，痴呆を呈する．顔面，手背，前腕，下腿，足背などに紅斑，水疱，びらんを生じ，その後に色素沈着と萎縮が認められる[1]（図7）．舌炎や口内炎などを伴う．

❺ Wilson 病

銅が脳，肝臓，角膜などに沈着する常染色体劣性遺伝疾患であり，皮膚の色素沈着は Addison 病に類似するが，より汚穢な色調を呈する．

❻ Crow-深瀬症候群[6]

慢性感覚運動多発ニューロパチーに monoclonal gammopathy，皮膚症状，浮腫など多彩な症状を伴う症候群である．plasma cell dyscrasia の一亜型と考えられている．主要症状である polyneuropathy, organomegaly, endocrinopathy, monoclonal gammopathy, skin change の頭文字をとり POEMS 症候群とも呼ばれる．血清中の血管内皮増殖因子 vascular endothelial growth factor（VEGF）の高値を伴う．皮膚症状としては，四肢・体幹の暗紅色ないし暗褐色の色素沈着と皮膚の硬化，四肢の著明な剛毛，直径数 mm の血管腫などが認められる[7]（図8）．下腿の浮腫も特徴的である．

3．母斑症 phacomatosis

母斑とは皮膚の先天性発生異常に基づく組織奇形である．これが皮膚と皮膚以外の臓器・器官に多発して，一つのまとまった病像を呈するものを母斑症と呼ぶ．

❶ 神経線維腫症 neurofibromatosis（NF）

NF1〜8に分類され，NF1 と NF2 は原因遺伝子が特定されている．

NF1型は von Recklinghausen 病とも呼ばれ，母斑症の中で発生頻度が最も高い常染色体優性遺伝の疾患で，原因遺伝子は17番染色体長腕にある．主要症状はカフェオレ café au lait 斑と神経線維腫である．カフェオレ斑は色の薄いもので，出生時より体幹，四肢にみられ，大きさは大小様々である．神経線維腫は神経線維の分布に沿って出現し，時に腫瘤を形成する．てんかん，精神発達遅滞，脳腫瘍（視神経膠腫など）[8]の合併がみられやすい．

NF2型の原因遺伝子は22番染色体長腕にあり，両側性の前庭神経線維腫を主徴とし，さらに神経系腫瘍として頭蓋内髄膜腫，脊髄腫瘍（神経鞘腫など）の合併が多い．皮膚症状としては，カフェオレ斑と共に皮下・皮内の神経鞘腫，神経線維腫が認められる．

❷ 結節性硬化症 tuberous sclerosis

顔面の血管線維腫，てんかん，精神発達遅滞を三主徴とし，Pringle 病，Bourneville-Pringle 病の別名がある．頭部 CT，MRI では，大脳皮質結節のほかに側脳室壁に石灰化を伴った結節（図9）が多発性に認められる．

❸ Sturge-Weber 症候群

三叉神経領域の脳膜と顔面皮膚に血管腫がみられる．顔面では三叉神経第一枝，第二枝領域を中心に赤ブドウ酒色の血管腫が認められ，顔面と同側の主に後頭葉の脳軟膜に血管腫を認める．てんかん，精神発達遅滞，牛眼（緑内障）などを呈する．頭部 CT，MRI では，脳表に石灰化を伴った血管腫が認められる（図10）．

（小島重幸）

【文献】

1) 平山惠造．神経症候学，改訂第2版，第Ⅱ巻．文光堂，東京，2010
2) Nagel MA, Gilden D. Neurological complications of varicella zoster virus reactivation. Curr Opin Neurol 27：356-360, 2014
3) Dalakas MC, Hohlfeld R. Polymyositis and dermatomyositis. Lancet 362：971-982, 2003
4) 鈴木　薫，石黒直子，竹中祐子，川島　真，近藤光子，北濱真理子，勝又康弘，田中榮一，濱口儒人，藤本　学，加治賢三．抗PL-7抗体陽性を示した皮膚筋炎の1例—筋炎特異的自己抗体陽性の自験8例の臨床的検討を含めて—．皮膚臨床 53：1723-1727，2011
5) Planté-Bordeneuve V, Said G. Familial amyloid polyneuropathy. Lancet Neurol 10：1086-1097, 2011
6) 岩下　宏．クロウ・深瀬症候群（POEMS症候群）．Brain Nerve 63：131-139, 2011
7) 髙木健治，小島重幸．Crow-Fukase 症候群—皮膚病変と乳頭浮腫—．神経内科 49（Suppl.1）：98-99, 1998
8) Listernick R, Forner RE, Liu GT, Gutmann DH. Optic pathway glioma in neurofibromatosis-1：controversies and recommendations. Ann Neurol 61：189-198, 2007

104. 神経に関連する皮膚症状

図6 皮膚筋炎にみられる皮膚症状（鈴木ら2011より）

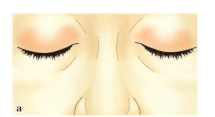

a：眼瞼の浮腫と紅斑（ヘリオトロープ疹），b：爪囲紅斑と手指関節背面のGottron徴候．

図7 ペラグラにみられる皮膚変化（平山 2010より）

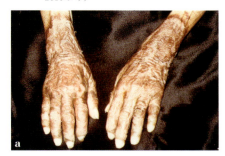
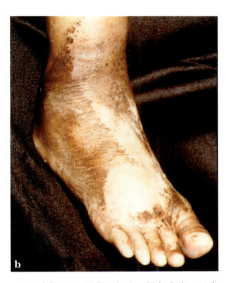

a：両手背，b：足背の紅斑，褐色皮疹．日光や皮膚刺激を受けやすい部に生ずる．

図8 Crow-深瀬症候群にみられる四肢の皮膚症状（高木・小島1998より）

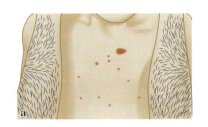
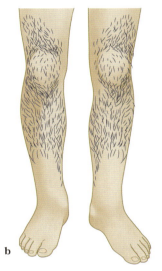

下肢遠位部の浮腫，前腕外側と下肢前面の多毛（剛毛），皮膚の色素沈着，肥厚を認める．

図9 結節性硬化症の頭部CT

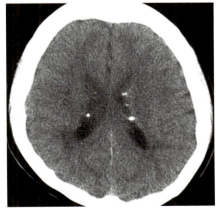

両側の側脳室壁に接して石灰化像が認められる．

図10 Sturge-Weber病の頭部CT

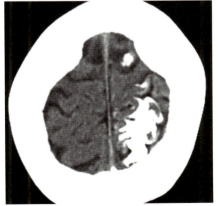

左頭頂後頭葉の皮質の脳軟膜血管腫に伴う石灰化（同側顔面に血管腫を認める）．

105. 多発性硬化症

多発性硬化症 multiple sclerosis（MS）は中枢神経系の髄鞘が主に侵され，神経軸索は比較的よく保たれるので脱髄性疾患と呼ばれるが，脱髄とそれに伴う単核球浸潤を認めることから炎症性脱髄性疾患と考えられる．脱髄の発症機序は中枢神経髄鞘に対する自己免疫機序が想定されており，自己免疫性T細胞が炎症病変形成の引き金になり，続いて炎症細胞が誘導され，脱髄病変が形成されると考えられている．

臨床的には時間的，空間的に多発性を有し，再発と寛解を繰り返すという特徴を有する．病理学的には中枢神経系の脱髄病変が主体であるが，炎症が強い場合は脱髄のみならず軸索障害もみられる．炎症が治まり，障害された髄鞘が再生すると病態は寛解するが，炎症が強く，軸索障害が生じると病態が寛解せず，神経症候が残存する[1]．

1．臨床的特徴

MSに特異的な症候はないが，主な神経症候を以下に述べる．

❶ 視力障害

視神経の障害（球後視神経炎）により視力が低下する．片側のことが多いが，時に両側性に障害される．入浴時に一過性に視力低下が増悪することがある（Uhthoff現象）．眼底所見では急性増悪期には乳頭浮腫がみられるが，慢性期には乳頭が蒼白になり，特に耳側（temporal pallor）で目立つ．

❷ 運動障害

対麻痺，四肢麻痺，片麻痺，単麻痺を呈する．対麻痺は胸髄病変，四肢麻痺は脳幹または頸髄病変，片麻痺は大脳または脳幹病変による．最も多いのは胸髄病変による対麻痺である．

❸ 感覚障害

自覚的な異常感覚（しびれ感，痒み，痛みなど），他覚的な感覚の鈍麻・脱失がみられる．分布は脊髄の髄節レベル以下，髄節性，半身など病変部位により様々である．再発と寛解を繰り返し，病変が多発するため，感覚障害は複雑な分布を呈することが多い．

MSに比較的特異的な感覚症候として，頸髄病変ではLhermitte徴候，偽性アテトーゼ[2]（図1），髄節性の掻痒発作，胸髄病変では帯状の異常感覚（帯状絞扼感 girdle sensation）がある．その他，脊髄病変部位に関連なく，有痛性強直発作 painful tonic seizure[2]（図2）が知られている．

❹ 眼球運動障害

脳幹病変で内側縦束 medial longitudinal fasciculus（MLF）障害による核間性眼筋麻痺[3]（図3）を呈する．両側性に障害されることが多い．他に動眼神経麻痺，外転神経麻痺などがみられる．

❺ 小脳症候

CharcotのMSの三主徴（眼振，断綴性言語，企図振戦）は有名であるが，小脳と脳幹にまたがる局在性病変によるもので，本邦のMSでは頻度が低い．

❻ 膀胱・直腸障害

尿閉，残尿，頻尿，尿失禁などがみられる．脊髄病変によることが多い．

2．検査所見

❶ 脳脊髄液検査

急性増悪期では，細胞数の増加と共に蛋白の増加が認められ，髄液 IgG indexの異常がみられる．炎症・脱髄性疾患に比較的特異的なオリゴクローナル IgGバンドが陽性になり，髄鞘塩基性蛋白が増加する．

❷ MRI

急性増悪期の活動性病変は造影剤により増強効果が認められる．特に頭部MRIでは，無症候性の脳病変（脱髄斑）の検出が可能である（図4）．

❸ 誘発電位

視覚誘発電位（VEP），正中神経刺激または脛骨神経刺激による体性感覚誘発電位（SEP），聴覚誘発電位などが用いられる．錐体路障害の検出には磁気刺激による誘発筋電図検査で中枢運動伝導時間の延長が認められる．

3．鑑別疾患

中枢神経系の炎症性脱髄性病変により，24時間以上持続する神経症候を呈した初回の状態は clinically isolated syndrome（CIS）と呼ばれる．CISの時点で頭部MRIの無症候性病変を有する場合，約80％はMSへ移行する[4]．

MSの鑑別には，脳腫瘍（特に悪性リンパ腫），脳血管障害，頸椎症性ミエロパチー，脊髄小脳変性症，HTLV-Ⅰ関連脊髄症，Sjögren症候群，神経Behçet病，神経サルコイドーシス，進行性多巣性白質脳症などがある．

付）視神経脊髄炎

欧米では，MSのように再発と寛解を繰り返すことなく，単相性に高度の視神経炎とそれに続発する横断性脊髄炎を呈するものをDevic病ないし視神経脊髄炎 neuromyelitis optica（NMO）と言い，MSの亜型とされてきた．一方，本邦のMSでは，視力障害と脊髄症状が寛解と再発を繰り返す視神経脊髄型多発性硬化症 optic-spinal multiple sclerosis（OSMS）の頻度が高いとされ，NMOはMSの亜型であるのか，独立した疾患であるのか議論されてきた．欧米では，寛解と再発を繰り返す症例をOSMSではなく，再発性のNMOと捉え，NMOは色々な検査成績（aquaporin 4抗体など）からMSと異なる疾患と考えられている[5,6]．

（小島重幸）

【文献】
1) Compston A, Coles A. Multiple sclerosis. Lancet 372：1502-1517, 2008
2) 平山惠造．神経症候学，改訂第2版，第Ⅱ巻．文光堂，東京，2010

図1　多発性硬化症にみられた両上肢の姿勢感覚障害による姿勢維持不能（偽性アテトーゼ）（平山2010より）

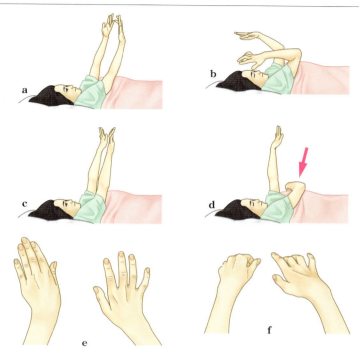

a：（起坐位がとれず）臥位で両上肢を垂直に保持し（掌面を手前に向け），閉眼すると，b：間もなく肘で腕が屈曲，前腕下降．手指の変形も伴う（右＞左）．c：臥位で両上肢を垂直に保持し（掌面を向こうに向け），閉眼すると，d：右肘が屈曲し，前腕下降．手指の変形も伴う（左上肢はこの時点では手首での屈曲が増強する程度）．e：両手指を背面から見る（垂直位）．f：閉眼すると手指の屈曲，下降が起こる．総合して右上肢の方が左上肢より障害が強い．頸胸髄の後索病変を含む多発性硬化症．38歳，女性．

図2　多発性硬化症にみられた有痛性強直発作（平山2010より）

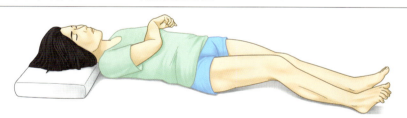

しびれ感が右下腿から始まり右腹部へ，また右手から右肩へと上行し，次いで強直が右手指から上肢へ，さらに右下肢も強直．30秒～1分間，持続した後，強直に次いでしびれ感も軽減，消失．全体で2～3分．過呼吸，体位変換で誘発される．カルバマゼピンで強直発作消失（予防）．ほかに左顔面のミオキミー，右C2領域痛覚過敏，両上下肢運動麻痺，感覚障害．58歳，女性．

図3　多発性硬化症による両側性核間性眼筋麻痺（平山2006より）

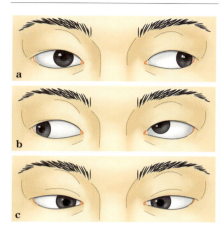

a：左側方視で，右眼は内転せず，左眼に注視方向性眼振がみられる．b：右方視で，左眼の内転制限がある．c：輻輳運動（近見視）では両眼とも内転可能．MRIで病変は延髄，橋下部を中心に脳幹にあり，上記症候と関連するのは両側橋被蓋（右＜左）で上下方向に広がる病変．21歳，女性．

図4　多発性硬化症の頭部MRI

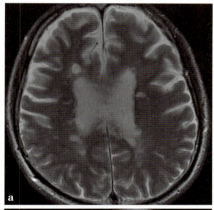

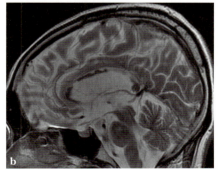

a：T2強調像，水平断．b：T2強調像，正中矢状断．両側の側脳室周囲深部白質，脳梁にplaqueを示唆するT2高信号病変が認められる．

3) 平山惠造．神経症候学．改訂第2版，第Ⅰ巻．文光堂，東京，2006
4) Miller DH, Chard DT, Ciccarelli O. Clinically isolated syndromes. Lancet Neurol 11：157-169, 2012
5) Wingerchuk DM, Lennon VA, Pittock SJ, Lucchinetti CF, Weinshenker BG. Revised diagnostic criteria for neuromyelitis optica. Neurology 66：1485-1489, 2006
6) 糸山泰人．視神経脊髄型多発性硬化症を考える．臨床神経 47：783-786, 2007

106. 多系統萎縮症

1. 概念——変遷と帰趨

　結論から言うと，多系統萎縮症 multiple system atrophy（MSA）は幾つかの疾患をまとめる概念名であって，一つの疾患を指すものではない．その扱い方によってMSAの概念は変遷している．

　MSAを本質的に理解するには，これに関わる3つの疾患〔オリーブ橋小脳萎縮症 olivo-ponto-cerebellar atrophy（OPCA），Shy-Drager症候群（SDS），線条体黒質変性症 striatonigral degeneration（SND）〕を含む歴史的背景を知ることが必要である[1]（図1）．

　OPCAはDejerine・André-Thomas（1900）により記載され，長いこと脊髄小脳変性症の概念の中の一疾患として扱われてきた．その後，本症の経過中に小脳症候に遅れて錐体外路系の症状（parkinsonism）と病変（線条体・黒質）が合併することが判明し[2,3]，また自律神経症状が加わることも指摘された[1]．

　次に，SNDはAdamsら（1961，1964）によりParkinson病から分離・独立された．病変は黒質のみならず，線条体にあり，さらにオリーブ橋小脳系にも副病変を持っている[3]．また経過中に自律神経症状として排尿障害が加わる[1]．

　さらに，SDSは臨床的にShy・Drager（1960）により起立性低血圧と他の神経症状とが合併する特異な疾患として記載され，Schwarzら（1967）によりその特異性が確立した．その後，病理所見がGraham・Oppenheimer（1969），Banister・Oppenheimer（1972）により明らかにされ，自律神経系のみならずオリーブ橋小脳系や黒質線条体系も侵されるので，その病変分布をMSAと称した．

　MSAはこのようにSDSの剖検所見の名称から始まったが，OPCA，SNDで同様な病変を呈することから，これら三者を包含して用いられるようになった．最終像としての病理学的所見はMSAであるが，それぞれの臨床経過はかなり異なり，従って，各病期における臨床対応はかなり異なる．

　近年，英米を中心に，MSAを小脳症状を中心とするMSA-C（小脳型MSA）と，Parkinson症状を中心とするMSA-P（Parkinson型MSA）に二分し，SDSを除外する動きが大勢を占めている[4]．その理由は画像検査で橋・小脳萎縮像や線条体（特に被殻）の病変を容易に捉えられるが，自律神経系病変を捉えられない．自律神経機能検査は画像検査ほどには一般的でなく，容易でないことによるものと思われる．しかしそれは本質を見失うことになりかねない．一部にはMSA-A（自律神経型MSA）としてSDSを残そうとする意見もある[5]．筆者らはMSAの基となったSDSはMSAの臨床，すなわち診断と治療を考慮する上で極めて重要な意義を持つものであり，SDSを臨床診断名として残すべきであると考えている．個々の疾患名（SDS，OPCA，SND）と疾病分類での概括名（MSA）の役割をよく理解することにある．

2. 症候と経過

　多系統萎縮症は3疾患とも家族性，遺伝性はなく，中年以降（40〜60歳代）に発病する．男女比はSDSのみ男性に多い．3疾患の標準的な臨床像と経過を以下に述べる．

❶ Shy-Drager症候群（SDS）

　自律神経症状が初発症状であり潜行性に始まり，緩徐に進行する．すなわち，排尿障害（頻尿，尿意切迫，排尿困難），起立性低血圧（立ちくらみ，起立時失神），陰萎，発汗低下，便秘，瞳孔異常（Horner症候群，瞳孔不同）などで，そのためしばしば泌尿器科，耳鼻科，循環器内科を受診する．神経内科受診に際してこれらについての問診が重要である．これらは相次いで発現し，2〜3年のうちに徐々に顕著になる．発病後数年の間に，小脳症状かParkinson症状が出現し，その時点で初めて診察すると，自律神経症状が見逃される．小脳症状が加わり，後からParkinson症状が加わるものと，（小脳症状が隠されて）Parkinson症状のみが加わり，そのまま終始するものとがある．すなわち，運動障害に関しては，前者はOPCA，後者はSNDに近い経過をとる．

❷ オリーブ橋小脳萎縮症（OPCA）

　小脳性運動失調が初発症状であり，歩行時のふらつき，開脚（立位，歩行）など下肢の運動失調から始まることが多い．上肢（書字・箸使い拙劣），口部（言葉の呂律障害）の運動失調も加わる．発病後2〜5年の間にParkinson症状が加わってくる．すなわち当初は小脳性筋緊張低下であったものが筋強剛のため筋緊張が漸次亢進し，動作緩慢のため起居動作困難，姿勢反射障害のため突進現象や転倒傾向が生じる．振戦も末期にみられることがある．発病後1〜4年の間に自律神経症状も加わる．排尿障害を主体とし，発汗減少，起立性低血圧，瞳孔異常，便秘，陰萎なども経過年数と共に増加するが，それらの発現頻度や程度はSDSほどに多彩・顕著ではない．

❸ 線条体黒質変性症（SND）

　Parkinson症状が初発症状であり，歩行時の足のひきずり，小刻み，遅い，すくみなど，両下肢から始まることが多い．筋強剛，振戦，すくみ現象，動作緩慢，姿勢反射障害など，Parkinson病とほぼ同様な病像を呈するが，Parkinson病と異なりN字型の進行を呈

図1　MSAの3疾患(北ら1985より一部改変)

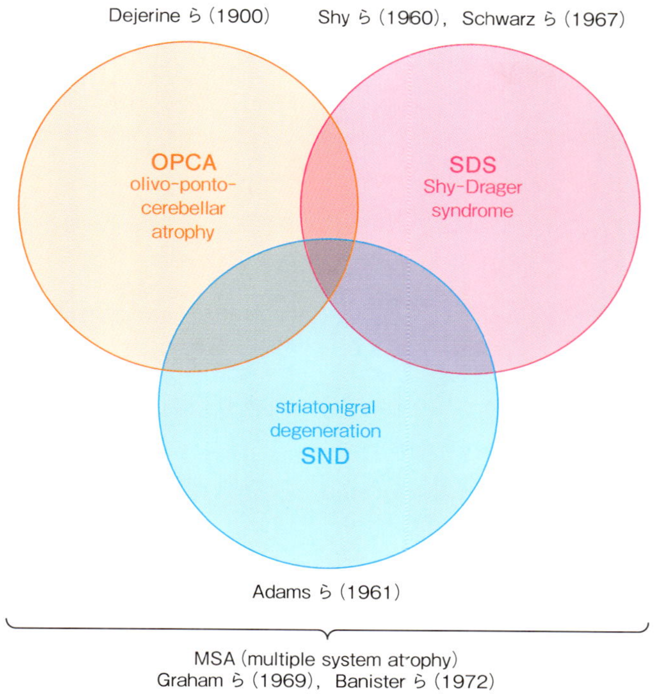

Dejerine ら (1900)
Shy ら (1960), Schwarz ら (1967)
OPCA
olivo-ponto-cerebellar atrophy
SDS
Shy-Drager syndrome
striatonigral degeneration
SND
Adams ら (1961)
MSA (multiple system atrophy)
Graham ら (1969), Banister ら (1972)

図2　起立試験(head-up tilting)(北・平山1989より一部改変)

a
200
150
100
50
0
血圧 (mmHg), 心拍数 (bpm)
60° head-up tilting
収縮期血圧
拡張期血圧
心拍数
1 分
b
500
400
300
200
100
0
血中ノルアドレナリン値 (pg/mL)
5 分
*p<0.01
SDS
対照

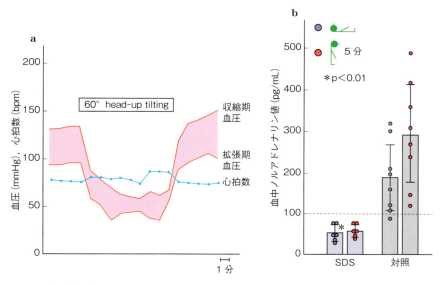

a：血圧・心拍数．起立時に高度の血圧下降を認める．血圧下降に伴うべき反射性心拍数増加はわずかしか認められない(SDS 59歳男性，経過4年)．**b**：血中ノルアドレナリン値．SDSでは対照に比し，血中ノルアドレナリン値は臥位(●)で低値であり，立位(●)での上昇も認められない．

図3　温熱発汗試験(Minor法)

a
b

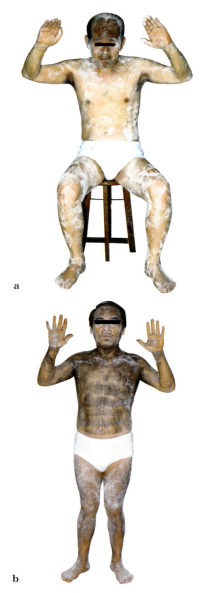

a：SDS(60歳男性，経過5年)．**b**：正常対照例(48歳男性)．SDSではわずかに顔面・頸部・腋窩に発汗が認められる以外，全身性無汗を呈する．

することは少ない．発病後数年の間に小脳症状がみられることがあるが，程度は軽く目立たない．Parkinson症状（筋強剛，動作緩慢）によって，小脳症状が隠されることが考えられる（一般に，病変が共存するとき，小脳症状より錐体外路症状が優位に現れる）．発病後2〜5年の間に，排尿障害，発汗低下，起立性低血圧，便秘などの自律神経症状が加わるが，その頻度，程度はSDSはもとより，OPCAよりも軽い．

3. 検査所見

自律神経系病変は自律神経機能検査で評価され，MRIでは困難である．橋小脳系，線条体黒質系病変は画像検査（MRI）で明らかにされる．

❶ 自律神経機能検査

交感神経系機能障害：起立試験でⓐ血圧下降を確認する．収縮期血圧が20 mmHg以上下降する場合を陽性と判定する[6]（図2a）．ⓑ血中ノルアドレナリン値を測定する．低値を示すが，特に立位時の上昇が得られない[6]（図2b）．

副交感神経系機能障害：心電図RR間隔変動低下が認められる．

以上の検査は日常的に容易になされるが，さらに詳しい検査が必要な場合は発汗障害は温熱発汗試験（Minor法）（図3），排尿障害は排尿機能検査により評価される．

❷ MRI検査

橋小脳系病変を反映する所見として，橋底部萎縮，小脳萎縮，第四脳室拡大と橋底部の異常信号が認められる[7]（図4）．線条体黒質病変を反映する所見として，被殻の萎縮と異常信号が認められる[8]（図5）．

❸ 総合的評価

自律神経機能障害はSDSで最も重い．MRIの橋小脳系異常所見は，OPCAが最も高度で病初期から認められ，SDSとSNDでは病初期には認められないことが多く，遅れて出現するが，OPCAに比し軽度である（図4）．

4. 臨床経過の全体的特徴

SDS，OPCA，SNDの3疾患が最終的に行き着いた形としての病理学的所見は，自律神経系病変，橋小脳系萎縮，線条体黒質系病変を共有し，多系統萎縮症としての特徴を呈するものの，臨床的にはそこに至る過程が異なる．3疾患の臨床経過の特徴を示す3つのパターンはそれぞれ自律神経症状，小脳症状，錐体外路（Parkinson）症状の1つを軸にして，その他の症状がこれに加わることによって図6のように示されよう[9]．MSAの一部の症例の中にはこの3型に画然と分類されにくい症例も存在しうるが，多くは臨床的に鑑別される．ただし，自律神経症候（障害）については，特に問診が重きをなし，これをヒントに機能検査などで把握しないと見逃すことがある．

SDS，OPCA，SNDの典型例では臨床的に固有の経過をとることから，それに応じて医療（治療・介護）指針も異なり，起立性低血圧，排尿障害に重点を置く場合（SDS），運動失調に対する薬物使用（OPCA）やParkinson病に準ずる治療（SND）など，適応が異なる．これらの諸病態をMSAと括って済まされないのはこの点にある．MSAの原点（呼称）が病変分布の病理学的表現であることを認識すべきである．

〔北　耕平〕

【文献】

1) 北　耕平，服部孝道，平山惠造．自律神経障害からみたmultiple system atrophy（多系統萎縮症）．脳神経 37：655-663, 1985
2) 平山惠造，斎藤光典，千田富義，飯塚礼二，室伏君士．小脳変性症における錐体外路障害．オリーブ・橋小脳萎縮症を中心に．神経進歩 21：37-54, 1977
3) 平山惠造，斎藤光典，千田富義，飯塚礼二，室伏君士，福田芳郎．オリーブ・橋小脳萎縮症と線条体黒質変性症の臨床病理学的研究．神経進歩 21：461-475, 1977
4) Gilman S, Low PA, Quinn N, Albanese A, Ben-Shlomo Y, Fowler CJ, Kaufmann H, Klockgether T, Lang AE, Lantos PL, Litvan I, Mathias CJ, Oliver E, Robertson D, Schatz I, Wenning GK. Consensus statement on the diagnosis of multiple system atrophy. J Neurol Sci 163：94-98, 1999
5) Ropper AH, Brown RH. Adams and Victor's principles of neurology, 8th ed. McGraw-Hill, New York, 926, 2005
6) 北　耕平，平山惠造．Progressive autonomic failure. 神経進歩 33：282-295, 1989
7) 八木下敏志行，小島重幸，平山惠造．MRIによる多系統萎縮症の変性過程の検討．臨床神経 35：126-131, 1995
8) 青墳章代，篠遠　仁，平山惠造，池平博夫，橋本隆裕．多系統萎縮症における黒質・線条体病変のMRIによる検討．臨床神経 32：815-821, 1992
9) 平山惠造，北　耕平．多系統萎縮症の臨床．Shy-Drager症候群を中心に．脳神経 37：637-645, 1985
10) 平山惠造．神経症候学，改訂第2版，第Ⅱ巻．文光堂，東京，1135-1141, 2010

図4　MSAの三疾患のMRI（T1強調矢状断像）での脳幹萎縮の比較(八木下ら1995より)

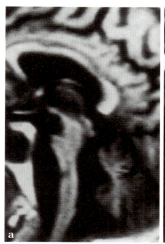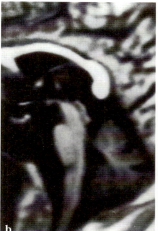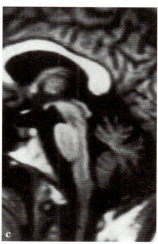

a：OPCA，b：SND，c：SDS．全例とも経過4年．橋底部萎縮，小脳萎縮，および第四脳室の拡大はOPCAが最も高度で，SDSが最も軽度である．橋底部萎縮は各疾患とも下部の方が上部よりも高度である（下部が下半身，上部が上半身に対応すると言われている）．

図5　被殻病変を示すMRI（T2強調水平断像）(青墳ら1992より)

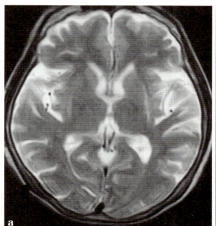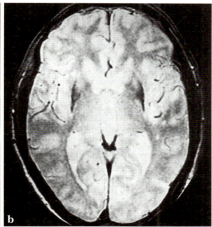

a：OPCA（SE 4,000/100），b：SND（SE 2,500/40）．被殻は萎縮し，外側縁の膨らみが消失し直線化する（aは左側，bは両側）．被殻の後外側縁に沿って高信号（a），または同部位を含む被殻後外側部の低信号（b）が認められる．時に両者が混在して認められることがある．これらの異常信号はグリオーシス，フェリチンや三価鉄の沈着を示唆している．

図6　SDS，OPCA，SNDの臨床経過の特徴(平山・北1985より一部改変)

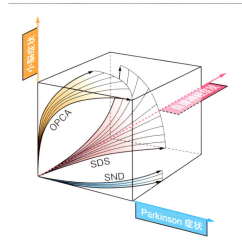

SDSは自律神経症状から始まり，小脳症状，Parkinson症状が加わる．OPCAは小脳症状から始まり，自律神経症状，Parkinson症状が加わる．SNDはParkinson症状から始まり自律神経症状が加わるが，小脳症状は目立たない．

107. 筋萎縮症とミオパチー

序論：呼称について

　筋萎縮 muscular atrophy とは，本来，筋肉を生理的に支配する脊髄前角運動神経細胞以下，末梢（運動）神経の病変により生じるもの（神経原性筋萎縮）を指す．筋萎縮症とは，筋萎縮がその疾患の主要な症候をなす疾患（群）をまとめる分類上の概念である．この主要な症候とは，筋萎縮が全身的またはそれに近いようなもの（広汎性），あるいは筋萎縮以外の症候があまり目立たず，筋萎縮が症候の主体をなすもの（前景的）を指す．

　一方，筋萎縮が筋肉自体の病変によるもの（すなわち，筋原性筋萎縮）は，通常，筋萎縮症とは表現せず，ミオパチー（筋症）と言う．ただし，神経原性か，筋原性か未だ判明しない場合には，これも筋萎縮症として扱われることがある．ミオパチーの中で変性性の筋肉病変は，歴史的に特に，筋ジストロフィー muscular dystrophy と称する．

A　神経原性筋萎縮症

1. 筋萎縮性側索硬化症 amyotrophic lateral sclerosis (ALS)[1,2]

　孤発性で中高年に発症し，上位運動ニューロンと下位運動ニューロンの両者が進行性に障害される疾患である．発症形式は主に3型である．

　古典型[3]（図1）：一側上肢の遠位筋（小手筋）の筋力低下，筋萎縮で始まり，近位へと広がり，次いで反対側上肢，両下肢へと進み，さらに球麻痺症状（構音・嚥下障害），呼吸筋麻痺へと進行する．

　球麻痺型[3]（図2）：運動麻痺および筋萎縮が舌および顔面から始まる．この病期には進行性球麻痺とも呼ばれる．

　下肢型：下腿前面筋から筋力低下，筋萎縮が始まる．片側から両側へ，さらに上肢，舌にも及ぶ．

　その他，上肢の近位筋から発症する稀な場合などがある．

　いずれも病初期は左右非対称であるが，進行すると左右対称性の筋萎縮を呈する．また，病初期，早期には四肢筋の痙縮，腱反射の亢進，Babinski 徴候などの錐体路徴候が認められるが，四肢の筋萎縮が進行すると減弱・消失する．

　他覚的感覚障害を呈しないことが鑑別診断上重要である．

2. 脊髄性進行性筋萎縮症 spinal progressive muscular atrophy (SPMA)

❶ 成人，孤発性

　下位運動ニューロンのみの障害　すなわち脊髄前角細胞の変性により四肢筋の筋萎縮，筋力低下をきたす疾患である．成人発症（孤発性），緩徐進行性であり，錐体路徴候を呈することなく，感覚障害も伴わない．ALSと異なり，生命予後は比較的良好である[1,4]．他疾患との鑑別が重要である．

❷ 遺伝性

　遺伝性で，若年発症のものは Kugelberg-Welander (KW) 病と呼ばれ，進行が緩徐で予後は比較的良好である．

　乳児発症のものは Werdnig-Hoffman (WH) 病と呼ばれ，floppy infant で生まれ，3歳前後に呼吸障害などで死亡する．KW，WH 両疾患は，共通の遺伝子異常を有しており，最近は1つの疾患単位として捉えられている．

3. 球脊髄性筋萎縮症（Kennedy-Alter-Sung 症候群）

　伴性劣性遺伝であり，原因遺伝子はX染色体にあるアンドロゲン受容体遺伝子の CAG リピート数の異常伸長である．発症年齢は20〜40歳代であり，下位運動ニューロン症候として四肢近位筋優位の筋萎縮，筋力低下が認められる．四肢筋力低下に先行して手指の振戦が認められることがある．球麻痺症状として舌（顔面）の筋萎縮・線維束性収縮が認められるが，構音障害，嚥下障害は軽微である．そのため，しばしば舌萎縮に気付かれないことがある[3]（図3）．

　性腺機能障害（アンドロゲン不全症候）として女性化乳房，睾丸萎縮を伴う．一般に，進行は緩徐であり，予後は比較的良好である[5]．

4. 若年性一側性上肢筋萎縮症（平山病）[6]

　若年（思春期）の男性優位に発症し，一側の手指に限局した筋力低下，筋萎縮を呈する．筋萎縮は小手筋と前腕尺側部にみられる[3]（図4）．通常，一側性であるが，放置して，両側性になる場合がある．発症から数年で進行は停止する．罹患した手指を伸展すると不規則な振戦が生じ，手指の脱力は寒冷時に増悪する．感覚障害に患者は気付かないが，精査すると痛覚が限局性にみられるものがある．

　頸部MRIでは，頸部の前屈により，C5，C6椎体レベルを中心に硬膜後壁が前方へ移動し，下部頸髄が椎体との間で硬膜後壁により圧迫される．頸髄前角が循環障害による虚血性壊死をきたし，筋萎縮の原因となる．硬膜後壁の前方移動は経年的に改善し，進行停止に至る．

5. Charcot-Marie-Tooth病

　本症は当初，筋萎縮症の範疇に入れられた経緯があるが，現在では遺伝性運動感覚ニューロパチー hereditary motor and sensory neuropathy (HMSN) の一つとして分類されてい

107. 筋萎縮症とミオパチー

図1　筋萎縮性側索硬化症におけるDuchenne-Aran型筋萎縮（平山2010より）

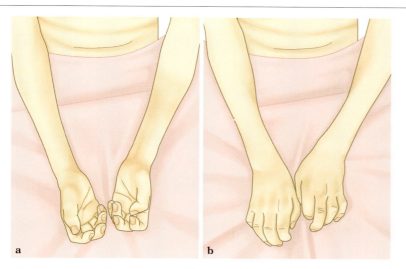

筋萎縮が両側上肢の小手筋群（母指球，小指球，骨間筋）から始まり，前腕諸筋（掌側，背側）の遠位から近位に及び，さらに上腕にdiffuseに広がる．両手は猿手から鷲手へ移行．

図4　小手筋と前腕の斜め型の筋萎縮―若年性一側上肢筋萎縮症（平山病）（平山2010より）

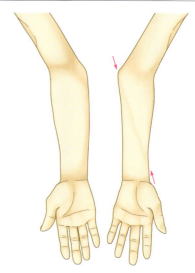

左小手筋群（母指球，小指球，手掌中央部）の萎縮．前腕では健常部と筋萎縮部とが，掌面も背面も，斜めの線（→ ←）で境されるので，この呼称が用いられる．

図2　球麻痺にみられる舌の萎縮（平山2010より）

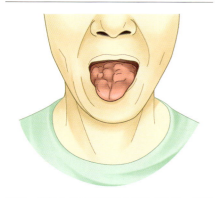

舌背，舌縁全体に不規則な凹凸が生じ，線維束性収縮がみられる．

図3　球脊髄性筋萎縮症（Kennedy-Alter-Sung症候群）の舌萎縮（平山2010より）

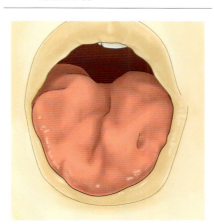

舌背全面に凸凹がみられ，線維束性収縮を伴う．発病後23年であるが構音障害，飲食障害は軽度である（舌外筋麻痺が軽微なため）．

図5　Charcot-Marie病におけるstork legs（平山2010より）

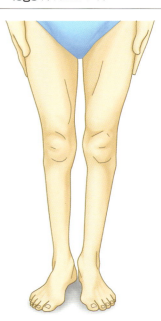

両下腿以下の著明な筋萎縮．しかし筋力は中等度に保たれている．よく観察すると大腿の下1/3が，その上方に比べて細い．凹足と槌状趾もみられる．両下肢に軽微な表在感覚鈍麻．腱反射消失．

る．病因は末梢神経髄鞘構成蛋白などの遺伝子異常が考えられている[7]．

下肢遠位筋の筋萎縮，脱力が左右対称的に緩徐に進行する．下肢の筋萎縮は逆シャンペン・ボトル様の像を呈する[3]（図5）．また，足筋の筋萎縮，脱力も特徴的で，凹足，槌状足指，内反尖足などの変形がみられる．下肢の筋萎縮，脱力に遅れて，小手筋の筋萎縮，脱力が進行する．なお，軽微ながら四肢遠位部優位の感覚障害を伴う．

6．その他：鑑別すべき疾患

慢性炎症性脱髄性多発［根］神経炎 chronic inflammatory demyelinating poly-[radiculo-]neuropathy（CIDP）は慢性進行性に運動・感覚神経が障害されるが，運動神経障害が優位な場合に四肢遠位部優位で筋力低下，筋萎縮を呈する．CIDPの一亜型として分離された多巣性運動ニューロパチーは節性脱髄を特徴とし，進行性非対称性に運動・感覚障害または純運動麻痺・萎縮をきたす．上肢優位であり，線維束性収縮や有痛性筋攣縮を伴い，ALSとの鑑別が問題視された．抗GM1抗体の上昇がみられやすい．

B 筋原性筋萎縮（筋肉疾患；ミオパチー）

1．筋炎

❶ 多発筋炎，皮膚筋炎

四肢の近位筋・肢帯筋の脱力で発症し，徐々に進行し，頸部の筋（胸鎖乳突筋）が障害される．罹患筋の自発痛（筋痛）や把握痛を伴い，進行するに従い，同部位の筋萎縮を認めることがある[3]（図6）．急性・亜急性発症の場合が多いが，慢性発症の場合もある．両疾患は自己免疫疾患であり，他の膠原病など（間質性肺炎，全身性エリテマトーデス，Sjögren症候群，関節リウマチなど）の合併，特に，皮膚筋炎では悪性腫瘍の合併が多い[8]（皮膚筋炎の皮膚症状は→104項）．

❷ 封入体筋炎

中年以降に慢性進行性に発症する筋炎であり，大腿四頭筋の脱力・筋萎縮で発症することが多い．手指屈筋も侵されやすい．多発筋炎や皮膚筋炎が女性に多いのに対し，男性に多い．筋病理所見で特有な所見（筋内鞘への単核球浸潤，縁取り空胞を伴う筋線維など）を認める．副腎皮質ステロイドや免疫抑制薬の効果がなく，むしろ増悪する[8]．

2．癌性（傍腫瘍性）ミオパチー

悪性腫瘍に伴って亜急性に発病する．四肢近位筋，肢帯筋の脱力・筋萎縮を呈する．一般に，多発筋炎より皮膚筋炎での悪性腫瘍合併例が多く，悪性腫瘍は筋炎の発症前，同時，発症後など様々であるが，筋炎発症後に悪性腫瘍が発見されることが多い．合併する悪性腫瘍は卵巣癌，肺癌，膵癌，胃癌等様々であるが，本邦では胃癌が多い[9]．

3．ステロイドミオパチー

副腎皮質ステロイド薬によるミオパチーは，多くは薬物投与後数週間〜数ヵ月で始まる．脱力は左右対称的に下肢近位筋，下肢帯筋から始まり，上肢帯筋も同時に侵されるが，その程度は軽い．筋萎縮は特に大腿四頭筋で目立つ．血清CPKは正常であり，筋電図・筋生検所見では，神経原性変化と筋原性変化とが混在する．

4．薬物性ミオパチー

薬物性ミオパチーの原因になるものには，高脂血症治療薬のスタチン系薬物，痛風治療薬のコルヒチン，抗腫瘍薬のビンクリスチン等多種であるが，頻度としてはスタチン系薬物が多い[10]．スタチン系薬物では横紋筋融解症を起こし，下肢近位筋，下肢帯筋の脱力，筋肉痛で発症し，血清クレアチンホスホキナーゼ（CPK）が上昇する．腎不全を生じることがある．慢性化すると同部位の筋萎縮を呈する．

5．甲状腺中毒性ミオパチー

甲状腺機能の亢進に伴い，筋脱力，易疲労性，有痛性筋攣縮と共に筋萎縮を呈する．主に四肢近位筋，肢帯筋が侵される[3]（図7）．腱反射は正常または活発になる．血清CPKは正常である．急性増悪（クリーゼ）時に脳症（精神症状から意識障害）と共に，筋無力症様症状（球麻痺症状）を合併することがある．本症と鑑別すべきものに，重症筋無力症，低カリウム血性四肢麻痺，甲状腺眼症の合併がある．

6．甲状腺機能低下性ミオパチー（Hoffmann症候群）

気力の減退，活動性の低下など精神活動の減退と共に緩徐に筋脱力と筋肥大が発現する．四肢筋の広汎に生じるが，腓腹筋で認めやすい．筋体積の大きい割に筋力は減退しており，筋肉は概して硬い．筋萎縮はみられない．筋肥大と偽性肥大の両面があり，MRIでこれらが認められる[3]（図8, 9）．舌肥大（巨舌）もみられる[3]（図10）．

7．筋ジストロフィー

❶ Duchenne型筋ジストロフィー（DMD）[11]

伴性劣性遺伝の形式を呈し，X染色体短腕（Xp21）に局在するジストロフィン遺伝子の完全欠損が原因である．

3歳前後で発症し，処女歩行の遅れ，転びやすい，歩き方がおかしい，走れないなど歩行の異常で気付かれる．筋肉の変性・萎縮は下肢帯（腰帯部）から始まることによる．5〜6歳になると，蹲踞姿勢から立ち上がる際に，床に手を着いて殿部を上げ，次いで体を起こすようになる．さらに進行すると，膝に手を当て自分の体をよじ登るように

図6 多発筋炎における筋萎縮：重症と軽症（平山 2010 より）

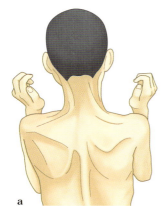
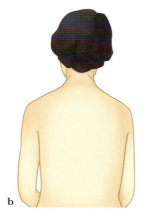

a：上肢帯部，頸部，上腕部のびまん性，かつ高度な筋萎縮・脱力あり，腕の挙上ができない．手指伸側の筋萎縮もみられる．b：皮下脂肪に覆われて目立たないが，上肢帯，上腕に筋萎縮，脱力が広く存する．

図7 甲状腺中毒性ミオパチー（周期性四肢麻痺合併）（平山 2010 より）

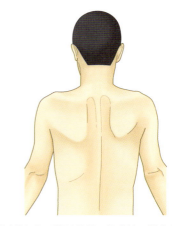

肩甲帯と上下肢近位部に筋萎縮・脱力を認める．半年前から甲状腺機能亢進症状発現．3ヵ月前から周期性四肢麻痺発作．腱反射活発．手指微細振戦あり．

図8 Hoffmann 症候群における筋肥大（平山 2010 より）

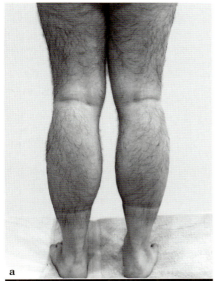
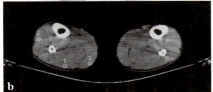

a：全身的動作緩慢傾向と精神活動の鈍麻を2年程前から自覚．下腿三頭筋の肥大．筋肉MRI画像では体積の増大（EMGで筋原性放電．甲状腺ホルモン（FT3，FT4）正常値，甲状腺刺激ホルモン高値．チラーヂンS最少量使用で症候全面的改善）．b：CT画像（aとは別症例）．下腿筋肥大を示す．脂肪化は認められない．甲状腺機能低下確認．40歳，男性．

図9 Hoffmann 症候群における偽性筋肥大（平山 2010 より）

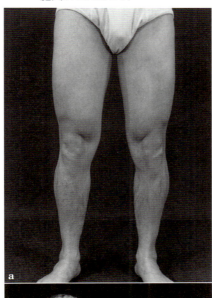
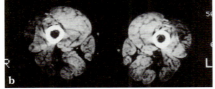

a：全身性（四肢近位部優位）に筋肉体積が増大．b：CT画像で大腿筋脂肪化（低吸収域）を認め偽性肥大を示す．半年前から歩行が遅くなる．走る，階段上りがつらい，素早い動作ができない，疲れやすい，声がすれ，などが順次出現．四肢体幹諸筋の軽度肥大に筋膨隆現象，偽性ミオトニーを伴い，腱反射減弱．甲状腺刺激ホルモン高値，FT3，FT4低値．チラーヂンSで全症候著明改善．58歳，男性．

図10 Hoffmann 症候群における舌肥大（平山 2010 より）

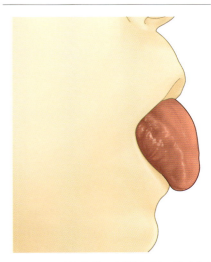

10年来甲状腺機能低下症（橋本病）の治療（不完全）．全身筋の肥大著明．腱反射減弱．舌肥大．構音障害．甲状腺治療で症候改善．

して立つ（登攀性起立，Gowers徴候）[3]（図11）．

腸腰筋脱力により腰椎前弯が生じ，腹を前に突き出し，腰を左右に振って歩くようになる（動揺性歩行 waddling gait）．立位・歩行時に重心を維持するために必然的に爪先立ち肢位をとるようになる[12]（図12）．こうした機能障害を代償するために筋肥大が下腿筋群，時に大腿四頭筋で生じる．肥大筋にも本症固有の筋肉病変が起こると，筋肉の線維化や脂肪変性が生じ，偽性肥大を呈し[3]（図13），さらに筋萎縮に至る．筋肉病変は四肢の近位から遠位へと徐々に進行するので，下肢ではある時期に筋萎縮と筋肥大（後に偽性肥大へ移行する）とが共存する．この代表的な像として大腿部萎縮と下腿腓腹部肥大がみられる．同様な理由から肥大が体幹筋あるいは上腕の三角筋にみられることがある．

萎縮筋に線維束性収縮は認められない．腱反射は大腿四頭筋の筋肉病変が進行して，萎縮すると共に膝蓋腱反射は徐々に減弱し，消失していく．一方，肥大している下腿三頭筋のアキレス腱反射は，よく保たれ活発である．偽性肥大の状態でも腱反射は認められるが，病変の進行と共に徐々に減弱し，やがて消失する．

筋萎縮，筋力低下は徐々に体幹，そして上肢帯へと広がる．次第に起立・歩行困難になり，10歳代後半で臥床生活になり，20歳代あるいは30歳前後で呼吸不全などにより死亡する．

❷ Becker型筋ジストロフィー[11]

伴性劣性遺伝の形式を呈し，DMDと同様にXp21に局在するジストロフィン遺伝子の不完全欠損が原因の遺伝性疾患である．

発症はDMDより遅く（5〜15歳），DMDと同様に歩行の異常で気付かれる．筋萎縮，筋脱力の分布はDMDに類似するが，顔面筋は侵されにくい．下腿の偽性肥大も高頻度で認められる．進行はDMDに比較して遅く，歩行不能になるのは20歳代後半以降である．生命予後はDMDに比較して良好である．

❸ その他の筋ジストロフィー[11]

（1）顔面肩甲上腕型（facio-scapulo-humeral type）筋ジストロフィー：顔面，肩甲帯，上腕の筋萎縮，筋脱力が主体である．青年期〜成人期に顔面筋から発症する常染色体優性遺伝であり，生命予後は良好である．

（2）肢帯型（limb-girdle type）筋ジストロフィー：四肢近位部と肢帯部の筋萎縮，筋脱力が主体である．青年期〜成人期に発症する常染色体劣性遺伝であり，腰帯大腿型[3]（図14）と肩甲帯上腕型とがある．

（3）遠位型（distal type）筋ジストロフィー（三好型）：青年期〜成人期に下腿三頭筋が早期から障害される常染色体劣性遺伝である．

その他，生下時から筋脱力と筋緊張減退が認められ，知的発達遅滞を呈する先天性筋ジストロフィーとして福山型などがある．

8．筋強直性ジストロフィー[13]

筋萎縮，筋強直（ミオトニー），多臓器障害の3つを特徴とする遺伝性ミオパチーである．

前頭部の脱毛（前頭部禿頭），両側眼瞼下垂，咬筋と側頭筋の萎縮による頬筋萎縮（西洋の斧の形に似ているところから斧様顔貌 hatchet face と呼ばれる）による独特な顔貌を呈する[14]（図15）．胸鎖乳突筋をはじめとする頸筋に脱力・萎縮が強く，頭部が後方へ倒れやすく，仰臥位で頭を挙上するのが困難になる．四肢は下肢よりも上肢の方が先に障害されることが多く，遠位部優位の筋脱力，筋萎縮を示す．

ミオトニーは把握ミオトニー[3]（図16），叩打ミオトニー共に認められる．前者は物を強く掴んだ状態から手を離そうとすると，すぐに手が開かず，数秒以上かかりゆっくりと開く現象である．後者はハンマーで母指球筋などの筋腹を強く叩打すると，その部位に限局性の筋収縮が起こり，しばらく持続する現象である．

（小島重幸）

【文献】

1) 佐々木彰一．ALSの病型―臨床と病理．Brain Nerve 59：1013-1021，2007
2) Kiernan MC, Vucic S, Cheah BC, Turner MR, Eisen A, Hardiman O, Burrell JR, Zoing MC. Amyotrophic lateral sclerosis. Lancet 377：942-955, 2011
3) 平山惠造．神経症候学，改訂第2版，第Ⅱ巻．文光堂，東京，2010
4) Wijesekera LC, Mathers S, Talman P, Galtrey C, Parkinson MH, Ganesalingam J, Willey E, Ampong MA, Ellis CM, Shaw CE, Al-Chalabi A, Leigh PN. Natural history and clinical features of the flail arm and flail leg ALS variants. Neurology 72：1087-1094, 2009
5) Atsuta N, Watanabe H, Ito M, Banno H, Suzuki K, Katsuno M, Tanaka F, Tamakoshi A, Sobue G. Natural history of spinal and bulbar muscular atrophy（SBMA）: a study of 223 Japanese patients. Brain 129：1446-1455, 2006
6) 平山惠造．若年性一側上肢筋萎縮症（平山病）―発見からの半世紀．Brain Nerve 60：17-29，2008
7) Reilly MM, Shy ME. Diagnosis and new treatments in genetic neuropathies. J Neurol Neurosurg Psychiatry 80：1304-1314, 2009
8) Amato AA, Barohn RJ. Evaluation and treatment of inflammatory myopathies. J Neurol Neurosurg Psychiatry 80：1060-1068, 2009
9) 清水　潤．悪性腫瘍関連筋炎．Brain Nerve 62：427-432，2010
10) Dalakas MC. Toxic and drug-induced myopathies. J Neurol Neurosurg Psychiatry 80：832-838, 2009
11) Emery AEH. The muscular dystrophies. Lancet 359：687-695, 2002
12) Bonsett CA. Studies of pseudohypertrophic muscular dystrophy. CC Thomas, Springfield, 1969
13) Turner C, Hilton-Jones D. The myotonic distrophies：diagnosis and management. J Neurol Neurosurg Psychiatry 81：358-367, 2010
14) 平山惠造．神経症候学，改訂第2版，第Ⅰ巻．文光堂，東京，2006

107. 筋萎縮症とミオパチー

図11　Gowers徴候（平山2010より改変）

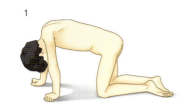
1

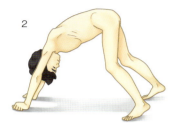
2

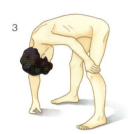
3

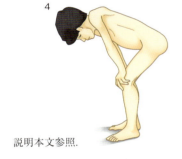
4

説明本文参照．

図12　Duchenne型筋ジストロフィーの立位姿勢側面像（Bonsett 1969より）

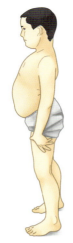

腰帯部（腸腰筋など）の筋肉病変のために腰部前弯が増大し，体重が前方へ寄る．体重を足底内に収めるために踵を上げ，爪先立ちの姿勢になる．

図13　Duchenne型筋ジストロフィーにおける筋肥大と偽性肥大（平山2010より）

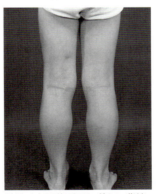

外見は大腿後面がわずかに萎縮，下腿が肥大．大腿CT画像で軽度に脂肪化．下腿CT画像で筋肥大から偽性肥大への移行．

図14　肢帯型筋ジストロフィーにおける筋肥大と偽性肥大（平山2010より）

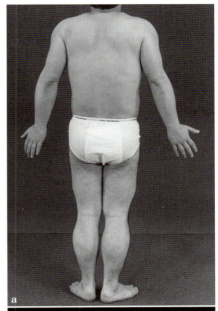

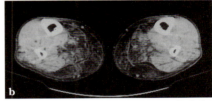

a：外観上，大腿の内側から後面に筋萎縮．大腿の前外側面と下腿の後面から外側にかけて筋肥大．b：下腿CT（図の上方が前側）．下腿は外見では全体に肥大してみえるが，CTでは内側半は脂肪に置換し偽性肥大を示す．外側半には脂肪置換がみられず筋肥大を示す．すなわち，筋肉の外見のみでは筋肥大と偽性肥大とを識別し難い．筋力，筋肉の硬さ，など総合的に判断する．

図15　筋強直性ジストロフィーの顔貌（平山2006より）

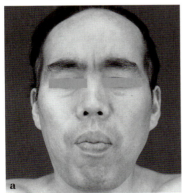
a

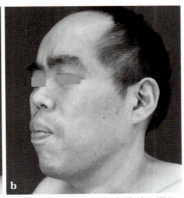
b

a：顔面下半と咬筋の萎縮のために頬が削げてみえる．b：口は努力性に閉じ，心持ち突き出している．胸鎖乳突筋も萎縮し，前頸部でその形状がみられない．本症特有の禿頭がみられる．45歳，男性．

図16　把握性筋強直（平山2010より）

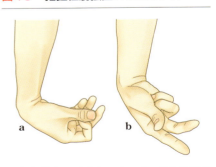

a：握り拳（こぶし）をつくって，これを開こうとするとき，指が容易に開かない．手首も同時に屈曲し，これの伸びも遅れる．b：指は基節の方から伸びやすくなる．母指の方から改善し，小指側が遅れる．筋強直性ジストロフィー．

和文索引

あ

亜急性髄膜炎　230
アキレス腱反射　170
足クローヌス　170
アシネルジー（協働収縮不能）　98, 112
アセチルコリン　212
頭落下試験　78
圧受容器反射　216
圧受容器反射機構　216
アテトーゼ　104
アテローム血栓性脳梗塞　236
アルコール離脱症候群　183
α運動ニューロン　76
鞍状（サドル状）感覚障害　152, 276
安静時高血圧　216

い

意識　176
意識混濁　178
意識障害　176
意識変容　178, 182
異常感覚　124
異常感覚性大腿神経痛　125, 148
痛み　126
位置覚　134
一次ニューロン　212
一過性黒内障　20
一過性全健忘　192
一過性単眼失明　20
一過性脳虚血発作　236
一酸化炭素中毒による Parkinson 症候群　256
溢流性尿失禁　224
遺尿症　224
易疲労性　90
意味記憶　192
意味記憶障害　193
意味性痴呆　196
咽頭障害　58

う

うっ血乳頭　246
うつ状態　194

腕偏倚試験　50
腕落下試験　234
運動維持困難　252
運動開始困難　252
運動時振戦（運動失調性動揺）　104
運動失調　92, 98
運動失調・不全片麻痺　240
運動麻痺　74
運動無視　206

え

エピソード記憶　192
鉛管様強剛　78
嚥下障害　62
延髄外側症候群　157, 264
延髄心血管運動中枢　216
延髄内側症候群　157, 264
延髄傍正中症候群　264

お

横断性半截障害　274
大型運動ニューロン　76
頤しびれ症候群　46, 125
オリーブ橋小脳萎縮症　216, 256, 290
折りたたみナイフ現象　78
温覚　130
温度覚　130
温度眼振試験　50
温熱性発汗　218

か

カーテン徴候　264
下位運動ニューロン　88
開眼失行　39, 210
開脚・不安定歩行　116
開脚姿勢　108
開脚歩行　92
開胸手術後疼痛　128
臥位高血圧　216
外受容感覚　120
改訂長谷川式簡易知能スケール（HDS-R）　12
外転神経麻痺　32, 246
回転性めまい　232

解剖学的・部位診断　2
外来時診察　8
乖離性感覚障害　156, 272
解離性大動脈瘤　272
過活動性せん妄　182
踵打ち歩行　116
踵膝試験　92
可逆性後頭葉白質脳症　228
可逆性脳血管攣縮症候群　228
核・核下型神経因性膀胱　224
核間性眼筋麻痺　32, 266, 288
核上型神経因性膀胱　224
角膜反射　172
下肢静止不能症候群　125, 186
過伸展性　80
家族性アミロイドポリニューロパチー　286
加速歩行　116
下腿三頭筋反射　170
滑車神経麻痺　32
褐色細胞腫　230
滑動性眼球運動障害　98
過眠症　186
仮面様顔貌　44
カロリック試験　188
感覚乖離　156
感覚過敏　122, 124
感覚障害乖離　156
感覚障害の分布様式　152
感覚神経線維の分類　121
感覚性運動失調　136
感覚性失語　194
感覚鈍麻　122, 124
感覚変移　122
眼球浮き運動　176, 234
眼球運動麻痺　30
眼球共同偏倚　252
眼球クローヌス・ミオクローヌス症候群　36
眼球ミオクローヌス　36
眼筋麻痺性片頭痛　230
間歇性陰茎勃起　276
間歇性跛行　114
眼瞼下垂　38, 90
眼瞼攣縮　38
喚語困難　200
緩徐進行性失語症候群　202
眼振　36
肝性脳症　183

眼性片頭痛　230
眼前暗黒　216
完全半截症候群（完全型）　274
眼底異常　28
観念運動性失行　12, 208
観念性失行　12, 210
γ運動ニューロン　76
顔面運動麻痺　40
顔面感覚障害　46
顔面紅痛症　230
顔面チック　42
顔面痛　46
顔面ミオキミー　42
顔面攣縮　42

き

記憶　190
記憶障害　190
偽性 Argyll Robertson 瞳孔　26
偽性アテトーゼ　94, 136, 288
偽性球麻痺　62
偽性局在症候　144, 268
偽性尺骨神経障害　140
偽性神経根型　153
偽性脊髄癆　153
偽性多発神経炎型感覚障害　152
偽性脳腫瘍　231, 246
偽性末梢神経型麻痺　64
企図振戦　104
逆 Argyll Robertson 瞳孔　26
逆向性健忘　191
逆転反射　170
球海綿体反射　173
嗅覚鈍麻・脱失　18
休止時（静止時）振戦　104
急性炎症性　216
急性錯乱状態　182
急性四肢麻痺　242
急性髄膜炎　228
急性汎自律神経異常症　218
球脊髄性筋萎縮症　54, 294
球麻痺　62
頬/頤しびれ症候群　46
橋・延髄痛　128
境界線　144, 270
鋏脚歩行　114
強剛　78
強制把握　252

301

強制摸索　252
橋中心髄鞘崩壊症　262
協調運動障害性構音障害　60
強直性瞳孔　26
協働収縮不能（アシネルジー）
　　98, 112
共同偏倚　32, 234
強迫性　10
局所性ジストニー　110
巨細胞性動脈炎　230
起立試験　292
起立障害　112
起立性調節障害　216
起立性低血圧　180, 216, 290, 292
筋萎縮　82, 88, 294
筋萎縮性側索硬化症　56, 294
筋強剛　76, 78
筋強直性ジストロフィー　298
筋緊張減退　76, 80, 88, 98
筋緊張亢進　76, 78
筋原性筋萎縮　82
近見反射　26
筋ジストロフィー　296
筋脱力　72
緊張型頭痛　230
緊張性瞳孔　26
筋肉痛　126
筋無力症　90

【く】

空間認知　210
空間無視　206
草刈り歩行　114
屈曲性対麻痺　244
首下がり　108
くも膜下出血　228, 236
クランプ（有痛性攣縮）　106
クローヌス　170
群発頭痛　230

【け】

脛骨神経　150
計算力　204
痙縮（痙性）　76, 78, 84
頸神経叢　68
痙性四肢麻痺　242
痙性対麻痺　244
頸椎症性狭心症様疼痛　144
頸椎症性筋萎縮症　270
頸動脈洞症候群　180
軽度認知障害　194
頸部後屈姿勢　108
頸部前屈　108
鶏歩　114

痙攣　106
血圧　216
血管性Parkinson症候群　254
血管性間歇性跛行　115
血管性痴呆　198
血管・迷走神経反射　180
血行障害性疼痛　126
欠神　180
結節性硬化症　286
幻覚　10
幻嗅　18
言語野孤立症候群　203
幻（影）肢痛　128
原始反射　252
懸振性　80
懸振性反射　167
見当識　204
腱反射　164, 166, 168
腱反射減弱・消失　166
腱反射亢進　166
健忘　192, 194

【こ】

抗ACh-R抗体　90
抗MuSK抗体　90
降圧薬　216
構音障害　60
鉤回発作　18
交感神経幹（神経節）　212
交感神経系　212
交感神経遮断薬　216
広頸筋徴候　118
後頸部痛　268
高血圧　216
高血圧性脳症　228
後索　140
後索内側毛帯系　121, 156
交叉性温痛覚障害　46
交叉性感覚障害　152
交叉性感覚鈍麻　154
交叉性失語　202
交叉性片麻痺　16, 240, 266
高次脳機能　12
拘縮　78
甲状腺機能低下症　198
甲状腺機能低下性ミオパチー
　　296
構成行為障害　204
構成失行　210
口舌顔面ジスキネジー　42
口舌顔面失行　210
口舌ジスキネジー　56
交代性Horner症候群　26
叩打ミオトニー　298
巧緻動作　208

喉頭障害　58
後頭神経痛　230
後頭部痛　268
項部硬直　248
肛門反射　172
誤嚥性肺炎　62
コートハンガー痛　216
小型運動ニューロン　76
小刻み歩行　116
語義失語　202
心の痛み　126
こめかみ徴候　246
固有感覚性四肢定位感覚　134

【さ】

再発性髄膜炎　250
作業記憶　192
錯感覚　122, 124
錯語　200
錯誤痛　122, 124
坐骨神経　150
嗄声　60
サドル状（鞍状）感覚障害　152, 276
三叉神経　140
三叉神経痛　46
三次ニューロン　212
散瞳　24
三本溝　90

【し】

弛緩性対麻痺　244
時間的経過　6
識別感覚　138
識別性皮膚定位感覚　134
嗜銀顆粒性痴呆　196
軸索型Guillain-Barré症候群
　　280
指屈筋反射　168
自己固有感覚　120, 134
四肢筋脱力　242
指耳試験　92
四肢麻痺　74, 242
視床下部（上位機構）　212
視床性内斜視　234
視床痛　128
視神経萎縮　28
視神経炎（乳頭炎）　28
視神経脊髄炎　288
ジストニー　108
姿勢　134
姿勢時振戦　104
姿勢保持困難　183
肢節運動失行　12, 208

肢端紅痛症　128
膝蓋腱反射　170
失外套症候群　184
膝クローヌス　170
失行　208
失構音　200
失語症　200
失神　180
膝神経節帯状疱疹　42
失立失歩　112
自動詞的動作　208
指鼻試験　92
しびれ　124
四分盲　20
耳鳴　48
尺骨神経　148
尺骨神経管症候群　282
灼熱口症候群　125, 128
若年性一側性上肢筋萎縮症（平山
　　病）　294
視野白濁　216
斜偏倚　30, 234
ジャルゴン　200
習熟動作　208
重症筋無力症　54, 90
縮瞳　26
手根管症候群　282
手掌おとがい反射　172
手掌足底多汗症　220
受動的運動・姿勢覚　134
受動的定位感覚　136
純回旋性眼振　36
純粋運動性片麻痺　240
純粋自律神経機能不全症　216, 218
上位機構　212
掌頤（手掌おとがい）反射　172
消化器　214
状況失神　180
使用行為　252
症候性Parkinson症候群　254
上行性四肢麻痺　242
症候（群）的診断　2
踵膝試験　92
症状　2
上小脳動脈症候群　262
象徴的動作　208
常同行為　252
小人間像（ホムンクルス）　64, 140
小脳症候　98
小脳性運動失調　290
静脈洞血栓症　228
睫毛徴候　40, 86
上腕三頭筋反射　168
上腕二頭筋反射　168

食餌性(食事性)低血圧　180, 216
褥瘡　284
植物状態　184
書痙　110
書字　201
触覚　132
除脳固縮　78
除脳姿勢　110
除皮質固縮　78
除皮質姿勢　110
自律神経関連痛　128
自律神経機能検査　290, 292
自律神経系　212
自律神経症状　290
自律神経ニューロパチー　216
自律神経反射亢進　216
心因性疼痛　128
神経因性膀胱　222
神経炎　278
神経学的診察の流れ　2
神経原性筋萎縮　82
神経根(前根)　66
神経線維腫症　286
神経叢　146
神経痛　126
神経有棘赤血球症　56
心血管系　214
針穴状縮瞳　176
針穴瞳孔　234
心原性脳塞栓症　236
進行性核上性麻痺　198, 258
進行性自律神経機能不全症　216
振戦　104
振戦せん妄　183
心電図RR間隔変動低下　292
振動覚　132
深部感覚　120, 134, 156
新聞徴候　282

す

遂行機能障害　252
髄節(前角)　66
錐体路　84
錐体路性片麻痺　84
錐体路徴候　86
垂直性・斜行性眼振　36
垂直性注視麻痺　32
水平性(側方性)注視麻痺　32
髄膜炎　250
髄膜症候　248
睡眠時周期性下肢異常運動症　186
睡眠時無呼吸症候群　186
睡眠時無呼吸性頭痛　230
睡眠障害　186

睡眠誘発性ミオクローヌス　186
頭蓋底症候群　16
頭蓋内圧亢進　28, 246
頭蓋内圧低下症　246
すくみ歩行　116
頭痛　228
スパズム　104

せ

正坐後のしびれ　124
静止時振戦　104
正常圧水頭症　256
精神運動性興奮　182
精神状態　10
精神性発汗　218
正中顔面攣縮　39, 42
正中神経　148
生理的健忘　194
脊髄円錐症候群　276
脊髄横断症候群　274
脊髄横断性障害　152
脊髄空洞型(脊髄灰白質型)感覚
　障害乖離　156
脊髄後索　160
脊髄後索症候　94
脊髄梗塞　272
脊髄視床路　122, 140, 156
脊髄視床路における層状構造　131
脊髄自動反射　175
脊髄性間歇性跛行　115
脊髄性進行性筋萎縮症　294
脊髄中間外側核(側柱細胞)　212, 214
脊髄痛　126
脊髄癆　160
脊髄癆型(脊髄後索型)感覚障害乖
　離　156
舌萎縮　54
舌咽神経痛　58
節後ニューロン　212
節前ニューロン　212
切迫性尿失禁　222, 224
舌肥大　54
線維筋痛症候群　128
線維束性収縮　82, 88, 102
前角　66
前傾前屈姿勢　108
前向性健忘　191
仙骨神経叢　68
前根　66
線条体黒質変性症　216, 256, 290
全身性ジストニー　110
仙髄前角　276
前脊髄動脈症候群　156, 272

尖足歩行　114
前庭障害　50
前頭側頭葉変性症　196
前頭葉症候群　252
仙部回避　154
全閉じ込め症候群　184
洗面現象　136, 160
せん妄　182, 194
前腕の回内・回外反復試験　92

そ

総腓骨神経　150
足クローヌス　170
側柱細胞　212
測定過大　98
足底筋反射　174
足底皮膚反射　172, 174
側頭動脈炎　230
側方性注視麻痺　32
側方注視眼振　36
側方注視麻痺　266
咀嚼障害　62

た

大胸筋反射　170
大後頭孔症候群　268
対光反射　26
第5指徴候　86
対座法　22
代償性頭位　34
帯状痛　144
帯状疱疹　284
体性感覚　120
体性感覚の受容器　121
体性機能局在　64
大腿四頭筋反射　170
大腿・体幹連合性屈曲　118
大脳基底核変性症　198
大脳皮質基底核変性症　258
大脳皮質性感覚障害乖離　157
大脳辺縁系　192
大脳連合野　190
唾液腺　212
楕円瞳孔　24
多汗　218
多系統萎縮症　216, 290
竹馬徴候　112
多幸性　10
多シナプス反射　164
多髄節性支配　66
立ちくらみ　232
縦笑い　90
他動詞的動作　208
多発筋炎　284, 296

多発神経炎　278
多発神経根炎　278
多発性硬化症　288
多発性単神経炎　280
多発性単神経障害　150
玉ねぎ型(同心円状)の感覚鈍麻　46
単眼性複視　34
短期記憶　191
単シナプス反射　164
単純ヘルペス脳炎　250
断綴性発語　60, 100
単麻痺　74

ち

知覚無視　206
蓄尿障害　222
竹馬徴候　112
チック　102
知能障害　190
痴呆　194
着衣失行　210
注意力　204
肘管症候群　282
抽象的思考　204
中心暗点　22
中心後回　140
中枢神経性顔面痛　46
中枢神経変性疾患　18
中枢調節機構　216
宙吊り型感覚障害　152
聴覚過敏　48
長期記憶　191
徴候　2
超半截症候群　274
超皮質性運動失語　202
超皮質性感覚失語　202
超皮質性混合型失語　202
超皮質性失語　202
聴理解　201
聴力低下(難聴)　48
治療可能な痴呆性疾患　198
陳述的記憶　192

つ

対麻痺　74, 242, 244
痛覚　130
継ぎ足歩行　92
つまみ-圧迫識別感覚　138

て

定位覚　134
低活動性せん妄　182

低血圧　216
手口感覚症候群　46, 140, 152
手続き記憶　192
デルマトーム　144
てんかん発作　181
伝導失語　202

と

ドアノブ症候群　6
頭蓋底症候群　16
頭蓋内圧亢進　28, 246
頭蓋内圧低下症　246
等価徴候　174
道具使用失行　12, 210
道具の強迫的使用　252
道化師症候群　220
瞳孔　212
瞳孔異常　24
瞳孔左右不同　26
瞳孔散大　24
瞳孔縮小　26
瞳孔偏倚　24
橈骨神経　148
同心円状の感覚鈍麻　46
疼痛　126
登攀性起立　112, 298
頭部強制回旋試験　50
頭部前屈姿勢　216
同名性四分盲　20
同名性半盲　20
動揺視　232
動揺性歩行　114
頭落下試験　78
読字　201
特発性全身性無汗症　218
特発性過眠症　186
特発性顔面神経麻痺　42
特発性頭蓋内圧亢進症　231
特発性頭蓋内圧低下症　231
閉じ込め症候群　184, 262
徒手筋力検査法　72
突進歩行(突進現象)　116

な

内側縦束　30, 266
内側縦束症候群　32
内側縦束吻側介在核　30
内側毛帯　140
斜め卵円口　45
ナルコレプシー　186
軟口蓋反射　172
軟口蓋ミオクローヌス　58, 266
難聴　48

に

二次ニューロン　212
二点識別感覚　138
日本式昏睡尺度　178
入院時診察　8
乳頭萎縮　246
乳頭浮腫　28
入浴型感覚障害　154
尿意消失　224
尿意切迫　222, 224
尿失禁　222
尿道　214, 222
尿閉　224
人形の眼現象　188
認知症　194
認知障害　204

の

脳炎　250
脳炎後Parkinson症候群　254
脳幹症候群　260, 262, 264, 266
脳幹性片側感覚障害　262
脳幹網様体　176
脳血管障害　236
脳血管性痴呆　198
脳梗塞　228
脳死　188
脳出血　236
脳神経　16
脳卒中　234
脳底型片頭痛　230
能動的運動覚　136
脳内出血　228
ノルアドレナリン　212, 292

は

把握ミオトニー　298
梅毒性髄膜炎　230
排尿開始遅延　224
排尿筋括約筋協調不全　224
排尿困難　224
排尿時間延長　224
排尿終末時尿滴下　224
排尿障害　222, 290
爆発性発語　60
歯車現象　78
跛行　115
鋏脚歩行　114
長谷川式簡易知能スケール(HDS-R)　12
発汗　214, 218
発汗異常　218

発汗過多　218
発汗減少　218
発語速迫　60
馬尾性間欠跛行　115, 276
針穴状縮瞳　176
バリズム　102
反射　164
反射性交感神経性ジストロフィー　128
斑状発汗過多　220
半側空間無視　12, 206
判断力　204
反復拮抗運動不能　98
半盲　20

ひ

肥厚性脳硬膜炎　250
膝クローヌス　170
膝立て試験　234
皮質核路(皮質延髄路)　84
皮質下性失語　202
皮質脊髄路　84
皮質盲　20
ヒステリー　118
ヒステリー性感覚障害　162
ビタミンB_{12}欠乏症　198
被動性の亢進(弛緩性)　80
皮膚潰瘍　284
皮膚筋炎　284, 296
皮膚書字感覚　138
皮膚定位感覚　136
皮膚・粘膜反射　164, 172
皮膚分節(デルマトーム)　123, 144
ヒペルパチー　122
非ヘルペス性辺縁系脳炎　250
びまん性Lewy小体病　258
病因的診断　2
表在感覚　120, 156
病歴聴取　4
平山病　294
頻尿　222, 224

ふ

不安　10
不安定歩行　94
封入体筋炎　296
腹圧性尿失禁　224
副交感神経系　212
副作用　6
複視　34
復唱　200
副神経障害　268
副腎白質ジストロフィー　286

腹皮反射　172
不顕性誤嚥　62
不顕性肺炎　62
不随意運動　102
不正円形瞳孔　24
不全半截症候群(不完全型)　274
不全片麻痺　240
腹筋反射　170
舞踏運動　102
浮動性めまい　232
踏み出し障害　116
不眠症　186
不明瞭言語　98
振子様眼振　36
振子様の運動　176
振子様(懸振性)反射　167
不連続線　144

へ

閉眼足踏み試験　50
閉眼失行　210
平衡障害　50
凹み手徴候　86
ペラグラ　286
辺縁系脳炎　198
変形性筋ジストニー　110
変形性頸椎症　270
片頭痛　230
片側運動無視　206
片側感覚障害　152
片側顔面攣縮　42
片側(半側)空間無視　12, 206
片側知覚無視　206
片側バリズム　102
片麻痺　74, 240
片麻痺性片頭痛　230

ほ

膀胱　214, 222
傍正中網様体　30
法的脳死判定　188
歩行失行　210
歩行障害　114
母指(趾)さがし試験　94, 136
保続　252
頬/頤しびれ症候群　46
ホムンクルス(小人間像)　64, 140

ま

末梢神経　146
末梢神経性感覚障害乖離　156
末梢神経性顔面痛　46

麻痺性構音障害　60
マンガン中毒によるParkinson症候群　256
慢性副鼻腔炎　228

み

ミオクローヌス　106
ミオトニー　298
ミオパチー　294
ミオパチー様顔貌　44
味覚障害　52
味覚性多汗症　220
味覚中枢　52
味覚鈍麻（脱失）　52
身振り　208
耳鳴り　48

む

無汗　218
無視　206
霧視　216
無視症候群　206

矛盾性歩行　116
無動無言症　184

め　も

めまい　232
妄想　10
網様体賦活系　176
模倣行為　252
問診票　4

や

夜間多尿　222
夜間頻尿　222
夜間ミオクローヌス　186
薬物性Parkinson症候群　256
薬物乱用頭痛（薬物誘発頭痛）　231
夜尿症　224

ゆ

有痛性強直発作　128, 288

有痛性攣縮　106
指折り数え試験　86
指鼻試験　92
指耳試験　92

よ

腰神経叢　68
腰仙部回避　152
抑うつ　10

ら

雷鳴頭痛　228
ラクナ梗塞　236
落下発作　112
濫集行動　252

り

立体感覚　138
両下肢脱力　244
両眼性複視　34
両耳側半盲　22

良性発作性頭位めまい　232
両側性片麻痺　240, 242
両手交叉組み合わせ試験　162
両鼻側半盲　22
両麻痺　74, 242

る　れ

涙腺　212
冷覚　130
連合性Parkinson症候群　256
攣縮（スパズム）　104
攣縮性斜頸　110

わ

ワニの涙症候群　42
腕神経叢　68, 146
腕橈骨筋反射　168
腕偏倚試験　50
腕落下試験　234

欧文索引

A

absence 180
ACh-R抗体 90
acute confusional state 182
acute motor axonal neuropathy(AMAN) 280
acute pandysautonomia 216
Adamkiewicz大前根動脈 272
adiadochokinesis 98
adrenoleukodystrophy(ALD) 286
ageusia 52
AIDS脳症 250
akinetic mutism 184
allodynia 122, 124
Alzheimer病 194
amaurosis fugax 20
amyotrophic lateral sclerosis(ALS) 56, 294
anarthria 200
apallic syndrome 184
Argyll Robertson瞳孔 26
asterixis 183
asynergia 98, 112
ataxic hemiparesis 240
athetosis 104

B

Babinski徴候 84, 174
ballism 102
Barré徴候(Barréの下腿試験) 86
Becker型筋ジストロフィー 298
Bell現象 42
Bell麻痺 42
Benedikt症候群 260
benign paroxysmal positional vertigo(BPPV) 232
Bielschowskyの頭部傾斜試験 32
bilateral hemiplegia 240, 242
binasal hemianopsia 22
Binswanger型痴呆 198
bitemporal hemianopsia 22
Bowlus-Currier法 162
Broca失語 200, 201
Brown-Séquard症候群 152, 154, 156, 274
Brudzinski徴候 248
burning mouth syndrome 125, 128

C

CADASIL 198
Caloric試験 50
cape distribution 268
CARASIL 198
carpal tunnel syndrome(CTS) 282
cervical angina 144, 270
cervical line 144, 270
Charcot-Marie-Tooth病 294
chorea 102
clasp knife phenomenon 78
Claude症候群 260
clinically isolated syndrome(CIS) 288
clumsy hand 94, 268
cogwheel phenomenon 78
conjugate deviation 32, 234
contracture 78
convulsion 106
corticobasal degeneration(CBD) 258
corticobasal syndrome(CBS) 258
cramp 106
Creutzfeldt-Jakob病 196
crossed hands test 162
Crow-深瀬症候群 286
cubital tunnel syndrome 282

D

deafness 48
decerebrate rigidity 78
decorticate rigidity 78
decubitus ulcer 284
dermatomyositis 284, 296
diplegia 74, 242
discriminative[cutaneous] localization 134
dizziness 232
drop attack 112
Duchenne型筋ジストロフィー(DMD) 296
dystonia musculorum deformans 110

E

easy fatigability 90
exteroceptive sensation 120

F

familial amyloid polyneuropathy(FAP) 286
fasciculation 82, 88, 102
festinating gait 116
fibromyalgia syndrome 128
flaccidity 80
forced collection 252
Foster Kennedy症候群 18, 28
Foville症候群 32, 266
frozen gait 116

G

giddiness 232
girdle pain 144
Glasgow Coma Scale 178
Gowers徴候 112, 298
graphesthesia 138
Guillain-Barré症候群 280
Guyon管(尺骨神経管)症候群 282

H

harlequin症候群 220
HDS-R 12
head drop test 78
head thrust test/head impulse test 50
hearing loss 48
hemianopsia 20
hemiballism 102
hemiplegia 74, 240
herpes zoster 284
Hoffmann症候群 296
Hoffmann徴候 168
homonymous hemianopsia 20
homonymous quadrantanopsia 20
homunculus 64, 140
Hoover徴候 118
Horner症候群 26
hyperacusis 48
hyperesthesia 122, 124
hyperextensibility 80
hyperpathia 122
hypertonus 76, 78
hypesthesia 122, 124
hypogeusia 52
hypotonus 76, 80, 88, 98

I

intermittent claudication　114
isolated hand palsy　64

J

Jackson 試験　270
Japan Coma Scale(JCS)　178
jargon　200

K

Kennedy-Alter-Sung 症候群　54, 294
Kernig 徴候　248
Korsakoff 症候群　193

L

Lambert-Eaton(筋無力症)症候群(LEMS)　90
Lasègue 徴候　126
lateropulsion　264
Lazarus 徴候　188
lead pipe rigidity　78
Lewy 小体型痴呆　196, 258
Lhermitte 徴候　94, 128
locked-in syndrome　184, 262

M

Mann 試験　160
manual muscle testing(MMT)　72
medial longitudinal fasciculus(MLF)　30, 266
Meige 症候群　39, 42
Meissner 小体　133
meningeal sign and symptom　248
meralgia paresthetica　125, 148
Merkel 盤　133
Merwarth 症候群　64
mild cognitive impairment(MCI)　194
Millard-Gubler〔-Foville〕症候群　262
Miller Fisher 症候群　280
Mingazzini 試験　86
Mini-Mental State Examination(MMSE)　12
Mollaret 髄膜炎　250
mononeuritis multiplex　150, 280
monoplegia　74
motor paralysis　74
multineuritis　280
multiple mononeuropathies　150
multiple sclerosis(MS)　288
multiple system atrophy(MSA)　216, 290
muscle(muscular) weakness　72
muscular atrophy　82, 88, 294
MuSK 抗体　90

myasthenia　90
myasthenia gravis(MG)　54, 90
myoclonus　106

N

neuritis　278
neurofibromatosis(NF)　286
neuromyelitis optica(NMO)　288
normal pressure hydrocephalus(NPH)　256
nuchal rigidity(nuchal stiffness)　248
numb cheek/chin syndrome　46
numb chin syndrome　46, 125

O

ocular bobbing　176, 234
ocular myoclonus　36
olivopontocerebellar atrophy(OPCA)　216, 256, 290
one-and-a-half 症候群　32
Onuf 核　276
opsoclonus-myoclonus syndrome　36
orthostatic dysregulation(OD)　216
oscillopsia　232

P

Pacini 小体　133
painful legs and moving toes 症候群　128
painful ophthalmoplegia　46
painful tonic seizure　128, 288
Papez の回路　192
paradoxical gait　116
paramedian pontine reticular formation(PPRF)　30
paraplegia　74, 242, 244
parasympathetic nervous system　212
paresthesia　122, 124
Parinaud 症候群　32, 260
Parkinson 症候群　254
Parkinson 症状　290
Parkinson 病　167, 216, 254
pellagra　286
Phalen 徴候　282
pinch-press discrimination　138
pinhole pupil　234
polymyositis　284, 296
polyneuritis(-neuropathy)　278
polyradiculoneuritis(-neuropathy)　278
position sense　134
posterior reversible encephalopathy syndrome(PRES)　228
precentral knob　64, 140
profound(deep) sensation　120, 134, 156
progressive supranuclear palsy(PSP)　198,

258
proprioceptive〔limb〕localization　134
proprioceptive sensation　120, 134
pulsion　116
pure motor hemiplegia　240
pyramidal tract　84

Q

quadrantanopsia　20
quadriplegia　74, 242

R

Raeder 症候群　46
Raïmiste 徴候　118
Ramsay Hunt 症候群　42, 284
Raymond-Cestan 症候群　262
REM 睡眠行動障害　187
restless legs syndrome　125, 186
reversible cerebral vaso-constriction syndrome(RCVS)　228
Rinne 試験　48
Romberg 試験　160
Romberg 徴候　50, 94, 112
rostral interstitial nucleus of MLF(riMLF)　30
roving eye movement　176
Ruffini 終末器官　133

S

scanning speech　60, 100
Shy-Drager 症候群(SDS)　216, 218, 220, 256, 290
skew deviation　30, 234
slurred speech　98
somatotopy　64
spasm　104
spasmodic torticollis　110
spinal progressive muscular atrophy(SPMA)　294
Spurling 試験　270
steppage gait　114
stereognosis　138
stereotyped behavior　252
striatonigral degeneration(SND)　216, 256, 290
Sturge-Weber 症候群　286
superficial sensation　120, 156
sympathetic nervous system　212
syncope　180

T

tandem gait　92

thalamic esotropia 234
thunderclap headache 228
tic 102
Tinel徴候 282
tinnitus 48
Tolosa-Hunt症候群 46, 228
totally locked-in syndrome 184
transient global amnesia(TGA) 192
transient ischemic attack(TIA) 236
transient monocular blindness 20
tremor 104
tuberous sclerosis 286
two-point discrimination 138

uncinate fit 18

uncinate seizure 18
useless hand 268
useless hand syndrome 94

vaso-vagal reflex 180
vegetative state 184
vertical smile 90
vertigo 232
visual analog scale 126

waddling gait 114
Wallenberg症候群 264
Wartenberg増強法 168

Wartenberg徴候 86
Weber試験 48
Weber症候群 260
Wernicke-Korsakoff症候群 193
Wernicke-Mann肢位 76, 84, 108, 240
Wernicke失語 200, 202
Wilson病 286
working memory 192
writer's cramp 110

Yakovlevの回路 192

あ と が き

　本書が，今日，上梓されるまでの長いエピソードに触れておこう．1965年の或る日，文光堂の浅井宏祐氏（現会長）が訪ねて来られた．神経症候の診かたの入門書を書いて欲しい，ということであった．それは私がフランスでの臨床神経学を学んで帰国した翌年で，私自身，自分の頭の中を整理したい，ということもあって引き受けることにした．ところが構想が一向に纏まらず，1年を経ても全く執筆できなかった．原稿の督促もあり，私自身も何とかしなくてはという思いで，とにかく書ける所から書くことにした．当時は原稿用紙のマスを文字で埋めて行くのが執筆作業であったが，特別の計らいでテープレコーダーに吹き込んだものを速記者が文字に起こす作業を活用して原稿作成を急ぐことになった．それでも何回となく原稿修正を加えるなどしている中に，原稿用紙がうず高くなり，当初，二，三百頁の書と依頼されていたのが，千頁を超えるものになり，もはや入門書ではなくなってしまった．このようにして出版されたのが「神経症候学」の初版（1971年）である．分厚くなってしまったのにはわけがあった．

　私が臨床神経学に接したのは東京大学第三内科（沖中重雄教授）に1955年に入局した翌々年に沖中先生のご指示で神経研究室に配属されたのに始まる．内科臨床全般を研修するのと並行して神経学的研究（学位研究）をするためである．諸先輩から臨床神経学の指導を受け，色々なことを教えていただいた一方，私には何か納得し切れない幾つもの疑問が頭の隅にあった．1962年に渡仏する機会に恵まれて，Paris大学Salpêtrière病院のRaymond Garcin教授に師事することになった．近代神経学の開祖の一人とされるJ-M Charcot以来の伝統あるcliniqueである．毎日の午前がGarcin教授の病棟回診または外来consultationに充てられていて，先生は患者の診察の中で症候（症状と徴候）を次々と説明されていく．何時，誰が報告したかも折々に触れて，まさに臨床（bedside）での実際を目の前にしたレッスン（leçon）である（平山．脳と神経 16：164-165，1964）．このような実践的な説明の中で，私が日本から持って行った頭の隅にあった疑問が一つ一つ解けて行った．このような背景と経緯があって，私は日本に帰国してから，自分なりに神経症候学を整理してみたい，と思っていた．そこへ前述した浅井氏の来訪を受けることになった．

　かくして，入門書を依頼されたのが，いつしかそれを逸脱したものになってしまった．「神経症候学」はそれなりに出版されることになり，またその改訂第二版も先年（Ⅰ巻2006年，Ⅱ巻2010年）に上梓されたが，この改訂と時を同じくして本書の「カラーイラストで学ぶ神経症候学」が企画され，その執筆を依頼された．改訂と新企画を同時に手掛けることはできないので，次善の策として，私の門下生で，それなりの経験と力量を備えた諸君に分担執筆してもらい，それを私が十分に査読する条件で，円満な解決策を見出すことができた．

　本書は学生向けの入門書（教科書）よりは少し高い水準を目ざし，それと共に本書の特色である文章解説と絵図表現の見開き組み合わせにすることはなかなかの労作を要したが，執筆者諸君の努力で，107項目（300頁）という当初の企画の範囲に収容することができた．出版までに数年の歳月を要したが，ようやく出版する運びになった．ここに執筆者諸君のプロフィールを記し，その労をねぎらうものである．

　小島重幸君（松戸市立病院神経内科部長・千葉大学医学部臨床教授）は千葉大学神経内科で臨床研鑽を積む傍ら，画像検査について，我が国の神経放射線学の先進的役割を果たされた（故）久留裕教

授(順天堂大学放射線科/神経放射線部)に師事した．その後同君は多発性硬化症の各種病変や諸病態，さらには脊髄小脳変性症の各種病型，あるいは脳幹，脊髄の臨床と画像との対応などに取り組み，これらは第一線での日常臨床に成果をもたらすと共に，後輩の指導に大きく反映されている．福武敏夫君(亀田メディカルセンター神経内科部長・千葉大学医学部臨床教授)は今日CARASIL(皮質下梗塞と白質脳症を呈する常染色体劣性脳血管症)として知られる病態に神経内科的観点から夙に着目し，その確立に大いに寄与した．一方，筆者が検討していた母指(趾)さがし試験の症候学的研究に参加し，それを促進した．その他，脳死の症候学を始め，従来の症候学で見過ごされていた間隙を埋めるように，大脳から末梢神経に至る，また神経心理学から運動・感覚まで，広く諸症候を見出し，これらを著してきた．北耕平君(北神経内科平山記念クリニック院長，元千葉大学神経内科助教授)は自律神経系障害の諸病態を広く研究した．すなわち，多系統萎縮症に属する諸病型(疾患)間での自律神経病変の関与と治療の相違，汎自律神経異常症で括られる各種病態の臨床・生理・電顕的検討，さらに自律神経系が絡む諸疾患(反射性交感神経性ジストロフィー，手・足巨大症，各種発汗異常症など)の病態機序を明らかにした．これらは日常臨床での治療に有用に反映されている．

　このようなことの成りゆきを寛大に容認された浅井宏祐会長，本書の製作に全力を傾注された文光堂編集企画部・制作部の諸氏に改めて謝意を表するものである．

平成26年12月

平山惠造

検印省略

カラーイラストで学ぶ　神経症候学
定価（本体 13,000円 + 税）

2015年 4月16日　第1版　第1刷発行
2018年11月 4日　　同　　第3刷発行

編著者　平山　惠造（ひらやま　けいぞう）
発行者　浅井　麻紀
発行所　株式会社 文 光 堂
　　　　〒113-0033　東京都文京区本郷7-2-7
　　　　TEL （03）3813 - 5478（営業）
　　　　　　（03）3813 - 5411（編集）

© 平山惠造, 2015　　　　　　　　　　　　　　　　　印刷：真興社

乱丁，落丁の際はお取り替えいたします．

ISBN978-4-8306-1541-2　　　　　　　　　　　　Printed in Japan

・本書の複製権，翻訳権・翻案権，上映権，譲渡権，公衆送信権（送信可能化権を含む），二次的著作物の利用に関する原著作者の権利は，株式会社文光堂が保有します．
・本書を無断で複製する行為（コピー，スキャン，デジタルデータ化など）は，私的使用のための複製など著作権法上の限られた例外を除き禁じられています．大学，病院，企業などにおいて，業務上使用する目的で上記の行為を行うことは，使用範囲が内部に限られるものであっても私的使用には該当せず，違法です．また私的使用に該当する場合であっても，代行業者等の第三者に依頼して上記の行為を行うことは違法となります．
・JCOPY〈出版者著作権管理機構　委託出版物〉
本書を複製される場合は，そのつど事前に出版者著作権管理機構（電話 03 - 3513 - 6969，FAX 03 - 3513 - 6979，e-mail：info@jcopy.or.jp）の許諾を得てください．